# Langenbecks Archiv für Chirurgie
### vereinigt mit Bruns' Beiträge für Klinische Chirurgie
## Supplement 1992

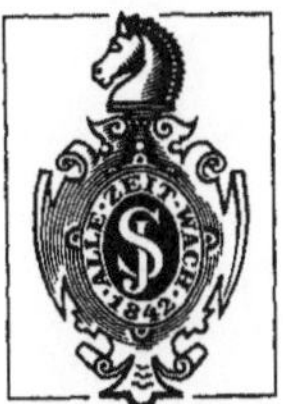

# Chirurgisches Forum '92

## für experimentelle und klinische Forschung

109. Kongreß der Deutschen Gesellschaft für Chirurgie
München, 21.–25. April 1992

*Wissenschaftlicher Beirat*

Ch. Herfarth, Heidelberg
(Vorsitzender)
H. G. Beger, Ulm
U. Brückner, Ulm
M. G. Heberer, Basel

B. Kremer, Hamburg
Ch. Ohmann, Düsseldorf
L. Sunder-Plassmann, Ulm
B.-U. v. Specht, Freiburg
W. Wayand, Linz

*Schriftleitung*

Ch. Herfarth unter Mitarbeit
von A. Quentmeier und M. Raute

*Herausgeber*

F. P. Gall
Präsident des 109. Kongresses
der Deutschen Gesellschaft für Chirurgie

H. G. Beger
Vorsitzender der Sektion Experimentelle Chirurgie

E. Ungeheuer
Generalsekretär der Deutschen Gesellschaft für Chirurgie

Springer-Verlag
Berlin Heidelberg New York London Paris
Tokyo Hong Kong Barcelona Budapest

Schriftleitung:

Professor Dr. Christian Herfarth, Chirurgische Universitätsklinik
Im Neuenheimer Feld 110, W-6900 Heidelberg

*Mitarbeiter der Schriftleitung:*

Priv.-Doz. Dr. Armin Quentmeier, Chirurgische Universitätsklinik
Im Neuenheimer Feld 110, W-6900 Heidelberg

Priv.-Doz. Dr. Michael Raute, Chirurgische Klinik
Klinikum der Stadt Mannheim
Fakultät für klinische Medizin Mannheim der Universität Heidelberg
Theodor-Kutzer-Ufer, W-6800 Mannheim 1

Herausgeber:

Professor Dr. F. P. Gall
Chirurgische Universitätsklinik
Maximiliansplatz, W-8520 Erlangen

Professor Dr. H. G. Beger
Abteilung für Allgemeine Chirurgie des Klinikums der Universität Ulm
Steinhövelstraße 9, W-7900 Ulm

Professor Dr. Edgar Ungeheuer
Steinbacher Hohl 28, W-6000 Frankfurt/M. 90

*Mit 98 Abbildungen*

ISBN-13:978-3-540-55312-0     e-ISBN-13:978-3-642-77389-1
DOI: 10.1007/978-3-642-77389-1

Die Deutsche Bibliothek – CIP-Einheitsaufnahme
Chirurgisches Forum für Experimentelle und Klinische Forschung <1992, München>: Chirurgisches Forum '92 für Experimentelle und Klinische Forschung : München, 21.–25. April 1992 /
Schriftl. Ch. Herfarth unter Mitarb. von A. Quentmeier und M. Raute. Hrsg. F. P. Gall ... – Berlin ;
Heidelberg ; New York ; London ; Paris ; Tokyo ; Hong Kong ; Barcelona ; Budapest : Springer, 1992
  (... Kongress der Deutschen Gesellschaft für Chirurgie ; 109) (Langenbecks Archiv für Chirurgie :
  Supplement ; 1992, [1])
  ISBN-13:978-3-540-55312-0
NE: Gall, Franz P. [Hrsg.]; HST; Deutsche Gesellschaft für Chirurgie:
  ... Kongress der ...; Langenbecks Archiv für Chirurgie / Supplement



24/3130-5 4 3 2 1 0 – Gedruckt auf säurefreiem Papier

# *Vorwort*

Das Chirurgische Forum beginnt mit diesem Band sein drittes Jahrzehnt. Anläßlich des 100jährigen Jubiläumskongresses der Deutschen Gesellschaft für Chirurgie wurde das Forum 1972 von dem damaligen Präsidenten, Herrn Professor Dr. Dr. med. h.c. mult. Fritz Linder, gegründet. Der damalige Leitgedanke gilt heute nach wie vor: mit dem Chirurgischen Forum eine zentrale Einrichtung für die Darstellung chirurgischer Forschung und zur wissenschaftlichen Diskussion zu schaffen. Die Hauptthemen des Chirurgischen Forums blieben in den letzten Jahren unverändert, gegliedert nach chirurgischen und damit auch speziellen technischen Gebieten. Es muß überlegt werden, ob das Chirurgische Forum in Zukunft nicht weitere Bereiche intensiver aufnehmen soll, die über das jeweilige Organgebiet bzw. die einzelnen chirurgischen Tätigkeitscharakteristica hinausweisen, aber auch entscheidend für die weitere Entwicklung der Faches sind. Gedacht ist an die Immunologie und Molekularbiologie in der Chirurgie. Auch die chirurgische Anatomie und Morphologie wäre ein interessantes Themengebiet für das Forum. Auf jeden Fall sollte aber auch das technisch sich brisant entwickelnde endoskopische Operieren mit all seinen Implikationen auf Instrumente und Instrumentierungen, auf konzeptionelle Untersuchungen und auf den Postaggressionsstoffwechsel, in das Forum aufgenommen werden.

Auch dieses Jahr wurden wieder eine Vielzahl von ausgezeichneten Abstracts eingereicht. Wie erstmals im vergangenen Jahr überschritt auch dieses Jahr die Zahl der eingesandten Anmeldungen 300. Durch die intensive Begutachtung der einzelnen Abstracts von mindestens 3–4 Gutachtern wurden schließlich etwa 30% der eingereichten Beiträge für den Forumsband und den Vortrag angenommen. Eine Reihe von interessanten Beiträgen sind durch das Raster der Begutachtung hindurchgefallen. Dem Leser sei jedoch versichert, daß sich der wissenschaftliche Beirat und die zusätzlichen Gutachter außerordentliche Mühe bereiteten, zu einem ausgewogenen Votum zu kommen. Die häufigsten Ablehnungsgründe waren: Fehler in der Form, unpräzise Fragestellung, unexakte Darstellung der Methode und Ergebnisse, nicht logische Schlußfolgerung oder vorausgegangene Präsentation an anderer Stelle.

Herr Professor Martin Allgöwer übernahm die Laudatio auf Rudolf Nissen, dem dieser Forumsband gewidmet worden ist. Ihm sei herzlich dafür gedankt.

Wiederum haben der Redaktionsstab zusammen mit Frau Frohberg und die Mitarbeiter im Springer-Verlag entscheidend zur schnellen Bearbeitung des Forumbandes beigetragen. Erstmals wurden vereinfachende Wege in der Datenverarbeitung benützt, die sich möglicherweise in Zukunft weiter durchsetzen werden.

*Ch. Herfarth*

## Das Werk

Es geziemt sich wohl, vorerst der chirurgischen Pioniertaten, sowie der Bereicherung chirurgischer Behandlungsmethoden von bleibendem Wert zu gedenken:

- Nissen führte 1931 die erste Pneumonektomie durch.
- Überzeugt von der Bedeutung des intraabdominalen Oesophagus-Segmentes für die Verhütung des ösophagealen Refluxes entwickelte Nissen sein Verfahren der Fundoplicatio, lange bevor Realität und Bedeutung des unteren ösophagealen Sphincters erkannt worden waren. Die Fundoplicatio ist bis zum heutigen Tag die am weitesten verbreitete und wirksamste chirurgische Therapie der Refluxkrankheit geblieben.
- Der Duodenal-Verschluß beim ausgedehnten, penetrierenden Hinterwand-Ulcus des Duodenums nach Nissen durch Einschlagen der entspannten Duodenal-Vorderwand auf den Ulcusgrund hat wohl manche langdauernde, lebensbedrohende Duodenalfistel vermeiden lassen. Der Chirurg ist wohl beraten, wenn er beim perforierten Ulcus duodeni per magnum den Verschluß nach Nissen anwendet, auch wenn heute, im Zeitalter der Sekretionshemmer, die Notwendigkeit dieses Vorgehens selten geworden ist.
- Aus dem praktischen chirurgischen Alltag – und als solche nicht leicht dokumentierbar – sind den Mitarbeitern Nissens wohl zwei chirurgische Taktiken ihres Meisters unvergeßlich geblieben: zum einen das schonende Präparieren der Schichten mit dem legendären Mittelfinger, zum anderen sein liberaler Gebrauch der abdominalen Drainage. Nissen war in Basel mit einer Equipe junger Chirurgen konfrontiert, welche die prophylaktische Drainage des Duodenal-Stumpfes nicht für erforderlich hielt. Nissen tolerierte zwar dieses Vorgehen – er selbst hielt aber an der Drainage fest. Nach kurzen 6 Monaten hatte die Klinik einen lethalen Verlauf nach schwierigem Duodenalverschluß zu beklagen. Dieser vermeidbaren Katastrophe folgte die etwas kleinlaute Änderung des allgemeinen Vorgehens beim Duodenalverschluß!

## Der Lebensweg

Was für ein Mensch war Nissen und welche Schicksalselemente haben sein Leben entscheidend beeinflußt?

Nissen ist unter der prägenden Gestalt Sauerbruchs zum Chirurgen herangereift, ohne jedoch seine Eigenständigkeit dabei einzubüßen. Als ausgesprochen analytischer Denker und großartiger Stilist seiner Muttersprache war er dem geistigen Erbe Deutschlands eng verbunden. Einen unfaßbaren Lebensknick muß deshalb für ihn der Zwang bedeutet haben, eine brilliante, akademische Karriere an der Universitätsklinik Charité Berlin aufzugeben.

Die sich abzeichnenden Horrorszenarien des anfänglich verführerischen, schließlich aber unendlich grausamen und zerstörerischen Nationalsozialismus müssen in ihm das Gefühl einer namenlosen Ohnmacht ausgelöst haben.

Nissens herausragende, chirurgische Begabung, zusammen mit der weitblickenden Fürsorge seines Lehrers Sauerbruch, ermöglichten das rettende Ordinariat in Ankara. Nissens bestimmender Einfluß auf die türkische Chirurgie ist unverkennbar. Er hat sich über Jahre erhalten – nicht zuletzt unterstrichen durch den Zuspruch türkischer Patienten bis in die Jahre der Basler Tätigkeit Nissens.

Äußere historische Ereignisse beeinflußten 1939 erneut den Lebensweg Nissens – es war der Ausbruch des zweiten Weltkrieges, der ihn während einer Studienreise in den Vereinigten Staaten überraschte und seine Rückkehr nach Ankara unmöglich machte. Der enge Bezug der amerikanischen Chirurgie zur Pathophysiologie hatte Nissen fasziniert und in ihm das Bedürfnis einer gründlichen Auseinandersetzung mit ihr geweckt.

Die unvermittelte Notwendigkeit des Kampfes für seine materielle Existenz und für die Anerkennung der eigenen chirurgischen Leistung bedeuteten einerseits eine wertvolle Herausforderung, aber auch eine Quelle erneuter Anfechtung. Die volle akademische Anerkennung durch seine amerikanischen Kollegen blieb Nissen vorerst versagt – dies in dem Land großer chirurgischer Tradition, in dem der spätere Siegeszug der Fundoplicatio eindeutige Realität geworden ist und dem Namen Nissens bleibende Weltgeltung verliehen hat. Glücklicherweise hat Nissen dies noch erleben dürfen.

Zur Annahme des verlockenden Rufes auf den renommierten Hamburger Lehrstuhl im Jahre 1948 konnte Nissen sich nicht entschließen. Zu sehr hatten ihn die Jahre der erzwungenen Emigration geprägt und entfremdet. Immerhin war er aktiv bemüht, seinen Freund Lezius für die Übernahme dieses Amtes zu gewinnen. Die Wahlinstanzen folgten seiner Empfehlung.

Der Ruf in das kriegsverschonte Basel bedeutete eine willkommene Rückkehr in den angestammten Kulturkreis und wohl auch das Ende einer aufgezwungenen, unablässigen Wanderschaft. Basel hat er die Treue gehalten – auch als ihn 1955 eine Berufung nach Wien erreichte.

In Basel haben wir den Menschen und Chirurgen Nissen in seinen reifsten Jahren erlebt. Er trat – ganz auf sich allein gestellt – eine Klinik voller kritischer ”Jungtürken” an. Diese Nachwuchsgeneration hatte zu einem guten Teil das System der amerikanischen Chirurgie kennen und schätzen gelernt und war fasziniert von der Team-Idee, sowie von der Realität einer zwar straffen, aber doch sehr menschlichen ”Leadership”.

Nissens Lebenserfahrung und seine verhaltene Persönlichkeit bedingten zu Recht eine kritische Haltung gegenüber dem Zwang zur Integration in ein Team. Diese Haltung galt auch der neuen Art der Autoritätsgläubigkeit an das Team und seine Leader. Die Leistungen der großartigen, der statistisch erhärteten Pathophysiologie verpflichteten chirurgischen Forschung verkannte Nissen keineswegs. Gleichwohl ist seine Prägung durch die in Sauerbruch symbolisierte Epoche der Chefpersönlichkeit unverkennbar geblieben. Er war und blieb ein im Grunde einsamer, elitärer Mensch – ausgestattet mit einem feinen, gelegentlich leicht sarkastischen Humor und einem ungewöhnlichen Sensorium für die Psychologie seiner Mitmenschen. So ist ihm wohl die oft etwas kleinkarierte Kritik seiner ”Jungtürken” nicht entgangen. Er hat sie – ohne Worte – großmütig übergangen. Seine Mitarbeiter beurteilte er nach ihren Resultaten in Forschung und chirurgischem Alltag. An den "Helvetischen Schreibstil" konnte er sich allerdings nicht gewöhnen – als Meister des geschriebenen Wortes war er auch darin der notwendige und anerkannte Lehrer.

Nissens Führungsstil wird wohl am besten – sid venia verbo – mit dem Amerikanismus "at arm's length" charakterisiert, d.h. eindeutig fordernde Führung aus einer gewissen menschlichen Distanz. Damit stand er wohl an einem Scheideweg zweier Epochen – dem großzügigen, aber einsamen Führen und dem Führen als primus inter pares. Beide Führungsstile beinhalten Schattenseiten, über die einiges zu sagen wäre. Die Komplexität der modernen Medizin resp. Chirurgie verlangt heute wohl eher den primus inter pares. Keineswegs sollen damit die großen Verdienste und menschlichen Werte einer außergewöhnlichen Persönlichkeit verkannt werden.

Abschließend darf die Widmung der dritten Auflage des Lehrbuches für Chirurgie zitiert werden. Aus Anlaß des achtzigsten Geburtstages des Meisters gewählt, hat sie ihre Gültigkeit bewahrt:

"In Rudolf Nissen verehren wir den Pionier der ersten Lungenresektion und den Erfinder der Fundoplicatio zur Korrektur der ösophagealen Refluxkrankheit. Sein zentrales Anliegen war und ist aber wohl das Bemühen, die Chirurgie als kleinen Teil eines Weltbildes wesentlicher Proportionen zu sehen und spektakuläre Erfolge unseres Faches mit der gebotenen, weisen Bescheidenheit kritisch zu werten."

*Martin Allgöwer, Basel*

# Inhaltsverzeichnis

# Table of Contents

## VIII. Award Winner Lectures

# In vivo Nachweis neuroendokriner Tumoren und ihrer Metastasen mit einem Jod 123-markierten Somatostatin Analogon

## *In Vivo Localization of Neuroendocrine Tumors and Their Metastases With Radioiodinated Analogue of Somatostatin*

G. Schürmann, U. Raeth, W. Böhme, B. Wiedemann, H. Bihl und H. Buhr

Chirurgische und Medizinische Universitätsklinik und Abteilung für Nuklearmedizin, Universität Heidelberg, Medizinische Klinik des Klinikums Steglitz, Universität Berlin

## Einleitung

Artdiagnostik und Lokalisation neuroendokriner (NE) Tumoren des Gastrointestinaltraktes sind insbesondere im Fall fehlender Hormonaktivität schwierig. NE-Tumoren verfügen über Bindungsstellen mit hoher Affinität für Somatostatin (SMS) [1], und durch (exogen zugeführtes) SMS kann die Hormonproduktion und das Wachstum dieser Tumoren supprimiert werden [2]. Der SMS-Receptorreichtum von NE-Tumoren kann unter Verwendung von synthetischem SMS als Radioligand für die in vivo Tumorlokalisationsdiagnostik dieser Tumoren genutzt werden [3]. Der weitere klinische Einsatz dieser Methode wurde in der vorliegenden Studie geprüft.

## Methoden

*Patienten:* Wir untersuchten 20 Patienten mit nachgewiesenen intestinalen NE-Tumoren folgender ursprünglicher Lokalisation des Primärtumors: Foregut n = 6, Midgut n = 9, Hindgut n = 1. Bei vier weiteren Patienten war der Primärtumor unbekannt. Bei 6 von 20 Patienten war der Primärtumor zum Zeitpunkt der Szintigraphie in situ. Bei 11 Patienten war im Verlauf der Erkrankung ein Carcinoidsyndrom aufgetreten. Bei 13 von 16 Patienten war die 5-Hydroxyindolessigsäure im 24 h-Urin erhöht. Der panendokrine Serumtumormarker Chromogranin A war bei 11 Patienten positiv. 11 Patienten standen unter SMS-Therape. 2 Patienten erhielten Alpha-Interferon und 7 weitere waren ohne Behandlung. 14 Patienten hatten Lebermetastasen.

*Szintigraphie:* Das synthetische SMS-Derivat Tyr-3-OCTREOTIDE (Code-Nr. 204-090, Firma Sandoz, Basel) wurde mit Jod-123 markiert und als Radioligand benutzt [4]. Das

Chirurgisches Forum 1992
f. experim. u. klinische Forschung
Gall/Beger/Ungeheuer (Hrsg.)
© Springer-Verlag Berlin Heidelberg 1992

Nuklid wurde 24 h nach Absetzen einer evtl. SMS-Therapie i.v. appliziert. Die Szintigraphie erfolgte 30 min, 2–4 h und 24 h post injectionem.

## Ergebnisse

Die Untersuchungen konnten bei allen Patienten ohne Nebenwirkungen durchgeführt werden. Bei 5 von 6 Patienten mit Primärtumor in situ gelang bereits 30 min nach Applikation des Nuklids eine eindeutige Lokalisierung. Lebermetastasen ließen sich in 10 von 14 Patienten bereits 4 h post injectionem (n = 9) und 24 h post injectionem n = 1) darstellen. Eine bekannte Knochenmarksinfiltration in 2 Fällen war nicht darstellbar (Tabelle 1).

**Tabelle 1.** Ergebnisse der Somatostatinszintigraphie und Tumorverhalten unter Somatostatin-Therapie bei 20 Patienten mit neuroendokrinen Tumoren

| Pat. | Primärtumor | Szintigraphieergebnis | Tumorverhalten unter Somatostatin-Therapie |
|---|---|---|---|
| 1 | Foregut | positiv | progressiv |
| 2 | Foregut | Primärtumor positiv Knochenmark negativ | |
| 3 | Foregut | positiv | stabil |
| 4 | Foregut | negativ | stabil |
| 5 | Foregut | negativ | nicht durchgeführt |
| 6 | Foregut | negativ | nicht durchgeführt |
| 7 | Midgut | positiv | nicht durchgeführt |
| 8 | Midgut | positiv | stabil |
| 9 | Midgut | positiv | stabil |
| 10 | Midgut | Leber positiv Lymphknoten negativ | stabil |
| 11 | Midgut | positiv | progressiv |
| 12 | Midgut | positiv | stabil |
| 13 | Midgut | negativ | nicht durchgeführt |
| 14 | Midgut | Primärtumor positiv Leber negativ | nicht durchgeführt |
| 14 | Midgut | positiv | stabil |
| 16 | Hindgut | negativ | nicht durchgeführt |
| 17 | unbekannt | negativ | nicht durchgeführt |
| 18 | unbekannt | positiv | nicht durchgeführt |
| 19 | unbekannt | negativ | stabil |
| 20 | unbekannt | positiv | nicht durchgeführt |

Von 7 Patienten mit positiver SMS-Szintigraphie sprachen 5 auf die SMS-Therapie an. 2 Patienten mit positiver SMS-Szintigraphie zeigten unter der SMS-Therapie Tumorwachstum. 2 weitere Patienten mit negativer SMS-Szintigraphie zeigten unter der SMS-Therapie Tumorresponse. Eine Korrelation zwischen Scan, klinischer und laborchemischer Hormonaktivität (Hydroxyindolessigsäure im 24 h-Urin und Chromogranin A im Serum) konnte nicht nachgewiesen werden.

## Diskussion

Das von uns verwendete Nuklid wurde nach unserem Wissen bisher ausschließlich von der Arbeitsgruppe um Lamberts und Krenning aus der Rotterdamer Universitätsklinik angewandt. Diese Arbeitsgruppe untersuchte ca. 100 Patienten, davon 50 Patienten mit neuroendokrinen Tumoren des Gastrointestinaltraktes. Typische Carcinoidtumoren konnten in 91% der Fälle szintigraphisch lokalisiert werden, Gastrinome (10 Patienten) in 100% der Fälle [3, 5, 6, 7]. Einzelne Menignome [1, 3], Astrozytome und verschiedene Hypophysentumoren [1] konnten ebenfalls SMS-Szintigraphisch nachgewiesen werden. Nicht oder nur vereinzelt darstellbar hingegen waren Insulinom [1, 3], Pheochromocytome, medulläre Schilddrüsencarcinome und Nebennierenzellcarcinome [3].

Auch in unserem Kollektiv hat sich das SMS-Szintigraphie-Verfahren als vielversprechende Nachweismethode gezeigt. Insbesondere war eine hohe Nachweisrate an Primärtumoren auffallend. Wahrscheinlich auf Grund der heterogenen Zusammensetzung unseres Kollektivs konnte eine Korrelation zwischen Verlauf der SMS-Therapie und dem szintigraphischen Ergebnis nicht gezeigt werden. Krenning [3] konnte bei allen drei untersuchten Patienten, die auf eine SMS-Therapie ansprachen, den Primärtumor (2 Gastrinome, Midgut-Carcinoid) auch szintigraphisch lokalisieren. Umgekehrt sprachen alle fünf untersuchten Patienten mit negativer SMS-Szintigraphie (vgl. oben) auch nicht auf eine SMS-Therapie an. Lamberts [6] führte bei fünf Patienten mit NE-Tumoren des Pankreas eine vergleichende Analyse durch (in vivo und in vitro Darstellung des SMS-Receptors, SMS-Wirkung auf Zellkulturen aus diesen Tumoren, SMS-Konzentration (RIA) in Tumorhomogenaten). Es zeigte sich, daß a) Primärtumoren und Metastasen SMS-szintigraphisch darstellbar sind und sich diesbezüglich gleich verhalten, b) die in vitro Darstellbarkeit des Receptors mit in vivo Befunden korrespondiert und daß c) der SMS-szintigraphische Tumornachweis in vivo mit einer guten Suppression der Hormonproduktion von (dann aus den Resektaten gewonnenen) Tumorzellkulturen durch exogen zugeführtes SMS einhergeht.

Die Klärung dieses wichtigen Aspektes – Voraussagbarkeit des Ansprechens auf eine SMS-Therapie durch die SMS-Szintigraphie – bleibt weiteren Untersuchungen vorbehalten. Die Nachteile der Jod-123 Nuklide-Szintigraphie sind derzeit noch präparatorische Probleme bei der Herstellung des Nuklids, das verwendete Isotop selbst und Überlagerungseffekte durch die Retention der Substanz in der Leber und eine ausgeprägte intestinale Retention. Ein weiteres Problem stellt die Receptorvariabilität des Somatostatinreceptors dar, von dem insgesamt 3 Varianten beschrieben sind. Möglicherweise bietet hier eine weitere, derzeit in Erprobung befindliche Substanz (Indium 111-markiertes Pentatriotide; Fa. Mallinckrodt Diagnostica, Holland) Vorteile. Hierfür liegen allerdings noch keine publizierten Daten vor.


## Zusammenfassung

Neuroendokrine Tumoren verfügen über Bindungsstellen mit hoher Affinität für Somatostatin und können hierüber durch radioaktiv markierte Liganden in vivo lokalisiert werden. In der vorliegenden Analyse wurden 20 Patienten mit neuroendokrinen Tumoren des Gastrointestinaltraktes szintigraphisch untersucht unter Verwendung des J123-markierten synthetischen Somatostatin Analogons Tyr-3-Octreoide. Bei 5 von 6 Patienten mit Primärtumor in situ gelang bereits nach dreißig Minuten die Lokalisation. Lebermetastasen ließen sich bei 10 von 14 Patienten darstellen. Eine bekannte Knochenmarksinfiltration in 2 Fällen war nicht darstellbar. Von 7 Patienten mit positiver Somatostatinszintigraphie sprachen 5 auf eine Somatostatintherapie (Sandostatin) an. Die Somatostatinszintigraphie ist somit eine vielversprechende Methode zur in vivo Lokalisation neuroendokriner Tumoren. Sie ist wahrscheinlich auch dazu geeignet, das Ansprechen auf eine Somatostatintherapie vorauszusagen.

## Summary

Neuroendocrine tumors may be localized in vivo by labelling their binding sites for somatostatin with radioligands. Twenty patients with neuroendocrine tumors of the gastrointestinal tract were investigated scintigraphically by means of a $^{123}$I-radioiodinated synthetic analogue of somatostatin (tyr-3-octrotide). In five out of six patients with primary tumors in situ and in ten out of 14 patients with liver metastases, the tumors were localized correctly. Two cases of bone marrow infiltration by neuroendocrine tumors were scintigraphically negative. Five out of seven patients with positive somatostatin scintigraphy showed tumor response to therapy with somatostatin (Sandostatin). It is concluded that somatostatin scintigraphy is a promising tool in the in vivo localization of neuroendocrine tumors and is supposed to predict tumor behavior under somatostatin therapy.

## Literatur

1. Reubi JC, Kvols L, Krenning E, Lamberts SW (1990) Distribution of somatostatin receptors in normal and tumor tissue. Metabolism [Suppl 2] 39:78–81
2. Anderson JV, Bloom SR (1986) Neuroendocrine tumours of the gut: long-term therapy with the somatostatin analogue SMS 201-995. Scand J Gastroenterol 21:115–128
3. Krenning EP, Bakker WH, Breeman WA, Koper JW, Kooij PP, Ausema L, Lameris JS, Reubi JC, Lamberts SW (1989) Localisation of endocrine-related tumours with radioiodinated analogue of somatostatin. Lancet i:242–244
4. Reubi JC (1985) A somatostatin analogue inhibits chondrosarcoma and insulinoma tumor growth. Acta Endocrinol 109:108–114
5. Lamberts SW, Bakker WH, Reubi JC, Krenning EP (1990) Treatment with sansostatin and in vivo localisation of tumors with radiolabeled somatostatin analogs. Metabolism 39 [Suppl 2]:152–155
6. Lamberts SW, Hofland LJ, van Koetsveld PM, Reubi JC, Bruining HA, Bakker W, Krenning E (1990) Parallel in vivo and in vitro detection of functional somatostatin receptors in human endocrine pancreatic tumors: consequences with regard to diagnosis, localization and therapy. J Clin Endocrin Metab 71:566–574
7. Lamberts SW, Bakker WH, Reubi JC, Krenning EP (1990) Somatostatin-receptor imaging in the localization of endocrine tumors. N Engl J Med 323:1246–1249

Dr. G. Schürmann, Chirurgische Universitätsklinik, Kirschnerstraße 1, W-6900 Heidelberg, Bundesrepublik Deutschland

# Ras-Onkogene und DNA-Cytometrie: prognostischer Wert beim oxyphilen Schilddrüsentumor

## Ras Oncogenes and DNA Cytometry: Prognostic Value in Oxyphilic Thyroid Tumors

C. Schark[1], N. Fulton[2], F.H. Strauss II[3], H. Dytch[4], E.L. Kaplan[2] und M. Rothmund[1]

[1]Klinik für Allgemeinchirurgie, Philipps-Universität Marburg
[2]Department of Surgery, University of Chicago
[3]Department of Pathology, University of Chicago
[4]Department of Cytopathology, University of Chicago

## Einleitung

Die morphologisch benignen oxyphilen Schilddrüsentumore (OST) werden in manchen Studien als potentiell maligne betrachtet, da sie zu einem späteren Zeitpunkt metastasieren können [5]. Einige Autoren konnten dies in ihren Studien nicht bestätigen [3]. Diese Fälle halten allerdings eine Kontroverse über die richtige Behandlung vor allem benigner OSTs in Gang. Daher ist es zusätzlich zur histologischen Einteilung wichtig, effektive diagnostische Methoden zu suchen. Die Ras-Protoonkogene nehmen eine zentrale Rolle in der Zellregulation ein. Sie sind u.a. an der Zell-Proliferation, -Transformation und -Differenzierung beteiligt [2]. Den Ras-Onkogenen wurden bei vielen Tumoren einschließlich den Schilddrüsentumoren [2] eine Rolle bei der Tumorinitiierung und Progression zugeschrieben. Der prognostische Wert der DNA-Cytometrie wurde beim OST bereits mehrfach untersucht. Die Ergebnisse bleiben allerdings kontrovers [1, 3]. Ziel dieser Studie war es herauszuarbeiten, ob die Ras-Mutationenanalyse und nucleare DNA-Messung hilfreich sind, die Tumoren zu erkennen, die metastasieren und sich aggressiv verhalten.

## Material und Methoden

Von 65 Patienten mit OST wurde das gesamte Biopsiematerial untersucht [4]. Bei 35 Fällen war die Operation über 10 Jahre, in einem Fall 43 Jahre zuvor durchgeführt worden. An allen 65 Schnitten wurden sowohl DNA-Cytometrie als auch die Ras-Mutationenanalyse durchgeführt. Diese Gruppe setzte sich aus 22 benignen, 30 intermediären ([4], Abb. 1) und 13 malignen Tumoren zusammen. Von jedem Fall wurde von einem repräsentativen Block zwei 4 $\mu$m dicke, zwei 50 $\mu$m dicke und ein 4 $\mu$m dicker Schnitt gewonnen. Die ersten und letzten 4 $\mu$m dicken Schnitte wurden mit Hämatoxylin und Eosin gefärbt und mikroskopisch untersucht, um sicherzustellen, daß alle Schnitte Tumor beinhalten. Von den 50 $\mu$m dicken Schnitten wurde der Tumoranteil herausgeschnitten und die DNA wie bereits beschrieben [4] extrahiert. Jede Extraktion wurde nach der Elektrophorese mit einem Polaroidbild dokumentiert. Um die interessierenden Sequenzen des K-, H- und N-Ras

Chirurgisches Forum 1992
f. experim. u. klinische Forschung
Gall/Beger/Ungeheuer (Hrsg.)
© Springer-Verlag Berlin Heidelberg 1992

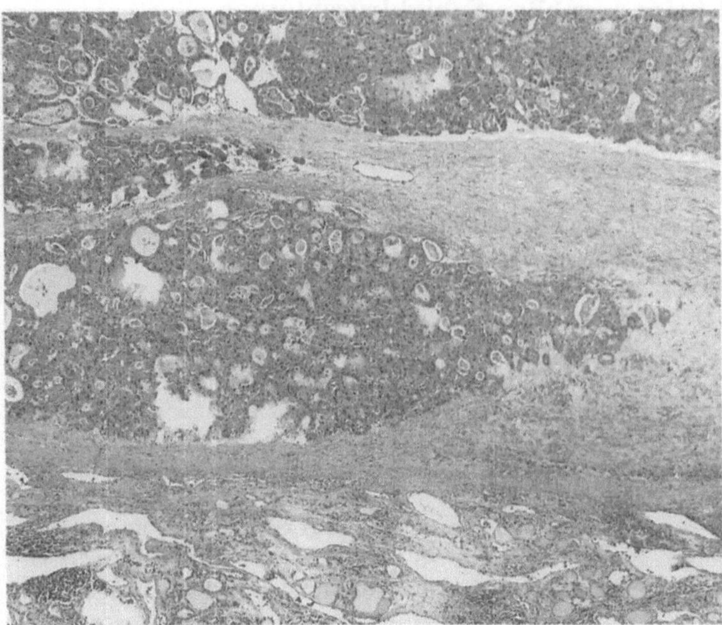

**Abb. 1.** Oxyphiler Schilddrüsentumor der intermediären Gruppe. Am oberen Bildrand ist Tumorgewebe, am unteren umliegendes Gewebe erkennbar. Tumor wächst in die dazwischenliegende Kapsel, ohne deren Kontinuität zu unterbrechen

zu amplifizieren, wurde die Polymerase-Kettenreaktion (PCR) angewandt. Dazu wurden zu beiden DNA-Strängen jeweils komplementäre Sequenzen (Amplimere) hergestellt [4]. Die PCR wurde in Anlehnung an veröffentlichte Protokolle durchgeführt [4]. Die Produkte ergaben Sequenzen zwischen 63 und 143 Basenpaaren. Die DNA wurde auf Nylonmembranen gebracht und immobilisiert. Die Membranen wurden dann prähybridisiert und hybridisiert [4]. Die hierzu benötigten Oligonucleotide wurden wie die Amplimere synthetisiert [4]. Die 15 bis 20 Basen langen Sequenzen wurden anhand veröffentlichter Sequenzen zusammengestellt [4]. Eine Liste kann auf Anfrage zugesandt werden. Nach der Hybridisierung wurden die Membranen in einer Lösung mit Tetramethylammoniumchlorid gewaschen, so daß nur die hundertprozentig komplementären Proben gebunden blieben [4]. Von den Membranen wurden Autoradiogramme angefertigt (Abb. 2). Nach jeder gefundenen Punktmutation wurde die DNA sowohl des Tumors als auch der dazugehörigen Kontrolle mindestens ein weiteres Mal amplifiziert und hybridisiert, um das Ergebnis zu bestätigen. Der zweite 4 $\mu$m dicke Schnitt wurde mit Schiffs Reagens nach Feulgen gefärbt [1]. Die Messungen wurden mit dem Mikro-TICAS-System durchgeführt [1]. Von jedem Tumor wurden mindestens 200 Zellkerne ausgemessen und gespeichert. Werte von mindestens 50 Zellkernen normaler Zellen desselben Patienten wurden gemessen, um eine Referenz für den diploiden Chromosomensatz zu erhalten. Die mittlere Ploidie und mittlere Zellkerngröße wurden bestimmt. Als euploid wurden alle diploiden und polyploiden Tumoren und als aneuploid alls sonstigen Tumoren mit N > 2, 5 N bezeichnet. Mit den Ergebnissen wurden der Chi-Quadrat-Test und der Kruskal-Wallis Test durchgeführt. P-Werte < 0, 05 wurden als signifkant bezeichnet.

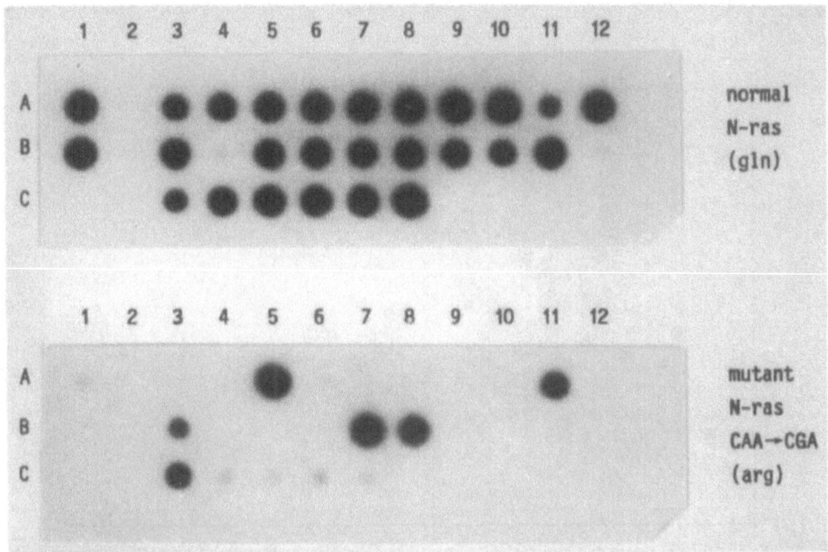

**Abb. 2.** Jeder Punkt stellt das PCR-Produkt einer Tumor-DNA dar. Das obere Blot zeigt die normale Frequenz des einen Allels der Region um das Codon 61 des N-Ras. Die leeren Felder 2 A, 2 B, 2 C zeigen negative Kontrollen mit $H_2O$. Das untere Blot weist bei denselben Tumoren nur dort Aktivität nach, wo die Mutation erkennende Oligonucleotid hybridisierte

## Ergebnisse

Von den 65 OST, die untersucht wurden, waren 13 durch Histologen unabhängig vom Vorkommen von Metastasen als primär maligne erkannt worden. 30 wurden als intermediär eingeteilt (Abb. 1), 22 als benigne [4]. Nach einer mittleren Beobachtungszeit von 7 Jahren hatten 5 Patienten mit ursprünglich nicht malignen Tumoren Metastasen entwickelt, von denen 4 intermediär gewesen waren, d.h. deren Tumor eine Permeation der Kapsel aufgewiesen hatte, ohne diese zu penetrieren. Also waren von den nun insgesamt 18 oxyphilen Schilddrüsencarcinomen nur 72% mit der Lichtmikroskopie korrekt diagnostiziert worden. Von diesen starben 9 an ihrem Tumorleiden und 3 weitere entwickelten Metastasen. Insgesamt waren nur 76% der zum Tod führenden Tumoren durch Lichtmikroskopie richtig diagnostiziert worden.

*Ras-Mutationen:* 9 Patienten wiesen in ihren Tumoren Ras-Mutationen auf. Alle befanden sich im N-Ras, 8 davon im Codon 61, 1 im Codon 12. Weder im K-Ras noch im H-Ras konnte eine Mutation nachgewiesen werden. Von den 18 Carcinomen hatten 4 (22%), von den übrigen Tumoren 5 (11%) eine Ras-Mutation (p = NS). Zwei der 4 Patienten mit Carcinom und Mutation starben und ein Patient mit beidem entwickelte später Metastasen. Zwei von 5 Patienten mit nicht malignen Tumoren und Mutationen entwickelten später Metastasen, wovon ein Patient am Tumorleiden verstarb.

*DNA-Cytometrie:* 38 von 65 OST (58,4%) waren aneuploid. Von den 18 Carcinomen waren 15 (83%) aneuploid gegenüber 23 von 47 (49%) nicht malignen OST (p < 0,01). 37 von

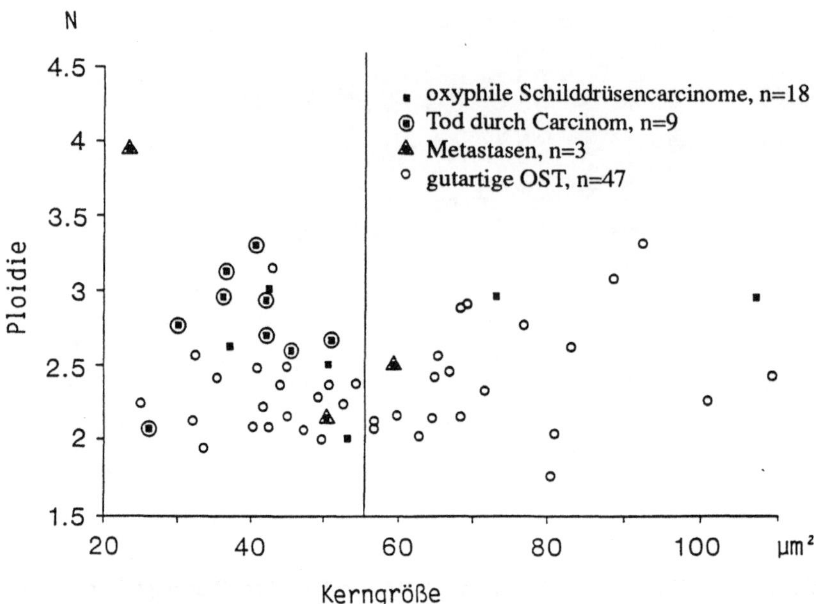


**Abb. 3.** DNA-Gehalt und Kerngröße von 65 oxyphilen Schilddrüsentumoren. Alle zum Tod führenden Carcinome hatten eine Kerngröße von $< 55\mu m^2$

65 OST (57%) hatten eine Kerngröße, die kleiner war als 55 $\mu m^2$, sowie 15 von 18 Carcinomen (83%) und 22 von 47 (47%) nicht malignen Tumoren ($p < 0,01$, Abb. 3). Alle 5 ursprünglich nicht erkannten Carcinome hatten eine Kerngröße $< 55\mu m^2$ und 4 von diesen (60%) waren aneuploid. Von den 9 OST, die zum Tod führten, war einer diploid. Die Kombination von einer relativ kleinen Kerngröße und Aneuploidie identifizierten alle 18 Carcinome (Abb. 3).

## Zusammenfassung

Oxyphile Schilddrüsentumore (OST) können später metastasieren, ohne histologisch Kriterien der Malignität zu erfüllen. Um diese zu erkennen, wurden zusätzlich Ras-Onkogene und DNA-Cytometrie untersucht. Bei 65 Patienten mit OST wurde in 13 Fällen lichtmikroskopisch ein Malignom festgestellt. Von den übrigen metastasierten 5 Tumore (10%): 4 intermediäre (13%), 1 benigner (5%). Insgesamt waren nur 72% der Carcinome richtig diagnostiziert worden. Neun Patienten wiesen Ras-Mutationen auf, alle im N-Ras. Es zeigte sich in der Verteilung der Mutationen der verschiedenen Gruppen kein signifikanter Unterschied. Somit war die Ras-Mutationenanalyse nicht hilfreich bei der Identifizierung aggressiver Tumoren. Die DNA-Cytometrie wies einen signifikanten Unterschied zwischen den Carcinomen und den übrigen Tumoren bezüglich Aneuploidie und Kerngröße $< 55\mu m^2$ auf (83% vs. 49% und 83% vs. 47%). Zwar identifizierten beide Merkmale alle Carcinome, aber die positive Prädiktivität lag unter 30%.

## Summary

Oxyphilic thyroid tumors (OTT) can later metastasize without exhibiting criteria for malignancy in the original tumor. In order to identify these tumors *ras* oncogenes and DNA cytometry were studied. Of 65 patients with OTT 13 had a malignant one according to histological examination. Of the remaining tumors five metastasized (10%): 4 intermediate (i) (13%), 1 benign (5%), of which 3 of the i-group led to death of tumor. There were 18 carcinomas in total, only 72% of which had been diagnosed by lightmicroscopy. *Ras* mutations were found in nine cases, all in the N-*ras* sequence. There were no significant differences between the groups. DNA cytometry demonstrated a significant difference between the carcinomas and the remaining tumors concerning aneuploidy and a nuclear area of less than 55 $\mu m^2$ ($p < 0.01$). Both parameters identified all carcinomas. However, this finding is not valuable as a diagnostic tool since the value for the positive predictability ($< 30\%$) was low.

## Literatur

1. Arginini M, Bibbo M, Strauss II F, Dytch H, Wied G, Behar R, Wu T-C, Kang S-J, Kaplan EL (1989) Nuclear DNA analysis in the recognition of aggressive Hürthle cell tumors of the thyroid. In: Essays in surgery (Zarins CK (ed). Churchill Livingstone Inc
2. Barbacid M (1987) Ras Genes. Ann Rev Biochem 56:779–827
3. Bondeson L, Azavedo E, Bondeson A-G, Caspersson T, Ljungberg O (1986) Nuclear DNA content and behavior of oxyphil thyroid tumors. Cancer 58:672–675
4. Schark C, Fulton N, Jacoby R, Westbrook CA, Strauss II FH, Kaplan ED (1990) N-ras 61 oncogene mutations in Hürthle cell tumors. Surgery 108:994–1000
5. Thompson NW, Dunn EL, Batsakis JG, Nishiyama RH (1974) Hürthle cell lesions of the thyroid gland. Surg Gynecol Obstet 139:555–560

Dr. C. Schark, Klinik für Allgemeinchirurgie, Philipps-Universität, Baldingerstraße, W-3550 Marburg, Bundesrepublik Deutschland

# Zur Wertigkeit der Positronen-Emissions-Tomographie (PET) mit 18-Fluor Desoxyglucose (18-FDG) zur Differentialdiagnose von Pankreascarcinom/Pankreatitis: Erste klinische Erfahrungen

*Positron Emission Tomography with $^{18}F$ Labeled Deoxyglucose for Detection of Pancreatic Carcinoma and Pancreatitis: Preliminary Clinical Results*


P. Klever[1], R. Bares[2], J. Faß[1], U. Büll[2] und V. Schumpelick[1]

[1]Chirurgische Klinik der Medizinischen Fakultät der RWTH Aachen
[2]Klinik für Nuklearmedizin der Medizinischen Fakultät der RWTH Aachen


## Einleitung

Bei der Diagnostik von Pankreasprozessen bleibt, obwohl eine Vielzahl neuerer diagnostischer Verfahren (Sonographie/CT/NMR) heute schon fester Bestandteil der klinischen Praxis sind, die Dignität oft ungeklärt. Auch die histopathologische Untersuchung von CT-gesteuerten Feinnadelbiopsien erlaubt oftmals keine zuverlässige präoperative Diagnosesicherung zwischen Pankreascarcinom (PaK) und chronischer Pankreatitis (cPa).

Die Angaben für die Korrektheit aller diagnostischen Verfahren schwanken in der Literatur zwischen 72 und 94 Prozent [1] für die Richtigkeit der präoperativen Diagnose.

Tumoren unterscheiden sich in der Durchblutung und in ihrem Glucosestoffwechsel vom Ausgangsorgan und wahrscheinlich auch von chronischen Entzündungsprozessen. Schon 1930 beschrieb Wartburg die vermehrte Glucoseaufnahme maligner Tumoren.

Die PET [2] erscheint somit als Verfahren, das den Organglucoseumsatz quantitativ messen und optisch darstellen kann, für die Differenzierung zwischen PaK und cPa geeignet.

Ziel unserer Pilotstudie war es, die Eignung der Positronen-Emissions-Tomographie mit der 18-Fluor Desoxyglucose für den Nachweis und insbesondere für die Differenzierung zwischen Pankreascarcinomen und chronischer Pankreatitis zu prüfen und die Rahmenbedingungen der Untersuchung zu definieren.

## Methodik

Bei bisher 25 Patienten mit vermuteten Pankreascarcinomen (n = 19) bzw. bekannter chronischer Pankreatitis (n = 6) wurde, nach Aufklärung und Erteilung des Einverständnisses, eine statische Positronen-Emissions-Tomographie des Oberbauches durchgeführt. Die Messung erfolgte mit dem PET Scanner 953/15 der Firma CTI/Siemens. Am Untersuchungstag erfolgte 40–60 min nach i.v. Injektion von 150–300 MBq die 50–70 min dauernde Emissionsmessung. Die zur Schwächungskorrektur notwendige Transmissionsmessung erfolgte mindestens 6 h nach der Emissionsmessung. Zur exakten Rekonstruktion der Positionie-


Chirurgisches Forum 1992
f. experim. u. klinische Forschung
Gall/Beger/Ungeheuer (Hrsg.)
© Springer-Verlag Berlin Heidelberg 1992

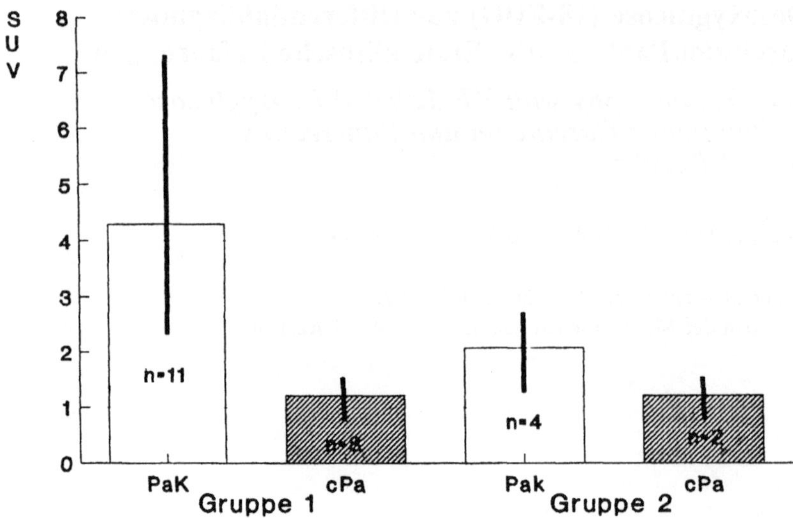



**Abb. 1.** 18-FDG PET Standard uptake Werte. Gruppe 1 (Nahrungskarenz)/Gruppe 2 (40% Glucose)

rung erhielten die Patienten cutane Markierungen. Die regionale FDG-Aufnahme wurde durch die Berechnung standardisierter uptake Werte (SUV) quantifiziert.

Bei der Gruppe 1 (19/25 Patienten) erfolgte die Untersuchung unter Nahrungskarenz.

Bei der Gruppe 2 (6/25 Patienten) wurde die FDG-Injektion nach vorheriger Infusion mit 40%iger Glucoselösung vorgenommen.

Zur Validierung der PET Befunde diente bei 17/25 Patienten die postoperative Histologie, bei 8/25 Patienten CT, NMR und klinische Verlaufskontrollen. Zur Berechnung der Signifikanz wurde der Student-t-Test für unverbundene Stichproben angewendet.

## Ergebnisse

In Gruppe 1 (Abb. 1) zeigten alle Pankreascarcinome (n = 11) eine deutlich gegenüber der Umgebung gesteigerte FDG-Aufnahme. Die gemessenen Werte betrugen SUV = 4,33 (Bereich: 2,3–7,3).

In Gruppe 2 war die FDG-Speicherung der Pankreascarcinome (n = 4) bei erhöhtem Untergrund nur gering gesteigert. SUV = 2,06 (Bereich: 1,3–2,7), so daß nur 1/4 Tumoren sicher richtig identifiziert werden konnte.

Die chronische Pankreatitis (n = 10) führte in beiden Gruppen zu geringfügigen FDG-Anreicherungen. Hier betrug SUV = 1,2 (Bereich: 0,8–1,5). (Im Vergleich zum PaK p< 0,01). Bei 9/10 Patienten war eine korrekte Gewebeklassifikation möglich. Der einzige falsch positive Befund in der Gruppe der Patienten mit chronischer Pankreatitis beruhte auf der vermehrten Anreicherung von FDG in Granulationsgewebe nach vorausgegangener Magenoperation.

Darüberhinaus kam es in der PET bei 6 Patienten zum Nachweis von Lymphknoten- und/oder Lebermetastasen, die in den vorherigen Untersuchungen nicht nachweisbar waren.

## Diskussion

Aufgrund spät auftretender klinischer Symptomatik und häufiger Koincidenz des Pankreas-carcinoms mit einer chronischen Pankreatitis ist die zweifelsfreie Frühdiagnose des PaK'es mit den herkömmlichen Untersuchungsverfahren problematisch. Für die Planung von Art und Ausmaß der Operation ist eine zuverlässige Artdiagnose jedoch unverzichtbar. Selbst die intraoperative Schnellschnittdiagnose kann diese Unsicherheit nur teilweise beseitigen. Auch der Nachweis von Lymphknoten und Lebermetastasen ist für die Operationsindikation von entscheidender Bedeutung. Die bisherigen Ergebnisse der 18-FDG PET zeigen in unserem noch kleinen Patientengut eine nahezu 100%ige präoperative Vorhersagegenauigkeit bei Einhaltung konstanter metabolischer Bedingungen. Die bisherigen Ergebnisse sind nach unserem Ermessen vielversprechend und erlauben eine Anwendung des Verfahrens in größeren klinischen Studien. Unsere Untersuchungsergebnisse entsprechen somit auch den Untersuchungen von Zanzi et al. [3], der ebenfalls 8 Patienten mit Pankreascarcinomen mit der 18-FDG PET untersuchte. Im Vergleich zur 11-C-L-Methionin PET ist die 18-FDG PET deutlich überlegen. Syrota et al. [4] gelang, im Gegensatz zu unserer Untersuchung, nicht die Differenzierung zwischen PaK und cPk.

Einschränkungen in der Korrektheit zeigen die Ergebnisse in Gruppe 2. Bei Hyperglykämie bzw. bei vorhandenem Granulationsgewebe nach vorhergegangenen Operationen sind falsch negative/positive Ergebnisse möglich.

## Zusammenfassung

Die quantitative 18-FDG PET verbessert die nicht invasive Differenzierung von Pankreascarcinom und chronischer Pankreatitis. Zur Erzielung zuverlässiger Ergebnisse ist die Einhaltung konstanter metabolischer Bedingungen (12 h Nahrungskarenz/Normoglykämie) erforderlich. Unsere Ergebnisse rechtfertigen den weiteren Einsatz der FDG PET in größeren klinischen Studien.

## Summary

In a prospective study in 15 patients with pancreatic carcinoma and 10 patients with chronic pancreatitis it was demonstrated that 18-FDG PET is suitable for the differential diagnosis of both entities. However, care must be taken to achieve standardized metabolic conditions, if FDG uptake or metabolic rates are to be determined.

## Literatur

1. Del Maschio A (1991) Pancreatic cancer versus chronic pancreatitis: diagnosis with CA 19-9 assessment, US, CT, and CT-guided fineneedle biopsy. Radiology 178:95–99
2. Heiss WD (1989) Positronen-Emissionstomografie: Grundlagen und Anwendung der PET. Springer, Berlin Heidelberg New York Tokyo
3. Zanzi I et al. (1990) Positron tomography (PET) imaging in patients with carcinoma of the pancreas (Meeting Abstract). Proc Ann Meet Am Soc Clin Oncol 9:A434

4. Syrota A et al. (1982) The role of positron emission tomography in the detection of pancreatic disease. Radiology 143(1):249–253

P. Klever, Chirurgische Klinik, RWTH, Pauwelsstraae 1, W-5100 Aachen, Bundesrepublik Deutschland

# CA 494: Ein neuer Serum-Tumormarker
# mit besserer Spezifität als CA 19-9

## CA 494: A New Serum Tumor Marker
## with Better Specificity than CA 19-9

H. Frieß, M. Büchler, B. Auerbach, A. Weber, K. Hammer und H.G. Beger

Abteilung für Allgemeine Chirurgie, Universität Ulm (Ärztl. Direktor: Prof. Dr. H.G. Beger)
Behringwerke AG, Marburg

## Einleitung

Zur Tumordiagnostik und in der Nachsorge von Tumorpatienten stellen Tumormarker einfach meßbare und nicht-invasive Parameter dar. Das ductale Pankreascarcinom, gekennzeichnet durch eine stetige Zunahme der Incidenz, Nichtansprechen auf Chemo-, Radio-, Immun- und antihormonale Therapien, wird bei der Mehrzahl der Patienten erst in einem Spätstadium der Erkrankung diagnostiziert [1]. Die Frühdiagnose stellt momentan die einzige Möglichkeit dar, die Krankheitsprognose zu verbessern.

CA 19-9 gilt bisher als der Standardtumormarker beim ductalen Pankreascarcinom. Im Rahmen der präoperativen Tumordiagnostik läßt sich mit Hilfe einer CA 19-9 Bestimmung die differentialdiagnostisch abzugrenzende chronische Pankreatitis oft diagnostizieren.

CA 494 ist ein neuer Serumtumormarker, dessen diagnostische Wertigkeit im Vergleich zu den Referenztumormarkern CA 19-9 und CEA im Rahmen dieser Untersuchung analysiert wurde.

## Patienten

Die Krankheitsdiagnose aller untersuchten Patienten wurde mittels histologischer Aufarbeitung von Operationspräparaten, Biopsaten oder durch Langzeitanamnese ermittelt.

### 1. Gesunde Blutspender

353 gesunde Blutspender (179 Frauen, 174 Männer, medianes Alter: 36 (range: 18–79) Jahre) wurden zur Charakterisierung des CA 494 Assays herangezogen, wobei 251 Proben zur Festlegung des "cut offs" und 102 Proben zur Ermittlung der Sensitivität und Spezifität von CA 494, CEA und CA 19-9 eingesetzt wurden.

### 2. Pankreascarcinom

Bei 51 Patienten (19 Frauen, 32 Männer, medianes Alter: 65 (range 27–78) Jahre) mit einem ductalen Pankreascarcinom wurden die Tumormarker CEA, CA 19-9 und CA 494

Chirurgisches Forum 1992
f. experim. u. klinische Forschung
Gall/Beger/Ungeheuer (Hrsg.)

parallel gemessen. Nach der UICC-Klassifikation hatten je 5 Patienten ein Tumorstadium I und II, 29 Patienten ein Tumorstadium III und 12 Patienten ein Tumorstadium IV.

### 3. Chronische Pankreatitis

Als differentialdiagnostisch wichtigste Gruppe zum Pankreascarcinom erfolgte die Tumormarkerbestimmung von 50 Patienten mit alkoholbedingter chronischer Pankreatitis (6 Frauen, 44 Männer).

### 4. Benigne gastrointestinale Erkrankungen

In diese Untersuchungsgruppe wurden 55 Patienten mit einem medianen Alter von 43 (range: 23–78) Jahren eingeschlossen. 10 Patienten litten an einem Ulcus duodeni, 13 Patienten hatten eine Cholecystolithiasis, 8 Patienten ein Hämorrhoidalleiden, 3 Patienten eine Colitis, 5 Patienten eine Gastritis und 7 Patienten eine chronische Appendicitis.

### 5. Gastrointestinale Carcinome

46 Patienten mit einem Coloncarcinom und 19 Patienten mit einem Magencarcinom dienten als Kontrollgruppe zum Pankreascarcinom.

## Methoden

Die Patientenseren wurden bei Krankenhausaufnahme entnommen und bis zur Bestimmung bei $-80°C$ eingefroren. Die Messungen erfolgten blind durch eine Nummernkodierung.

### CEA und CA 19-9

CEA und CA 19-9 wurden mit zwei käuflichen Festphasen Radioimmuno-Assays (ELSA CEA, ELSA CA 19-9, CIS, Dreieich) gemessen. Die Messung basiert auf dem "Sandwich"-Prinzip, wobei zwei monoklonale Antikörper gegen die sterisch entfernten antigenen Determinanten des CEA- bzw. CA 19-9-Moleküls gebildet werden. Der "cut off" betrug beim CEA 3 ng/ml, beim CA 19-9 37 U/ml.

### CA 494

Der monoklonale Antikörper (MAL) 494 erkennt das CA 494 Antigen. Er wurde aus BALB/C Mäusen nach Immunisierung mit einer humanen Coloncarcinomzellinie isoliert [2]. Immunhistochemisch zeigt der MAK 494 eine starke Bindung an Pankreascarcinomzellen und wurde erfolglos zur Immuntherapie beim Pankreascarcinom eingesetzt [1, 3].

Zur CA 494-Bestimmung diente ein eigens entwickelter Enzym-Immuno-Assay. In der Festphase wurden MAK 494 beschichtete Mikrotiterplatten eingesetzt. Als Konjugate der Flüssigphase dienten Peroxidase markierte C50 Antikörper.

## Ergebnisse

### a) Cut off von CA 494

Der Normalbereich von CA 494 wurde bei 251 gesunden Blutspendern ermittelt. Die mittlere CA 494 Serumkonzentration betrug $6,8 \pm 9,9$ (Mittelwert $\pm$ Standardabweichung) U/ml. Bei einem "Cut off" von 40 U/ml belief sich die Spezifität bei Gesunden auf 99%. Die Intraassayvarianz war 6,1%, die Interassayvarianz 7,1%.

### b) Sensitivität

Beim Pankreascarcinom betrug die Sensitivität 56% für CEA, 93% für CA 19-9 und 91% für CA 494. Bei nicht vom Pankreas ausgehenden gastrointestinalen Carcinomen fand sich eine Sensitivität für CEA von 57%, für CA 19-9 von 54% und für CA 494 von 48%.

### c) Spezifität

Die wichtigste differentialdiagnostisch vom Pankreascarcinom abzugrenzende Erkrankung ist die chronische Pankreatitis. Hier belief sich die Spezifität auf 66% für CEA, 78% für CA 19-9 und 92% für CA 494. Bei benignen Erkrankungen des Abdominalbereiches ergab sich eine Spezifität von 73% für CEA, 91% für CA 19-9 und 96% für CA 494. In der Gruppe von gesunden Blutspendern ließ sich eine Spezifität von 87% für CEA, 94% für CA 19-9 und 100% für CA 494 ermitteln.

Die Gesamtspezifität in allen 3 Untersuchungsgruppen (chronische Pankreatitis, benigne Gastrointestinalerkrankungen, gesunde Blutspender) ergab 80% für CEA, 90% für CA 19-9 und 98% für CA 494.

### d) Vergleich von CA 19-9 und CA 494 beim Pankreascarcinom

Die Sensitivität von CA 19-9 und CA 494 war beim Pankreascarcinom über 90%. Insgesamt waren bei 2 Patienten mit Pankreascarcinom die CA 19-9 und die CA 494 Werte nicht erhöht. 4 Patienten erwiesen sich als CA 494, 3 als CA 19-9 negativ.

Die Korrelation von CA 19-9 und CA 494 beim Pankreascarcinom war positiv signifikant (Abb. 1).

## Diskussion

Die überaus schlechte Prognose des ductalen Pankreascarcinoms läßt sich derzeit nur durch eine frühe Diagnosestellung verbessern. Nichtinvasive, einfach meßbar und zuverlässige Verfahren wie die Tumormarkerbestimmung stellen hierfür eine Bereicherung dar. Die Wertigkeit des monoklonalen Antikörpers 494, der immunhistochemisch eine hohe Bildungsrate an das ductale Pankreascarcinom zeigt, wurde als Serumtumormarker analysiert [2, 3]. Durch seine hohe Sensitivität und Spezifität gilt CA 19-9 bisher als Referenztumormarker beim Pankreascarcinom. Andere moderne Tumormarker wie SPan-1 und DUPAN-2 sind in Sensitivität und Spezifität der des CA 19-9 unterlegen.

CA 494 (U/ml)

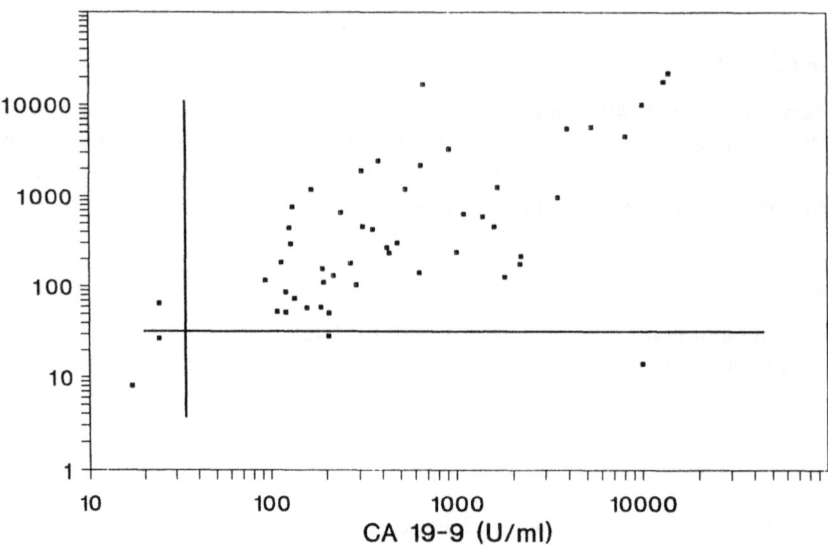



**Abb. 1.** Korrelation von CA 19-9 und CA 494 bei Patienten mit einem ductalen Pankreascarcinom. *Horizontale Gerade* = "Cut off" von CA 494 (40 U/ml), *vertikale Gerade* = "Cut off" von CA 19-9 (37 U/ml)

Die Sensitivität war für CA 494 und CA 19-9 bei Patienten mit einem ductalen Pankreascarcinom vergleichbar. Im untersuchten Krankengut ist die Spezifität von CA 494 der des CA 19-9 überlegen, so daß ihm bei der Abgrenzung benigner von malignen Pankreastumoren eine größere klinische Bedeutung zukommt.

## Zusammenfassung


Im Rahmen dieser Studie wurde CA 494 als neuer Tumormarker beim Pankreascarcinom untersucht. Als Referenztumormarker dienten CEA und CA 19-9.

Bei 45 Patienten mit histologisch gesichertem Pankreascarcinom war die Sensitivität beider Marker vergleichbar: CA 19-9: 93%, CA 494: 91%.

Die Spezifität von CA 19-9 betrug bei Patienten mit chronischer Pankreatitis 78% und war der von CA 494 (92%) deutlich unterlegen. Zusammenfassend kann gesagt werden, daß CA 494 ein neuer potenter Tumormarker beim Pankreascarcinom ist. Durch seine höhere Spezifität, als entscheidendes Qualitäsmerkmal für klinisch diagnostische Zwecke, ist er dem CA 19-9 überlegen.


## Summary


In this study we have analyzed CA 494 as a new tumor marker in pancreatic cancer. CEA and CA 19-9 served as reference tumor markers. In 45 patients with histologically confirmed pancreatic cancer the sensitivity of both tumor markers was comparable: CA 19-9: 93%, CA 494: 91%. In patients with chronic pancreatitis the specificity of CA 19-9 and CA 494 amounted to 78% and 92%, respectively. In conclusion, CA 494 is a powerful new tumor marker in pancreatic cancer. Because of its higher specificity, an important quality for clinical use, it is better than CA 19-9.

## Literatur

1. Büchler M, Frieß H, Schultheiss KH, Gebhardt CH, Muhrer KH, Winkelmann M, Wagner T, Klapdor R, Kaul M, Müller G, Schulz G, Beger HG (1991) A randomized controlled trial of adjuvant immuno-therapy (murine monoclonal antibody 494/32) in resectable pancreatic cancer. Cancer 68(7):1507–1512
2. Bosslet K, Kern HF, Kanzy EJ, Steinsträsser A, Schwarz A, Lüben G, Schorlemmer HU, Sedlacek HH (1986) A monoclonal antibody with binding and inhibiting activity towards human pancreatic carcinoma cells. Cancer Immunol Immunother 23:185–191
3. Kübel R, Büchler M, Baczako K, Bosslet B, Beger HG (1987) Immunhistochemie beim Pankreascarcinom mit neuen monoklonalen Antikörpern. Langenbecks Arch Chir 371:243–252

Dr. med. H. Frieß, Abteilung für Allgemeine Chirurgie, Universität Ulm, Steinhövelstraße 9, W-7900 Ulm, Bundesrepublik Deutschland

# Einfluß der Leberregeneration auf das biologische Verhalten menschlicher Tumormetastasen in der thymuslosen Nacktmaus

*Influence of Liver Regeneration on the Biological Behavior of Human Tumor Metastases in Athymic Nude Mice*

H.K. Schackert[1], J. Price[2], A. Avallone[2] und I.J. Fidler[2]

[1] Chirurgische Universitätsklinik Heidelberg
[2] Department of Cell Biology, MD Anderson Cancer Center, Houston, Texas

Die ausgeprägte Regenerationsfähigkeit der Leber ist ein Prozeß, der durch unbekannte Faktoren im Pfortaderblut ausgelöst wird, in eine massive, kurz anhaltende Proliferationswelle mündet und einer präzisen zeitlichen Steuerung unterliegt.

Diese Kenntnisse gaben immer wieder zu der Vermutung Anlaß, daß die Leberregeneration das Wachstum maligner Tumoren beeinflußt. Verschiedene Untersuchungen zeigten eine Stimulation des Tumorwachstums in der Leber (Gershbein 1963; Ichihashi 1984). Andererseits fand sich in Abhängigkeit von der verwendeten Tumorlinie sowohl ein stimulierender als auch ein fehlender oder hemmender Einfluß der Leberregeneration auf subcutane Tumoren (Paschkis 1955; Wayss 1971; Ono 1986). Sämtliche Untersuchungen wurden in konventionellen, immunkompetenten Tieren mit Ratten- oder Maustumoren durchgeführt.

Diese Arbeit untersucht in einem experimentellen Ansatz den Einfluß der Leberregeneration auf die Organkolonisation und Proliferation menschlicher Coloncarcinome in der T-Zell defizienten thymuslosen Nacktmaus. Damit wird der Einfluß der cellulären Immunabwehr weitgehend ausgeschaltet und es ermöglicht die Verwendung menschlicher Tumoren, die im Vergleich zu murinen Linien eine deutlich geringere Wachstumskinetik aufweisen. Die zentrale Frage ist: Wird die Organkolonisation und Proliferation menschlicher Tumoren von der Leberregeneration nach partieller Resektion beeinflußt?

## Material und Methoden

Sechs bis acht Wochen alte pathogenfreie männliche thymuslose Nacktmäuse (BALB/c Abstammung) wurden von der Animal Production Area der NCI Frederick Cancer Research Facility (Frederick, MD) bezogen. Sämtliche Experimente, die Tierhaltung und die Tötung der Tiere wurden in Übereinstimmung mit den institutionalen Richtlinien des MD Anderson Cancer Centers durchgeführt. Die menschlichen Coloncarcinomlinien HT-29MM und KM12L4 wurden als Monolayer Kulturen in Eagle's Minimum Essential Medium (EMEM) gehalten, das 10% fetales Kälberserum enthielt. Die Tiere wurden mit Äther betäubt und eine 60%ige Hepatektomie (erweiterte Hemihepatektomie links) oder eine Laparotomie (Scheinoperation) durchgeführt. Tumorzellen wurden zu verschiedenen Zeitpunkten vor und nach dem operativen Eingriff in die Pfortader oder subcutan zur Erzeugung von Lebermetastasen oder Hauttumoren injiziert.

Chirurgisches Forum 1992
f. experim. u. klinische Forschung
Gall/Beger/Ungeheuer (Hrsg.)
© Springer-Verlag Berlin Heidelberg 1992

## Ergebnisse

Den ersten beiden Experimenten (Tabelle 1) lag die Frage zugrunde, ob die stattgehabte Leberregeneration die Entwicklung von Lebermetastasen beeinflußt. Es zeigte sich, daß die Tumorincidenz deutlich geringer war, wenn die Tumorzellinjektion mindestens 2 Wochen nach der Leberresektion stattfand. Die Zahl der Lebermetastasen war in diesen Gruppen signifikant vermindert gegenüber der Kontrollgruppe.

**Tabelle 1.** Effekt der stattgehabten Leberregeneration auf die Entwicklung experimenteller Metastasen einer menschlichen Coloncarcinomlinie (HT-29 MM) in der Leber der Nacktmaus

| Operation (Zeit vor der (Tumor-injektion[a] | Experiment 1 | | | Experiment 2 | |
|---|---|---|---|---|---|
| | Tumor-incidenz[b] | Zahl der Metastasen[c] | Gewicht der Leber[c] | Tumor-incidenz[d] | Zahl der Metastasen[e] |
| Hepatektomie (4 Wochen) | 2/6 | 0 (0–5)[f] | 1,70 (0,95–2,04) | – | – |
| Hepatektomie (2 Wochen) | 4/7 | 6 (0–75) | 2,04 (1,75–2,39) | 4/11 | 0 (0–12)[g] |
| Hepatektomie (1 Tag) | 7/8 | 27 (0–174) | 2,06 (1,18–5,30) | 5/9 | 1 (0–26) |
| Laparotomie (1 Tag) | 9/10 | 6 (0–68) | 1,79 (1,44–2,01) | 9/10 | 13 (0–147) |

[a] Am Tage 0 wurden $5 \times 10^5$ HT-29MM Tumorzellen pro 0,2 ml HBSS v.p. injiziert. Vier Wochen, zwei Wochen und einen Tag davor waren die Tiere hepatektomiert oder laparotomiert (Kontrolle) worden.

[b] Zahl der Tiere mit Tumor/Zahl der injizierten Tiere. Die Tiere wurden fünf Wochen nach Tumorzellinjektion getötet.

[c] Die Daten sind Median und Spannweite.

[d] Zahl der Tiere mit Tumor/Zahl der injizierten Tiere. Die Tiere wurden vier Wochen nach Tumorzellinjektion getötet.

[e] Die Daten sind Median und Spannweite.

[f] $P = 0,02$ (Mann-Whitney U Test)

[g] $P < 0,005$ (Mann-Whitney U Test)

In zwei weiteren Experimenten (Tabelle 2) wurde untersucht, ob die Leberregeneration das Wachstum etablierter Lebermetastasen beeinflußt. Die Leberresektion wurde 3 und 14 Tage nach der Tumorzellinjektion durchgeführt. Es zeigte sich kein Unterschied in der Tumorincidenz und der Zahl der Metastasen aller Hepatektomiegruppen im Vergleich zur Kontrolle.

Eine dritte Reihe von Experimenten (Tabelle 3) sollte zeigen, ob das Tumorwachstum unter Leberregeneration vom Ort des Tumorwachstums beeinflußt wird. Zwischen Hepatektomiegruppe und Kontrollgruppe bestand kein Unterschied bezüglich der Tumorincidenz und des Tumorgewichtes subcutan wachsender Tumoren. Dies gilt sowohl für die stattgehabte Leberregeneration als auch für die noch andauernde Regeneration nach 60%iger Hepatektomie.

**Tabelle 2.** Effekt der Leberregeneration auf die Entwicklung etablierter experimenteller Metastasen menschlicher Coloncarcinomlinien (HT-29 MM und KM 12 L4) in der Leber der Nacktmaus

| Operation (Zeit nach der (Tumor-injektion[a] | Experiment 1 (KM12 L4) | | | Experiment 2 (HT-29 MM) | |
|---|---|---|---|---|---|
| | Tumor-incidenz[b] | Zahl der Metastasen[c] | Gewicht der Leber[c] | Tumor-incidenz[d] | Zahl der Metastasen[e] |
| Laparotomie (3 Tage) | 5/7 | 8 (0–72)[f] | 1,92 (1,64–9,38) | 6/7 | 2 (0–21)[g] |
| Hepatektomie (3 Tage) | 7/8 | 22 (0–80) | 2,50 (1,78–5,50) | 4/7 | 1 (0–18) |
| Hepatektomie (2 Wochen) | 6/8 | 18 (0–58) | 2,62 (1,62–4,60) | 5/7 | 2 (0–9) |

[a] Am Tage 0 wurden $5 \times 10^5$ KM12 L4 Tumorzellen (Experiment 1) oder $5 \times 10^5$ HT-29 MM Tumorzellen (Experiment 2) in 0,2 ml HBSS v.p. injiziert. Eine 60%ige Hepatektomie oder eine Laparotomie (Kontrolle) wurden drei Tage oder zwei Wochen danach durchgeführt.

[b] Zahl der Tiere mit Tumor in der rechten Leber/Zahl der injizierten Tiere. Die Tiere wurden fünf Wochen nach Tumorzellinjektion getötet.

[c] Die Daten sind Median und Spannweite und beziehen sich bei allen Tieren auf die Zahl der Metastasen in der rechten Leber bzw. das Gewicht (Gramm) der Leber zum Versuchsende.

[d] Zahl der Tiere mit Tumor in der rechten Leber/Zahl der injizierten Tiere. Die Tiere wurden vier Wochen nach Tumorzellinjektion getötet.

[e] Die Daten sind Median und Spannweite und beziehen sich bei allen Tieren auf die Zahl der Metastasen in der rechten Leber.

[f] n.s. (Mann-Whitney U Test)

[g] n.s. (Mann-Whitney U Test)

**Tabelle 3.** Effekt der Leberregeneration auf die Entwicklung subcutaner experimenteller Tumoren der menschlichen Coloncarcinomlinie KM12 L4 in der Nacktmaus

| Operation | Operation nach Tumorinjektion[b] | | Operation vor Tumorinjektion[a] | |
|---|---|---|---|---|
| | Tumorincidenz[c] | Tumorgewicht (Gramm)[f] | Tumorincidenz[e] | Tumorgewicht (Gramm)[d] |
| Hepatektomie | 13/13 | 0,39 (0,22–2,75)[g] | 8/9 | 0,95 (0–3,14)[g] |
| Laparotomie | 10/10 | 0,33 (0,09–3,48) | 9/9 | 1,73 (0,17–4,55) |

[a] Am Tage 0 wurden $1 \times 10^6$ KM12 L4 Tumorzellen in 0,2 ml HBSS s.c. injiziert. Eine 60%ige Hepatektomie oder eine Laparotomie (Kontrolle) waren zwei Wochen davor durchgeführt worden.

[b] Am Tage 0 wurden $1 \times 10^6$ KM12 L4 Tumorzellen in 0,2 ml HBSS s.cx. injiziert. Eine 60%ige Hepatektomie oder eine Laparotomie (Kontrolle) wurden zwei Wochen danach durchgeführt.

[c] Zahl der Tiere mit Tumor/Zahl der injizierten Tiere. Die Tiere wurden 25 Tage nach der Tumor-zellinjektion getötet.

[d] Die Daten sind Median und Spannweite.

[e] Zahl der Tiere mit Tumor/Zahl der injizierten Tiere. Die Tiere wurden 23 Tage nach der Tumor-zellinjektion getötet.

[f] Die Daten sind Median und Spannweite.

[g] n.s. (Mann-Whitney U Test)

## Diskussion

Der unterschiedliche Einfluß der Leberregeneration auf das Wachstum experimenteller Tumoren wurde in verschiedenen Studien mit konventionellen, immunkompetenten Tieren beschrieben. Die vorliegende Studie versuchte, den Einfluß der cellulären Immunabwehr auszuschalten. Dies ermöglichte die Verwendung von menschlichen Tumoren, die eine deutlich geringere Wachstumskinetik aufweisen als murine Tumorlinien.

Aufgrund der Art des experimentellen Vorgehens muß es sich bei den vorgestellten Daten um vorläufige Ergebnisse handeln bei der Beantwortung der Frage, ob die Leberregeneraiton die Organkolonisation und Proliferation menschlicher Tumoren beeinflußt.

Der hemmende Einfluß der abgelaufenen Leberregeneration auf die Entwicklung von Lebermetastasen ist am ehesten mit der Veränderung des Mikromilieus der Leber erklärbar, die z.B. auch bei der Lebercirrhose (Gall 1960) zur verminderten Incidenz von Lebermetastasen führt. Dafür spricht auch, daß die Entwicklung subcutaner Coloncarcinommetastasen durch die Leberregeneration nicht beeinträchtigt wird. Andererseits findet sich in dem verwendeten Modell kein Hinweis für eine Stimulation des Tumorwachstums. Unsere Methoden lassen jedoch keinen Schluß über die Beeinflussung des Tumorwachstums unmittelbar zum Zeitpunkt der nur kurz anhaltenden massiven Leberproliferation zu. Das Studium dieses zeitlich eng begrenzten Einflusses auf die Proliferation und das Metastasierungsverhalten des Tumors und einzelner Tumorklone erfordert entsprechende Modellsysteme.

## Zusammenfassung

Verschiedene experimentelle Studien erbrachten Hinweise für einen Einfluß der Leberregeneration auf das Wachstum maligner Tumoren. Alle Experimente waren mit immunkompetenten Tieren durchgeführt worden. Unser Ansatz benutzt thymuslose Nacktmäuse und vermeidet damit den durch das Operationstrauma verursachten Einfluß der Immunsuppression. Darüberhinaus ermöglicht es das Studium der Leberregeneration auf das biologische Verhalten von menschlichen Tumoren. Der Arbeit liegt folgende Frage zugrunde: Beeinflußt die Leberregeneration die Organkolonisation und das Wachstum menschlicher Tumormetastasen in der thymuslosen Nacktmaus?

Tumorzellen, die zwei Wochen oder vier Wochen nach Leberresektion in die Pfortader injiziert worden waren, führten zu signifikant weniger Lebermetastasen als nach Injektion in Kontrolltiere. Wurden die Tumorzellen nach Leberresektion oder Scheinoperation jedoch subcutan injiziert, zeigte sich weder ein Unterschied in der Incidenz noch in der Wachstumsrate der Tumoren. Eine verminderte Lebermetastasierung wurde im Zusammenhang mit der Lebercirrhose beobachtet und auch auf den Einfluß verschiedener Medikamente zurückgeführt. Die Regeneration der Leber nach partieller Resektion verändert die Mikroanatomie der Leber und könnte am ehesten für die Verminderung der Organkolonisation der Leber, nicht jedoch der Haut, nach subcutaner Injektion verantwortlich sein. Darüber hinaus fand sich kein Hinweis für einen Einfluß der ablaufenden Leberregeneration auf die Organkolonisation oder das Wachstum von Tumoren in der Leber oder subcutan.

Dieses experimentelle Ansatz ist möglicherweise nicht ausreichend sensitiv, um einen kurzzeitig bestehenden Einfluß des massiven Regenerationsprozesses nachzuweisen, der bei Mäusen zwischen 48 und 72 h nach partieller Hepatektomie auftritt. Unsere vorläufigen

Beobachtungen erfordern weitere Experimente, die die Wachstumskinetik und das biologische Verhalten von selektionierten Tumorklonen unter dem zeitlich direkten Einfluß der Leberregeneration studieren.

## Summary

Several studies found evidence for the influence of liver regeneration on the growth of malignant tumors. All experiments were carried out in immunocompetent animals. Our experimental setup uses athymic nude mice to avoid the influence of immunosuppression caused by the operation. Furthermore it enables us to study the effect of liver regeneration on the biological behavior of human tumors. Using this experimental setup we asked the question: Does liver regeneration effect organ colonization and growth of human tumor metastases in athymic nude mice?

Whereas tumor cells injected into the portal vein 2 or 4 weeks after liver resection gave rise to significantly fewer liver metastases compared to the control group, there was neither a reduction in the incidence nor in the growth kinetics of tumors growing subcutaneously when compared to the control group. Reduced liver metastasis is well documented in liver cirrhosis and under the continuous influence of various drugs. Liver regeneration does alter the microenvironment of the liver and might therefore be responsible for decreased tumor take in the liver but not subcutaneously. Furthermore there was no evidence for the influence of ongoing liver regeneration on organ colonization or growth of tumors in the liver or subcutaneously.

In conclusion, this experimental setup might not be sensitive enough to detect short-lived influence of the massive regeneration process of the liver which occurs between 48 and 72 h after partial hepatectomy in mice. Our preliminary observations require further experiments which focus on the growth kinetics and biological behavior of selected tumor clones under the immediate influence of the regeneration process.

## Literatur

Gall EA (1960) Primary and metastatic carcinoma of the liver. Arch Path 70:226–232

Gershbein LL (1963) Transplanted tumor growth and liver regeneration in the rat. J Natl Cancer Inst 31:521–528

Ichihashi H, Mabuchi H, Suenaga M, Kondo T (1984) Liver regeneration and tumor growth in the rat after partial hepatectomy. Jap J Surg 14:510–514

Ono M, Tanaka N, Orita K (1986) Complete regression of mouse hepatoma transplanted after partial hepatectomy and the immunological mechanism of such regression. Cancer Res 46:5049–5053

Paschkis KE, Cantarow A, Stasney J, Hobbs JH (1955) Tumor growth in partially hepatectomized rats. Cancer Res 15:579–582

Wayss K, Ertk N, Volm M (1971) Tumorwachstum und Leberregeneration. Untersuchungen am Walker-Karzinosarkom 256 der Ratte. Arch Geschwulstforsch 38:250–256

Dr. H.K. Schackert, Chirurgische Universitätsklinik, Im Neuenheimer Feld 110, W-6900 Heidelberg, Bundesrepublik Deutschland

# Mechanismus der tumorzellinduzierten Plättchenaggregation beim Pankreascarcinom

## Mechanism of Pancreatic Carcinoma Cell-Induced Platelet Aggregation


R. Weinel[1], E. Heinmöller[1], A. Bittinger[2], A. Rosendahl[2] und M. Rothmund[1]

[1]Abteilung für Allgemeinchirurgie, Philipps-Universität Marburg
[2]Abteilung Pathologie, Philipps-Universität Marburg


## Einleitung

Der Prozeß der Tumorzellmetastasierung ist eine komplexe Kaskade von Zell-Zell- und Zell-Matrix-Interaktionen. Klinische Beobachtungen und experimentelle Studien zeigen, daß die Interaktion zwischen Tumorzellen und Plättchen dabei eine Rolle sppielt, wobei die Mechanismen im Einzelnen noch nicht vollständig aufgeklärt sind [1, 2]. Nach gegenwärtiger Vorstellung kann es durch in die Blutbahn gelangte Tumorzellen zu einer lokalen Plättchenaktivierung und Plättchenaggregation und zur Ausbildung von gemischten Tumorzell-Plättchenthromben kommen. Solche Thromben können einen Tumorzellarrest im Capillarbett ermöglichen, die Tumorzellen durch umgebende Plättchen vor dem Angriff immunkompetenter Zellen schützen oder über freigesetzte Plättcheninhaltsstoffe wie Cytokine oder adhäsive Proteine die Tumorzellproliferation unterstützen. Es wurden verschiedene Wege nachgewiesen, auf denen Tumorzellen Plättchen aktivieren und zur Plättchenaggregation führen können [1, 3, 5]:

1. ADP-Freisetzung durch Tumorzellen.
2. Thrombinaktivierung durch eine "procoagulatorische Aktivtät" der Tumorzellen.
3. Durch Trypsin oder Neuraminidase-sensitiven Proteinen auf der Tumorzelle.
4. Durch direkten Tumorzell-Plättchenkontakt über adhäsive Proteine.

Das Studium der tumorzellinduzierten Plättchenaggregation beim Pankreascarcinom (TCIPA) kann dazu dienen, die Mechanismen der Metastasierung bei diesem Tumor besser zu verstehen.

## Material und Methode

### Zellinien, Zellkultur

Zwei Zellinien des ductalen humanen Pankreascarcinoms (PC3, PC44) wurden untersucht. Die Zellen wurden in RPMI 1640 mit 10% FCS und Penicillin/Streptomycin kultiviert. Die Zellen wurden durch kurze Behandlung mit EDTA geerntet, gewaschen und anschließend in RPMI 1640 mit 2 mM $Ca^{++}$, 1 mM $Mg^{++}$ und 0,1% BSA resuspendiert. Als Mediumüberstand wurde Medium von subkonfluenten Zellmonolayern 2 Tage nach dem


Chirurgisches Forum 1992
f. experim. u. klinische Forschung
Gall/Beger/Ungeheuer (Hrsg.)
© Springer-Verlag Berlin Heidelberg 1992

letzten Mediumwechsel benutzt. Mikrovesikel wurden durch Ultrazentifugation eines zellfreien Überstandes für 3 h bei 100 000 g und , 4°C gewonnen.

## Plättchenaggregation, Elektronenmikroskopie

Blut von gesunden, freiwilligen Blutspendern wurde mit Heparin (5 U/ml) anticoaguliert
und plättchenreiches Plasma (PRP) durch Zentrifugation des Blutes bei 150 g für 10 min
gewonnen. Die Plättchenzahl im PRP wurde auf $3 \times 10^5/\mu l$ eingestellt bei pH 7,2. Die
Versuche wurden in einem Apact-Aggregometer bei 37°C durchgeführt. Zu $200\mu l$ PRP
wurden $50\mu l$ Tumorzellsuspension ($10^6$ Zellen/ml) zugesetzt. Während der Aggregation
wurden Proben entnommen und mit 2,5% Glutaraldehyd fixiert. Mit 0,25% Glutaraldehyd
wurden die Proben nachfixiert und anschließend in Cacodylatpuffer für 24 h bei 4°C
inkubiert. Die Aufbereitung der Blöcke sowie die TEM-Elektronenmikroskopie erfolgte
nach Standardprotokollen.

## Ergebnisse

Beide Zellinien waren in der Lage, die Aggregation von PRP in vitro zu indizieren. Beide
Zellinien zeigten in den Untersuchungen gleiche Ergebnisse. Alle Versuche wurden mit
beiden Zellinien mindestens $3\times$ wiederholt. In vivo existieren im wesentlichen 4 Wege
der Plättchenaktivierung: durch ADP, über Kontakt mit Basalmembrankollagen, über den
Arachidonsäurestoffwechsel und die Bildung von Thromboxan $A_2$, sowie die Stimulierung
der Plättchen durch Thrombin. Wir untersuchten mittels spezifischer Hemmsubstanzen, ob
die TCIPA in unseren Zellen über einen dieser Wege abläuft. Zur Blockade der Wirkung
von ADP auf Plättchen wurde das PRP mit Apyrase vorinkubiert. Eine mögliche Wirkung von tumorzellassoziiertem Kollagen auf Plättchen wurde durch Vorbehandlung der
Tumorzellen mit Kollagenase Typ VII gehemmt. Die Prostaglandinsynthese wurde durch
Vorbehandlung von Plättchen und Tumorzellen mit Acetylsalicylsäure (ASS) blockiert.
Keine dieser Substanzen zeigte einen Einfluß auf die TCIPA (Abb. 1a).

Um die Thrombinwirkung auf Plättchen zu inhibieren, wurde der Thrombinantagonist
Hirudin eingesetzt. Hirudin zeigte eine konzentrationsabhängige Hemmung der TCIPA
(Abb. 1b).

Als nächstes gingen wir der Frage nach, ob die TCIPA durch Oberflächenstrukturen der
Tumorzellen initiiert wurde oder ob es sich um Freisetzungsprodukte der Tumorzellen handelte. U.a. werden Neuraminidase- und Trypsin-sensitive Glykoproteine auf Tumorzellen
für die Plättchenaktivierung und Aggregation verantwortlich gemacht [1]. Eine Vorbehandlung der Zellen mit Neuraminidase oder Trypsin zeigte keinen Einfluß auf ihre Fähigkeit
zur Induktion der Plättchenaggregation. Hingegen wurde die TCIPA durch Phospholipase
C vollständig gehemmt (Abb. 2). Einzelne Tumorzellinien geben plättchenaktivierende
Substanzen in ihr Medium ab bzw. setzen diese als Mikrovesikel frei und induzieren so
die Plättchenaggregation [3]. Mit unseren Zellen konnten wir weder durch den eingesetzten Mediumüberstand, noch durch von den Tumorzellen abgeschiedene Mikrovesikel eine
Plättchenaggregation erreichen. Unsere Ergebnisse weisen darauf hin, daß die TCIPA durch
Pankreascarcinomzellen nicht durch eine Freisetzungsreaktion der Zellen erfolgt, sondern
vielmehr über einen zellmembranständigen, phospholipidabhängigen Komplex.

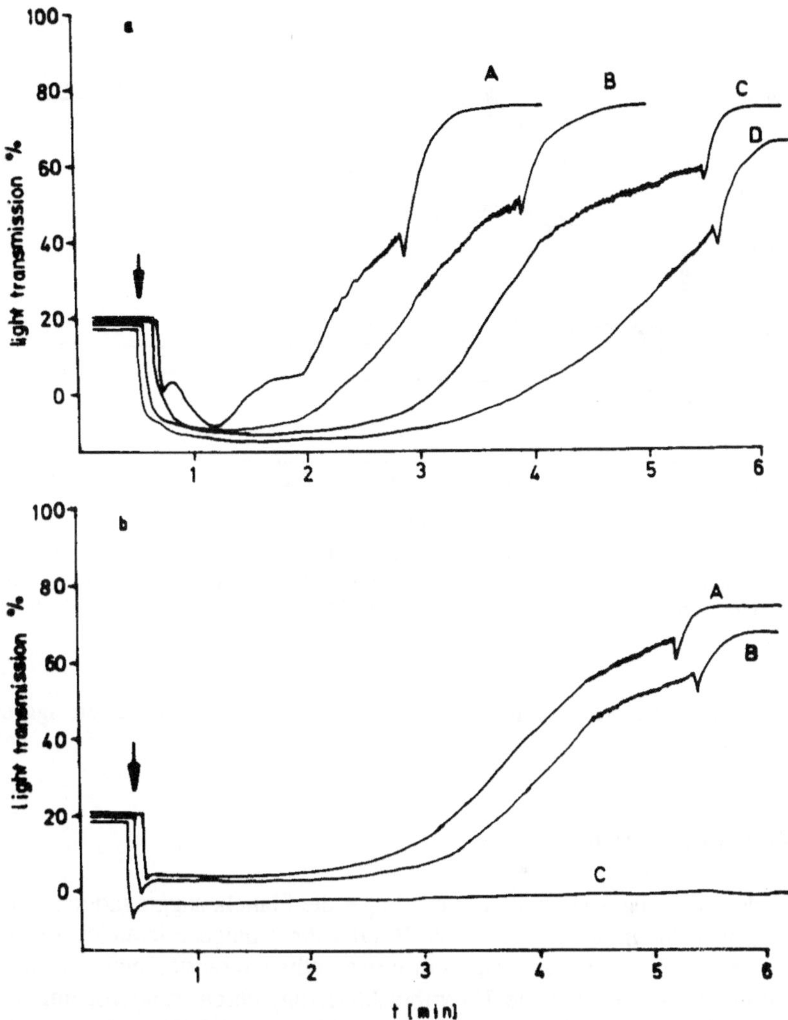

**Abb. 1 a,b.** PC44 induzierte Aggregation von PRO in vitro. Der Pfeil bezeichnet die Zugabe der Tumorzellen zum Ansatz. a PRP wurde mit 200 U/ml Apyrase (A) oder mit 400 μg/ml Kollagenase Typ VII (B) vorinkubiert; positive Kontrolle (C); Tumorzellen und PRP wurden mit 10 mM ASS vorbehandelt (D). b Positive Kontrolle (A); PRP wurde mit dem Thrombinantagonisten Hirudin für 15 min vorinkubiert, Hirudin 1 U/ml (B); Hirudin 10 U/ml (C)

Nach Boukerche [5] kann ein direkter Kontakt zwischen Tumorzellen und Plättchen zur Induktion der Plättchenaggregation führen. Dieser Kontakt läuft über RGD-sensitive Receptoren für adhäsive Proteine auf Tumorzellen und Plättchen ab [4]. Durch Blockade dieser Receptoren mittels RGD kann die TCIPA inhibiert werden. RDG-Peptide (1 mg/ml) hatten bei unseren Zellen keinen Einfluß auf die TCIPA. Wir schließen daraus, daß ein direkter Tumorzell-Plättchenkontakt bei Pankreascarcinomzellen zur TCIPA nicht erforderlich ist. Unsere elektronenmikroskopischen Untersuchungen bestätigten dies. Auf dem

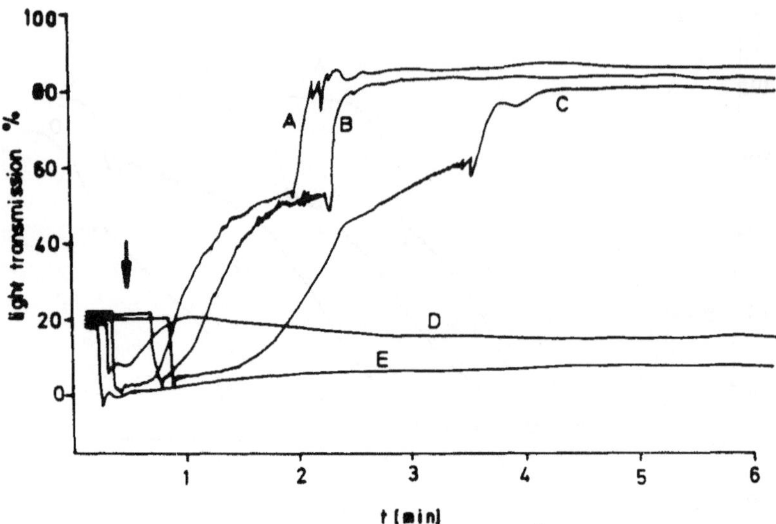



**Abb. 2.** PC44 induzierte Aggregation von PRP in vitro. Der Pfeil bezeichnet die Zugabe der Tumorzellen zum Ansatz. Tumorzellen wurden mit 50 U/ml Neuraminidase (*A*), 200 U/ml Trypsin (*B*), 0,1 U/ml Phospholipase $A_2$ (*D*) oder 1 U/ml Phospholipase C (*E*) vorbehandelt. Positive Kontrolle (*C*)

Höhepunkt der Aggregation waren keine direkt mit Tumorzellen aggregierten Plättchen nachweisbar.

## Zusammenfassung


Pankreascarcinomzellen sind in der Lage, die Plättchenaggregation in vitro durch Aktivierung von Thrombin zu induzieren. Bei der thrombingenerierenden Aktivität der Pankreascarcinomzellen scheint es sich um einen zellmembranständigen, phospholipidabhängigen Komplex zu handeln. Eine Thrombinaktivierung durch Pankreascarcinomzellen kann auch die Aktivierung des Gerinnungssystems erklären, welche beim Pankreascarcinom gelegentlich klinisch beobachtet wird.


## Summary


Pancreatic carcinoma cells are able to induce platelet aggregation in vitro through the activation of thrombin. The thrombin generating activity of pancreatic carcinoma cells seems to be a phospholipid dependent complex of the cell surface. Thrombin generation through pancreatic cancer cells may also explain the activation of the coagulation system, occasionally seen in pancreatic cancer clinically.

**Literatur**

1. Karpatkin S, Ambrogio C, Pearlstein E (1988) The role of tumor-induced platelet aggregation, platelet adhesion and adhesive proteins in tumor metastasis. Mol Imm Biochem Pathol 585–606
2. Menter D, Hatfiled J, Harkins C, Sloane B, Taylor JD, Crissman JD, Honn KV (1987) Tumor cell-platelet interactions *in vitro* and their relationship to *in vivo* arrest of hematogenously circulating tumor cells. Clin Expl Metastasis 5,1:65–78
3. Bastida E, Ordinas A (1988) Platelet contribution of the formation of metastatic foci: The role of cancer cell-induced platelet activation. Haemostasis 18:29–36
4. Katagiri Y, Hayashi Y, Baba I, Suzuki H, Tanoue K, Yamazaki H (1991) Characterization of platelet aggregation induced by the human melanoma cell line HMV-I: Roles of heparin, plasma adhesive proteins and tumor cell membrane proteins. Canc Res 51:1286–1293
5. Boukerche H, Berthier-Vergnes O, Tabone E, Doré JF, Leug LLK, McGregor JL (1989) Platelet-melanoma cell interaction is mediated by the glykoprotein IIb–IIIa complex. Blood 74,2:658–663


Gefördert durch Deutsche Krebshilfe (W 52/89/Ro 1).

Dr. med. R.J. Weinel, Klinik für Allgemeinchirurgie, Philipps-Universität, Baldingerstraße, W-3550 Marburg, Bundesrepublik Deutschland

# In vivo Angiogenesehemmung von Interleukin-2 und Alpha-Interferon auf der Chorioallantoismembran (CAM) des Hühnerembryo

## *In Vivo Inhibition of Interleukin-2 and Alpha-Interferon on the Chorioallantoic Membrane (CAM) of the Chicken Embryo*


R. Steiner und G.K. Uhlschmid

Forschungsabteilung, Departement Chirurgie (Direktor: Prod. Dr. F. Largiadèr), Universitätsspital, Zürich


## Einleitung

Eine attraktive Zielscheibe für manche physikalischen, chemischen und biologischen Antitumortherapien ist das tumorinduzierte Gefäßsystem mit seinen überstürzt proliferierenden, fragilen, nicht innervierten Capillaren [1]. Die "unbeabsichtigte" Antiangiogenese ist dabei oft für Tumorregressionen nach Radiotherapie, Hyperthermie und photodynamischer Therapie mitverantwortlich [2]. Es gibt experimentelle und klinische Hinweise, daß auch Cytostatica und endokrin aktive Antitumorsubstanzen unterschiedlich starke antiangiogene Eigenschaften aufweisen können [3]. Schon seit 1980 ist bekannt, daß Immunmodulatoren besonders die Interferone (IFN) die tumorinduzierte Motilität von Capillarendothelzellen hemmen. Diese Hemmwirkung geht mit der antiviralen IFN-Aktivität einher und ist nur in gewissen Fällen speziesspezifisch [4]. Bei bovinen Endothelzellen hemmt menschliches IFN-alpha2a dosisabhängig die mitogenen Effekte von basischem Fibroblastenwachstumsfaktor (b-FGF) in vitro [5]. Im Tiermodell sind Antitumoreffekte durch verschiedene Interferontypen bekannt [6], welche Dvorak und Gressner mittels in vitro IFN-resistenten transplantierten Tumorzellinien auf eine selektive IFN-bedingte Capillarschädigung zurückführen konnten [7]. 1989 berichteten zwei Autorengruppen eindrückliche klinische Therapieerfolge mit IFN-alpha2a bei juvenilen Hämangioendotheliomen, die sich seither bei einer größeren Patientenzahl bestätigt haben [8, 9, 10]. Neuerdings sind auch angiogene Krankheiten der Retina erstmals mit IFN-alpha2a erfolgreich behandelt worden [12]. In dieser Arbeit berichteten wir über die angiostatischen Eigenschaften von humanem IFN-alpha2a allein oder in Kombination von Interleukin-2 (IL-2) auf der Chorioallantois Membran (CAM) des Hühnerembryos.

## Material und Methoden

Befruchtete Hühnereier (American Hy-Line, weiß) wurden in einem Brutapparat (Covatutto 120) bei 37°C mit 80% Feuchtigkeit bebrütet. Am dritten Inkubationstag (IT3) wurden die Eier mit Peressigsäure (100 ppm) desinfiziert und 2 ml Eiweiß durch eine Kanüle (18 g) aspiriert. Am IT4 wurde ein Schalenfenster von 2×2 cm eröffnet und mit einem Klebeband abgedeckt. Am IT7 (entsprechend dem Tag 0 des CAM Assays) wurden die mit Testsub-


Chirurgisches Forum 1992
f. experim. u. klinische Forschung
Gall/Beger/Ungeheuer (Hrsg.)
© Springer-Verlag Berlin Heidelberg 1992

stanzen resp. Lösungsmittel (10 $\mu$l) beladenen Glasfaserscheibchen (Whatman GF Filter) von 3 mm Durchmesser unter stereomikroskopischer Sicht mit der substanzbeschichteten Seite nach unten sorgfältig auf die CAM gelegt. Pro Dosisstufe wurden im Minimum 5 Eier eingesetzt. Die Anzahl der Capillaren wurde in einem 0,5 mm breiten Anulus einmal täglich während fünf konsekutiven Tagen bei 10facher Vergrößerung (Stereomikroskop Wild-Leitz) gezählt (T0, T1, T2, T3, T4 = IT11). Am IT12 wurden die Embryogewichte bestimmt und allfällige makroskopisch sichtbare Mißbildungen verzeichnet. Ausgewählte CAM-Proben wurden in phosphatgepuffertem Formalin (pH 7) fixiert und der Routinehistologie (HE-Färbung) zugeführt.

Die Reduktionsrate (rr) der gemittelten Anzahl der Gefäße (v) und der Embryogewichte (eg) bei den Behandlungsgruppen (b) und den Kontrollen (c) wurden mit dem Student's T-Test verglichen nach den Formeln:

$$rrv = vcc - vb : vc$$
$$rreg = egc - egb : egc$$

*Testsubstanzen:* Humanes rekombinantes IFN-alpha2a (F. Hoffmann-La Roche AG, Basel) (spezifische Aktivität $2 \times 10^8$ IU/mg) 1000, 2500, 5000 IU; humanes rekombinantes lyophilisiertes IL-2 (EuroCetus) ($18 \times 10^6$ IU/mg entsprechend $3 \times 10^6$ Cetus Einheiten) 4, 8, 16 $\mu$g, wurden in physiologischem Phosphatpuffer (PBS) rekonstituiert und auf Testscheibchen versetzt. Heparin (Sigma) 60 $\mu$g und Hydrocortison (Sigma) 60 $\mu$g pro Testscheibe.

## Ergebnisse

Die maximalen Reduktionsraten der durch Glasfasern stimulierten Capillaren der Chorioallantoismembran (CAM), die durch rekombinantes humanes Interferon vom Typ alpha2a (IFN-alpha2a) und Interleukin-2 (IL-2) und deren Kombination hervorgerufen wurden, sind in Abb. 1 im Vergleich zur bekannten angiostatischen Wirkung der Kombination von Heparin/Hydrocortison wiedergegeben. Sowohl bei IFN-alpha2a (1000, 6000 IU), wie auch bei IL-2 (4, 8, 16 $\mu$g) trat eine dosisabhängige angiostatische Wirkung nach 48 h ein, die über 96 h anhielt. IFN-alpha2a wies eine maximale Capillarreduktionsrate von 42% bei 5000 IU pro Testscheibe auf, die vergleichbar war mit derjenigen von 8 $\mu$g IL-2. Die Kombination von IFN-alpha2a und IL-2 in einer mittleren Dosierung von 2500 IU IFN-alpha2a und 8 $\mu$g IL-2 wirkte stärker angiostatisch mit einer Gefäßreduktionsrate von durchschnittlich 54%. Diese ausgeprägte angiostatische Wirkung setzte bereits nach 24 h ein, im Gegensatz zur Hemmwirkung der einzeln verabreichten Substanzen. Die kombinierte Wirkung von IFN-alpha2a mit IL-2 auf der CAM ist damit in ihrer Stärke vergleichbar mit der bekannten gefäßhemmenden Wirkung von Heparin/Hydrocortison [12]. Die Embryogewichte blieben gegenüber den unbehandelten Kontrollen unbeeinflußt (4,6 g (SD 0,3)). Makroskopisch wurden in den mit IFN-alpha2a und IL-2 behandelten Gruppen keinerlei Malformationen und Embryotoxizitäten festgestellt, ebenso traten keine direkten toxischen Wirkungen durch IFN-alpha2a und IL-2 und deren Kombinationen auf der Chorioallantoismembran auf.

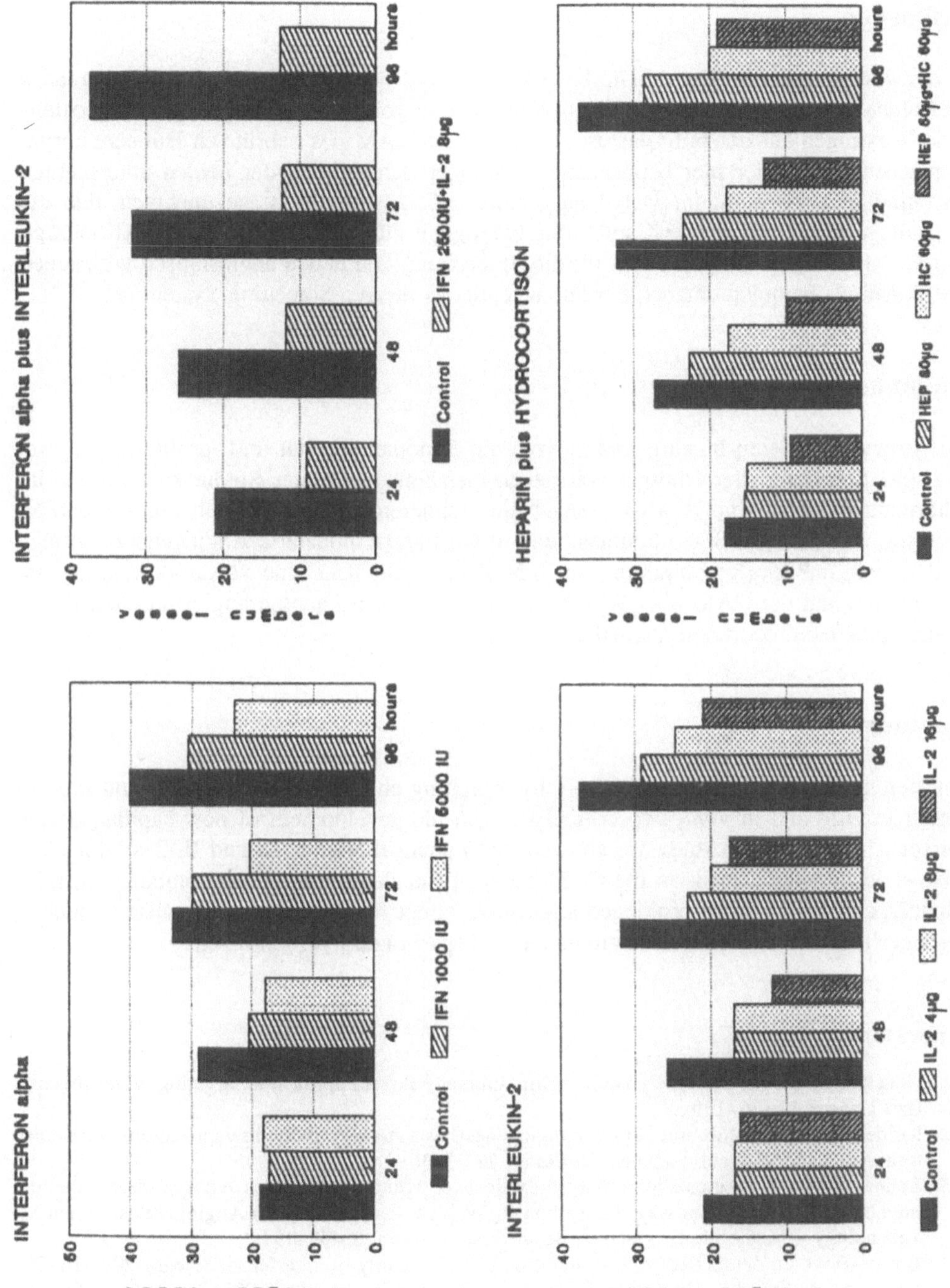

**Abb. 1.** Angiostatische Wirkung von IFN-alpha2a und IL-2 allein oder in Kombination im CAM-Assay. Ordinate: Anzahl Capillaren; Abszisse: Zeitachse

## Diskussion

In der vorliegenden in vivo-Studie bewirkten sowohl rekombinant hergestelltes humanes IFN-alpha2a und IL-2 wie auch deren Kombination zeit- und dosisabhängige angiostatische Wirkungen auf der mit Glasfasern stimulierten CAM des bebrüteten Hühnerembryo. Der Mechanismus der hier beobachteten Angiogenesehemmung der beiden untersuchten Cytokine ist noch nicht im Detail aufgeklärt [5.6. 7. 13]. Es ist anzunehmen, daß die im Falle von IL-2 verstärkte Capillardurchlässigkeit zum angiostatischen Effekt beiträgt. Der CAM-Assay bietet sich somit für die Entdeckung von neuen angiostatisch wirksamen Cytokinen als komplementäres, ethisch akzeptiertes in vivo-Screening-System an.

## Zusammenfassung

Interferone blockieren in vitro und in vivo die Endothelmotilität und -proliferation, zwei kritische Schritte in der Bildung von neuen Gefäßen. In unserer Studie konnten wir im Chorioallantoismembran (CAM)-Assay beim Hühnerembryo sowohl mit humanem IFN-alpha2a, wie auch mit IL-2, die künstlich mit Glasfasern induzierte Angiogenese hemmen und zeigen, daß die Kombination von IFN-alpha2a mit IL-2 eine verstärkte Angiogenesehemmung auf der CAM über 96 h hervorruft, die den bekannten angiostatischen Effekt von Heparin/Hydrocortison übertrifft.

## Summary

Interferons block angiogenesis directly by inhibiting endothelial cell motility and proliferation in vitro and in vivo, two critical steps in the development of new capillary blood vessels. In this in vivo study we showed that human IFN-alpha2a and IL-2 inhibit glass fiber-induced angiogenesis in the CAM assay of the chick embryo. In combination, IFN-alpha2a and IL-2 exert a prolonged angiostatic effect for 96 h with early onset, which is stronger than the well-known combination of heparin and hydrocortisone.

## Literatur

1. Denekamp J (1882) Endothelial cell proliferation as a novel approach to targeting tumor therapy. Br J Cancer 45:136–139
2. Kerbel RS (1991) Inhibition of tumor angiogenesis as a strategy to circumvent acquired resistance to anti-cancer therapeutic agents. BioEssays 13:31–36
3. Steiner R (1992) Angiostatic activity of anticancer agents in the chick embryo chorioallantoic membrane (CHE-CAM) assay. In: Steiner R, Weisz P, Langer R (eds) Angiogenesis. Science – Technology – Medicine. Birkhäuser, Basel Boston Berlin, S 449–454
4. Brouty-Boyé D, Zetter BR (1980) Inhibition of cell motility by interferon. Science 208:516–518
5. Heyns duPA, Eldor A, Vlodavsky I, Kaiser N, Fridman R, Panet A (1985) The antiproliferative effect of interferon and the mitogenic activity of growth factors are independent cell cycle events. Exp Cell Res 161:297–306
6. Sidky YA, Borden EC (1987) Inhibition of angiogenesis by interferons: Effects on tumor- and lymphocyte-induced vascular responses. Cancer Res 47:5155–5161

7. Dvorak HF, Gresser I (1989) Microvascular injury by pathogenesis of interferon-induced necrosis of subcutaneous tumors in mice. J Nat Cancer Inst 81:497–502
8. White CW, Sondheimer HM, Crouch EC, Wilson H, Fan LL (1989) Treatment of pulmonary hemangiomatosis with recombinant interferon alpha-2a. New Eng J Med 320:1197–1200
9. White CW, Wolf SJ, Korones DN, Sondheimer HM, Tosi MF, Yu A (1991) Treatment of childhood angiomatous diseases with recombinant interferon alpha-2a. J Pediatr 118:59–66
10. Orchard PJ, Smith CM, Woods WG, Day DL, Dehner LP, Shapiro R (1989) Treatment of hemangioendotheliomas with alpha interferon. Lancet 2:565–567
11. Fung WE (1991) Interferon alpha 2a for treatment of age-related macular degeneration. Am J Ophthal 112:349–350
12. Crum R, Szabo S, Folkman J (1985) A new class of steroids inhibits angiogenesis in the presence of heparin or a heparin fragment. Science 230:1375–1378
13. Folkman J (1992) Angiogenesis – Retrospect and outlook. In: Steiner R, Weisz P, Langer R (eds) Angiogenesis. Birkhäuser, Basel Boston Berlin, pp 4–13

Dr. R. Steiner, Forschungsabteilung EL36, Departement Chirurgie, Universitätsspital Zürich, CH-8091 Zürich, Schweiz

# Vergleich des Ansprechens auf eine Chemotherapie mit in-vivo Befunden von Aufnahme und Abbau des 5-FU in Leber und Metastasen beobachtet durch $^{19}$F-MR-Spektroskopie

## Comparison of Response to 5-FU Chemotherapy with Findings of 5-FU Kinetics in Liver and Metastases Monitored by $^{19}$F-MR-Spectroscopy in Man


P. Hohenberger[1], H. Schlemmer[2], S. Frohmüller[1], W. Semmler[2] und P. Schlag[1]

[1]Chirurgische Universitätsklinik Heidelberg
[2]Sektion Chirurgische Onkologie, Abteilung für Radiologie und Pathophysiologie des Deutschen Krebsforschungszentrums, Heidelberg


## Problemstellung

Für die Wirksamkeit einer Chemotherapie ist unter anderem die Konzentration des Cytostatikums im Tumorgewebe entscheidend. Diese kann direkt durch die Analyse von Gewebeproben oder indirekt durch die Bestimmung pharmakokinetischer Parameter im Blut oder Urin des Patienten objektiviert werden. Die $^{19}$Fluor-Kernspin-(MR)-Spektroskopie ermöglicht erstmals die Beurteilung während der Applikation des Cytostatikums durch Messung der Spektren von 5-Fluorouracil (5-FU) am Patienten [1]. Es sollte überprüft werden, ob die so gewonnenen pharmakokinetischen Daten einen Rückschluß auf das Behandlungsergebnis zulassen.

## Patienten und Methodik

17 Patienten wurden vor dem ersten Cyclus einer 5-FU- Chemotherapie (n = 16 intravenös, n = 2 intraarteriell) wegen Lebermetastasen colorectaler Carzinome MR-spektroskopisch untersucht. 5-FU wurde in therapeutischer Dosierung (650 mg/m$^2$ Körperoberfläche (KOfl.) (i.v), 1 g/m$^2$ KOfl. (i.a.)) über ein Kathetersystem zentralvenös oder in die Arteria hepatica über 15 min infundiert.

Am Ganzkörpertomographen (Magnetom) wurde bei 1,5 Tesla Feldstärke mit einer Oberflächenspule von 15 cm Durchmesser über dem metastasentragenden Abschnitt der Leber durch Messung der Signalintensitäten Anflutung, maximale Konzentration (Peak) und mittlere regionale Konzentration von 5-FU sowie dem Hauptmetaboliten Fluor-beta Alanin (FBAL) bestimmt. Der kinetische Verlauf wurde durch Anlage einer Bateman-Funktion angenähert. Die Aufzeichnung der Spektren erfolgte über 1-2 h mit Einzelmeßzeiten von jeweils 4,17 min nach i.a. und 17,04 min nach i.v. Applikation von 5-FU [2]. Die mittlere Meßzeit betrug 89 min (55–141 min).


Chirurgisches Forum 1992
f. experim. u. klinische Forschung
Gall/Beger/Ungeheuer (Hrsg.)
© Springer-Verlag Berlin Heidelberg 1992

Die Intensität der Summenspektren wurden zum Anteil an Tumorgewebe im Meßbereich (Volumetrie nach CT/MR-Tomographie) und der applizierten Dosis an 5-FU korreliert. Peak- und mittlere regionale Konzentration von 5-FU und FBAL wurden dem Ansprechen auf die Chemotherapie gegenübergestellt.

## Ergebnisse

Bei allen 17 Patienten konnten Resonanzen von 5-FU und FBAL beobachtet werden.

Bei 16 der 17 Patienten waren maximale Signale von 5-FU unmittelbar post infusionem (p.i.) nachzuweisen und nahmen anschließend kontinuierlich ab. Bei einem Patienten war über 35 min (20 min p.i.) eine gleichbleibende Signalintensität auffällig ("trapping").

Für FBAL wurde bei allen Patienten bis zum Ende der Meßzeit eine peak-ähnliche Signalintensität gefunden.

Nach i.v. Gabe waren Signalintensitäten für 5-FU zwischen 0,6% und 3,0% (Mittelwert 1,4% ± 0,6% (SD)) nachzuweisen. Für die beiden Patienten unter intraaterieller Behandlung lagen diese Werte bei 3,6% bzw. 4,3% (Abb. 1).

Für FBAL lagen die gemessenen Summenspektren unter i.v. und i.a. Bedingungen hingegen ähnlich: nach i.v. Applikation im Mittel 5,5% ± 2% (2,2%–10%), nach i.a. Infusion wurden 4,3% und 6,4% gemessen (Abb. 1.).

Bei 15 der 17 Patienten konnten die spektroskopischen Messungen dem Ansprechen auf die 5-FU Therapie gegenübergestellt werden; bei zwei Patienten wurde die Therapie zuvor abgebrochen. Die Auswertung bildgebender Verfahren und des Verlaufs des Tumormarkers

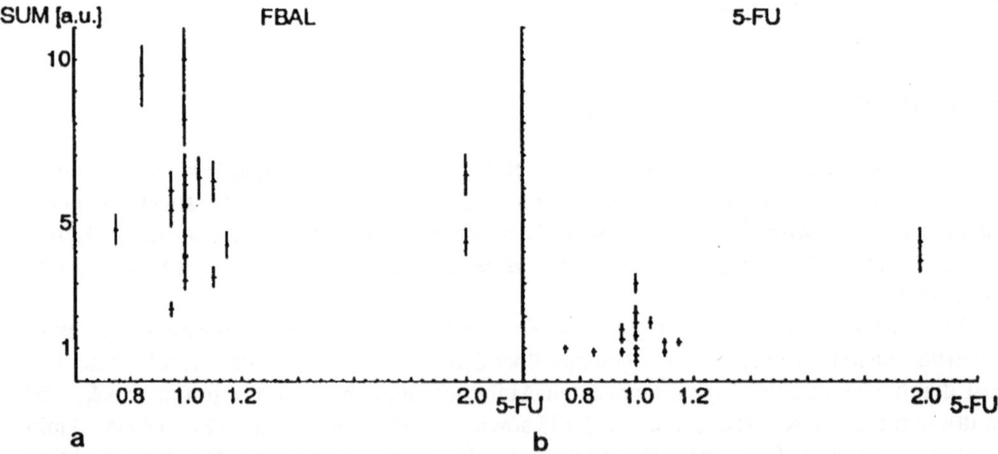


**Abb. 1. a** Gegenüberstellung der Summenspektren für FBAL mit der applizierten Dosis (Abszisse, Dosis in g 5-FU) für intravenöse (Bereich 0,8–1,2) bzw. intraarterielle (2 g) Infusion. Angegeben sind die Meßwerte mit dem Fehlerbereich von 10%. Die Applikationsart scheint keinen Einfluß auf die Konzentration von FBAL zu haben. **b** Gegenüberstellung der Summenspektren für 5-FU mit der applizierten Dosis für i.v. bzw. i.a. Infusion. Nach i.a. Applikation deutlich höhere Konzentration an 5-FU im Meßbereich auch unter Berücksichtigung der höheren Dosis

CEA ergab bei 9 Patienten eine "Stable disease". Drei Patienten hatten eine Tumorprogredienz: bei 2 dieser Patienten mit großen Metastasenvolumina lagen die Summenspektren von 5-FU wesentlich niedriger als die von FBAL. Bei drei weiteren Patienten wurde eine partielle Remission erreicht: zwei von ihnen zeigten wesentlich höhere Summenspektren von 5-FU als von FBAL, länger als eine halbe Stunde nach Infusionsende.

Auffälligerweise war bei dem Patienten, der ein "trapping" aufwies, eine partielle Remission bei großer vorbestehender Tumormasse zu verzeichnen.


## Diskussion

Für die cytotoxische Wirkung von 5-FU ist die Konzentration im Tumor sowie die Metabolisierung hin zu Anaboliten entscheidend. Aussagen hierüber sind an Excisionsbiopsaten beim Menschen [3] und in-vivo im Tiermodell bzw. an Zellkulturen möglich. Bereits 1977 versuchte Shani, die 5-FU Wirkung in leukämischen Mäusen entsprechend der Verteilung des Cytostatikums in "resistenten" und "sensitiven" Gruppen vorherzusagen [4].

Die Entwicklung der $^{19}$F-Kernspinspektroskopie macht die Verfolgung des Metabolismus fluorhaltiger Komponenten in-vivo möglich [1]. Dabei kann einmal der Verlauf der Konzentration von 5-FU und seinem Hauptkataboliten FBAL beobachtet werden [2, 5]. Der Nachweis von Fluornukleotiden als Ausdruck einer Umwandlung des aufgenommenen 5-FU zu cytotoxischen Anaboliten gelingt in-vivo nur in Ausnahmefällen [2], so daß bei fehlendem Nachweis noch keine Rückschlüsse auf ein ungünstiges Therapieergebnis gezogen werden können. Die Beobachtung der Veränderung der Konzentrationen bei verschiedener Applikation (i.v. oder i.a.) kann zur Unterscheidung beitragen, welche Infusionsart zu höheren intratumoralen Konzentrationen an 5-FU führt. Hierbei zeigten sich bei unseren Patienten nach i.a. Gabe wesentlich größere Intensitäten der Summenspektren an 5-FU (Integral 5-FU). Dies war für FBAL nicht nachzuweisen.

Entscheidend wäre der Nachweis einer lineare Beziehung zwischen Integral-5-FU und dem Metastasenvolumen im Meßbereich. Für den Fall, daß dies für FBAL nicht zutrifft, würde dies darauf hindeuten, daß die Konzentration von FBAL fast ausschließlich vom Lebergewebe bestimmt wird, das 5-FU im wesentlichen katabol verstoffwechselt. Diese Einschätzung wird durch entsprechende Befunde der Hochfeldspektroskopie an Gewebeexcidaten nahegelegt [3].

Eine Beziehung zwischen Tumorvolumen und Signalintensität von 5-FU deutet auf eine Anreicherung von 5-FU im Tumorgewebe hin. Dieser Befund wird durch andere Untersucher nach $^{19}$F-MR- Spektroskopie berichtet. Dabei wurde eine Halbwertzeit zwischen 20 min und 1,3 h bestimmt, was signifikant länger als der Verbleib in der Blutbahn mit 15–25 min ist, ein Vorgang, der als "trapping" bezeichnet wurde [6]. Während bei unserem Patienten nur ein "trapping" über 35 min nachzuweisen war, konnten andere Untersucher dies bei etwa der Hälfte der Patienten beobachten; allerdings war keine Aussage über das Konzentrationsverhalten von FBAL möglich [6].

42

## Schlußfolgerung

Durch $^{19}$Fluor-MR-Spektroskopie kann bei Patienten während einer i.v. oder i.a. 5-FU-Chemotherapie Anflutung und Verteilung sowie Metabolisierung des Cytostatikums zu FBAL in Leber und Metastasengewebe über 1–2 h direkt beobachtet und quantifiziert werden. Eine Aussage über die in-vivo Pharmakokinetik im Individualfall ist möglich. Die Konzentration an 5-FU in Relation zum Metastasenvolumen im Meßbereich sowie die Konzentration von FBAL stellen Parameter dar, die Hinweise auf das zu erwartende Behandlungsergebnis geben können. Sie bieten auch die Basis für die Beurteilung etwaiger Modifikationen der Therapie im Hinblick auf die Modulation der 5-FU-Utilisation (Kombinationschemotherapie, Folsäure-antagonisten, Interferon), und können so Entscheidungen auf direkte individuelle Befunde stellen.

## Summary

$^{19}$F-MR spectroscopy enables one to monitor accumulation, distribution, and catabolism of 5-fluorouracil (5-FU) during intravenous or intraarterial chemotherapy in vivo in man. Sixteen patients with colorectal liver metastases under i.v. 5-FU chemotherapy (650 mg/m$^2$) and another two during intraarterial treatment (1 g/m$^2$) were studied at 1.5 Tesla using a surface coil. The time course of signal intensities and the peak concentrations of 5-FU and its major catabolite FBAL were measured over a time period of 1–2 h. The sum spectra obtained gave the basis of data evaluated.

Assessment of the pharmacokinetic parameters of an individual during chemotherapy was possible. Parameters to be correlated to clinical outcome are the concentration of 5-FU and FBAL related to the dosage administered. Trapping of 5-FU could be observed in one patient who subsequently developed a partial remission of his metastases. All those parameters should be useful in assessing the effectiveness of modulations of 5-FU metabolism by folates, interferon, and combined chemotherapy. Thus, decisions on type and duration of 5-FU treatment might be based on individual findings in the future.

## Literatur

1. Evelhoch JL (1989) In vivo 19-F nuclear magnetic resonance spectroscopy: a potential monitor of 5-fluorouracil pharmacokinetics and metabolism. Invest New Drugs 7:5–12
2. Semmler W, Bachert-Baumann P, Gückel F, Ermark F, Schlag P, Lorenz J, van Kaick G. (1990) Real time follow-up of 5-fluorouracil metabolism in the liver of tumor patients by means of 19-F-MR spectroscopy. Radiology 174:141–145
3. Hohenberger P, Hull WE, Schlag P (1990) Intraoperative Chemotherapie zur Bestimmung unterschiedlicher Zytotoxizität von 5-FU im Lebermetastasengewebe von Patienten mittels 19-F-Hochfeld MR-Spektroskopie Langenbecks Arch Chir Suppl Chir Forum. Springer, Berlin Heidelberg New York Tokyo, S 282–288
4. Shani J, Wolf W (1977) A model for prediction of chemotherapy response to 5- fluorouracil based on the differential distribution of 5- (F18)-fluorouracil in sensitive versus resistant lymphocytic leukemia in mice. Cancer Res 37:2306–2308
5. Malet-Martino MC, Faure F, Vialaneix JP, Palevody C, Hollande E, Martino R (1986) Noninvasive flourine-19 NMR study of fluoropyrimidine metabolism in cell cultures of human pancreatic and colon adenocarcinoma. Cancer Chemother Pharmacol 18:5–10

6. Presant CA, Wolf W, Albright MJ, Servis KL, King R, Atkinson D, Ong RL, Wiseman C, King M, Blayney D, Kennedy P, El-Tahtawy A, Singh M, Shani J (1990) Human tumor fluorouracil trapping: Clinical correlation of in vivo 19-F nuclear magnetic resonance spectroscopy pharmacokinetics J Clin Oncol 8:1868–1873


Dr. P. Hohenberger, Chirurgische Universitätsklinik, Im Neuenheimer Feld 110, W-6900 Heidelberg, Bundesrepublik Deutschland

# Aufnahme und Phototoxizität von Hämatoporphyrinderivat in normalen und malignen Zellen*

## Uptake and Phototoxicity of Hematoporphyrin Derivate by Normal and Malignant Cells


A. Leunig[1], F. Staub[1], J. Peters[1], A. Heimann[3], O. Kempski[3] und A.E. Goetz[2]

[1]Institut für Chirurgische Forschung, Ludwig-Maximilians-Universität München
[2]Institut für Anästhesiologie, Ludwig-Maximilians-Universität München
[3]Institut für Neurochirurgische Pathophysiologie, Universität Mainz


## Einleitung

Die Photodynamische Therapie (PDT) stellt neben der Chemo-, Radio- und chirurgischen Therapie ein neues alternatives Therapiekonzept in der Behandlung von malignen Tumoren dar. Das Prinzip beruht auf der systemischen Applikation (i.v. Injektion) einer photosensibilisierenden Substanz, z.B. Hämatoporphyrinderivat (HPD), und der nachfolgenden Bestrahlung mit Licht geeigneter Wellenlänge, z.B. Laserlicht (630 nm). Für die tumorselektive Wirkung dieser Therapie werden die selektive Aufnahme bzw. vermehrte Speicherung der photoaktiven Substanzen im Tumorgewebe [1] sowie auch eine im Vergleich zum Normalgewebe erhöhte Sensibilität von Tumorgewebe gegenüber der PDT postuliert. Ungeklärt ist, ob dies durch spezifische Eigenschaften der Tumorzellen bedingt ist. Ziel dieser Studie war daher, die Aufnahmekinetik von Photofrin II in normalen und malignen Zellen zu quantifizieren und den Effekt der photodynamischen Behandlung auf diese Zellinien zu vergleichen.

## Methodik

Die Untersuchungen wurden an Melanomzellen des Hamsters (A-Mel-3), Fibroblasten von Mäuseembryonen (L929) und Endothelzellen von Rinderaorten (ERA) durchgeführt. ERA wurden mittels einer von Jaffe et al. etablierten Methode isoliert, kultiviert und charakterisiert [2]. Die im Kulturmedium suspendierten Zellen wurden für einen definierten Zeitraum bei pH = 7,4, $pO_2$ = 80–100 mmHg, $pCO_2$ = 34–45 mmHg und einer Temperatur von 37°C in einer speziell entwickelten Versuchskammer [3] gehalten. Der Versuchszeitraum umfaßte eine 30minütige Kontrollphase und eine 4stündige Versuchsphase. In der Kontrollphase wurden die Meßparameter Zellfluorescenz und -volumen durchflußcytometrisch (Fluvo Metrizell, HEKA-Elektronik, Lambrecht/Pfalz, F.R.G.) und die Zellvitalität anhand der Überprüfung der Membranintegrität (Trypan-Blau, Boehringer, Mannheim, F.R.G.) bestimmt. Zu Beginn der Versuchsphase wurde der Fluorescenzfarbstoff "Photofrin II"


* Mit Unterstützung des Bundesministeriums für Forschung und Technologie, Nr. 070-6903A5.



Chirurgisches Forum 1992
f. experim. u. klinische Forschung
Gall/Beger/Ungeheuer (Hrsg.)
© Springer-Verlag Berlin Heidelberg 1992

(Lederle, Wolfratshausen, F.R.G.) zum Zeitpunkt 0 min in den Konzentrationen von 1,5, 3, 4,5, 14 $\mu$g/ml dem Suspensionsmedium zugegeben. Während der folgenden 4stündigen Inkubation wurden Proben von je $5 \times 10^4$ Zellen zu den Zeitpunkten 1, 5, 10, 15, 30, 45, 60, 90, 120, 150, 180, 210, 240 min aus der Versuchskammer entnommen. Parallel zur durchflußcytometrischen Bestimmung der cellulären Fluorescenz als Maß für die Aufnahme des Photosensibilisators wurden die Zellen mit einem Argon-gepulsten Farbstofflaser (Aesculap Meditec, Heroldsberg, F.R.G.) mit einer Gesamtenergie von 4 Joule (40 mW, 100 s) bestrahlt und 5 min später auf ihre Vitalität hin überprüft.

Die statistische Auswertung der Meßwerte erfolgte mit dem Friedman- und Kruskal-Wallis Test. In den Abbildungen sind die Werte als Median und als Standardfehler des Medians angegeben. Irrtumswahrscheinlichkeiten kleiner als 5% wurden als signifikant angesehen (Signifikanzniveau p $< 0,05$).

## Ergebnisse

Während der Inkubation mit dem Photosensibilisator Photofrin II nahm die celluläre Fluorescenzintensität innerhalb der ersten 15 min stark zu. Nach 5 min waren bei allen drei Zellinien 50% der maximalen Fluorescenzintensität erreicht, nach 60 min über 95%. In den nachfolgenden 3 h wurde kein weiterer Anstieg der Fluorescenzintensität gemessen. Bei Inkubation mit 1,5 $\mu$g/ml Photofrin II zeigten L929 Zellen um den Faktor 1,5 mehr Fluorescenzintensität als A-Mel-3 Zellen, während sich die Fluorescenzintensität dieser beiden Zellinien bei 3, 4,5 und 15 $\mu$g/ml nicht mehr unterschieden. Endothelzellen fluorescierten bei allen Konzentrationen um 2–3fach stärker als A-Mel-3 und L929 Zellen (Abb. 1). Mit steigender extracellulärer Konzentration von Photofrin II im Medium war 5 min nach PDT eine verstärkte Minderung der Zellvitalität nachweisbar. So zeigte sich z.B. nach 60 min Inkubation mit 1,5, 3, 4,5 und 15 $\mu$g/ml Photofrin II und anschließender PDT eine Abnahme der Zellvitaltät bei A-Mel-3 Zellen von 100% auf 96,5% $\pm 3,1$, 91% $\pm 0,8$, 37,5% $\pm 20,9$ und 0%. Zum korrespondierenden Zeitpunkt war die Vitalität nach PDT bei L929 92,5% $\pm 1,1$, 82,5% $\pm 12,7$, 36% $\pm 25,4$ und 0%, bei ERA 69,5% $\pm 4,3$, 9% $\pm 3,7$, 9,5% $\pm 4,0$ und 0%. Zwischen cellulärer Fluorescenz vor Bestrahlung und zunehmender Einschränkung der Vitalität nach PDT ließ sich für alle drei Zelltypen eine signifikante Korrelation nachweisen (A-Mel-3: r $= 0,91$; L929: r $= 0,89$; ERA: r $= 0,86$; p $< 0,001$).

## Diskussion

Anhand eines neu etablierten in vitro Modells wurden die celluläre Fluorescenz nach Inkubation mit steigenden Konzentrationen des Photosensibilisators Photofrin II und die dosisabhängige Cytotoxizität nach photodynamischer Therapie an drei verschiedenen Zellinien untersucht. Aufgrund der engen Beziehung zwischen cellulärer Fluorescenz pro Zellvolumen und Konzentration des Photosensibilisators im Medium kann im in vitro System die celluläre Fluorescenz als Maß für die Photosensibilisatoraufnahme angenommen werden. Dies wird auch durch eine konzentrationsabhängige Vitalitätsminderung belegt. Der Vergleich der Zellinien zeigte, daß sich A-Mel-3 und L929 Zellen gleich sensitiv gegenüber der PDT verhielten und A-Mel-3 Zellen keine erhöhte Aufnahme des Photosensibilisators

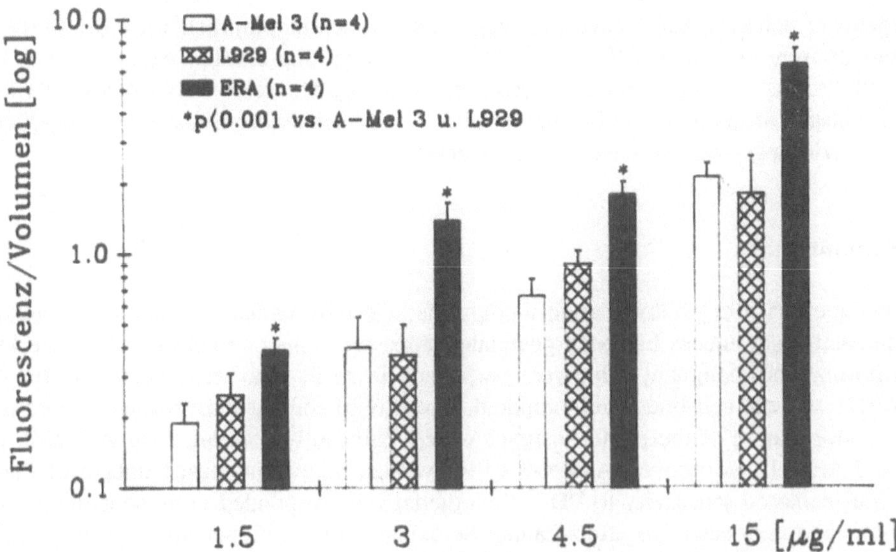



**Abb. 1.** Fluorescenzintensität von A-Mel-3, L929 und ERA in Abhängigkeit von der Inkubation mit steigenden Konzentrationen (1,5, 3, 4,5, 15 µg/ml) von Photofrin II. Median ± Standardfehler des Medians, Signifikanzniveau $p < 0,05$, Friedman- und Kruskal-Wallis Test

Photofrin II aufwiesen. ERA Zellen reagierten deutlich empfindlicher auf die PDT. Die bislang kontrovers diskutierte Ursache für den tumorselektiven Effekt kann somit nicht in einer erhöhten Aufnahme des Photosensibilisators in Tumorzellen bestehen. Trotz der Einschränkung, daß wir Zellen unterschiedlicher Species verglichen haben, deuten diese Ergebnisse darauf hin, daß Endothelzellen aufgrund der vermehrten Aufnahme des Photosensibilisators als primärer Angriffspunkt der PDT diskutiert werden müssen. Dies wurde bereits vom Gomer et al. [4] und West et al. [5] postuliert. Weitere Studien sind notwendig, um festzustellen, ob Endothelzellen aus Tumorcapillaren und aus großen arteriellen Gefäßen einen Unterschied bezüglich Aufnahme und Photosensibilisierung aufweisen. Für die Fragestellungen, Klärung von zellspezifischem Verhalten der Aufnahme photosensibilisierender Substanzen, Etablierung von Dosis-Wirkungs-Beziehungen und Aufklärung von Wirkmechanismen der PDT, kann das vorgestellte in vitro Modell eingesetzt werden.

## Zusammenfassung

Als Grundlage für die tumorselektive Wirkung der photodynamischen Therapie wird die selektive Aufnahme bzw. vermehrte Speicherung von photoaktiven Substanzen im Tumorgewebe postuliert. Die Aufnahmekinetik von Photofrin II in normalen und malignen Zellen wurde in unserem in vitro Modell quantifiziert und der Effekt der photodynamischen Behandlung auf diese Zellinien verglichen. Für A-Mel-3, L929 und ERA Zellen besteht zwischen der cellulären Fluorescenzintensität pro Zellvolumen und der extracellulären Konzentration des Photosensibilisators ein signifikanter Zusammenhang. Im Vergleich zeigten A-Mel-3 Zellen keine erhöhte Aufnahme von Photofrin II und keine erhöhte Sensitivität

48

gegenüber der PDT. Endothelzellen reagierten deutlich empfindlicher auf die PDT. Somit kann der tumorselektive Effekt der PDT nicht durch eine erhöhte Aufnahme des Photosensibilisators in Tumorzellen erklärt werden. Anhand unseres in vitro Modells können das zellspezifische Aufnahmeverhalten photosensibilisierender Substanzen aufgeklärt und Dosis-Wirkungs-Beziehungen etabliert werden.

## Summary

For the efficacy of photodynamic therapy the selective uptake and increased retention of photoactive substances has been postulated. Measurements of Photofrin II uptake kinetics in normal and malignant cells were performed in an in vitro test system and the effects of PDT to these cell lines wre compared. Intensity of cellular fluorescence and extracellular concentration of the photosensitizer were significantly correlated for A-Mel-3, L929-, and BAE cells. Moreover, A-Mel-3 cells revealed neither increased uptake of Photofrin II nor increased sensitivity to PDT. Endothelial cells responded more sensitively to PDT. Thus, the tumor-selective effect cannot be explained by a higher uptake of the photosensitizer in tumor cells. This in vitro model allows investigation of cell-specific uptake of photosensitizing drugs and to establish dose-response relationships.

## Literatur

1. Moan J, Steen HB, Feren K, Christensen T (1981) Uptake of hematoporphyrin derivate and sensitized photoinactivation of C3H cells with different oncogenic potential. Cancer Letter 14:291–296
2. Jaffe EA, Nachman RI, Becker CG, Minick CR (1973) Culture of human endothelial cells derived from umbilical veins. Identification by morphologic and immunologic criteria. J Clin Invest 52:2745–2756
3. Kempski O, Chaussy L, Gross U, Zimmer M, Baethmann A (1983) Volume regulation and metabolism of suspended C6 glioma cells: An in vitro model to study cytotoxic brain edema. Brain Res 279:217–228
4. Gomer CJ, Rucker N, Murphree L (1988) Differential cell photosensitivity following porphyrin photodynamic therapy. Cancer Res 48:4539–4542
5. West CML, West DC, Kumar S, Moore IV (1990) A comparison of the sensitivity to photodynamic treatment of endothelial and tumor cells in different proliferative states. Int J Radiat Biol 58:145–156

A. Leunig, Institut für Chirurgische Forschung, Klinikum Großhadern, Ludwig-Maximilians-Universität, Marchioninistraße 15, W-8000 München 70, Bundesrepublik Deutschland

# Senkung des interstitiellen Flüssigkeitsdrucks in Tumoren durch lokale Hyperthermie*

## Decrease of Interstitial Fluid Pressure in Tumors Induced by Localized Hyperthermia*

M. Leunig[1,2,**], A.E. Götz[1,*], M. Dellian[1], F. Gamarra[1], R.K. Jain[2] und K. Meßmer[1]

[1]Institut für Chirurgische Forschung, Ludwig-Maximilians-Universität München
[2]Department of Radiation Oncology, Harvard Medical School, Boston

## Einleitung und Zielsetzung

Die therapeutische Wirkung intravenös verabreichter antineoplastischer Substanzen, z.B. Chemotherapeutica, monoklonale Antikörper oder Cytokine, wird von deren Antransport und Verteilung im Tumor bestimmt. Nach derzeitigem Kenntnisstand wird der Therapieerfolg vor allem durch die inadäquate Aufnahme dieser Substanzen in den Tumor limitiert. Intravenös applizierte monoklonale Antikörper reichern sich beispielsweise bevorzugt in den stark vascularisierten Randgebieten des Tumors an [1]. Für die unzureichende Penetration der therapeutischen Substanzen werden die Heterogenität der Blutversorgung und der hohe interstitielle Flüssigkeitsdruck (IFP), sowohl in experimentellen als auch in humanen Tumoren verantwortlich gemacht.

Die interstitielle Hypertension vermindert den Stoff-Antransport zu den neoplastischen Zellen durch ein Kollabieren von Blutgefäßen und durch eine Drainage interstitieller Flüssigkeit entlang eines hydrostatischen Gradienten zur Tumorperipherie [2].

Um die therapeutische Wirkung einer medikamentösen Tumortherapie zu steigern, sollte darauf abgezielt werden, den IFP von Tumoren zu beeinflussen, d.h. zu verringern.

Ziel dieser experimentellen Studie war es zu prüfen, ob der IFP in Tumoren durch lokale Hyperthermie (HT) gesenkt werden kann.

## Methodik

Die Untersuchungen wurden an männlichen Syrischen Goldhamstern (9–11 Wochen, 90–110 g Körpergewicht) durchgeführt. $4–6 \times 10^6$ Zellen des amelanotischen Hamstermelanoms (A-Mel-3) [3], die in einem Volumen von 10 $\mu$l suspendiert waren, wurden subcutan in die enthaarte Rückenhaut der intraperitoneal narkotisierten Tiere (Pentobarbital 50 mg/kg KG) im Thorakal- und Lumbosacralbereich implantiert. Nach einem Tumorwachstum von 7 Tagen (Tumorvolumen 100–150 mm$^3$) wurden die Tumoren durch HT (Wasserbad) mit einer Temperatur von 43°C für 30 min oder 60 min therapiert. Dazu wurden die Hamster

* Das Projekt wurde unterstützt durch das Bundesministerium für Forschung und Technologie (Nr. 0706903A5).
** Michael Leunig ist Forschungsstipendiat der Alexander von Humboldt-Stiftung (1991–1992).

narkotisiert und nur die tumortragende Haut behandelt, so daß eine lokale HT der Tumoren ohne systemische Temperaturerhöhung durchgeführt werden konnte.

48 h nach HT wurde der IFP sowohl in den Tumoren, als auch im unbehandelten Subcutangewebe der Haut als interne Kontrolle mittels Wick-in-Needle-Technik gemessen [4]. 23G Injektionsnadeln wurden dafür 3 mm von der Spitze der Nadel entfernt mit einem 2–3 mm langen Seitenloch versehen. In die Nadeln wurde als Docht ein mehrfasriger Nylonfaden (EH 6621, Ethicon, Nordersted, Deutschland) eingezogen. Zur Druckmessung wurden die Nadeln über einen mit 0,9% NaCl-Lösung gefüllten Polyäthylenkatheter (PE50) mit einem Druckwandler verbunden. Die Drucksignale wurden verstärkt und auf einem Zweikanalschreiber aufgezeichnet. Gleichzeitig zur Bestimmung des IFP wurde bei allen Tieren der mittlere arterielle Blutdruck (MAP) über einen in die rechte A. carotis vorgeschobenen Polyäthylenkatheter (PE10) kontrolliert. Zwischen den verschiedenen Behandlungsgruppen fand sich kein Unterschied in den Blutdruckwerten (130–140 mmHg).

Der IFP wurde in unbehandelten Kontrolltumoren (n = 9), sowie in Tumoren, die mit HT bei 43°C für 30 min (n = 14) oder 60 min (n = 14) behandelt wurden, gemessen.

In einer parallelen Versuchsreihe bestimmten wir das Wachstum von unbehandelten Kontrolltumoren und Tumoren, die mit HT bei 43°C für 30 min (n = 6) oder 60 min (n = 6) behandelt wurden. Das Tumorvolumen wurde nach Maßgabe von Tomayko und Reynolds kalkuliert [5]. Es berechnete sich aus der Längen- (a), Höhen- (b) und Querachse (c) der halbellipsoiden Tumoren nach der folgenden Formel $V_T = a \times b \times c \times 0.873$. Als Tumorwachstumszeit wurde die Zeit bezeichnet, die Tumoren benötigten, um ein definiertes Volumen (0,25, 0,50, 1,00 und 2,00 cm$^2$) zu erreichen.

Statistische Vergleiche erfolgten mit dem Friedman- und dem Kruskal-Wallis-Test. Alle Werte sind als Median ± Standardfehler des Medians angegeben.

## Ergebnisse

Tabelle 1 gibt die Wachstumszeit der Tumoren, die mit HT für 30 min bzw. 60 min behandelt wurden und der Kontrolltumoren wieder. Die unbehandelten Tumoren zeigten ein exponentielles Wachstum, während das Wachstum der Tumoren, die für 30 min mit HT behandelt wurden, innerhalb der ersten 6 Tage signifikant vermindert war ($p < 0,01$ gegenüber Kontrolltumoren) und erst danach wieder in einen exponentiellen Verlauf überging. Die ausgeprägteste Wachstumsverzögerung zeigten die Tumoren, die mit HT über einen Zeitraum von 60 min behandelt wurden ($p < 0,01$ gegenüber HT für 30 min und $p < 0,001$ gegenüber Kontrolltumoren.

In Tabelle 2 ist der IFP im Subcutangewebe und im A-Mel-3 Tumor wiedergegeben. Der IFP im Subcutangewebe lag für die verschiedenen Gruppen zwischen Werten von $-2,0$ und $-0,7$ mmHg und unterschied sich nicht signifikant. Demgegenüber war der IFP in den Tumoren aller 3 Gruppen gegenüber dem IFP des Subcutangewebes signifikant erhöht ($p < 0,001$). Dabei war der IFP in allen mit HT behandelten Tumoren signifikant niedriger als in den Kontrolltumoren ($p < 0,001$). Der IFP der Kontrolltumoren betrug 12,3 mmHg. In den Tumoren, die der HT-Behandlung 60 min ausgesetzt waren, betrug der IFP 0,4 mmHg und war signifikant niedriger als in den Tumoren, die 30 min behandelt wurden (2,1 mmHg) ($p < 0,05$).

**Tabelle 1.** Wachstumszeit von A-Mel-3 Tumoren, definierte Tumorvolumina (0,25, 0,50, 1,00 und 2,00 cm$^2$) zu erreichen (Median ± SE). Eine 30 min HT-Behandlung (43°C) der A-Mel-3 Tumoren führte zu einer signifikanten Wachstumsverzögerung gegenüber den unbehandelten Kontrolltumoren. Eine Verlängerung der hyperthermen Behandlungszeit auf 60 min bewirkte eine weitere Wachstumsverzögerung

| | Zeit um definierte Tumorvolumina zu erreichen [Tage] | | | |
|---|---|---|---|---|
| Volumen [cm$^3$] | 0,25 | 0,50 | 1,00 | 2,00 |
| Kontrolle | 0,6 ± 0,2 | 2,2 ± 0,1 | 4,0 ± 0,3 | 8,1 ± 0,3 |
| HT (43°C für 30 min) | 1,3 ± 1,4 | 5,6 ± 2,1 | 7,0 ± 0,9 | 10,0 ± 1,0 |
| HT (43°C für 60 min) | > 14 | > 14 | > 14 | > 14 |

**Tabelle 2.** IFP in unbehandelten Kontrolltumoren und Tumoren nach HT (Median ± SE). Zwischen den verschiedenen Behandlungsgruppen zeigte sich kein signifikanter Unterschied im IFP des Subcutangewebes, während der IFP in den Tumoren nach lokaler HT ( 43°C für 30 min oder 60 min) signifikant niedriger war als in den Kontrolltumoren (p < 0,001). Dabei bewirkte eine Verlängerung der HT Behandlungszeit von 30 min auf 60 min eine weitere Abnahme des IFP in den Tumoren (p < 0,05)

| IFP [mmHg] | Subcutangewebe | A-Mel-3 |
|---|---|---|
| Kontrolle | −0,7 ± 0,4 | 12,3 ± 3,1 |
| HT (43°C für 30 min) | −2,0 ± 0,1 | 2,1 ± 0,7 |
| HT(43°C für 60 min) | −1,1 ± 0,3 | 0,4 ± 0,6 |

## Zusammenfassung

Der in Tumoren gegebüber dem Normalgewebe erhöhte interstitielle Flüssigkeitsdruck (IFP) stellt neben der Heterogenität der Blutversorgung von Tumoren eine der wesentlichen Ursachen für die unzureichende Penetration therapeutischer Substanzen in Tumoren dar. Ziel dieser Studie war es zu untersuchen, ob der IFP in Tumoren durch lokale Hyperthermie abgesenkt werden kann. Es zeigte sich, daß der IFP (gemessen mit der Wick-in-Needle Technik) im amelanotischen Melanom des Hamsters (A-Mel-3) 48 h nach lokaler Hyperthermie im Vergleich zu den unbehandelten Kontrolltumoren signifikant niedriger ist. Eine Verlängerung der hyperthermen Behandlungszeit hatte einen größeren Effekt auf das Wachstum der Tumoren und bewirkte eine weitere Absenkung des IFP. Da der gesteigerte Effekt auf das Tumorwachstum mit einer ausgeprägteren Senkung des IFP einhergeht, könnte der interstitielle Flüssigkeitsdruck als quantitativer Parameter für die Vorhersage eines Therapieerfolgs von Bedeutung sein.

## Summary

Elevated interstitial pressure (IFP) and heterogenous blood supply of tumors are assumed to be mainly responsible for the insufficient penetration of therapeutic agents into the tumor. The objective of this study was to investigate whether the IFP in tumors could be lowered by localized hyperthermia. We found that the IFP (measured by the wick in needle technique) in the amelanotic melanoma of the Syrian golden hamster (A-Mel-3) was significantly decreased 48 h after localized hyperthermia as compared to the controls. A prolongation of the time of hyperthermic treatment revealed an enhanced effect on tumor growth and elicited a more pronounced decrease of IFP. In addition, the association of an enhanced biological effect with a more pronounced reduction of interstitial fluid pressure suggests that the IFP might serve as a quantitative parameter to predict the response of tumors to hyperthermic therapy.

## Literatur

1. Jain RK (1989) Delivery of novel therapeutic agents in tumors: Physiological barriers and strategies. J Natl Cancer Inst 81:570–576
2. Jain RK (1987) Transport of molecules in the tumor interstitium: a review. Cancer Res 47 3039–3051
3. Fortner JG, Gale Mahy A, Schrodt GR (1961) Transplantable tumors of the syrian (golden) hamster. Part I: Tumors of the alimentary tract, endocrine glands and melanomas. Cancer Res 21:161–196
4. Fadnes HO, Reed RK, Aukland K (1977) Interstitial fluid pressure in rats measured with a modified wick technique. Microvasc Res 14:27–36
5. Tomayko MM, Reynolds CP (1989) Determination of subcutaneous tumor size in athymic (nude) mice. Cancer Chemother Pharmacol 24:148–154

Dr. med. M. Leunig, Department of Radiation Oncology, Harvard Medical School, Massachusetts General Hospital, Boston, MA 02114, USA

# Fibronektin und Typ III Kollagen – Indikatoren für degenerative und reparative Prozesse im Patellarsehnentransplantat nach Ersatz des hinteren Kreuzbandes?

## *Fibronectin and Type III Collagen – Indicators of Degenerative and Reparative Processes in a Patellar Tendon Autograft Used in Posterior Cruciate Ligament Replacement?*

U. Bosch[1], A. Nerlich[2], W. Kasperczyk[1], H.J. Oestern[3] und H. Tscherne[1]

[1]Unfallchirurgische Klinik, Medizinsche Hochschule Hannover
[2]Pathologisches Institut, Universität München
[3]Unfallchirurgische Klinik, Allgemeines Krankenhaus Celle

Das freie Patellarsehnentransplantat erfährt als Kreuzbandersatz eine komplexe strukturelle Transformation. Einer initialen Nekrosephase folgen reparative Prozesse mit Revascularisation, cellulärer Repopulation und Remodelling des Patellarsehnentransplantates [2]. Bei reparativen Vorgängen im Bindegewebe werden Fibronektin und Typ III Kollagen vermehrt synthetisiert und finden sich gleichsinnig verteilt in der extracellulären Matrix [4, 5]. Fibronektin ist unter anderem bei der Zellmigration und bei der Adhäsion von Zellen an die extracelluläre Matrix von Bedeutung [4]. Die Affinität von Fibronektin zu denaturiertem Kollagen ist größer als zu nativem Kollagen und größer zu nativem Typ III Kollagen als zu Typ I Kollagen [3, 5]. Ziel dieser Studie war die Analyse der reparativen Prozesse im autogenen Patellarsehnentransplantat bis zu 2 Jahren nach Ersatz des hinteren Kreuzbandes (LCP) mit Hilfe der immunhistologischen Darstellung von Fibronektin und Typ III Kollagen.

## Material und Methodik

Das LCP des linken Hinterlaufes wurde bei 12 zweijährigen, reinrassigen, weiblichen Schafen (deutsches Schwarzkopfschaf) mit einem durchschnittlichen Körpergewicht von $77 \pm 12,5$ kg in Intubationsnarkose reseziert und standardisiert durch ein freies, autogenes, zentrales Patellarsehnendrittel ersetzt. Die anhängenden Knochenblöckchen des Transplantates wurden mit je zwei nicht resorbierbaren Fäden (USP 0) armiert. Mit Hilfe eines Zielgerätes wurden unter Berücksichtigung der Isometrie 6 mm weite Kanäle durch den medialen Femurcondylus und den Tibiakopf gebohrt. Die Transplantatfixierung erfolgte unter einer Spannung von 50 N bei 70° fixiertem Kniegelenk und in vorderer Schubla-

Chirurgisches Forum 1992
f. experim. u. klinische Forschung
Gall/Beger/Ungeheuer (Hrsg.)
© Springer-Verlag Berlin Heidelberg 1992

54

denposition über die Fäden an jeweils einer Spongiosaschraube mit Unterlegscheibe. Die Nachbehandlung war frühfunktionell ohne Protektion des operierten Beines. Nach Abschluß der Wundheilung hatten die Tiere ab dem 10. Tag postoperativ freien Auslauf in der Herde.

2, 6, 16, 26, 52 und 104 Wochen postoperativ wurden Gewebeproben aus dem präparierten Transplantat, dem LCP und der Patellarsehne der Gegenseite standardisiert entnommen und nach Formalinfixierung in Paraffin eingebettet. H&E gefärbte Präparate dienten als Basis für die Lichtmikroskopie. Die Darstellung von Typ III Kollagen und Fibronektin erfolgte immunhistologisch mittels der Peroxidase-Antiperoxidase-Technik und entsprechender polyklonaler Antikörper. Die Spezifität der Anti-Typ III-Kollagen- und Anti-Fibronektin-Antikörper wurde mit einem ELISA (Enzyme Linked Immunosorbent Assay) getestet.


## Ergebnis

Das Patellarsehnengewebe zeigte einen streng fasciculären Aufbau mit paralleler Anordnung der Kollagenfaserbündel und gut davon differenzierbaren interfasciculären Septen. Intraseptal, pericellulär sowie perivasculär fand sich eine positive Reaktion für Fibronektin und Typ III Kollagen. Die Kollagenfaserbündel im LCP zeigten eine leichte Undulation. Die interfasciculären Septen imponierten schmäler. Die Verteilung von Fibronektin und Typ III Kollagen war ähnlich der in der Patellarsehne.

Im Patellarsehnentransplantat fanden sich 2 und 6 Wochen postoperativ neben nekrobiotisch umgewandelten Bereichen mit Fragmentation und Strukturverlust der Kollagenfaserbündel reparativ-proliferative Prozesse mit zellreichem Granulationsgewebe. Sowohl intra- als auch interfasciculär zeigte sich eine intensiv positive Reaktion für Fibronektin und Typ III Kollagen. Zwischen der 16. und 26. Woche postoperativ war eine zunehmend bessere Organisation der extracellulären Matrix im Transplantatgewebe zu erkennen. Parallel dazu nahm die Reaktionsintensität für Fibronektin und Typ III Kollagen inter- und intrafasciculär ab. 52 und 104 Wochen postoperativ zeigten sich peripher im Transplantat straff bindegewebig organisierte Areale mit fibroblastären Zellen, während zentrale Bereiche degenerativ, chondroid-metaplastisch verändert erschienen und durch zellarme bis acelluläre Areale auffielen. Hier fanden sich intrafasciculär und pericellulär focal bis felderförmig, intensiv positive Reaktionen für Fibronektin und Typ III Kollagen. Zentral zeigten die chondroiden Zellen intracellulär und pericellulär, teils hofartig, eine stark positive Reaktion für Fibronektin und Typ III Kollagen.


## Diskussion

Das Patellarsehnengewebe durchläuft als biologischer Kreuzbandersatz komplexe Einheilungsvorgänge. Einer initialen partiellen Nekrose und Degeneration folgen länger andauernde reparative Prozesse. Ähnlich der Wundheilung sind hier die intensiv positiven Reaktionen für Fibronektin und Typ III Kollagen Ausdruck der reparativ-proliferativen Prozesse im transplantierten Patellarsehnengewebe. Das normale Patellarsehnengewebe enthält vornehmlich Typ I Kollagen [1]. Mit abnehmender Zellzahl und zunehmender Organisation der extracellulären Matrix im Transplantatgewebe findet sich eine vermindert positive Reaktion für Typ III Kollagen und Fibronektin. 52 und 104 Wochen postoperativ zeigt sich im Transplantat bei degenerativen Veränderungen inter- und intrafasciculär eine immunhistochemisch ausgedehnte, intensiv positive Reaktion für Fibronektin und Typ III Kollagen. Die im gleichen Tiermodell im Vergleich zum LCP und zur Patellarsehne ultrastrukturell nachgewiesene Dominanz von dünnen Kollagenfibrillen im Transplantatgewebe [2] basiert unter anderem auf einer vermehrten Synthese vom Typ III Kollagen. In den ersten Wochen postoperativ ist das im Vergleich zur Patellarsehne und zum LCP veränderte, nämlich inter- und intrafasciculäre Vorkommen von Fibronektin und Typ III Kollagen im Transplantatgewebe Ausdruck der Transplantateinheilung. 52 und 104 Wochen postoperativ können die erneut intensiv positiven, inter- und besonders intrafasciculären Reaktionen für Fibronektin dagegen ein Indikator für eine fortwährende Mikrotraumatisierung des Patellarsehnentransplantates sein. Das im Vergleich zum LCP mechanisch signifikant weniger belastbare Transplantat könnte bei einem Mißverhältnis von Belastung und Belastbarkeit des Transplantatgewebes vermehrt degenerativen Veränderungen unterliegen. Diese wiederum könnten ein Stimulus für fortwährende reparative Prozesse im Transplantatgewebe mit vermehrter Synthese von Typ III Kollagen sein. Die immunhistochemisch auffällige Koincidenz von Fibronektin und Typ III Kollagen im Transplantat 52 und 104 Wochen postoperativ weist somit auf degenerative und reparative Prozesse bei offensichtlich fehlender biologischer Adaptationsfähigkeit des transplantierten Sehnengewebes hin.


## Zusammenfassung

Fibronektin und Typ III Kollagen wurden immunhistochemisch im autogenen Patellarsehnentransplantat nach Ersatz des hinteren Kreuzbandes in einem Schafsmodell über 2 Jahre postoperativ dargestellt. Die positiven Reaktionen für Fibronektin und Typ III Kollagen früh postoperativ sind Ausdruck von reparativ-proliferativen Prozessen während der Transplantateinheilung. Die erneut positiven Reaktionen für Fibronektin und Typ III Kollagen und das lichtoptisch im Vergleich zur Patellarsehne und zum hinteren Kreuzband veränderte Vorkommen von Fibronektin und Typ III Kollagen könnten auf eine Mikrotraumatisierung des Transplantates mit fortwährenden reparativen Prozessen hinweisen.


## Summary

In posterior cruciate ligament replacement the distribution pattern of fibronectin and type III collagen in a patellar tendon autograft was examined immunohistochemically in a sheep model for 2 years postoperatively. As elsewhere in the connective tissue, the healing process of the autograft was characterized by the presence of marked deposits of fibronectin and type III collagen. The strong intrafascicular reaction for fibronectin and type III collagen 1 and 2 years postoperatively could be indicative of a degenerative process, because denatured collagens and native type III collagen seem to be mire active in binding fibronectin. Continued microtrauma to the autograft tissue demonstrating mechanical properties less than those of the normal posterior cruciate ligament could be responsible for a degenerative process and an ongoing reparative response with a continued stimulation of type III collagen synthesis.

## Literatur


1. Amiel D, Kleiner JB, Akeson WH (1986) The natural history of the anterior cruciate ligament autograft of patellar tendon origin. Am J Sports Med 14:449–462
2. Bosch U, Decker B, Kasperczyk W, Nerlich A, Oestern HJ, Tscherne H (1990) Ultrastrukturelle und lichtmikroskopische Veränderungen beim hinteren Kreuzbandersatz als Ursache reduzierter biomechanischer Eigenschaften. In: Langenbecks Arch Chir, Chir Forum. Springer, Berlin Heidelberg New York Tokyo, S 157–161
3. Engvall E, Ruoslahti E, Miller EJ (1978) Affinity of fibronectin to collagens of different genetic types and to fibrinogen. J Exp Med 147:1584–1595
4. Grinnel F (1984) Fibronectin and wound healing. J Cell Biochem 26:107–116
5. Williams IF, McCullagh KG, Silver IA (1984) The distribution of types I and III collagen and fibronectin in the healing equine tendon. Connect Tissue Res 12:211–227



Dr. U. Bosch, Unfallchirurgische Klinik, Medizinische Hochschule Hannover, Konstanty-Gutschow-Straße 8, W-3000 Hannover 61, Bundesrepublik Deutschland

# Experimentelle Ergebnisse zum propriozeptiven Reflexverhalten der Kreuzbänder

## Proprioception in the Cruciate Ligaments

J. Raunest[1], M. Sager[2], E. Bürgener[2] und E. Derra[1]

[1]Zentrum für Operative Medizin I, Heinrich-Heine-Universität Düsseldorf, Abteilung für Allgemeine und Unfallchirurgie (Prof. Dr. H.-D. Röher)
[2]Zentrale Tierversuchsanlage, Heinrich-Heine-Universität Düsseldorf (Dr. H.-J. Bieniek)

Mechanoreceptoren vom Ruffini-Typ, Paccini-Körper, Typ-III-Receptoren und freie Nervenendigungen sind in menschlichen Kreuzbändern anhand von Autopsiepräparaten nachgewiesen worden [2]. Klinische Hinweise für eine proprioceptive Reflexaktivität findet sich in elektromyographischen Untersuchungen an Patienten mit einer chronischen Kreuzbandinsuffizienz, die im Vergleich zu einer Kontrollgruppe gesunder Probanden ein pathologisches Aktivitätsmuster der Quadricepsmuskulatur erkennen lassen [2]. Erste Hinweise für die daraus abzuleitende Hypothese einer spinalen Reflexverschaltung proprioceptiver Kreuzbandafferenzen mit Motoneuronen der Oberschenkelmuskulatur ergeben sich aus einem Versuchsansatz von Solomonow [3].

Dis bislang zu diesem Themenbereich durchgeführten Studien weisen den Mangel einer fehlenden Differenzierung einzelner Ligamentfaszikel auf, die sich bekanntermaßen in biomechanischer Hinsicht antagonistisch verhalten [4]. Zudem ist die Bedeutung des hinteren Kreuzbandes unzureichend untersucht. Der Einfluß einer statischen Vorlast einzelner Faszikelgruppen durch Variation des Gelenkwinkels ist in bisherigen Untersuchungen ebenso unberücksichtigt geblieben.

## Zielsetzung

Ziel der vorliegenden Studie ist eine Prüfung der Hypothese einer proprioceptiven Reflexverschaltung der Kreuzbänder mit der iso- und kontralateralen Quadriceps- und Ischiokruralmuskulatur unter den Bedingungen einer statischen und dynamischen Belastung einzelner Faszikelgruppen bei variabler Vorspannung durch vorgegebene Gelenkwinkel.

## Material und Methodik

Im Akutversuch wurden an 5 mit Chloralose anästhesierten Schafen über eine Arthrotomie beider Kniegelenke die anteromedialen und posterolateralen Faszikel des vorderen Kreuzbandes sowie die anterioren und posterioren Faszikel des hinteren Kreuzbandes angeschlungen. Zur reproduzierbaren Vorgabe eines Gelenkwinkels wurde ein Fixateur externe an Femur- und Tibiaschaft montiert. Bipolare EMG-Elektroden wurden subfascial in die

Chirurgisches Forum 1992
f. experim. u. klinische Forschung
Gall/Beger/Ungeheuer (Hrsg.)
© Springer-Verlag Berlin Heidelberg 1992

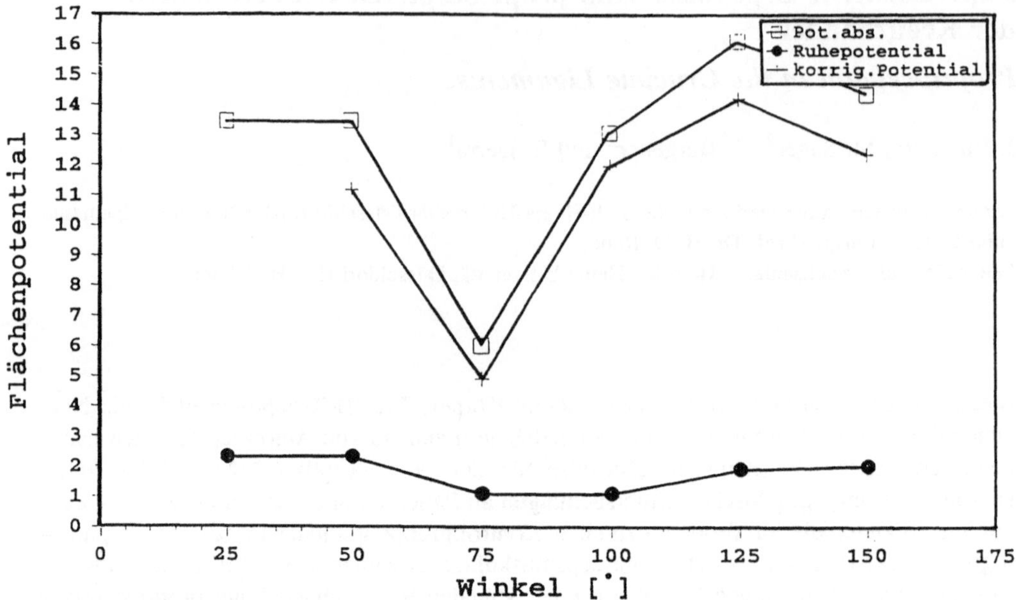



**Abb. 1.** Exzitatorische Potentiale in der isolateralen Quadricepsmuskulatur bei Dehnung des anterioren Faszikels am hinteren Kreuzband

iso- und kontralaterale Quadriceps- und Ischiokruralmuskulatur implantiert. Unter den Bedingungen statischer und dynamischer Belastung isolierter Kreuzbandfaszikel erfolgten insgesamt 1.500 Einzelmessungen bei systematischer Variation des Gelenkwinkels von 0° bis 140°.

Die EMG-Aktivität wurde dabei computergestützt durch Integralbestimmung ($\mu$Vs) unter Berücksichtigung der jeweiligen Nullwertsummenkurven erfaßt. Als Referenzwert diente die Aktivität des unter standardisierten Bedingungen ausgelösten Patellarsehnenreflexes. Die statistische Berechnung erfolgte auf der Grundlage des Wilcoxon-Tests.

## Ergebnisse

Unter statischer und dynamischer Belastung des anteromedialen Faszikels am vorderen Kreuzband ist eine elektromyographische Aktivierung der isolateralen Ischiokruralmuskulatur ($+15,3 \pm 1,2\mu$Vs) bei gleichzeitiger Inhibition der Quadricepsmuskulatur ($-0,3 \pm 0,2\mu$Vs) nachweisbar. Dehnungsbelastungen des posterolateralen Faszikels führen zu einer Hemmung der Ischiokruralgruppe ($0,4 \pm 0,2\mu$Vs) und Aktivierung der Quadricepsmuskulatur ($+14,7 \pm 1,6\mu$Vs). Eine mechanische Belastung des hinteren Kreuzbandes bedingt sowohl bei Untersuchung des anterioren als auch des posterioren Faszikels eine synchrone Aktivierung der Quadriceps- ($+12,2 \pm 1,1\mu$Vs) und eine Hemmung der Ischiokruralgruppe ($-1,2 \pm 0,5\mu$Vs). Die durch den jeweiligen Gelenkwinkel bedingte Vorspannung der Ligamentfaszikel hat einen modulierenden Einfluß auf das Ausmaß der Reflexaktivität.

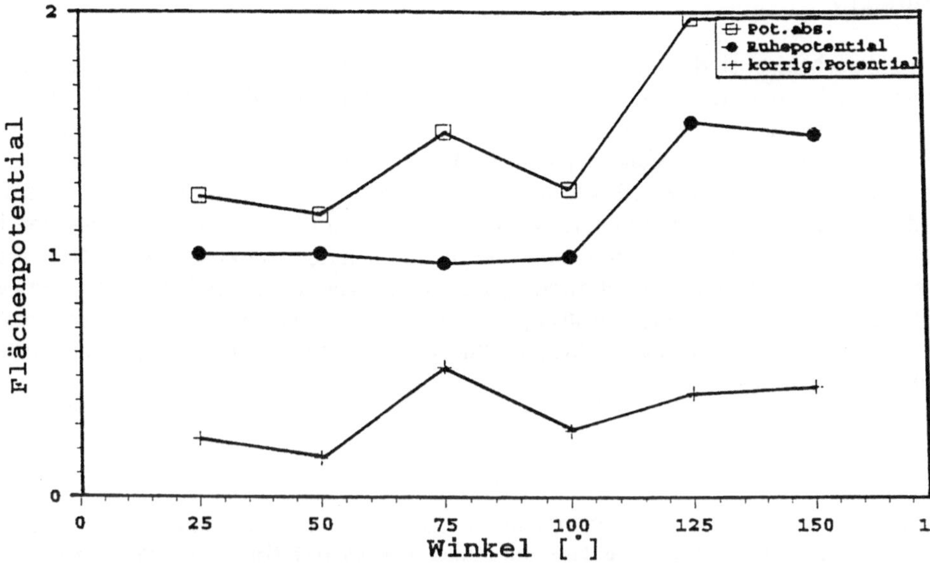


**Abb. 2.** Inhibitorische Potentiale in der isolateralen Ischiokruralmuskulatur bei Dehnung des anterioren Faszikels am hinteren Kreuzband

## Schlußfolgerungen

Die vorliegenden Ergebnisse unterstützen die Hypothese einer proprioceptiven Reflexverschaltung von Kreuzbändern und Oberschenkelmuskulatur, wobei aufgrund der differenzierten biomechanischen Eigenschaften bei der Beurteilung der Reflexphysiologie eine subtile Diskrimination der einzelnen Faszikelgruppen vorauszusetzen ist.

Bezogen auf die klinische Anwendung bilden die Untersuchungsresultate ein Argument für eine struktuerhaltende Kreuzbandrekonstruktion und dienen gleichzeitig zur Erklärung ungünstiger Spätverläufe nach allogenem Bandersatz.

## Zusammenfassung

Statische und dynamische Belastungen der Kreuzbänder induzieren exzitatorische und inhibitorische Potentiale in der iso- und kontralateralen Quadriceps- und Ischiokruralmuskulatur. Dehnungen des anteromedialen Faszikels am vorderen Kreuzband führen zu einer Aktivierung der Ischiokruralmuskulatur bei synchroner Inhibition der Quadricepsgruppe. Eine Belastung des posterolateralen Faszikels bewirkt eine antagonistische Reflexaktivität. Am hinteren Kreuzband führt eine mechanische Dehnung der anterioren und posterioren Faszikel zu einer Aktivierung der isolateralen Quadricepsmuskulatur bei gleichzeitiger Hemmung der elektromyographischen Aktivität in der Ischiokruralgruppe. Die vorliegenden Ergebnisse unterstützen die Hypothese eines proprioceptiven Reflexbogens und bilden in der klinischen Anwendung ein Argument für die strukturerhaltende Kreuzbandrekonstruktion.

## Summary

In a biomechanical study integrated surface electromyograms of the quadriceps and hamstring muscles were recorded simultaneously with application of dynamic and static load to the different fascicles of the cruciate ligaments. Mechanical loading of the anteromedial bundles of the anterior cruciate ligament leads to increased electromyographic activity in the hamstrings with depressed activity in the extensor muscles. In contrast, mechanical loading of the posterolateral bundles results in inhibition of the hamstring group and excitation of the quadriceps. Stimulation both of the anterior and posterior bundles of the posterior cruciate ligament is followed by increased myographic activity in the quadriceps and decreased activity in the hamstring muscles. These findings support the hypothesis of proprioception in the cruciate ligaments influencing the central nervous drive in hamstring and extensor muscles.

## Literatur

1. Cerulli G, Cercarini A, Alberti PF, Caraffa A, Caraffa G (1988) Mechanoreceptors of some anatomical structures of the human knee. In: Müller, Hackenbruch (Hrsg) Surgery and arthroscopy of the knee, 2nd Congress of the European Society of Knee Surgery. Springer, Berlin Heidelberg New York Tokyo
2. Elmqvist LG, Lorentzon R, Johansson Ch, Fugl-Meyer AR (1988) Does a torn anterior cruciate ligament lead to change in the central nervous drive of the knee extensors? Eur J Appl Physiol 58:203–207
3. Solomonow M, Baratta R, Zhou BH, Shoji H, Bose W, Beck C, Ambrosia RD (1987) The synergistic action of the anterior cruciate ligament and the tight muscles in maintaining joint stability. Am J Sports Med 15:207–213
4. Furman W, Marshall JL, Girgis FG (1976) The anterior cruciate ligament – a functional analysis based on postmortem studies. J Bone Joint Surg [Am] 58:179–185

Dr. med. J. Raunest, Zentrum für Operative Medizin I, Heinrich-Heine-Universität, Abteilung für Allgemeine und Unfallchirurgie, Moorenstraße 5, W-4000 Düsseldorf 1, Bundesrepublik Deutschland

# Anstieg der Interleukin-II-Receptor-positiven Zellen (CD 25) im peripheren Blut durch Implantate mit Chrom-Kobalt-Nickellegierung

## Increase in Interleukin-II-Positive Receptor Cells (CD 25) in the Peripheral Blood Caused by Implants with Chromium-Cobalt-Nickel Particles

Ch. Josten, Th. Griga, M. Walz und G. Muhr

Berufsgenossenschaftliche Krankenanstalten Bergmannsheil Bochum, Chirurgische Klinik und Poliklinik, Universitätsklinik (Direktor: Professor Dr. med. H. Muhr)

## Einleitung

Trotz aller Vorteile der stabilen Osteosynthese und des prothetischen Gelenkersatzes dürfen die Risiken, die das Einbringen von metallischen Fremdkörperimplantaten mit sich bringen, nicht außer acht gelassen werden. Dies gilt insbesondere für das Auftreten postoperativer Infektionen und immunogener Reaktionen.

Da selbst bei optimaler Integration des Implantates ein capillärer Spalt an der Implantat-Gewebe-Grenze verbleibt, kann es in diesem Bereich infolge biomechanischer Beanspruchung zu Abrieberscheinungen und Korrosionseffekten kommen [2]. Die dadurch in das Gewebe freigesetzten metallischen, ionogenen Korrosionsprodukte können kovalent oder nichtkovalent an die Körperproteine konjugiert werden und einen Hapten-Carrier-Komplex bilden, der nunmehr immunogene Eigenschaften besitzt [5].

## Ziel der Untersuchung

Es galt festzustellen, ob es im Rahmen von Operationen mit Fremdkörperimplantationen zu quantifizierbaren Veränderungen der zellmediierten Immunität kommt, die über die operationsbedingten Auswirkungen hinausgehen.

## Methode

Lymphocyten unterscheiden sich im aktivierten Zustand histomorphologisch nicht von ruhenden Lymphocyten, doch exprimieren sie andere Oberflächenmarker als letztere. Ein Aktivierungsindikator ist die vermehrte Expression des gebundenen Interleukin-II-Receptors auf aktivierten Zellen [1]. Um sowohl Zellproliferation als auch Aktivitätsgrad von Zellpopulationen zu bestimmen, wurde neben der quantitativen Messung der Lymphocyten und Monocyten (CD 5, CD 15) eine Bestimmung der Interleukin-II-Receptor positiven Zellen (CD 25) mittels monoklonaler Antikörper durchgeführt [4].

Chirurgisches Forum 1992
f. experim. u. klinische Forschung
Gall/Beger/Ungeheuer (Hrsg.)
© Springer-Verlag Berlin Heidelberg 1992

Lymphocyten und Monocyten wurden mittels eines Separationsmediums (Lymphoflot) getrennt und an monoklonale Antikörper des LEU-Systems (Fa. Becton und Dickinson) gebunden, die wiederum mit Fluorochromfarbstoffen (FITC) konjugiert sind. Durch diese Konjugation können zellmembrangebundene Antikörper fluorescenzmikroskopisch sichtbar gemacht werden und unter dem Fluorescenzmikroskop ausgezählt werden.

## Patienten

*Gruppe I:* 40 Patienten mit Plattenosteosynthese großer Röhrenknochen (Material Chrom-Nickel V 4 A-Stahl nach DIN 58800, Fa. Synthes) oder Totalprothesenimplantationen (Kobalt-Chrom-Molybdänlegierung nach ISO 5832-4, Fa. Protek), Durchschnittsalter 50,4 Jahre.

*Gruppe II:* 10 Patienten mit Extremitätenoperation ohne Fremdkörperimplantation (Spongiosaplastik), Durchschnittsalter 48,6 Jahre.

*Gruppe III:* 10 gesunde Probanden, Durchschnittsalter 48,2 Jahre.

Die Untersuchung des cellulären Immunsystems wurde am 1. präoperativen und am 1., 7., 14. und 36. postoperativen Tag vorgenommen.

## Statistik

Der Meßunterschied innerhalb der einzelnen Gruppen wurde mit Hilfe des Mann-Whitney-U-Tests zum Niveau 5% auf statistische Signifikanz geprüft.

## Ergebnisse

*Präoperativ:* Alle drei Patientengruppen unterschieden sich nicht hinsichtlich des präoperativen Immunstatus.

*T-Gesamtzellen – CD 5:* Am 1. und 7. Tag postoperativ kam es zu signifikanten Veränderungen. So fielen die CD 5 positiven Zellen der Implantatträger von 45,57% auf 30,14%, die in der operierten Kontrollgruppe von 45,0% auf 32,46%. Während die Patienten ohne Implantat ab dem 7. Tag eine Normalisierung der Werte aufwiesen, blieben die T-Gesamtzellen in der Implantatgruppe unter dem Normwert (Tabelle 1).

*Monocyten-Makrophagen – CD 14:* In der Patientengruppe mit Implantat war die Anzahl der Monocyten-Makrophagen 7 Tage nach der Operation um 62% erhöht und lag am 36. postoperativen Tag noch um das 1,47fache über dem Ausgangswert. Demgegenüber normalisierten sich die Werte in der operierten Kontrollgruppe ab dem 7. Tag (Tabelle 2).

*Interleukin-II-Receptor positive Zellen – CD 25:* Tabelle 3 und Abb. 1 zeigen die Veränderungen der Interleukin-II-Receptor positiven Zellen. Im Gegensatz zu allen anderen Zellgruppen fand sich hier ein kontinuierlicher Anstieg der CD 25$^+$ Zellen über die gesamte

Meßperiode hinaus. Entscheidend war hier der kontinuierliche Anstieg dieser Zellgruppe um das 9fache von 0,43 auf 3,8%, während in der operierten Kontrollgruppe die Zellen nie signifikant über das Ausgangsniveau Gesunder hinausgingen.

**Tabelle 1.** Zeitliche Veränderungen der relativen Häufigkeit (in %) der CD $5^+$-Zellen im peripheren Blut

| | präoperativ | | 1. | | postoperative Tage 7. | | 14. | | 36. | |
|---|---|---|---|---|---|---|---|---|---|---|
| | $\bar{x}$ | $\sigma$ | $\bar{x}$ | $\sigma$ | $\bar{x}$ | $\sigma$ | $\bar{x}$ | $\sigma$ | $\bar{x}$ | $\sigma$ |
| Implantatgruppe (n = 41) | 46,47 | (2,54) | $30,14^a$ | (32,43) | $31,88^a$ | (2,11) | $30,42^a$ | (2,93) | $36,86^a$ | (2,87) |
| | | | | | b | | b | | | |
| operierte Kontrollgruppe (n = 10) | 45,01 | (2,65) | $32,46^a$ | (3,62) | 41,02 | (3,13) | 48,26 | (3,91) | 46,04 | (4,52) |
| Gesunde | n = 10; | | $\bar{x} = 47,17$; | | $\sigma = 4,23$ | | | | | |

$^a$ = signifikanter Unterschied (p = 0,05) Patienten versus Gesunde; $^b$ = signifikanter Unterschied (p = 0,05) Implantatgruppe versus operierte Kontrollgruppe; n = Anzahl der Untersuchten; $\bar{x}$ = Mittelwert; $\sigma$ = Standardabweichung

**Tabelle 2.** Zeitliche Veränderungen der relativen Häufigkeit (in %) der CD $14^+$-Zellen im peripheren Blut

| | präoperativ | | 1. | | postoperative Tage 7. | | 14. | | 36. | |
|---|---|---|---|---|---|---|---|---|---|---|
| | $\bar{x}$ | $\sigma$ | $\bar{x}$ | $\sigma$ | $\bar{x}$ | $\sigma$ | $\bar{x}$ | $\sigma$ | $\bar{x}$ | $\sigma$ |
| Implantatgruppe (n = 41) | 19,09 | (3,28) | $25,06^a$ | (4,18) | $34,32^a$ | (4,89) | $31,62^a$ | (3,40) | 31,03 | (3,16) |
| | | | | | | | b | | b | |
| operierte Kontrollgruppe (n = 10) | 22,67 | (3,76) | 26,25 | (2,86) | 24,46 | (4,77) | 22,67 | (2,38) | 19,69 | (2,57) |
| Gesunde | n = 10; | | $\bar{x} = 21,18$; | | $\sigma = 3,04$ | | | | | |

$^a$ = signifikanter Unterschied (p = 0,05) Patienten versus Gesunde; $^b$ = signifikanter Unterschied (p = 0,05) Implantatgruppe versus operierte Kontrollgruppe; n = Anzahl der Untersuchten; $\bar{x}$ = Mittelwert; $\sigma$ = Standardabweichung

**Tabelle 3.** Zeitliche Veränderungen der relativen Häufigkeit (in %) der CD 25$^+$-Zellen im peripheren Blut

| | präoperativ | | 1. | | postoperative Tage 7. | | 14. | | 36. | |
| | $\bar{x}$ | $\sigma$ | $\bar{x}$ | $\sigma$ | $\bar{x}$ | $\sigma$ | $\bar{x}$ | $\sigma$ | $\bar{x}$ | $\sigma$ |
|---|---|---|---|---|---|---|---|---|---|---|
| Implantat-gruppe (n = 41) | 0,43 | (0,30) | 1,10 | (0,57) | 1,99$^a$ | (0,37) | 2,90$^a$ | (0,69) | 3,87$^a$ | (0,82) |
| | | | | | b | | b | | b | |
| operierte Kontroll-gruppe (n = 10) | 0,22 | (0,21) | 1,07 | (0,43) | 1,08 | (0,30) | 0,78 | (0,41) | 0,66 | (0,48) |
| Gesunde | n = 10; | | $\bar{x} = 0,55$; | | $\sigma = 0,43$ | | | | | |

$^a$ = signifikanter Unterschied (p = 0,05) Patienten versus Gesunde; $^b$ = signifikanter Unterschied (p = 0,05) Implantatgruppe versus operierte Kontrollgruppe; n = Anzahl der Untersuchten; $\bar{x}$ = Mittelwert; $\sigma$ = Standardabweichung

## Diskussion

*CD 5:* Der Abfall der T-Gesamtzellen postoperativ muß als allgemeine Suppression des cellulären Immunsystems gedeutet werden. Da es jedoch bei den Patienten mit Implantat im

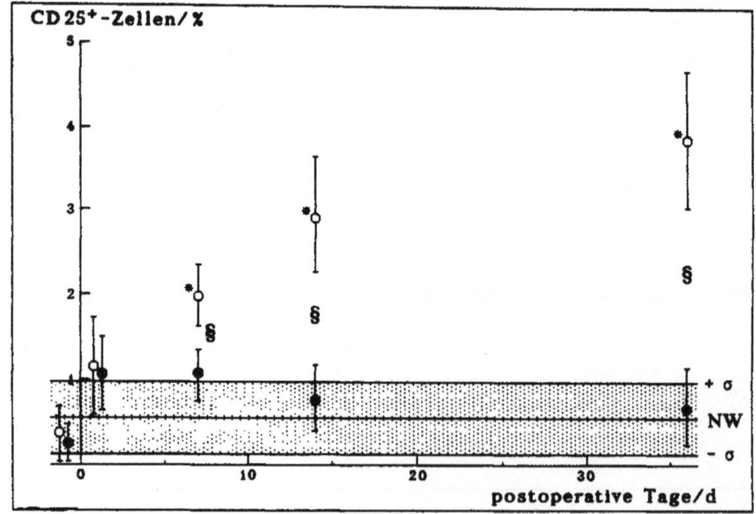


**Abb. 1.** Zeitliche Veränderungen der relativen Häufigkeit (in %) der CD 25$^+$-Zellen im peripheren Blut; * = signifikanter Unterschied (p = 0,05) Patienten versus Gesunde; §= signifikanter Unterschied (p = 0,05) Implantatgruppe versus operierte Kontrollgruppe; Normalwert (NW); Implantatgruppe (o); operierte Kontrollgruppe (•); Standardabweichung ($\sigma$)

Gegensatz zu der implantatfreien Gruppe zu keiner Normalisierung der Zellwerte kommt, muß dies durch den systemischen Einfluß des Fremdkörpers bedingt sein. Bei Persistenz des antigenen Reizes durch das Implantat kommt es zu einem Verbrauch bestimmter Zellgruppen, wobei sich vermutlich als Gegenregulationsmechanismus eine Hyperimmunreaktion mit gleichzeitiger Stimulation des Suppressorsystems einstellt.

*CD 25:* Demgegenüber fällt der kontinuierliche Anstieg der Interleukin-II-Receptor positiven Zellen auf. Dieses Verhalten im Aktivitätsniveau muß als Zeichen einer kontinuierlichen Rekonstitution des cellulären Immunsystems gewertet werden.

*CD 14:* Abnorme Monocytenfunktionen wurden von verschiedenen Autoren bei Trauma und Sepsis beschrieben [3]. Betrachtet man das Implantat und dessen Korrosionsprodukte als persistierend antigene Stimuli, so ergeben sich zwei Erklärungen für das Monocytenverhalten.

a) Es kommt zu einer maximalen Monocytenfreisetzung mit einem anhaltenden Monocytenshift aus dem peripheren Blut in das Gewebe, die sich dann als Makrophagenaggregate um den Fremdkörper legen und zu einer Demarkation führen.
b) Bei der Vielzahl der Monocyten im peripheren Blut handelt es sich um suppressiv wirkende Zellen, die trotz Antigenpersistenz einer anhaltenden Stimulation des Immunsystems über von ihnen exprimierte Mediatoren entgegenwirken.

## Zusammenfassung

Die vorliegende Untersuchung zeigt, daß es im Rahmen einer Implantation metallischer Fremdkörper bei Osteosynthesen und alloplastischem Gelenkersatz zu einer über die operationsbedingte Auswirkung hinausgehenden Depression der zellmediierten Immunität kommt. Vorrangig ist hier der starke Anstieg der CD 25-Zellen als Ausdruck eines erhöhten Aktivitätsniveaus. Dieses Ergebnis ist Ausdruck einer langsamen Restitution des Immunsystems. Bei jedoch gleichzeitig starker Verschiebung des Verhältnisses CD 4 zu CD 8 und Anstieg der CD 14-Zellen kann ein nicht erhöhtes Aktivitätsniveau einen wesentlichen pathogenetischen Mechanismus für die Entwicklung postoperativer Infektionen darstellen.

## Literatur


1. Dower SK, Hefeneider SH, Alpert AG, Urdal DL (1985) Quantitative measurement of human IL-2 receptor levels with intact and detergent solubilized human T cells. Molecular Immunol 22:937–939
2. Draenert K, Draenert Y (1981) Histomorphologie des Bewegungsapparates. Sandorama Heft 5:4–8
3. Faist E, Kupper TS, Baker CC, Chaudry IH, Dwyer K, Baue AE (1986) Depression of cellular immunity after major injury. Its association with posttraumatic complications and its reversal with immunomodulation. Arch Surg 121:1000–1005
4. Lanier LL, Koken MR (1984) Human lymphocyte subpopulations identified by using three color immunofluorescence and flow cytometry analysis: Correlation of Leu-2, Leu-3, Leu-7, Leu-8 and Leu-11 cell surface antigen expression. J Immunol 132:151–156

5. Uchida S, Yoshino S, Doi M, Kudo H (1988) Side-effects of prosthetic materials on the human
   body. Int Orthop 3:285–291

Priv.-Doz. Dr. med- Ch. Josten, Berufsgenossenschaftliche Krankenanstalten
Bergmannsheil Bochum, Chirurgische Klinik und Poliklinik, Universitätsklinik,
Gilsingstraße 14, W-4630 Bochum 1, Bundesrepublik Deutschland

# Die mechanischen Eigenschaften des schraubenlosen Zangenfixateurs
## The Mechanical Properties of the Pinless External Fixator

A. Remiger[1], U. Schlegel[1], R. Frigg[1], S.M. Perren[1] und B. Claudi[2]

[1]Labor für experimentelle Chirurgie, Davos, Schweiz
[2]Chir. Klinik u. Poliklinik der TUM, Klinikum Rechts der Isar, München

## Einleitung

Bei den konventionellen äußeren Fixateuren werden Schanzschrauben oder Steinmann-Nägel transossär in den Knochen eingebracht. Durch die Corticalisperforation mit den Pins besteht die Gefahr einer lokalen (Pintraktinfekt) oder fortgeleiteten Osteomyelitis (Green 1981). Die potentielle Markraumkontamination verzögert aufgrund des erhöhten Infektrisikos den sekundären Verfahrenswechsel vom Fixateur auf den Marknagel. Eine Marknagelung bei liegendem Fixateur ist nicht möglich.

Mit dem schraubenlosen *Zangenfixateur*, dem sog. *Pinless*, umgeht man die Markraumperforation mit Schrauben. Die herkömmlichen Pins sind durch stabile Zangen ersetzt, welche nur in der Corticalis verankert sind, ohne diese zu eröffnen. Die Bestandteile einer Zange sind in Abb. 1 gezeigt. Die Zangen sind kombinierbar mit den Klemmbacken und Rohren des AO-Rohr-Systems. Über zwei Stichincisionen bringt man die Zange medialseitig an der Tibia an (Abb. 1). Die Handgriffe werden gegeneinander gepreßt und einige Kippbewegungen um die Achse durch die Trokarspitzen ausgeübt. Dadurch dringen die Spitzen ca. 2 mm in die ventrale und dorsomediale Tibiakante ein (Abb. 1). Die Schraubenmutter an der zentralen Welle fixiert die Zange in dieser Stellung und Vorspannung (Frigg 1990). Die grundliegende Idee des Pinless ist die temporäre Frakturstabilisierung offener Tibiafrakturen (Swiontkowski 1991), sowie der Einsatz in der Notfall- und Katastrophenmedizin. Die möglichen Vorteile des Zangenfixateurs sind klar, aber halten die Zangen den Belastungen stand, welche auf einen nicht gewichtsbelasteten Unterschenkel wirken? Ist die Verankerung am Knochen ausreichend für eine Hochlagerung des Unterschenkels am Fixateur?

## Methodik

Wir verglichen die Steifigkeiten des experimentellen AO-Zangenfixateurs, des konventionellen AO-Rohr-Fixateurs und des in der Klinik als temporär eingesetzten Ultra-X-Fixateurs (Fa. Howmedica).

Drei verschiedene Zangenmodelle (kleine und große Stahlzangen, große Titanzangen) wurden den 5,0 mm Schanzschrauben beim AO-Rohr und Ultra-X gegenübergestellt. Die Verbindungsrohre und Klemmbacken waren aus Stahl (Zangen- und AO-Rohr-Fixateur) bzw. aus Carbon (Ultra-X). Vier Leichentibiapaare wurden mit einem 15 mm weiten Spalt

Chirurgisches Forum 1992
f. experim. u. klinische Forschung
Gall/Beger/Ungeheuer (Hrsg.)
© Springer-Verlag Berlin Heidelberg 1992

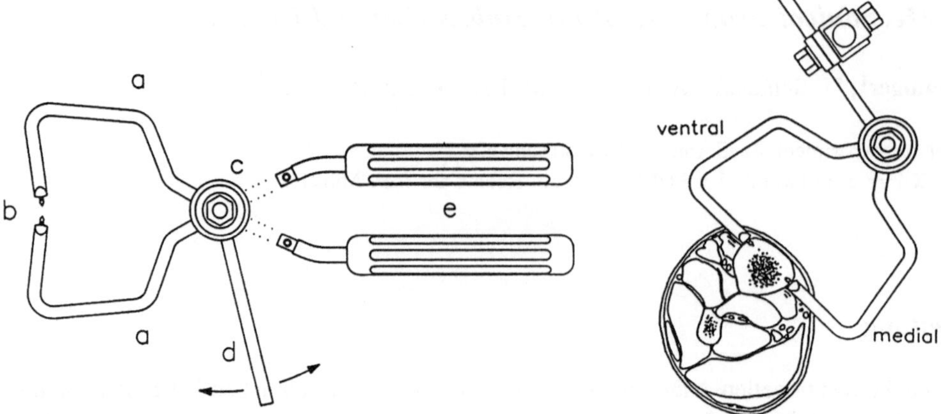



**Abb. 1.** *Links:* Pinless-Zange mit aufsteckbaren Handgriffen; *rechts:* Querschnitt Tibiaschaft mit Zange in situ. Zangenschenkel (*a*); Trokarspitzen (*b*); Welle (*c*); kurze schwenkbare Verbindungsstange (*d*); abnehmbare Handgriffe (*e*). Der Tibiaquerschnitt zeigt die Lage der Zangen über der medialen Tibiafläche. Die Trokarspitzen sollten möglichst senkrecht zur Knochenoberfläche (ventrale und dorsomediale Tibiakante stehen

in Schaftmitte versehen. Jedes Fragment wurde mit 2 Zangen bzw. 2 Schanzschrauben in einem Abstand von 80 mm und einer Distanz zum Spalt von 15 mm bestückt. Es wurden ein oder zwei anteromediale Verbindungsrohre mit variierendem Knochen-Rohr-Abstand von 45 und 70 mm entsprechend der beiden Zangengrößen montiert. Bei den großen Zangen positionierten wir das Rohr auch innerhalb des Zangenradius. Bei den großen Stahlklammern ließ sich ein zweites Rohr seitlich an den Zangenschenkeln befestigen. Die Testungen erfolgten an der Instron 4302 Testmaschine und einem Handtorsionsgerät mit XY-Schreiber. Wir bestimmten die Steifigkeit unter axialer Kompression (bis 1000 N), Vier-Punkt-Biegung (bis 25 Nm) und Torsion (bis 44 Nm), indem entweder die Kraft (N) oder das Biegemoment (Nm) gegen die Lastzellbewegung bzw. das Torsionsmoment (Nm) gegen den Verdrehwinkel (Grad) aufgetragen wurde. Die Vier-Punkt-Biegung wurde in zwei Ebenen ausgeführt: parallel oder senkrecht zur Referenzebene, welche durch die Fläche zwischen Knochenlängsachse und anteromedialem Verbindungsrohr definiert war. Es wurde noch die Ausreißkraft der Einzelzangen in Abhängigkeit vom Knochendurchmesser (proximale Tibia = Dmax; 3,1–4,0 cm; distale Tibia = Dmin; 1,9–2,5 cm) und der Anzahl der Kippbewegungen beim Einbringen der Zange (am Dmax) bestimmt.

## Ergebnisse

Die transossäre Fixation in Form des AO-Rohrfixateurs war steifer als die Zangenfixation in Form des Pinless. Dieser wiederum zeigte eine höhere Steifigkeit als der Ultra-X. Die verschiedenen Zangenfixateurmodelle (1 oder 2 Rohr System) zeigten im Systemvergleich mit dem AO-Rohr-Fixateur ähnliche prozentuale Werte. Die Meßergebnisse sind in Tabelle 1 angeführt. Verglich man die einzelnen Zangengrößen, so ergaben sich deutliche Unterschiede in den Rahmentests als auch in den Ausreißversuchen. Die Ausreißkraft (= F) war zudem abhängig vom Knochendurchmesser (F Dmax > F Dmin) und von der Anzahl der Kippbewegungen (Abb. 2). Die Ausreißkraft verdoppelte sich nahezu mit dem Einsatz der Kippungen. Die Titanzangen waren ähnlich steif wie die großen Stahlzangen und unterschieden sich nicht in der Ausreißkraft.

**Tabelle 1.** Steifigkeitswerte des Zangenfixateurs, des AO-Rohr-Fixateurs und des Ultra-X-Fixateurs (Mittelwerte ±1 S; n = 8); Komp.: Kompression; Dmax: maximaler Tibiadurchmesser; Dmin: minimaler Tibiadurchmesser; u: Ultra-X; *: große Titanzangen; x: Knochen-Rohr-Abstand

| | Biegung (Nm/mm) | | Komp. (N/mm) | Torsion (Nm/Grad) | Ausreisskraft (N) | |
| --- | --- | --- | --- | --- | --- | --- |
| | parallel | senkrecht | | | Dmax | Dmin |
| **x=45mm** | 8.9±1.6 | 4.4±0.9 | 59±12 | 1.02±0.17 | | |
| | 6.9±0.8 | 2.7±0.6 | 25±4 | 0.96±0.23 | 1011±193 | 906±166 |
| u | 3.6±0.2 | 2.3±0.1 | 15±2 | 0.82±0.05 | | |
| | 11.4±3.6 | 5.2±0.8 | 113±28 | 1.09±0.16 | | |
| | 8.3±1.9 | 2.9±0.4 | 34±6 | 1.00±0.22 | | |
| **x=70mm** | 8.8±1.1 | 2.4±0.6 | 31±3 | 0.94±0.17 | | |
| | 5.9±0.6 | 1.3±0.2 | 14±1 | 0.46±0.13 | 717±110 | 406±94 |
| u | 4.5±0.3 | 1.3±0.1 | 11±1 | 0.79±0.05 | | |
| | 5.5±0.9 | 2.2±0.6 | 14±3 | 0.50±0.30 | | |
| | 11.9±2.4 | 3.3±0.5 | 47±5 | 0.98±0.17 | | |
| | 6.7±0.9 | 1.7±0.2 | 17±2 | 0.60±0.34 | | |
| | 7.1±1.5 | 4.8±1.6 | 43±5 | 0.59±0.34 | | |
| * | 5.2±0.4 | 1.2±0.2 | 13±2 | 0.40±0.09 | 777±149 | 483±186 |
| * | 5.6±1.1 | 1.4±0.2 | 17±1 | 0.46±0.12 | | |

## Diskussion

Der konventionelle Fixateur externe hat sich bisher bei II und III gradigen offenen Frakturen des Unterschenkels bewährt. Mit dem Zangenfixateur wird die transossäre Fixation verlassen und evtl. die damit verbundene Problematik der tiefen Pintraktinfekte und des

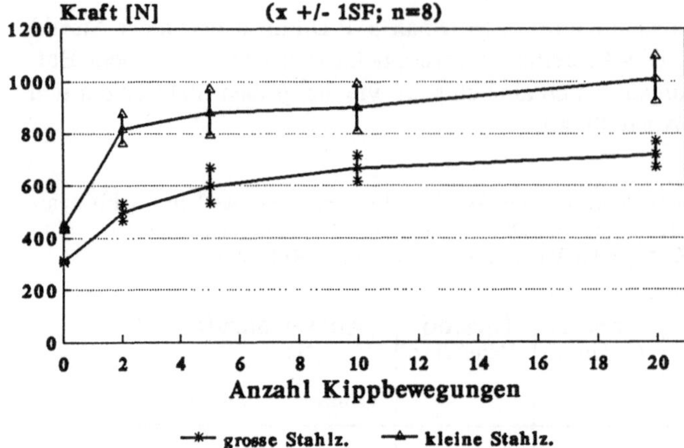



**Abb. 2.** Ausreißkraft der kleinen und großen Stahlzangen in Abhängigkeit von der Anzahl der Kippbewegungen gemessen am proximalen Tibiadrittel (Mittelwerte ± 1 Standardfehler): Die Kurve der großen Titanzangen war identisch mit der Kurve der großen Stahlzangen und wurde der Übersicht wegen weggelassen

sekundären Verfahrenswechsels auf den Marknagel verringert. Mit dem Pinless wurde die Handhabung des Fixateurs im allgemeinen verbessert: kein Bohren ist mehr nötig, und die Zangen können noch vor der exakten Achsenausrichtung an der Tibia befestigt werden. Die schwenkbaren Verbindungsstäbe der Zangen erlauben dann eine Reposition in allen Richtungen und eine problemlose Stabilisierung mit ein oder zwei ventralen Rohren in der gewünschten Position. Die einfache Handhabung macht den Einsatz in der Notfall- und Katastrophenmedizin möglich.

Die Nachteile dieses neuen Fixateursystems liegen in der Zangengeometrie: einerseits bedingt eine Zange zwei Incisionen, andererseits ist aufgrund der längeren freien Biegestrecke bei gleichem Knochen-Rohr-Abstand die Steifigkeit niedriger als bei vielen konventionellen Systemen. Die zwei Incisionen pro Zange stellen keinen Rückschritt in Richtung Muskeltransfixation dar, solange man die Zangen exakt im sicheren Korridor über der medialen Tibiafläche (Behrens 1986) positioniert. Vor Jahren wurden Fixateure nur nach ihrer Steifigkeit beurteilt: "je steifer, desto besser!". Die Grundlage des Zangenfixateurs ist sein Einsatz als einfaches Instrument zur temporären Stabilisierung II–III gradiger offener Unterschenkelfrakturen bis zur Weichteilkonsolidierung. Isolierte oder kombinierte Weichteilverletzungen benötigen keinen maximalsteifen Fixateur. Die reponierte Fraktur muß gehalten werden, ohne den Wundzugang durch zu viele Implantate einzuengen. In dieser ersten Heilungsphase wirken vor allem sagittale Biegemomente auf den Fixateur und die Fraktur. Die Axialbelastung und Torsionsmomente werden erst bei Gewichtsbelastung des Patienten relevant (Behrens 1986). Damit relativiert sich die niedrige axiale Steifigkeit des Zangenfixateurs und Ultra-X. Beim letzteren kam es allerdings bei Lasten über 10 kg zu Gleitbewegungen in den Carbonkugelgelenken und damit zum Repositionsverlust

Die Ebenen der hier getesteten Biegebelastungen entsprachen nicht der Sagittal- oder Frontalebene in vivo. Die Zangen waren über der medialen Tibiafläche befestigt und dadurch 40–45 Grad aus der Sagittalen geneigt. Die zu erwartende sagittale Biegefestigkeit liegt also zwischen den gemessenen Werten der Biegesteifigkeit parallel bzw. senkrecht zur Referenzebene. Der geringe Einfluß des zweiten ventralen Rohres auf die Steifigkeit gerade bei der Torsion und der Biegung weist auf die Zange oder den Pin als schwächstes Glied des Fixateurs hin. Deshalb bringt eine zweite ventrale Stange weder bei den kleinen, noch den großen Zangen einen bedeutenden Steifigkeitszuwachs. Dagegen erhöht die seitlich an den Zangenschenkeln angebrachte Zange die Steifigkeit deutlich. Voraussetzung dafür ist die Befestigung aller Zangen an der Seitenstange, wobei aber alle Zangenschenkel deckungsgleich in einer Reihe stehen müssen. Ansonsten zieht man beim Befestigen der inkongruenten Zange deren Trokarspitze aus der Cortikalis. Intraoperativ ist dies schwer festzustellen, da die Zange im Verbund stabil erscheint und die Sicht auf die Trokarspitzen nicht möglich ist. Das Abgleiten des Fixateurs ist wahrscheinlich. Zudem wird das System komplizierter in der Montage. Wir raten deshalb von dieser Methode ab. Auch die Version mit der innerhalb des Zangenradius befestigten Stange bringt keine mechanischen Vorteile.

## Zusammenfassung

Bei bestimmten Indikationen stellt das Prinzip der Zangenfixation sicher eine Alternative zu den konventionellen Fixateursystemen dar. Für die klinische Anwendung als temporäres Implantat zur Frakturstabilisierung bei nicht gewichtsbelastenden Patienten oder zur freischwebenden Lagerung des Unterschenkels ist kein maximalsteifer Fixateur nötig. Der Zangenfixateur ist in der mechanischen Testung (axiale Kompression, Biegung, Torsion, Ausreißversuche) nicht so steif wie der AO-Rohr-Fixateur, aber steifer als der Ultra-X-Fixateur. Da der Zangenfixateur den Testlasten standhält, erachten wir den Zangenfixateur für den klinischen Gebrauch ausreichend stabil. Voraussetzung für eine ausreichende Stabilität ist natürlich die exakte Positionierung und korrekte Insertionstechnik der Zangen am Knochen. Die erhaltenen Meßresultate geben zudem einige Hinweise über die Anwendung der verschiedenen Zangenmodelle und Fixateuraufbauten.

## Summary

In second- and third-degree open fractures of the lower leg, external fixation is often the treatment of choice. The conventional transosseous fixation with pins is associated with complications, e.g., pin loosening and pin tract infection. In order to minimize these problems and to optimize the secondary change of treatment to the IM nail, the pinless external fixator was developed. By substituting the conventional pins by clamps, medullary penetration is avoided.

In the study, we compared the mechanical properties (axial compression, bending, torsion, pull-out force) of the experimental pinless, the conventional AO tubular fixator and the Ultra-X-fixator (clinically used as a temporary fracture fixation device).

The pinless was not as stiff as the AO tubular device but was stiffer than the Ultra-X. In clinical trials the pinless appears to be mechanically sufficient for temporary fracture stabilization in non-weight bearing patients and for support of the lower leg during management of soft tissue traumata (burn injury, soft tissue reconstruction, compartment syndrome.

## Literatur


1. Behrens F, Searls K (1986) External fixation of the tibia. Basic concepts and prospective evaluation. J Bone Joint Surg [Br] 68:248
2. Frigg R Pinless external fixator. Internat. patent. 1990 (angemeldet)
3. Green S (1981) Complications of external skeletal fixation. ChC Thomas, Ill., USA
4. Swiontkowski M, Stene GM, Frigg R, Schlegel U. Perren SM (1991) Biomechanical and histological evaluation of the Pinless external fixator. Proc OTA Meeting, Seattle


Wir danken der Deutschen Forschungsgemeinschaft (DFG), Bonn, für die freundliche Unterstützung.

Dr. med. A. Remiger, Labor für experimentelle Chirurgie, Obere Straße 22, CH-7270 Davos-Platz, Schweiz

# Die unaufgebohrte Marknagelung: Vorteile bei der corticalen und medullären Vascularisation? Experimentelle Untersuchungen am Hund

## Unreamed Intramedullary Nailing: Advantages for Cortical and Intramedullary Blood Supply? Experimental Studies in Canine


G. Oedekoven[1], R. Ascherl[2], H. Langhammer[3], B. Güssregen[4], M. Scherer[4] und G. Blümel[4]

[1]Chirurgische Klinik, Technische Universität München
[2]Orthopädische Klinik, Technische Universität München
[3]Nuklearmedizinische Klinik, Technische Universität München
[4]Institut für Experimentelle Chirurgie, Technische Universität München


## Zielsetzung

Die chirurgische Behandlung zweit- und drittgradig offener Tibiafrakturen stellt aufgrund der zerstörten oder schlecht durchbluteten Weichteilbedeckung und des jeweiligen Ausmaßes der Knochendestruktion mit hohen Komplikationsraten im Hinblick auf Infektionen, Pseudarthrosen und Fehlstellungen weiterhin eine Herausforderung in der Akutversorgung dar. Eine sinnvolle Alternative zur Fixateur extern Anwendung bei offenen oder höhergradig geschlossenen Frakturen bietet die unaufgebohrte Verriegelungsnagelung, die genügend Stabilität für eine frühzeitige Belastung, großen Patientenkomfort ("geschlossenes System") bei sofortiger Mobilisation, Zweitoperationen ("Umsteigen") nicht erfordert, keine Infektionen von Pin-tracts oder Lockerungen mit sich bringt und vergleichsweise geringere Komplikationsraten als bei gebohrten und unverriegelten Marknagelungen mit ähnlichen Verletzungsmustern aufweist [1, 5].

Die Marknagelung ohne vorheriges Aufbohren und damit Vermeidung unerwünschter Bohreffekte wie thermische, mechanische und biologische Beeinträchtigung vitaler Knochenstrukturen könnte gegenüber der konventionellen Markraumfixation (diaphysäre Verklemmung) deutliche Vorteile hinsichtlich der medullären und corticalen Durchblutung bieten [3] und damit zur Erklärung niedrigerer Infektionsraten selbst bei II- und III-gradig offenen Unterschenkelfrakturen dienen [5].

Ziel dieser tierexperimentellen Studie war die Beantwortung der Frage, ob sich szintigraphische Unterschiede zwischen aufgebohrten und unaufgebohrten Marknagelungen feststellen lassen.


Chirurgisches Forum 1992
f. experim. u. klinische Forschung
Gall/Beger/Ungeheuer (Hrsg.)
© Springer-Verlag Berlin Heidelberg 1992

## Material und Methode

Nach Genehmigung (Reg.v.Obb.) wurden 8 Beagle Hunde (12–25 kg KGW) in ITN an beiden intakten Unterschenkeln operiert. Implantation eines 5 mm im Durchmesser betragenden, spezialangefertigten Marknagels ohne Aufbohren des Markraumes linke Tibia; rechts wurde aufgebohrt (6–7 mm, entsprechend der individuellen Knochenbreite). Alle Tiere wurden präoperativ mit $^{99m}$Tc-MDP szintigraphiert. 6 Hunde zusätzlich jeweils 1, 2, 4, 6 und 8 Wochen postoperativ. Dynamische (0–1 min post injectionem), früh- (5–12 min p.inj.) und spätstatische (120 min p.inj.) Aufnahmen mit 114 ROI's (region-of-interest) wurden quantitativ ausgewertet. Die 3-Phasen-Skelettszintigraphie ermöglichte die getrennte Betrachtung der 2 Einflußgrößen, Knochendurchblutung und Matrixmineralisation, auf die lokale Anreicherung des Radiopharmakons im Knochen. Als Tracersubstanz findet $^{99m}$Tc-MDP (Methylendiphosphat) Verwendung, welches eine rasche Blut- und Weichteilclearance mit einer hohen Retentionsquote im stoffwechselaktiven Knochen aufweist [2, 4]. Zusätzlich werden mit Hilfe eines Lightpens bestimmte Teilbereiche des Unterschenkels auf dem Farbbildschirm des Rechners markiert. Die Anreicherung der registrierten Impulse der gewählten ROI der rechten Tibia wird ins Verhältnis zur kontralateralen Seite gesetzt. Die Ergebnisse werden in Rechts-Links-Relation mit Werten x := 0, 1, 1 + n ... angeführt, wobei der Wert "1" einer seitengleichen Verteilung des Radiopharmakons entspricht, Werte unter 1 eine vermehrte Belegung auf der unaufgebohrten, Werte über 1 ein Überwiegen auf der aufgebohrten Seite anzeigen. Die ermittelten Quotienten der ROI im intraindividuellen Paarvergleich wurden statistisch ausgewertet (Kruskal-Wallis-Test und U-Test nach Wilcoxon und Wilcox). Die vorgewählte Irrtumswahrscheinlichkeit (Signifikanzniveau) liegt bei p = 0,05 (5%) für signifikant und bei p = 0,01 (1%) für hochsignifikant.

## Ergebnisse

In der arteriellen Perfusionsphase lassen sich keine Durchblutungsunterschiede zwischen den beiden Tibiae feststellen: mit $0,93 \pm 0,08$ (nicht operierte Kontrolltiere) und $1,12 \pm 0,17$ im postoperativen Verlauf bleiben die Werte im Bereich der Norm.

Die frühstatische Aufnahme 5 min p.inj. ist ab der 2. Woche postoperativ mit einem Wert von $1,40 \pm 0,40$ bei der kleinsten gewählten ROI deutlich über die Kontrollwerte erhöht. 14 Tage später wird nochmals der 2 Wochen-Wert erreicht und fällt dann im 6 Wochen Szintigramm auf einen Wert von $1,13 \pm 0,12$ ab.

Die 12 min-Szintigramme verhalten sich analog zu den 5 min-Aufnahmen, d.h. der erste Anstieg wird in der 2. Woche postop. registriert ($1,53 \pm 0,55$). In der 4. Wochen-Aufnahme steigt der Quotient nochmals geringgradig an und pendelt sich in den folgenden Untersuchungsintervallen auf einen Wert von $1,31 \pm 0,90$ ein.

Bei der Auswertung der auf die ROI "Diaphyse" beschränkten spätstatischen Aufnahmen zeigt sich, daß in der 1. Woche postop. die unaufgebohrte, linke Seite stärker anreichert ($0,62 \pm 0,16$). Ab der 2. Woche kehrt sich das Verhältnis zu Gunsten der aufgebohrten Seite um ($1,89 \pm 0,69$). Das Maximum der Umbauaktivität der aufgebohrten rechten Tibia wird in der 4. Woche erreicht. Zu diesem Zeitpunkt zeigen die spätstatischen Aufnahmen eine 2,3-fach höhere Technetium-Speicherungsrate im Rechts-Links-Vergleich. Im weiteren

Verlauf sinken die Werte auf $1,75 \pm 0,30$ und erreichen am Ende der Untersuchung einen Wert von $1,60 \pm 0,30$.

In der Tabelle 1 sind Mittelwerte und Standardabweichungen für die einzelnen Untersuchungszeitpunkte und Aufnahmeverfahren zusammengestellt.

**Tabelle 1.** 3-Phasen Skelettszintigraphie/Rechts-Links-Vergleich (Mittelwert $\pm$ Standardabweichung)

| Zeit p.op. | Perfusion 0–1 min | Frühstatisch 5 min | 12 min | Spätstatisch 120 min ges. Tibia | Diaphyse |
|---|---|---|---|---|---|
| t 0 | $0,93 \pm 0,08$ | $0,97 \pm 0,05$ | $0,98 \pm 0,05$ | $1,01 \pm 0,05$ | $0,99 \pm 0,05$ |
| 1 w | $1,05 \pm 0,25$ | $0,98 \pm 0,13$ | $0,85 \pm 0,09$ | $0,99 \pm 0,07$ | $0,62 \pm 0,16$ |
| 2 w | $1,05 \pm 0,26$ | $1,40 \pm 0,40$ | $1,53 \pm 0,55$ | $1,30 \pm 0,27$ | $1,86 \pm 0,69$ |
| 4 w | $1,12 \pm 0,17$ | $1,40 \pm 0,13$ | $1,65 \pm 0,27$ | $1,38 \pm 0,12$ | $2,31 \pm 0,48$ |
| 6 w | $0,96 \pm 0,08$ | $1,13 \pm 0,12$ | $1,31 \pm 0,19$ | $1,17 \pm 0,11$ | $1,75 \pm 0,30$ |
| 8 w | $1,02 \pm 0,12$ | $1,13 \pm 0,14$ | $1,29 \pm 0,19$ | $1,18 \pm 0,22$ | $1,60 \pm 0,37$ |

## Schlußfolgerungen

Die Skelettszintigraphie mit dem knochenspezifischen Radiopharmakon $^{99m}$Tc-MDP stellt, aufgrund der hohen Sensitivität, ein wertvolles Verfahren zur Beurteilung von Durchblutung und Stoffwechselaktivität des Knochengewebes dar. Die Anreicherung von Tc korreliert mit der lokalen Durchblutung und Matrixmineralisation [4]. Die Beurteilung der Knochenszintigraphie basiert auf der relativen Anreicherung und Verteilung des Tracers unter pathologischen Bedingungen, im Vergleich zum normalen Skelett. Die Aufnahmetechnik der 3-Phasen-Skelettszintigraphie erlaubt selektiv die Beurteilung der 2 Einflußgrößen, Knochendurchblutung und Matrixmineralisation, auf die Anreicherung des Isotops im Skelettsystem. Zahlreiche klinische und experimentalchirurgische Untersuchungsergebnisse dokumentieren die Aussagekraft der dynamischen Szintigraphie zur Beurteilung der Vascularisation des Knochens [2, 4].

Die dynamischen Szintigramme unserer Tierversuche lassen keine Unterschiede in der arteriellen Durchblutung zwischen rechter und linker Tibia während des postoperativen Verlaufs erkennen.

In den Knochenszintigrammen stellt sich der Heilungsprozeß folgendermaßen dar: Der Abfall der Technetium-Speicherung in der 1. postoperativen Woche mit konsekutivem Anstieg spricht für eine initiale corticale Nekrose mit nachfolgend reaktiv gesteigerter Regeneration auf der aufgebohrten Seite.

## Zusammenfassung

Bei 8 Beagle Hunden wurden an beiden intakten Tibiae zu vergleichende Nagelungstechniken durchgeführt: Auf der rechten Seite wird der Marknagel entsprechend der konventionellen Marknagelung nach Bohrungen implantiert, in die linke Tibia wird der Nagel unaufgebohrt eingebracht. Als Untersuchungsparameter während der 8 wöchigen Versuchsdauer werden szintigraphische Verlaufskontrollen durchgeführt. Der Abfall der Tc-Speicherungsrate auf der aufgebohrten Seite in der 1. postoperativen Woche mit konsekutivem massivem Anstieg bestätigt indirekt die Befunde von Klein et al., die in ihren "Akutversuchen" zeigten, daß mit der Implantation des Nagels in die unaufgebohrte Markhöhle initial 15–30% Cortex nicht mehr durchblutet werden. Durch den Bohrvorgang erhöht sich der Anteil auf durchschnittlich 55% [3]. Im Langzeitversuch läßt sich szintigraphisch somit ein initialer nekrotischer Cortexzylinder mit ab der 2. Woche beginnender Revitalisierung aufweisen. Die theoretische Überlegung einer, gegenüber der konventionellen Nagelungstechnik, verbesserten corticalen Durchblutung nach unaufgebohrter Marknagelung wäre damit experimentell bewiesen.

## Summary

A comparison of two different nailing techniques in bilateral intact tibias of Beagle dogs was carried out. An intramedullary nail was inserted after conventional reaming into the right leg, and the left tibia was nailed without reaming the medullary canal. Throughout an 8-week postoperative period technecium bone scans were done at set intervals. A definite decrease in $^{99m}$Tc-MDP uptake on the reamed side within the first week postoperatively followed by a massive increase supports indirectly the findings of Klein et al. [3] in their "short-term" experiments: unreamed nailing showed that initially 15–30% of the cortex had no blood supply, this increased after reaming to 55%. Our long-term study using technecium scans demonstrated an early necrotic inner cortex (cylinder) after reaming with significant revitalization starting during the second week postoperatively. The theoretical idea of a better cortical blood suppy using an unreamed nailing technique has been proven in this experimental study.

## Literatur

1. Claudi B, Oedekoven G (1991) "Biologische Osteosynthesen". Chirurg 62:367–377
2. Hughes S, Khan R, Davies R, Lavendar P (1978) The uptake by the canine tibia of the bone-scanning agent 99 m Tc-MDP before and after osteotomy. J Bone Joint Surg [Br] 60:579–582
3. Klein MPM, Rahn BA, Perren SM (1990) Reaming versus non-reaming in medullary nailing. Interference with cortical circulation of the canine tibia. Arch Orthop Trauma Surg 109:314–315
4. Nutton RW, Fitzgerald RH, Kelly PJ (1985) Early dynamic bone-imaging as an indicator of osseous blood flow and factors affecting the uptake of 99m Tc-HMDP in bone healing. J Bone Joint Surg [Am] 67:763–770
5. Oedekoven G, Claudi B, Frigg R (1992) Die Osteosynthese der instabilen offenen und geschlossenen Tibiafraktur mit ungebohrtem Tibiaverriegelungsnagel. Operat Orthop Traumatol 1:1–14

Dr. G. Oedekoven, Chirurgische Klinik und Poliklinik, Technische Universität München, Ismaninger Straße 22, W-8000 München 80, Bundesrepublik Deutschland

# Osteomyelitistherapie – Stellenwert der Vascularisationsverbesserung durch Muskellappen

## Value of the Improvement of the Vascularisation by a Muscle Flap in the Treatment of Osteomyelitis


R. Ketterl[1], R. Ascherl[2], A.M. Feller[3], B. Stübinger[3] und G. Blümel[4]

[1]Abteilung für Unfallchirurgie (Leitender Arzt: PD Dr. med. R. Ketterl), Kreiskrankenhaus Traunstein
[2]Orthopädische Klinik (Dir.: Prof. Dr. med. E. Hipp), Technische Universität München
[3]Chirurgische Klinik (Dir.: Prof. Dr. med. J.R. Siewert), Technische Universität München
[4]Institut für Experimentelle Chirurgie (Dir.: Prof. Dr. G. Blümel), Technische Universität München


## Einleitung

Die Häufigkeit einer posttraumatischen Osteomyelitis nach offenen Frakturen wird mit 10–25% angegeben und steht vor allem im Zusammenhang mit der lokalen Durchblutungsstörung des Knochens und der Weichteile [4]. Im avitalen und minderperfundierten Gewebe können die Abwehrvorgänge des Organismus nicht in gewohnter Weise vonstatten gehen, und zudem stellen diese Gewebeanteile eine optimale Voraussetzung für die Vermehrung von Mikroorganismen dar.

Nicht selten führt eine Knocheninfektion zu einer chronischen, rezidivierenden Erkrankung verbunden mit einer wiederholten und langwierigen Hospitalisation der betroffenen Patienten. Aufgrund von häufigen Rezidiven muß die Osteomyelitis auch unter sozialpsychologischen Aspekten betrachtet werden. Viele Patienten werden beruflich und familiär isoliert und erleiden neben den körperlichen auch psychische Schäden. Ein hoher Prozentsatz dieses Krankengutes wird alkohol- und schmerzmittelabhängig.

Eine chronische, posttraumatische Osteomyelitis nach einem Unfall zu erleiden, steigt mit dem Ausmaß des Weichteil- und Knochenschadens. Nicht mehr vascularisierte Knochenfragmente können zwar wieder Anschluß finden und werden bei günstigen Voraussetzungen, wie geschlossene Fraktur und gute Durchblutung der umgebenden Weichteile, nicht selten wieder integriert; ein primär sich entwickelnder Infekt verhindert jedoch die Heilung und führt zur Ausbildung von Knochensequestern, welche die Infektion weiterhin unterhalten.

Gelingt es nun, durch Muskellappenplastiken den schlecht oder nicht mehr vascularisierten Knochen mit neuen Blutgefäßen zu versorgen, so können daraus für die Therapie folgende positive Schlußfolgerungen gezogen werden:
– Die für eine Infekttherapie so bedeutsame körpereigene unspezifische und spezifische Immunabwehr könnte zur Sanierung einer aktiven Entzündung beitragen, da sowohl humerale als auch celluläre Komponenten an den Ort des Infektgeschehens transportiert werden könnten.
– Eine systemische Antibioticagabe wird effizienter, da im Knochengewebe entsprechend hohe und therapeutisch wirksame Spiegel erreicht werden können.


Chirurgisches Forum 1992
f. experim. u. klinische Forschung
Gall/Beger/Ungeheuer (Hrsg.)
© Springer-Verlag Berlin Heidelberg 1992

– Der Muskellappen bietet zudem für notwendige Knochentransplantate ein ausgezeichnetes Transplantatlager.

## Material und Methode

### Langstreckige Muldung der Tibia, tierexperimentelle Untersuchungen an Kaninchen

*Gruppe 1: Ausgedehnte Muldung der Tibia* (n = 7). Nach Deperiostierung der proximalen Tibia wurde eine Muldung der Tibia durchgeführt, wobei ein Corticalisdefekt mit einem Ausmaß von 4 × 1 cm entstand. Der Intramedullärraum wurde sodann mittels eines scharfen Löffels entleert und die dem Defekt gegenüber liegende Corticalis angerauht.

*Gruppe 2: Muldung der Tibia und Transposition des medialen Gastrocnemiuskopfes* (n = 8). Muldung der Tibia wie bei Gruppe 1. Nach Isolierung und distalem Absetzen des medialen Gastrocnemiuskopfes wurde dieser nach ventral geschwenkt. Anteile des Muskellappens wurden sodann in den Defektbereich eingeschlagen.

*Gruppe 3: Langstreckige Muldung der infizierten Tibia* (n = 7). 3 Wochen nach einer durch Staphylokokkeninjektion in die Markhöhle der Tibia und Belassen der Injektionskanüle induzierte Infektion führten wir die langstreckige Muldung der infizierten Tibia durch. Das gewonnene Knochenmaterial wurde zur Bestimmung der Keimzahlen im Knochen verwandt.

*Gruppe 4: Muldung der infizierten Tibia und Transposition eines medialen Gastrocnemiuslappens* (n = 7). Die operativen und therapeutischen Maßnahmen waren bis auf die zusätzliche Durchführung eines Muskelschwenklappens der Gruppe 3 identisch.

*Gruppe 5: Muldung der infizierten Tibia und systemische Antibioticatherapie* (n = 7). Wie Gruppe 3 und zusätzlich eine Antibioticatherapie (100 mg pro kg Körpergewicht Cefuroxim intravenös präoperativ und postoperativ 200 mg pro kg Körpergewicht täglich, intramusculär, über die Zeit von 14 Tagen).

*Gruppe 6: Muldung der infizierten Tibia, systemische Antibioticatherapie bei Muskellappenplastik* (n = 7). Wie Gruppe 5 und medialer Gastrocnemiusschwenklappen, der in den Defektbereich und über den infizierten Knochen transponiert wurde.

*Untersuchungsparameter:* Zur Auswertung der verschiedenen Untersuchungsgruppen wurden folgende Parameter herangezogen.
Klinischer Verlauf: Häufigkeit und Zeitdauer von Wundheilungsstörungen und Fistelbildungen.
Radiologische Untersuchungen nach 14 Tagen, 28 Tagen, 56 Tagen und 112 Tagen. Die röntgenologischen Kontrollen erfolgten gemeinsam mit der 3-Phasen-Skelettszintigraphie und der Farbstoffmarkierung für die polychrome Sequenzmarkierung der nicht entkalkten Knochenhistologie.

Histologische Untersuchung bei entkalktem Knochen (Hämatoxilin-Eosin, Elastica-van-Gieson). Neben der Beurteilung der Infektsituation wurde das Ausmaß der Defektüberbrückung bewertet.

Mikroangiographie: nach den Angaben von Rhinelaender.

Bakteriologische Untersuchungen: qualitative Abstrichuntersuchungen und quantitative Keimzahlbestimmungen im Knochen und umgebenden Gewebe zum Zeitpunkt der Operation und nach Beendigung der Langzeitversuche.

## Statistische Auswertung

– Chi-Quadrat-Test mit der Genauigkeitsanalyse nach Fischer
– Kruskal-Wallis-Analyse als nicht parametrisches Testverfahren
– U-Test nach Mann-Whitney
– Multivarianzanalyse mit wiederholten Meßpunkten

## Ergebnisse

Wird die Häufigkeit und Zeitdauer von Wundheilungsstörungen mit Fistelbildungen bewertet, so waren in den entsprechenden Vergleichen der Gruppen mit Muskellappenplastik weniger Infekte über einen kürzeren Zeitraum nachweisbar. Wundheilungsstörungen traten am häufigsten in der Gruppe mit "Unroofing" bei vorinfizierter Tibia auf. Statistisch signifikant war der Unterschied zwischen den Gruppen bei Muldung der infizierten Tibia mit und ohne Muskellappen.

Die Häufigkeit eines Infektnachweises im Sinne einer Osteomyelitis in der entkalkten Knochenhistologie zeigte den Wert eines Muskelschwenklappens im Hinblick auf eine Infekttherapie. Während in der Gruppe mit Muldung der vorinfizierten Tibia 4 von 7 der Versuchstiere Zeichen einer floriden Osteomyelitis aufwiesen, war in den Untersuchungsgruppen mit Muskellappen keine aktive Knocheninfektion mehr zu beobachten. Eine systemische Antibioticatherapie verbesserte das Ergebnis (Abb. 1).

Röntgenologische Langzeitkontrollen bestätigten die Resultate der histologischen Untersuchungen. Während bei den Tieren mit "Unroofing" der Tibia und Gastrocnemiuslappen eine Infektausheilung und sukzessive Auffüllung des Defektes erkennbar war, mußten wir in der Versuchsgruppe ohne Muskellappen ein Fortschreiten der Infektion der Tibia feststellen.

In der polychromen Sequenzmarkierung ergaben sich wiederum Unterschiede zwischen den Gruppen mit und ohne Muskellappen. Fluorochrome der frühen Markierungszeitpunkte konnten in dem neugebildeten Knochen im Defektbereich nach "Unroofing" der Tibia bei den Versuchstieren mit Muskellappen gefunden werden, während bei den Tieren ohne Muskellappentransplantat nur Farbstoffe der späten Markierungsphasen nachweisbar waren. Hierdurch ergibt sich der Hinweis für eine frühzeitigere Defektauffüllung in den Versuchsgruppen mit Gastrocnemiuslappen.

Der Nachweis einer verminderten Infekthäufigkeit sowie einer frühzeitigeren Auffüllung des Knochendefektes konnte zusätzlich durch die skelettszintigraphischen Untersuchungen bewiesen werden. Wie in der Abbildung 2 dargestellt ist, ließ sich im Vergleich der beiden Gruppen mit "Unroofing" der vorinfizierten Tibia mit und ohne Muskellappenplastik ein

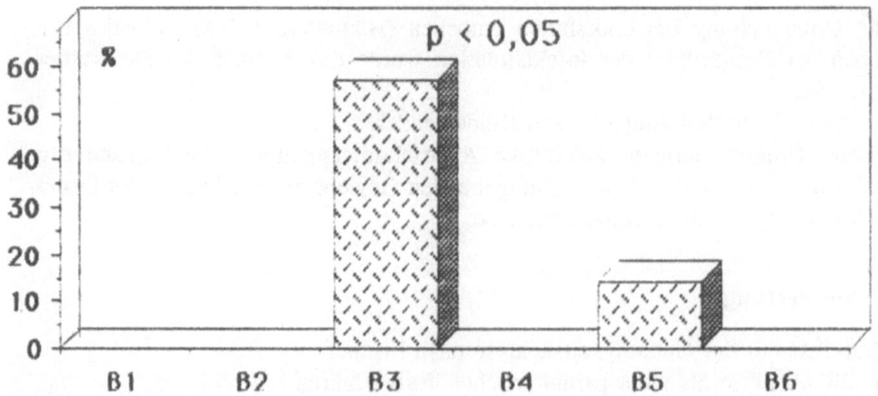



**Abb. 1.** Häufigkeit des Nachweises einer Osteomyelitis in der entkalkten Histologie bei den Versuchstieren mit langstreckiger Muldung der Tibia. Mehr als die Hälfte der Tiere mit Unroofing der infizierten Tibia zeigten am Versuchsende noch Zeichen einer floriden Osteomyelitis.
B1 (n = 7): Langstreckige Muldung der Tibia
B2 (n = 8): Muldung der Tibia und Gastrocnemiusschwenklappen
B3 (n = 7): Muldung der vorinfizierten Tibia
B4 (n = 7): Muldung der vorinfizierten Tibia und Muskellappen
B5 (n = 7): Muldung der vorinfizierten Tibia und Antibioticatherapie
B6 (n = 7): Muldung der vorinfizierten Tibia + Antibioticum + Muskellappen

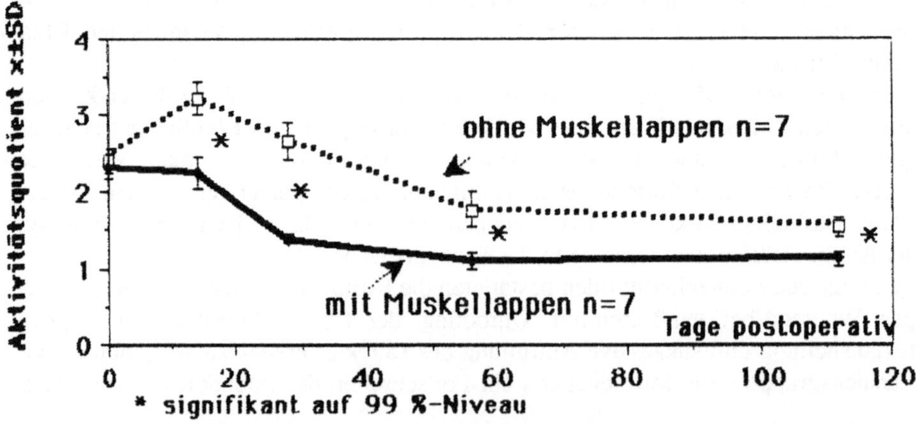



**Abb. 2.** Darstellung der Durchschnittswerte für die Quotienten aus Aktivität der operierten Seite zur Aktivität der nicht operierten Seite in der Skelettszintigraphie (Mineralisationsphase) bei den Versuchstieren mit langstreckiger Muldung der Tibia, langstreckiger Muldung der infizierten Tibia sowie mit langstreckiger Muldung der infizierten Tibia und zusätzlicher Antibioticatherapie

signifikanter Unterschied im Aktivitätsausmaß über den gesamten Untersuchungszeitraum errechnen. Dieser Unterschied konnte bei den entsprechenden Gruppen mit zusätzlicher Antibioticatherapie nicht gefunden werden.

Eine mögliche Erklärung für die besseren Resultate in den Gruppen mit Muskellappen ergibt sich aus der Tatsache, daß in den Defektbereich vitales, gut durchblutetes Gewebe eingeschlagen wurde und so die Durchblutungssituation am infizierten Knochen deutlich zu verbessern war. Die mikroangiographischen Untersuchungen ergaben entsprechende Befunde für diese Vermutung. Aus dem transponierten Muskellappen sprossen Gefäße in den Defektbereich ein. Ohne Muskellappentransplantat ist eine Gefäßversorgung nur über den endostalen Weg her nachweisbar.

## Diskussion

Eine Auffüllung des Knochendefektes nach Muldung der nicht vorbehandelten Tibia geschieht mit und ohne Muskellappen in ähnlicher Weise. Erfolgt das "Unroofing" der Tibia jedoch zum Zeitpunkt einer floriden Infektion, so kann durch die Muldung allein keine ausreichende Infektberuhigung erzielt werden. Bei mehr als der Hälfte der Versuchstiere ist dagegen ein Fortschreiten der Osteomyelitis nachweisbar. Das "Unroofing" in Kombination mit einem Muskellappen bewirkt einen Stillstand der Infektion. Nach Beendigung des Debridements verbleibt im Körper immer noch ein schlecht vascularisierter Knochen, der eine bakterielle Besiedelung aufweist. Hier setzt der Wert des Muskellappens ein. Neben einer Verbesserung der Vascularisierung am infizierten Knochen gewährleistet der Muskellappen eine effektive Bakterienelimination, wie Chang [1] im Vergleich zwischen Muskellappen und Hautlappen feststellen konnte.

Der Vergleich der Versuchstiergruppen mit Antibioticatherapie über einen Zeitraum von 2 Wochen ergab bessere Resultate im Gegensatz zu den entsprechenden Versuchstieren ohne Cefuroximbehandlung. Zudem konnte bei dem Vergleich der mit Antibiotica therapierten Gruppen untereinander ein Vorteil für die Tiere mit Muskellappen nachgewiesen werden. Durch Muskellappentransposition wurde eine systemische Antibioticatherapie optimiert.

Bisher durchgeführte tierexperimentelle Untersuchungen zeigten eine bessere Effektivität von Muskellappen im Vergleich zu Hautlappenplastiken in der Behandlung von Weichteilinfektionen [1, 5]. Unsere tierexperimentellen Ergenisse dokumentieren eine effektive Therapie einer floriden Osteomyelitis unter Anwendung eines Muskellappens.

Neben einer schnelleren Elimination von Bakterien [1] weisen höhere Sauerstoffpartialdruckwerte [3, 5] auf eine verbesserte Vascularisierung durch Muskellappen hin, die von Fisher [2] mittels der Mikrosphären-Technik nachgewiesen wurde.

## Zusammenfassung

In einer experimentellen Studie mit Kaninchen konnten wir nachweisen, daß im Falle einer Knocheninfektion durch eine langstreckige Muldung des infizierten Knochens mit Einschlagen eines Muskellappens in den Defektbereich eine effektive Infekttherapie durchgeführt werden kann. Eine langstreckige Muldung alleine führt nicht zu einer Infektausheilung. Der Knochendefekt nach Muldung der Tibia wird durch eine Muskellappentransposition schneller wieder aufgefüllt.

Systemisch verabreichte Antibiotica verbessern die Gesamtresultate. Es lassen sich in den Gruppen mit Antibioticatherapie wiederum (wenn auch weniger deutlich ausgeprägte) Vorteile für die Versuchstiere mit Muskellappen nachweisen.

Als mögliche Ursache für die besseren Resultate in den entsprechenden Versuchsgruppen mit Muskeltransposition ist die verbesserte Durchblutung zu werten. Die mikroangiographischen Untersuchungen zeigen bei den Versuchstieren mit Muskellappen eine Gefäßversorgung sowohl vom Muskellappen als auch vom Intramedullärraum aus.

## Summary

In an experimental study using adult rabbits we could find that in case of bone infection, effective therapy can be achieved by extended unroofing of the infected bone tissue with transposition of a local flap into the defect zone. Unroofing alone does not lead to a cure of infection. The resulting bone defect after unroofing is closed more rapidly in the presence of a muscle flap.

The overall results are improved by systemic antibiotics. Though less pronounced, the groups with antibiotic therapy again show the advantages of local muscle flaps.

A possible explanation for the superior results with muscle flaps lies in the improvement of local perfusion. This is demonstrated in the microangiographic studies in that vascularisation takes place both from the muscle flap and the intramedullary space.

## Literatur

1. Chang N, Mathes St (1982) Comparison of the effect of bacterial inoculation in musculocutaneous and random-pattern flaps. Plast Reconstr Surg 70:1–6
2. Fisher J, Wood M (1984) Quantitation of bone revascularisation by musculocutaneous and cutaneous flaps using a methyl-methacrylate bone cookie. Plast Res Council of the A.S.P.R.S., Detroit
3. Gottrup F, Firmin R, Hunt TK, Mathes SJ (1984) The dynamic properties of tissue oxygen in healing flaps. Surgery 95:527–536
4. Hörster G (1986) Ätiologie und Pathophysiologie der posttraumatischen Knocheninfektion. Unfallchirurgie 12:93–97
5. Mathes SJ, Alpert BS, Chang N (1982) Use of muscle flaps in chronic osteomyelitis: Experimental and clinical correlation. Plast Reconstr Surg 69:815–828

Dr. R. Ketterl, Abteilung für Unfallchirurgie, Kreiskrankenhaus Traunstein, W-8220 Traunstein, Bundesrepublik Deutschland

# Experimentelle Untersuchung zur Steigerung der Überlebensrate gefährdeter freier mikrovasculärer Lappentransplantate mittels Prostacyclinderivat

*Experimental Investigation to Improve Free Flap Survival by Prostacyclin Analogue*

A. Frick[1], R.G.H. Baumeister[1], U. Wohllaib[2] und C. Hammer[2]

[1]Chirurgische Klinik und Poliklinik, Universität München
[2]Institut für Chirurgische Forschung, Universität München, Klinikum Großhadern

## Zielsetzung

Die Vitalität freier Gewebetransplantate mit mikrovasculärem Gefäßanschluß kann durch Verschlüsse der zu- und vor allem der abführenden Gefäße sowie durch Mikrozirkulationsstörungen im Transplantat bedroht werden. Im Rahmen des ischämischen Geschehens soll es neben einer Freisetzung von Thromboxan mit seiner vasoconstringierenden und plättchenaggregations- und thrombusfördernden Wirkung zu einer Entstehung von freien Sauerstoff-Radikalen kommen, die zu einer Schädigung der Phospholipidmembran der Endothelzellen führt und die Prostacyclinsynthese beeinträchtigt [3]. Prostacyclin ist einer der stärksten bekannten Vasodilatoren und Thrombocytenaggregationshemmer [2].

Durch Veränderungen der Molekülstruktur wurde das chemisch und metabolisch stabilere Iloprost gewonnen mit einer Halbwertszeit von 30–45 min und gleicher vasodilatierender und Antithrombocytenaktivität wie sein natürlicher Vorläufer [1]. In dieser Untersuchung soll die Wirkung einer exogenen Iloprostgabe auf die Ischämietoleranz und die Überlebensrate gefährdeter freier mikrovasculärer Haut-Weichteiltransplantate geprüft werden.

## Methodik

Bei narkotisierten Sprague-Dawley-Ratten mit einem Gewicht zwischen 300 und 400 g wurden Leistenlappen mit den versorgenden epigastrischen Gefäßen im subcutanen Fettgewebskörper und den angrenzenden Femoralgefäßsegmenten gehoben. Die Haut-Subcutanlappen wurden frei an den Hals transplantiert und der Gefäßstiel mikrochirurgisch an die Arteria carotis und die Vena jugularis End-zu-End anastomosiert. In einer ersten Gruppe mit insgesamt 72 Tieren wurden an den isolierten Lappen intraoperative Perfusionen mit 0,9% NaCl-Lösung, Iloprostlösung (0,2 $\mu$g/ml), sowie einer Iloprostlösung mit Heparinzusatz (10 E/ml) durchgeführt und einer lokalen Ausspülung des Anfangsteiles des Gefäßstieles mit Heparinlösung gegenübergestellt.

Chirurgisches Forum 1992
f. experim. u. klinische Forschung
Gall/Beger/Ungeheuer (Hrsg.)
© Springer-Verlag Berlin Heidelberg 1992

In einer zweiten Versuchsreihe mit bisher 25 Tieren wurden bei vital transplantierten freien Lappen am 1. postoperativen Tag temporäre Ischämien (20 min) durch Abklemmen des venösen Anschlußgefäßes erzeugt.

10 Lappen wurden dabei zeitgleich mittels Iloprostlösung (0,1 $\mu$g(ml) über den offenen arteriellen Zustrom perfundiert.

In einer weiteren Gruppe wurde die Iloprostlösung während der Ischämie in die erhaltene Vena femoralis infundiert.

Intraoperativ und bei der Perfusion wurde der arterielle Zufluß und der venöse Rückstrom aus dem Transplantat unter dem Operationsmikroskop beurteilt. Postoperativ wurden neben der klinischen Verlaufsbeobachtung und histologischen Untersuchungen transcutane Sauerstoffdruckmessungen nach der Perfusion und am 1., 4., 10. und 21. Tag danach durchgeführt.

## Ergebnisse

Intraoperative Perfusionen an isolierten Lappen mit 0,9% NaCl-Lösung erbrachten nach der Anastomosierung des Gefäßstieles und Eröffnung des arteriellen Zuflusses keinen suffizienten venösen Rückfluß. Eine Iloprostlösung ergab einen Rückfluß bei 26% der Lappentransplantate. Ein Heparinzusatz zur Iloprostlösung steigerte den Rückfluß auf 88%. Die höchste venöse Rückflußrate bei 93% der Transplantate und auch die höchste Lappenüberlebensrate ließ sich durch lokales Ausspülen der Blutsäule aus dem Anfangsteil des Gefäßstieles erreichen.

Die am 1. postoperativen Tag erzeugte temporäre Ischämie führte in der Kontrollgruppe (n = 8) stets zu einem Lappenverlust infolge hämorrhagischer Nekrose.

Bei simultaner Iloprostperfusion in den offenen arteriellen Zustrom blieben 80% der Transplantate vital. Bei transcutanen Messungen waren teils bereits kurz nach Ende der Ischämie bzw. am darauffolgenden Tag Sauerstoffpartialdruckwerte meßbar.

Durch systemische intravenöse Iloprostinfusionen während der Lappenischämie lassen sich ähnlich hohe Lappenüberlebensraten (83%), teilweise jedoch mit temporären Epidermolysen (40%) erzielen. Auch hier sind teils bereits kurz nach Ende der Ischämie bzw. zu den weiteren Meßzeitpunkten signifikante Sauerstoffdruckwerte transcutan ableitbar. Allerdings treten bei dieser Applikationsform gravierende systemische Komplikationen mit einer Letalität von insgesamt 40% unter anderem durch spontane intraabdominelle Blutungen (10%) und Blutungen in den Hebedefekt (20%) auf.

## Zusammenfassung

Durch intraoperative Perfusion am isolierten freien Lappentransplantat mittels Iloprost läßt sich die Ischämietoleranz nicht steigern und ein No-reflow-Phänomen nicht ausreichend verhindern. Ein Heparinzusatz verbessert die Rückflußrate deutlich, der wirksamste Schutz ist jedoch ein lokales Ausspülen des Gefäßstieles mittels Heparinlösung.

Während der temporären Ischämie durch venöse Occlusion vermag eine Lappenperfusion mittels Iloprostlösung in den offenen arteriellen Zustrom die Ischämietoleranz so zu steigern, daß 80% der Transplantate vital bleiben.

Eine systemische intravenöse Iloprostgabe verhindert die Ischämiefolgen vergleichbar, ist jedoch teilweise von gravierenden Komplikationen begleitet.

## Summary

The intraoperative perfusion of the isolated free groin flap with the prostacyclin analogue Iloprost does not increase the ischemic tolerance and a sufficient venous reflow is not available. Addition of heparin increases the reflow rate to 88%. The most effective protection against a no reflow phenomenon os flushing the nutrient vessels with a heparin solution. Temporary ischemia induced by a venous occlusion on the first postoperative day leads to total flap failure. These effects are decreased by Iloprost perfusion through the open arterial inflow; it results in a survival rate of 80%. The systemic application of Iloprost by intravenous infusion reduces the ischemic effects in a similar way. The survival rate is comparable to that of the intraarterial administration, but serious complications have been seen.

## Literatur

1. Krause W, Hümpel M, Hoyer G-A (1984) Biotransformation of the stable prostacyclin analogue, Iloprost, in the rat. Drug Metabol Dispos 12:645–651
2. Moncada S, Vane JR (1979) Arachidonic acid and metabolites and the interactions between platelets and blood-vessel walls. New Engl J Med 300:1142–1147
3. Pang CY, Forrest CR (1987) Discussion beneficial effects of Ibuprofen on experimental microvascular free flaps: Pharmacologic alteration of the no-reflow phenomenon. Plast Reconstr Surg 79:372–374

Dr. A. Frick, Chirurgische Klinik und Poliklinik, Universität München, Klinikum Großhadern, Marchioninistraße 15, W-8000 München 70, Bundesrepublik Deutschland

## Alkalischer gastroösophagealer Reflux – Quantifizierung und klinische Relevanz

*Alkaline Gastroesophageal Reflux:*
*Quantification and Clinical Implications*

H.J. Stein, H. Feussner, W. Barthlen, J.R. Siewert und T.R. DeMeester

Chirurgische Klinik und Poliklinik, Technische Universität München (Direktor: Prof. Dr. med. J.R. Siewert) und Department of Surgery, University of Southern California, Los Angeles, Ca., USA

### Einleitung und Zielsetzung

Die gastroösophageale Refluxkrankheit ist eine der häufigsten Erkrankungen des oberen Gastrointestinaltrakts in der westlichen Welt mit einer geschätzten Prävalenz von 0,36%. Bei etwa der Hälfte der Patienten, bei denen die Refluxerkrankung durch 24-Stunden Ösophagus pH-Metrie objektiviert wird, findet sich in der Endoskopie eine Ösophagitis, peptische Ösophagus-stenose, ein ösophageales Ulcus, oder ein Barrett Ösophagus. Ein inkompetenter unterer Ösophagussphincter, gestörte peristaltische oder Clearance-Aktivität des tubulären Ösophagus, ein Defekt der protektiven Schleimhautmechanismen, und die Zusammensetzung des Refluxes sind alle einzeln oder in Kombination für die Entstehung dieser Komplikationen der Refluxerkrankung verantwortlich gemacht worden [1, 2].

Von diesen Faktoren ist vor allem die pathogenetische Rolle von alkalischem Duodenalinhalt im Refluat und insbesonders die der Gallensalze umstritten [1, 2, 3]. Dies beruht zum großen Teil auf bisher unzureichende Methoden, die Zusammensetzung des Refluates unter physiologischen Bedingungen zuverlässig zu untersuchen und alkalischen Reflux über einen ganzen circadianen Cyclus zu quantifizieren. Wir benutzten ein neu entwickeltes Refluxaspirationssystem, das es erlaubt, unter ambulanten Bedingungen das Refluat kontinuierlich über 24 h zu asservieren, und bestimmten den Gallensalzgehalt im Refluat bei 30 Patienten mit Refluxsymptomen. Die Befunde der Refluxaspiration wurden mit den Ergebnissen der 24 h pH-Metrie korreliert. Darüberhinaus verglichen wir die ösophageale Säure- (pH < 4) und Alkaliexposition (pH > 7) in der 24 h pH-Metrie bei 50 normalen Probanden und 200 konsekutiven Patienten mit Refluxsymptomen und verschiedenen Schweregraden von mucosalem Schaden in der Endoskopie.

Chirurgisches Forum 1992
f. experim. u. klinische Forschung
Gall/Beger/Ungeheuer (Hrsg.)
© Springer-Verlag Berlin Heidelberg 1992

88

## Material und Methoden

Die ambulante 24 h pH-Metrie des Ösophagus erfolgte bei 50 normalen Probanden
(20 Männer, 30 Frauen, Durchschnittsalter 35.2 Jahre) und 200 Patienten mit Refluxsymptomen (119 Männer, 81 Frauen, Durchschnittsalter 46,9 Jahre). In der Endoskopie
zeigte sich bei 102 der Patienten keine oder nur leichte Ösophagitis, 70 hatten erosive
Ösophagitis, und bei 28 bestand ein Barrett's Ösophagus, der histologisch verifiziert wurde.
Bei 30 dieser Patienten erfolgte auch die kontinuierliche Refluxaspiration.

Die ambulante 24 h pH-Metrie wurde mit einer kombinierten Glaselektrode durchgeführt,
die sowohl im sauren als auch im alkalischen Milieu eine Drift von weniger 0,2 pH
Einheiten zeigte. Die Elektrode wurde 5 cm oberhalb des unteren Ösophagussphincters
plaziert und mit einem tragbaren digitalen Datenspeicher konnektiert. Ösophageale Säure-
und Alkaliexposition sind als % der Gesamtmeßzeit mit einem pH $<$ 4 oder $>$ 7 angegeben
[2].

Die ambulante 24 h Refluxaspiration erfolgte mittels eines neu entwickelten Aspirations-
katheters, der ein Festsaugen an der Ösophaguswand verhindert. Der Katheter wurde mit
einer tragbaren Vakuumpumpe mit auswechselbaren Behältern verbunden. Das aspirierte
Refluat wurde getrennt für die Nüchtern-, Postprandial- und Schlafphase asserviert. Nach
Beendigung der Aspiration wurde das Volumen und der pH der gesammelten Fraktionen
gemessen. Die Gesamtgallensäurenkonzentration wurde enzymatisch bestimmt. Die Einzel-
fraktionen der aspirierten Gallensäuren wurden durch high pressure liquid chromatography
(HPLC) gemessen [4]. Während der ambulanten 24 h pH-Metrie und Refluxaspiration
waren nur Standardmahlzeiten mit einem pH zwischen 5 und 7 erlaubt.

Die Ergebnisse der pH-Metrie und Refluxaspiration wurden mittels univarianter Kor-
relationsanalyse verglichen. Der Vergleich der ösophagealen Säure- und Alkaliexposition
zwischen Probanden und Patientengruppen erfolgte mittels Standardtests für nicht parametrische Daten.


## Ergebnisse

Die Korrelationen zwischen der Zeit pH $>$ 7 in der ambulanten 24 h Ösophagus pH-
Metrie mit dem Aspirationsvolumen und der Gallensäurekonzentration im Refluat während
der Nüchtern-, Postprandial- und Schlafphase sind in Tabelle 1 dargestellt. Es bestanden
signifikante Korrelationen v.a. zwischen der Gallensäurekonzentration im Refluxaspirat
während der Nüchtern- und Postprandialphase mit der Zeit pH $>$ 7 in der pH-Metrie.
Insbesondere zeigten 6/7 Patienten mit einer erhöhten Zeit pH $>$ 7 in der pH-Metrie
auch einen erhöhten Gallensalzgehalt im Refluxaspirat. Es bestanden keine signifikanten
Korrelationen zwischen Aspirationsvolumen oder Gallensalzgehalt im Aspirat mit der Zeit
pH $<$ 4 in der ambulanten 24 h pH-Metrie.

Im Vergleich zu normalen Probanden zeigte die pH-Metrie eine deutlich erhöhte
ösophageale Säureexposition, d.h. % Zeit pH $<$ 4, bei allen Patientengruppen mit Refluxsymptomen. Verglichen mit Refluxpatienten, die in der Endoskopie keine oder nur eine
milde Ösophagitis aufwiesen, war die Zeit pH $<$ 4 jedoch nur bei Patienten mit Barretts
Ösophagus signifikant erhöht. Im Gegensatz dazu zeigte die pH-Metrie sowohl bei Patienten mit erosiver Ösophagitis als auch bei Patienten mit Barretts Ösophagus eine signifikant

erhöhte ösophageale Alkaliexposition, d.h. % Zeit pH > 7 (Tabelle 2). Ein pathologisch erhöhter alkalischer Reflux (d.h. Zeit mit pH > 7 oberhalb der 95. Perzentile normaler Probanden) fand sich in der pH-Metrie bei insgesamt 29 der 200 untersuchten Patienten (14,5%). Von diesen 29 Patienten hatten 16 eine Voroperation mit Zerstörung der gastroduodenalen Barriere (distale Magenresektion nach BI oder BII, oder eine Pyloroplastik). Zehn weitere Patienten hatten eine Cholecystektomie.

**Tabelle 1.** Korrelation zwischen % Zeit pH > 7 in der ambulanten 24 h Ösophagus pH-Metrie und Aspirationsvolumen und Gallensalzgehalt in der ambulanten Refluxaspiration

|  | Korrelations-Koeffizient | Signifikanz-Niveau |
| --- | --- | --- |
| Aspirationsvolumen nüchtern | 0.0995 | 0.601 |
| Gallensalzkonzentration nüchtern | 0.5379 | 0.009 |
| Aspirationsvolumen postprandial | 0.3199 | 0.085 |
| Gallensalzkonzentration postprandial | 0.4894 | 0.006 |
| Aspiratinsvolumen Schlaf | 0.1043 | 0.583 |
| Gallensalzkonzentration Schlaf | 0.3621 | 0.059 |

**Tabelle 2.** Ösophageale Säure- (pH < 4) und Alkaliexposition (pH > 7) in der ambulanten 24 h Ösophagus pH-Metrie bei normalen Probanden und Patienten mit verschiedenen Schweregraden der Refluxösophagitis

|  | Normale Probanden | keine/milde Ösophagitis | erosive Ösophagitis | Barrett's Ösophagus |
| --- | --- | --- | --- | --- |
| Anzahl | 50 | 102 | 70 | 28 |
| % Zeit pH < 4 | $1,5 \pm 0,9$ | $6,9 \pm 2,1^{a}$ | $12,2 \pm 3,4^{a}$ | $26,4 \pm 4,1^{a,b}$ |
| % zeit pH > 7 | $2,7 \pm 1,0$ | $3,5 \pm 1,2$ | $9,6 \pm 2,6^{a,b}$ | $11,8 \pm 3,0^{a,b}$ |

Mittelwert ± Standardfehler;
[a]: $p < 0,05$ vs "Normale Probanden"; [b]: $p < 0,05$ vs "keine/milde Ösophagitis".

## Diskussion

Reflux von saurem Magensaft wird im allgemeinen als der wesentliche schleimhautschädigende Faktor bei Patienten mit gastroösophagealer Refluxerkrankung betrachtet. Säuresuppression ist deswegen derzeit der Hauptangriffspunkt der medikamentösen Therapie der Refluxerkrankung. Im Gegensatz dazu zeigt unsere Studie, daß vor allem Patienten mit schweren Komplikationen der Refluxerkrankung, d.h. erosiver Ösophagitis und Barretts Ösophagus, neben einer erhöhten ösophagealen Säureexposition auch eine deutlich erhöhte ösophageale Exposition für pH > 7 aufweisen.

Der Nachweis einer erhöhten Zeit mit pH > 7 im tubulären Ösophagus weist auf eine Kontamination des gastroösophagealen Refluxates mit alkalischem Duodenalinhalt hin. Quantifizierung von alkalischem gastroösophagealem Reflux mittels 24 h pH-Metrie ist jedoch weniger zuverlässig als die Messung von saurem gastroösophagealem Reflux. Eine erhöhte % Zeit mit pH $>$ 7 im distalen Ösophagus kann auch durch Mahlzeiten oder Getränke mit einem pH $>$ 7, einem erhöhten pH von verschlucktem oder gepooltem Speichel bei Patienten mit Infektionen im Mund und Rachenraum oder Obstruktion im distalen Ösophagus, oder durch Benutzung von im alkalischen Bereich instabilen Antimonelektroden verursacht sein [1, 2]. Zur Vermeidung dieser Faktoren waren in unserer Studie nur Mahlzeiten und Getränke mit einem pH $>$ 7 erlaubt. Patienten mit Obstruktion im distalen Ösophagus oder Infektionen im Mund und Rachenraum wurden ausgeschlossen und es wurden ausschließlich auch im alkalischen Bereich stabile Glaselektroden verwendet. Die gute Korrelation der Zeit pH $>$ 7 in der pH Metrie mit der Gallensäurekonzentration im Aspirat bestätigt, daß unter diesen Voraussetzungen alkalischer gastroösophagealer Reflux mittels ambulanter 24 h pH-Metrie quantifiziert werden kann.

Massive Kontamination des Mageninhalts mit alkalischem Duodenalinhalt ist die Voraussetzung für alkalischen gastroösophagealen Reflux. In unserer Studie konnte eine erhöhte Zeit pH $>$ 7 im distalen Ösophagus vor allem bei Patienten mit einer vorhergegangenen distalen Magenresektion, Pyloroplastik oder Cholecystektomie, die alle zu einem erhöhten duodenogastralen Reflux führen, beobachtet werden. Ein primärer alkalischer duodeno-gastro-ösophagealer Reflux fand sich jedoch noch bei 3/200 Refluxpatienten (1,5%).

In vitro Untersuchungen haben gezeigt, daß von den Beimengungen im alkalischen Refluat verschiedene Gallensalzfraktionen und aktivierte Pankreasenzyme wie Trypsin, Lipase, und Carboxypeptidase Epithelveränderungen an der Ösophagusmucosa hervorrufen können [1]. Die genaue Identifizierung der für die Entstehung von erosiver Ösophagitis in vivo verantwortlichen Faktoren bleibt einer genaueren chcmischen Analyse des Refluxaspirates mittels HPLC vorbehalten. Der in unserer Studie gezeigte alkalische Reflux bei Patienten mit schweren Komplikationen der Refluxkrankheit erklärt allerdings, warum gerade bei diesen Patienten Säuresuppression alleine häufig erfolglos bleibt.

## Zusammenfassung

Reflux von alkalischen Gallensalzen in den Ösophagus kann mittels Refluxaspiration oder ambulanter 24 h pH-Metrie des Ösophagus gemessen werden. Ein erhöhter alkalischer gastro-ösophagealer Reflux besteht vor allem bei Patienten mit zerstörter gastroduodenaler Barriere oder nach Cholecystektomie und scheint zur Entstehung von erosiver Ösophagitis und Barretts Ösophagus zu prädisponieren.

## Summary

Reflux of bile acids into the esophagus can be quantitated by reflux aspiration or by the percentage of time that pH $>$ 7 on esophageal pH monitoring. Alkaline gastroesophageal reflux occurs primarily after destruction of the gastroduodenal barrier or cholecystectomy and appears to contribute to the development of esophagitis or Barrett's esophagus.

## Literatur


1. DeMeester TR, Stein HJ (1989) Gastroesophageal reflux disease. In: Moody FG, Carey LC, Jones RC, Kelly KA, Nahrwold DL, Skinner DB (eds) Surgical treatment of digestive disease, 2nd edition. Year Book Medical Publishers, Chicago, pp 65–108
2. Stein HJ, Barlow AP, DeMeester TR (1992) The development of complications in gastroesophageal reflux disease. Role of the lower esophageal sphincter, esophageal acid and acid/alkaline exposure and duodenogastric reflux. Ann Surg (in press)
3. Mittal RK, Reuben A, Whitney JO et al (1987) Do bile acids reflux into the esophagus? A study in normal subjects and patients with gastroesophageal reflux disease. Gastroenterol 92:371–375
4. Feussner H, Weiser HF, Liebermann-Meffert D, Siewert JR (1988) Intestino-oesophagealer Reflux nach Gastrektomie. Chirurg 59:665–669


Unterstützt z.T. durch die Heidenhain Stiftung, Traunreuth.

Dr. med. H.J. Stein, Chirurgische Klinik und Poliklinik, Technische Universität München, Ismaninger Straße 22, W-8000 München 80. Bundesrepublik Deutschland

# Wert der Ersatzmagenbildung bei der Rekonstruktion nach Gastrektomie – Eine experimentelle Studie

## Value of the Pouch Stomach for Postgastrectomy Reconstruction: An Experimental Study

G. Beese, K.-H. Fuchs und A. Thiede

Chirurgische Universitätsklinik Würzburg (Direktor: Prof. Dr. med. A. Thiede)

## Einleitung

Die vielfältigen Möglichkeiten der Rekonstruktion des oberen Intestinaltraktes nach Gastrektomie sind bezüglich ihrer Bedeutung für die postoperative Funktion kontrovers diskutiert. Eine generell favorisierte Rekonstruktion gibt es nicht, jedoch wird das technisch einfach durchführbare Roux-Y Verfahren am häufigsten angewandt. Durch die Senkung der perioperativen Letalität im Verlauf des letzten Jahrzehnts rückt die Vermeidung von Defektfolgezuständen der Gastrektomie weiter in den Vordergrund. Unter ihnen hat der Verlust der Reservoirfunktion subjektiv für den Patienten einen hohen Stellenwert, objektiv bei der Bewertung funktioneller Parameter aber eine umstrittene Position. In einer vorangegangenen experimentellen Arbeit konnte der positive Einfluß der erhaltenen Duodenalpassage bei Jejunuminterposition auf das postoperative Ergebnis gegenüber der einfachen Roux-Y Rekonstruktion herausgestellt werden (Zittel 1991). Ziel dieser Studie ist es, die Bedeutung der zusätzlichen Ersatzmagenbildung durch einen Pouch nach Gastrektomie bei unterschiedlichen Rekonstruktionsprinzipien im Experiment an der Ratte zu untersuchen. Dabei kann durch präzise Kontrolle der Versuchsbedingungen und systematische Variation des Rekonstruktionsverfahrens der Effekt der Rekonstruktion auf das postoperative Ergebnis isoliert betrachtet und beurteilt werden (Thiede et al. 1989).

## Material und Methoden

In Äthernarkose wurden im Anschluß an eine totale Gastrektomie bei 3 Monate alten männl. Lewis-Ratten zwei verschiedene Prinzipien der Rekonstruktion des Intestinaltraktes mit und ohne zusätzliche Pouchmagenbildung durchgeführt: Isoperistaltische jejunale Interposition (JI), Roux-Y Oesophagojejunostomie (RY), jejunale Interposition mit Pouch (JI+Pouch) und Roux-Y Rekonstruktion mit Pouch (RY+Pouch). Die Ersatzmagenbildung erfolgte durch Entero-entero-Anastomosierung einer 6–7 cm langen antimesenterial längs aufgetrennten Jejunumschlinge zu einem J-Pouch in Anlehnung an die Methode von Hunt-Laurence-Rodino, wobei die Oesophagusanastomose im oberen Teil in die Naht mit einbezogen wurde. Die Kontrollgruppe (K) bestand aus altersentsprechenden nicht operierten männl. Lewis-Ratten. Unter kontrollierten Haltungsbedingungen wurde mit Altromin Standarddiät ad libitum gefüttert, ohne daß irgendeine Substitutionstherapie

Chirurgisches Forum 1992
f. experim. u. klinische Forschung
Gall/Beger/Ungeheuer (Hrsg.)
© Springer-Verlag Berlin Heidelberg 1992

# postoperatives Körpergewicht

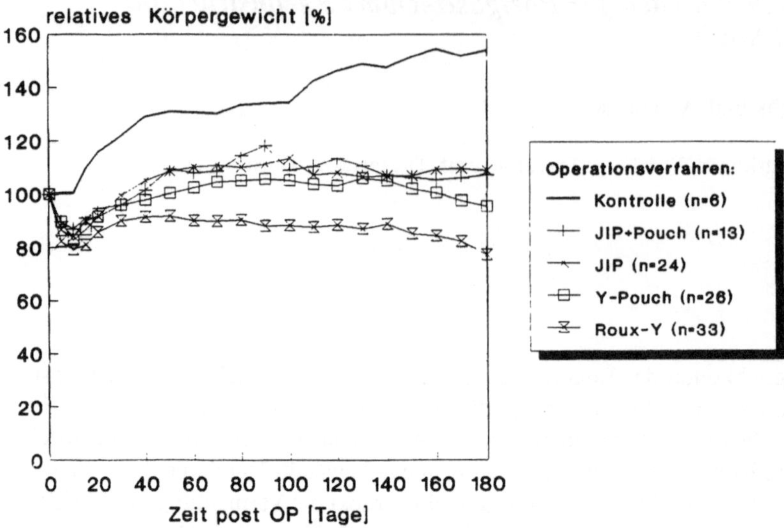


**Abb. 1.** Entwicklung des Körpergewichts bezogen auf das Gewicht unmittelbar nach der Operation

erfolgte. In 10-tägigen Abständen wurde das Körpergewicht, nach 3, 6 und 9 Monaten die Hämoglobinkonzentration im Blut aus einer Schwanzvene bestimmt. Nach Entbluten der Tiere im Rahmen der Sektion 6 oder 9 Mon. postoperativ wurden die Serumparameter Eisen, Totalprotein und Amylase gemessen. Bei der Sektion wurde auf die Durchgängigkeit der Anastomosen, die Schleimhaut des Oesophagus sowie auf den Füllungszustand des Pouches geachtet. Das Volumen des Pouches wurde durch Einleiten von NaCl-Lösung bis zur Prallfüllung bestimmt. Es wurde Pankreasgewebe für Formalinhistologien gewonnen. Die Ergebnisse wurden statistisch als Median und Standardfehler des Medians dokumentiert, die Signifikanzprüfung erfolgte mit dem U-Test von Wilcoxon-Mann-Whitney, dabei wurde $p \leq 0,05$ bei zweiseitiger Fragestellung als signifikant gewertet.

## Ergebnisse

*Postoperativer Gewichtsverlauf:* Nach anfänglicher Abnahme des relativen Körpergewichts bei allen operierten Gruppen kommt es zu einer unterschiedlich ausgeprägten Gewichtszunahme (vgl. Abb. 1). Die Kontrollgruppe nimmt im gesamten Untersuchungszeitraum stetig an Gewicht zu, die Unterschiede zu anderen Gruppen sind dabei immer hochsignifikant. Während die RY Gruppe das präoperative Gewicht nicht mehr erreicht, nehmen die JI, die JI+Pouch und die RY+Pouch Tiere über ihr Ausgangsgewicht hinaus zu. Die Gruppen mit JI und JI+Pouch weisen tendenziell höheres Gewicht auf als die RY+Pouch Gruppe; hier sind die Unterschiede jedoch kaum signifikant, während die Unterschiede aller anderen Gruppen zu der RY Gruppe fast ausschließlich signifikantes Niveau erreichen.

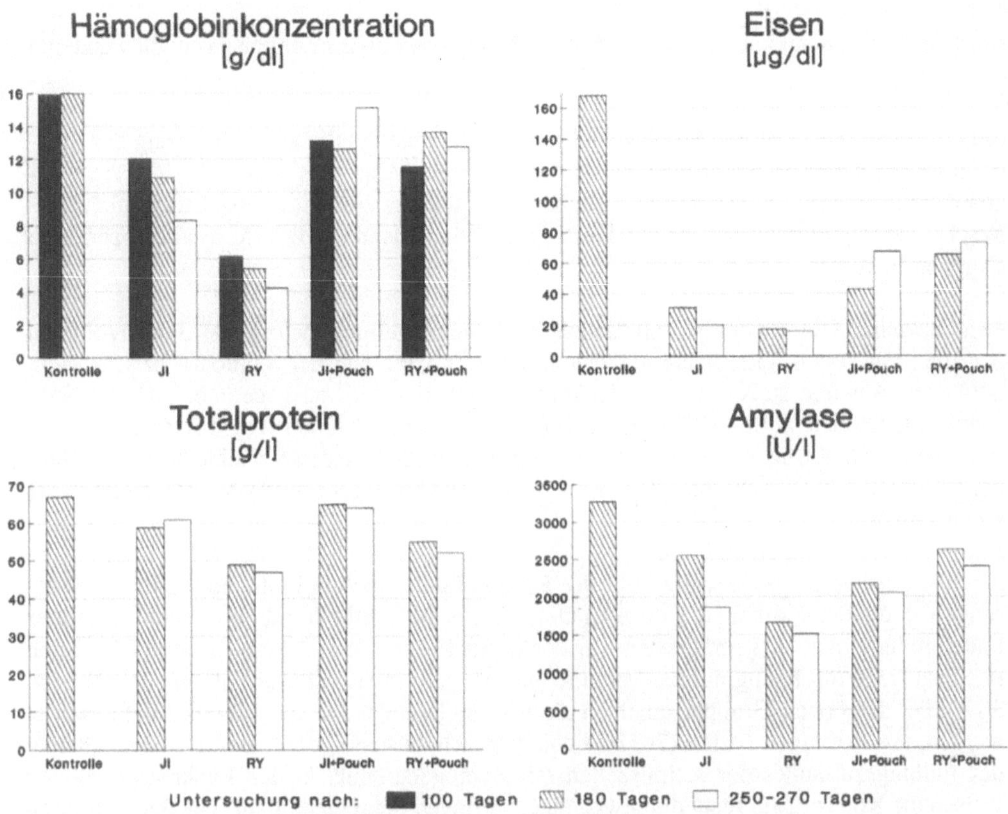



**Abb. 2.** Hämoglobinkonzentration im Blut 3, 6 und 9 Monate sowie Serumspiegel von Eisen, Totalprotein und Amylase 6 und 9 Mon. postoperativ

*Hämoglobin und Serumeisen:* Die Hb-Spiegel der operierten Tiere sind gegenüber der Kontrolle an fast allen untersuchten Zeitpunkten signifikant erniedrigt. Während die ohne Pouch rekonstruierten Tiere zum Ende des untersuchten Zeitraumes deutlich fallende Tendenz zeigen, weisen die beiden Gruppen mit Pouch einen Anstieg der Werte nach 9 Mon. auf (vgl. Abb. 2). Die RY Gruppe hat die niedrigsten (hochsignifikante Unterschiede zu allen anderen Gruppen), die Gruppe mit JI deutlich erniedrigte Spiegel. Die Tiere nach Pouchrekonstruktion weisen subnormale, zum Teil sich von der Kontrollgruppe nicht signifikant unterscheidende Werte (bei JI+Pouch nach 9 Mon.) auf. Bei der Eisenkonzentration sind die Unterschiede verglichen mit den Hb-Spiegeln noch deutlicher. Ansonsten entsprechen sich die Werte in der Relation, so daß sich eine gleichartige Befundkonstellation ergibt.

*Totalprotein:* Zwischen der Kontrollgruppe und Gruppe mit JI+Pouch ergeben sich keine signifikanten Unterschiede. Die Gruppen mit den anderen Rekonstruktionsverfahren sind demgegenüber nach 6 und 9 Mon. signifikant erniedrigt. JI und RY+Pouch unterscheiden sich nicht signifikant. Die Gruppe mit einfacher RY Rekonstruktion und den wiederum geringsten Werten unterscheidet sich zu beiden Zeitpunkten hochsignifikant von allen anderen Gruppen.

*Amylase:* Die Messung der Amylase im Serum zeigt eine deutliche Verringerung der Spiegel aller operierten Gruppen gegenüber der Kontrolle. Abermals haben die RY Tiere gegenüber allen anderen operierten Gruppen, die sich untereinander statistisch nicht unterscheiden, signifikant erniedrigte Werte. Im Verlauf nehmen die Werte aller operierten Gruppen weiter ab.

*Pouchvolumen:* Intraoperativ unmittelbar nach Fertigstellung betrug das Pouchvolumen bei allen mit Pouch rekonstruierten Tieren $0,9 \pm 0,1$ ml. Bei der Sektion 6 bzw. 9 Mon. postoperativ wurde stets ein in große Teile des Oberbauches ausgedehnter und mit Nahrungsbestandteilen gefüllter Pouch vorgefunden, dessen Volumen ca. das dreifache des intraoperativen betrug. Dabei gab es weder zwischen den beiden verschiedenen Pouchrekonstruktionen noch zwischen den nach 6 bzw. 9 Mon. bestimmten Werten signifikante Unterschiede.

*Morphologische Veränderungen:* Bei der Sektion fanden sich bei einigen Tieren Veränderungen an der Schleimhaut des distalen Oesophagus mit Epithelhyperplasie und vermehrter Faltenbildung. Am ausgeprägtesten war der Befund nach 6 und 9 Mon. bei den RY Tieren (82 bzw. 75% mit hochgradigen Veränderungen), gefolgt von der Gruppe mit JI (50 bzw. 38%). Bei den Pouch-Gruppen tauchten diese Veränderungen, die als refluxbedingt gewertet werden, nur in einigen Fällen (7–17%) und schwach ausgeprägt auf. Bei der Einschätzung des Füllungszustandes der Acinuszellen mit Zymogengranula in den Pankreaspräparaten weisen die Kontrollpankreata durchweg einen geringen Sekretgehalt auf. Die der operierten Tiere zeigen eine vermehrte Füllung im Sinne einer Ausschleusungsstörung, die bei der Rekonstruktion mit RY am stärksten und bei JI+Pouch am geringsten ausgeprägt ist.


## Diskussion

Bei allen durchgeführten Rekonstruktionen treten Veränderungen im Sinne einer agastrischen Dystrophie auf, deren Ausmaß hier anhand des Gewichtsverlaufs, der Hämoglobinkonzentration und der Eisen-, Protein- und Amylaseserumspiegel bemessen wurde. Die ausgeprägte Eisenmangelanämie der RY Gruppe kann durch den Wegfall des Hauptresorptionsortes für Eisen mit der Ausschaltung des Duodenums aus der Nahrungspassage bedingt sein, sie wird aber durch die zusätzliche Pouchbildung bei beiden Rekonstruktionsprnzipien gebessert. Auch wird die Resorption von Proteinen durch den Pouch begünstigt. Diese Veränderungen können einerseits durch Verweilen von Chymus im Pouch bei gleichzeitigem Kontakt mit resorbierendem Epithel, andererseits durch eine dem physiologischen Ablauf nahekommende verzögerte Abgabe von Speisebrei in distale Darmabschnitte mit verlängerter intestinaler Transitzeit bedingt sein. Die exokrine Pankreasfunktion wird durch den Erhalt der Duodenalpassage sowie die Pouchbildung positiv beeinflußt. Die durch die Art der Rekonstruktion modifizierten Sekretionsreize (Frieß et al. 1988), veränderte Passagezeiten und Umverteilung von enterohormonproduzierenden Zellen (Gebhardt et al. 1988) können hieran beteiligt sein. Eine weitere Bedeutung kommt dem Pouch in unserer Studie als Barriere zur Verhinderung einer Refluxoesophagitis zu. Bei ausgeschalteter Duodenalpassage hat die zusätzliche Pouchmagenbildung einen erheblichen Effekt, dabei wird postoperativ ein ähnlich gutes funktionelles Ergebnis erzielt wie mit der Rekonstruktion durch JI. Weiterhin kann die agastrische Dystrophie bei erhaltener Duodenalpassage durch zusätzliche Pouchmagenbildung verringert werden, so daß sich durch die Ergänzung der Effekte in der Kombination von JI mit dem Pouch – insbesondere im langfristigen Verlauf – bei einigen Parametern kein Unterschied mehr zu den physiologischen Werten der Kontrolltiere herausstellt. Die erhobenen Daten in unserem tierexperimentellen Ansatz belegen dabei den positiven Einfluß einer zusätzlichen Pouchmagenbildung in Bezug auf das Ausmaß von Defektfolgezuständen nach Gastrektomie.

## Zusammenfassung

An gastrektomierten Ratten wurden Jejunuminterposition, Roux-Y Rekonstruktion und jedes dieser Verfahren in Kombination mit einem Jejunumpouch untersucht. Postoperatives Körpergewicht, Hämoglobinkonzentration und einige Serumspiegel zeigen bis zu 9 Mon. nach dem Eingriff Vorteile bei der Rekonstruktion mit Interposition und jeglicher Pouch Rekonstruktion. Neben der Aufrechterhaltung der duodenalen Speisepassage ist die zusätzliche Schaffung eines funktionell wirksamen Nahrungsreservoirs bei beiden Rekonstruktionsprinzipien geeignet, das postoperative Ergebnis zu verbessern. Die Kombination von Interposition und Pouch kommt dabei den physiologischen Werten der Kontrolltiere am nächsten.

## Summary

Jejunal interposition, Roux-en-Y reconstruction, and each of these procedures in combination with a jejunal pouch were studied in gastrectomized rats. Examinations of postoperative body weight, hemoglobin, and serum up to 9 months after surgery proved beneficial in jejunal interposition and any of the pouch reconstructions. Thus – next to the preservation of the duodenal passage of food – the additional supply with an efficient nutritional reservoir in both basic types of reconstruction is able to improve the postoperative outcome. Results closest to controls were achieved by combining interposition and pouch.

## Literatur

Frieß H, Büchler M, Malfertheiner P, Nustede R, Beger HG (1988) Endogenes CCK induziert Pankreaswachstum nach Gastrektomie: Ergebnisse einer tierexperimentellen Studie. Langenbecks Arch Chir, Chir. Forum 1988. Springer, Berlin Heidelberg New York Tokyo, S 55–60

Gebhardt H, Deltz E, Schroeder P, Hansmann ML, Hamelmann H (1988) Auswirkungen von Magenteilresektionen (Billroth I und II) auf Anzahl und Verteilungsmuster Hormon-produzierender Zellen des gesamten Magen-Darm-Traktes. Langenbecks Arch Chir, Chir. Forum 1988. Springer, Berlin Heidelberg New York Tokyo, S 49–53

Thiede A, Zittel T, Niebel G (1989) Methoden zur Analyse des psychosozialen Verhaltens des Lebensqualitätsindex bei Ratten mit unterschiedlichen Rekonstruktionen nach Gastrektomie. Z Exp Chir Transplant Künstl Organe 22:272–275

Zittel T (1991) Die Bedeutung des Rekonstruktionsverfahrens nach Gastrektomie für somatische Veränderungen bei Ratten. Med Diss, Kiel

Dr. G. Beese, Chirurgische Universitätsklinik, Universität Würzburg, W-8700 Würzburg, Bundesrepublik Deutschland

# Plasmaviscosität und Extracellulärraum beim frühen postprandialen Dumping-Syndrom

## Plasma Viscosity, Extracellular Space and the Dumping Syndrome After Gastric Resection

J. Miholic, W. Osterode, M. Düsse und A. Hochfelner

II. Chirurgische Universitätsklinik, Wien, Österreich

## Einleitung

Das frühe Dumping-Syndrom nach Eingriffen am oberen Gastrointestinaltrakt geht einher mit einem akuten Abfall des Plasmavolumens, hervorgerufen durch eine osmotisch bedingte Verschiebung von Wasser aus dem Extracellulärraum (ECR) in das Darmlumen [1]. Für die Intensität des Früh-Dumping gibt es keinen einfachen physiologischen Parameter, was die Evaluierung therapeutischer Maßnahmen erschwert [2]. Die Volumenveränderungen des Extracellulärraums müssen in einer Änderung der Plasmaviscosität resultieren. Es war Ziel dieser Untersuchung, Veränderungen der Plasmaviscosität und die relative Größe des Extracellulärraums auf eventuelle Zusammenhänge mit der Intensität des frühen Dumpingsyndroms zu untersuchen.

## Patienten und Methoden

Zwölf Patienten wurden median 62 Monate nach partieller oder totaler Gastrektomie untersucht. Deskriptive Daten sind in Tabelle 1 aufgelistet.

**Tabelle 1.** Patientencharakteristika

| | n | Alter | Geschlecht (M:F) | Body mass Index (Gewicht/Größe$^2$) |
|---|---|---|---|---|
| Non-Dumper | 6 | 63 ± 4 | 2:1 | 23,5 ± 2,5 |
| Dumper | 6 | 49 ± 4 | 1:1 | 24,5 ± 2,5 |

Sechs davon litten unter postprandialen Frühdumping-Syndromen, die mit dem von Sigstad angegebenen diagnostischen Score (Sigstad-Score $\geq$ 7) quantifiziert wurden [3]. ECS und Ganzkörperwasser (TBW) wurden mittels bioelektrischer Impedanz bestimmt [4], und zwar durch eine Impedanzmessung vor Beginn der Testmahlzeit. Dafür wurde der BIA-103 Body Composition Analyzer (RJL inc., Detroit, MI, USA) verwendet. Die von diesem Gerät gelieferten Meßgrößen der Ganzkörper-Impedanz, Resistance (R) und Reactance (Xc) werden unter Verwendung publizierter Formeln [4, 5] zur Berechnung von ECS und

Chirurgisches Forum 1992
f. experim. u. klinische Forschung
Gall/Beger/Ungeheuer (Hrsg.)
© Springer-Verlag Berlin Heidelberg 1992

TBW herangezogen. Die Veränderung der Plasmaviscosität (dPV) gegenüber dem Ausgangswert wurde 30 min nach Ende einer 100 g Kohlehydrat-Testmahlzeit mit einem Capillar-Viscosimeter gemessen.

Kontinuierliche Variable werden als Mittelwert $\pm$ Standardirrtum angegeben, wenn nicht anders angegeben. Vermutete Zusammenhänge wurden mit uni- und multivariater Statistik auf Signifikanz geprüft. Zur graphischen Darstellung der multiplen Regression wurden Leverage-Plots verwendet. Die Leverage einer Kovariate wird erhalten durch das Einsetzen des Mittelwertes der anderen Modellparameter in die Regressionsformel (JMP Software Package; SAS Institute, Heidelberg).

## Ergebnisse

In den univariaten Analysen waren Alter und dPV, nicht jedoch Geschlecht, oder ECW/TBW signifikant mit Dumping assoziiert (Tabelle 2).

**Tabelle 2.** Plasmaviscosität und Extracellulärraum

| | Plasmaviscosität (mPa $\times$ sec) | | dPV | ECW/TBW |
| | vorher | nach 30 min | $PV_{30}$–$PV_0$) | |
|---|---|---|---|---|
| Non-Dumper | 0,135 $\pm$ 0,003 | 0,131 $\pm$ 0,003 | -0,0037 $\pm$ 0,0011 | 0,50 $\pm$ 0,02 |
| Dumper | 0,133 $\pm$ 0,003 | 0,131 $\pm$ 0,003 | -0,0015 $\pm$ 0,0011 | 0,48 $\pm$ 0,02 |

Dumper waren signifikant jünger ($p < 0,01$) und hatten einen geringeren Abfall der PV ($p < 0,05$). Mittels multipler linearer Regression wurden eine geringe Abnahme der PV, ein geringes Verhältnis von ECS zu TBW, und männliches Geschlecht als unabhängige Prädiktoren des Dumping-Scores bestätigt (Tabelle 3 und Abb. 1).

**Tabelle 3.** Multiple lineare Regression der abhängigen Variable Dumping-Score; $p = 0,002$; $r = 0,91$

| Variable | Koeffizient | Standardirrtum | P-Wert |
|---|---|---|---|
| Konstante | 85,9 | | |
| Geschlecht[a] | 7,8 | 1,4 | 0,0006 |
| dPV | 0,60 | 0,24 | 0,04 |
| ECW/TBW | −153,2 | 33,4 | 0,002 |

[a] weiblich = 0; männlich = 1

## Diskussion

Etwa 15–30% der Patienten nach partieller oder totaler Magenresektion leiden unter postprandialem Schwächegefühl, Müdigkeit, Tachykardie, dem frühen Dumping-Syndrom [6, 7]. Diese 30 min nach einer Mahlzeit auftretenden Kreislaufsymptome werden induziert

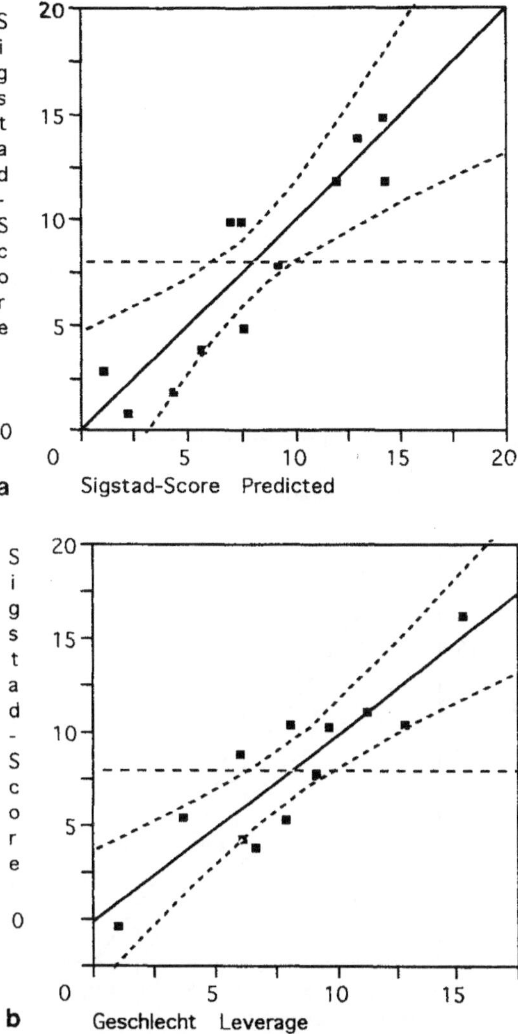



**Abb. 1.** Graphische Darstellung der multiplen Regression mittels Leverage-Plot; **a** Beobachteter und mittels multipler Regression vorausgesagter Dumping-Score; **b** Einfluß des Geschlechts auf den Sigstad-Score im multivariaten Modell

durch eine rasche Entleerung des Magenrestes oder -ersatzes. Durch die hohe osmotische Belastung kommt es zu Flüssigkeitsverschiebungen aus dem Extracellulärraum in das Darmlumen [1, 2]. Die Messung der Intensität des Frühdumping ist erschwert durch die Kosten und die Invasivität der Isotopenmethoden, sowie durch Abhängigkeit des Sigstad-Scores von anamnestischen Angaben. Eine einfache Methode zur Quantifizierung des Dumpings wäre zu wünschen, welche den pathogenetisch wirksamen Abfall des Plasmavolumens mit mehr Genauigkeit anzeigt als der Hämatokrit.

Die vorliegende Studie zeigte, daß die Änderung der Plasmaviscosität – Folge des Entzugs von Flüssigkeit aus dem ECR – einen einfachen klinischen Parameter für die In-

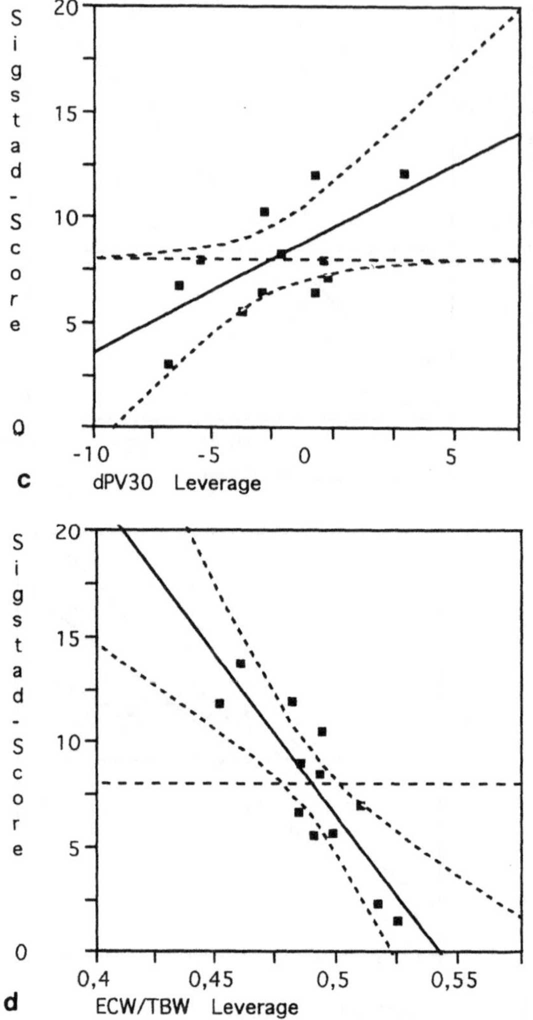



**Abb. 1. c** Einfluß des dPV im multivariaten Modell; **d** Einfluß von ECS/TBW im multivariaten Modell

tensität des Frühdumping darstellt. Weiters wird neuerlich bestätigt, daß ein relativ enger ECR mit der Intensität des Dumping korreliert [6]. Die abnehmende Prävalenz von Dumping im Alter erklärt sich aus der bekannten altersbedingten Zunahme des extracellulären Flüssigkeitskompartements [8]. Die höhere Incidenz bei Männern kann ähnlich erklärt werden: durch den relativ geringeren Anteil extracellulären Wassers am Ganzkörperwasser [9]. Es empfehlen sich weitere Studien über die Brauchbarkeit der Plasmaviscositätsmessung zur Evaluierung therapeutischer Maßnahmen beim Dumping.

## Zusammenfassung

Das postprandiale Dumping nach Magenresektionen geht einher mit einem akuten Abfall des Plasmavolumens durch Verschiebung von Wasser aus dem Extracellulärraum (ECS) in das Darmlumen. Die Evaluierung therapeutischer Maßnahmen wird durch das Fehlen einfacher physiologischer Parameter für die Intensität des Dumping erschwert. Die Verkleinerung des ECS sollte in einer Zunahme der Plasmaviscosität resultieren. Der ECS, Ganzkörperwasser (TBW) und die postprandiale Veränderung der Plasmaviscosität (dPV) nach 30 min wurde bei 13 magenoperierten Patienten gemessen, von denen 8 unter Frühdumping litten. In den univariaten Analysen waren Alter und dPV, nicht jedoch Geschlecht und ECS/TBW signifikant mit den Dumping Symptomen (Sigstad-Score) assoziiert. Dumper waren jünger und zeigten einen geringeren postprandialen Abfall der Plasmaviscosität. Multiple lineare Regression ergab ein Modell mit drei signifikanten Prädiktoren: geringe Abnahme der Plasmaviscosität, ein geringes ECS/TBW-Verhältnis und männliches Geschlecht erschwert unabhängig voneinander den Dumping-Score (r = 0,91; p = 0,002). Der postprandiale Verlauf der Plasmaviscosität ist ein einfacher Indikator des Dumping-Syndroms.

## Summary

Postprandial dumping after gastric resections is accompanied by a rapid fall in plasma volume induced by fluid shifting from the extracellular space (ECS) into the intestine. Evaluation of therapeutic measures is hampered by the lack of a simple physiologic marker of dumping intensity. Contraction of the ECS should result in an increased plasma viscosity. Total body water, the ECS and postprandial plasma viscosity were measured in 13 dumpers after gastrectomy. In the univariate analyses the dumping symptoms (Sigstad score) correlated with age and the plasma viscosity change (dPV) after 30 min but not with ECS per total body water (ECS/TBW). Dumpers were younger and exhibit a smaller postprandial drop in plasma viscosity. Multiple linear regression revealed three independent predictors of dumping intensity. Small drops in plasma viscosity, a small ECS/TBW ratio and male gender were independently associated with the Sigstad score ($r = 0,91$; $p = 0,002$). It is concluded that the postprandial course of plasma viscosity is a simple indicator of dumping intensity.

## Literatur

1. Peddie GH, Jordan GL, DeBakey ME (1957) Further studies on the pathogenesis of the postgastrectomy syndrome. Ann Surg 146:892
2. Hinshaw DB, Joergenson EJ, Davis HA, Stafford CE (1957) Peripheral blood flow and blood volume studies in the dumping syndrome. Arch Surg 74:686
3. Sigstad H (1977) A clinical diagnostic index in the diagnosis of the dumping syndrome. Acta Med Scand 188:479
4. Lukaski HC, Bolonchuk WW (1988) Estimation of body fluid volumes using tetrapolar bioelectrical impedance measurements. Aviat Space Environ Med 59:1163

5. Miholic J, Reilmann L, Weimann A, Meyer HJ, Pichlmayr R (1989) Extracellular space and bio-electrical impedance measurements in the assessment of nutritional state after total gastrectomy. Clin Nutr 8S:129
6. Miholic J, Reilmann L, Meyer HJ, Körber H, Kotzerke J, Hecker H (1990) Extracellular space, blood volume, and the early dumping syndrome after total gastrectomy. Gastroenterol 99:923
7. Smout AJPM, Akkermans LMA, Roelofs JMM, Pasma FG, Oei HY, Wittebol P (1987) Gastric emptying and postprandial symptoms after Billroth II resection. Surgery 101:27
8. Moore FD, Olesen KH, McMurrey JD, Parker HV, Ball MR, Boyden CM (1963) The body cell mass and its supporting environment. WB Saunders, p 84
9. Forbes GB (1987) Human body composition. Growth, aging, nutrition, and activity. Springer, New York, p 86

Univ.-Doz. Dr. J. Miholic, II. Chirurgische Universitätsklinik, Spitalgasse 23, A-1090 Wien, Austria

# CCK und Afferenzen des N. vagus vermitteln die durch intraduodenales Fett verzögerte Magenentleerung in der wachen Ratte

## Cholecystokinin and Vagal Afferents Mediate Duodenal Fat-Induced Inhibition of Gastric Emptying in the Conscious Rat

H. Hölzer[1], H. Raybould[2], T. Gottwald[1] und H.D. Becker[1]

[1] Abteilung Allgemeine Chirurgie mit Poliklinik, Chirurgische Universitätsklinik Tübingen (Direktor Prof. Dr. H.D. Becker)
[2] CURE/VAMC West Los Angeles, Department of Medicine and Brain Research Institute UCLA, Los Angeles, California

## Einleitung

Verschiedene Studien haben gezeigt, daß intraduodenales Fett einer der potentesten Inhibitoren der Magenentleerung ist [1, 2]. Unklarheit besteht jedoch nach wie vor über die Vermittlung dieses enterogastrischen Reflexes. Denkbare Mediatoren des Effekts sind hormonelle und nervale inhibitorische Mechanismen. CCK wird durch intraduodenales Fett freigesetzt [3] und es konnte gezeigt werden, daß exogenes CCK Magenmotilität und Magenentleerung in Hunden, Ratten und Menschen hemmt [4]. Außerdem ist eine ausgeprägte afferente vagale und sympathische Innervation des Duodenums bekannt, die Signale von chemisch, osmotisch, mechanisch und thermisch stimulierbaren Receptoren des Duodenums an das ZNS übermitteln. Die Stimulation dieser Afferenzen hat einen hemmenden Effekt auf Magenmotilität und -entleerung und spricht für eine nervale Vermittlung. Die lokale Applikation des sensorischen Neurotoxins Capsaicin auf periphere Nerven führt zu einer selektiven Ausschaltung afferenter Fasern, die es möglich macht, ihre Rolle bei der Vermittlung enterogastrischer Reflexe zu untersuchen. Die Entwicklung potenter, hochselektiver CCK-Antagonisten wie L-364.718 ermöglicht die detaillierte Analyse der physiologischen Funktionen von CCK. Ziel der Studie war es, die Rolle von CCK und von Afferenzen des N. vagus und N. splanchnicus bei der Vermittlung hemmender Effekte duodenaler Fettperfusion auf die Magenentleerung zu untersuchen.

## Material und Methodik

Verwendet wurden männliche Sprague-Dawley Ratten mit einem Körpergewicht von 280–320 g. Die Tiere wurden in Ketanestnarkose mit Magen- und Duodenalkanülen versehen.

Nach einer 14tägigen Erholungspause wurde die Behandlung mit dem selektiven Neurotoxin Capsaicin angeschlossen. Es wurden 3 Gruppen gebildet. In der Kontrollgruppe (n = 8) wurde lediglich das Lösungsmittel appliziert. In der 2. Gruppe (n = 7) wurde der cervicale N. vagus beidseits mit Capsaicin (1%), das in Tween 80 und Olivenöl gelöst

Chirurgisches Forum 1992
f. experim. u. klinische Forschung
Gall/Beger/Ungeheuer (Hrsg.)
© Springer-Verlag Berlin Heidelberg 1992

wurde, behandelt und in der 3. Gruppe (n = 7) wurde der Plexus coeliacus mit Capsaicin sensorisch denerviert.

Nach einer Erholungszeit von 7–10 Tagen wurden die Experimente zur Magenentleerung in den 3 Gruppen begonnen. Allen Tieren wurde dabei an verschiedenen Tagen 30 min vor Beginn des Experiments L-364.718 (1 mg/kg) bzw. zur Kontrolle physiologische Kochsalzlösung intraperitoneal appliziert. Die Magenentleerung von 3 ml physiologischer Kochsalzlösung über 5 min wurde während intraduodenaler Perfusion (0,1 ml/min) mit physiologischer Kochsalzlösung bzw. Fett (Intralipid 5%, 10%) nach der von Debas et al. beschriebenen Methode [2] gemessen.

## Ergebnisse

*1. Effekte der Behandlung von N. vagus und N. splanchnicus mit Capsaicin (Abb. 1):* Bei duodenaler Perfusion mit physiologischer Kochsalzlösung wurden in der Kontrollgruppe $93 \pm 4\%$ der Flüssigkeit in 5 min entleert. Duodenale Fettperfusion (5%, 10%) hemmte die Magenentleerung mit $69 \pm 5\%$ und $20 \pm 5\%$ signifikant ($p < 0,05$ und $p < 0,01$ physiologische Kochsalzlösung vs. Fett). Bei Ratten, deren N. vagus beidseits mit Capsaicin behandelt wurde, ergab sich mit einer Magenentleerung von $93 \pm 4\%$ unter Perfusion mit physiologischer Kochsalzlösung kein Unterschied zur Kontrollgruppe. Die Hemmung der Magenentleerung nach Perfusion mit 5%igem Fett war mit $76 \pm 7\%$ gegenüber der Kontrollgruppe zwar abgeschwächt, aber statistisch nicht signifikant verändert. Die Perfusion mit 10%igem Fett führte dagegen mit einer Magenentleerungsrate von $69 \pm 5\%$ zu einer signifikanten ($p < 0,05$) Abschwächung der fettinduzierten Verzögerung der Magenentleerung.

Die Capsaicin-Behandlung des Plexus coeliacus hatte keinen Einfluß auf die Verzögerung der Magenentleerung nach duodenaler Fettperfusion. Bei duodenaler Perfusion mit physiologischer Kochsalzlösung wurden $86 \pm 2\%$ entleert. Die Perfusion mit 5- bzw. 10%igem Fett reduzierte die Entleerung auf $70 \pm 4\%$ bzw. $23 \pm 7\%$.

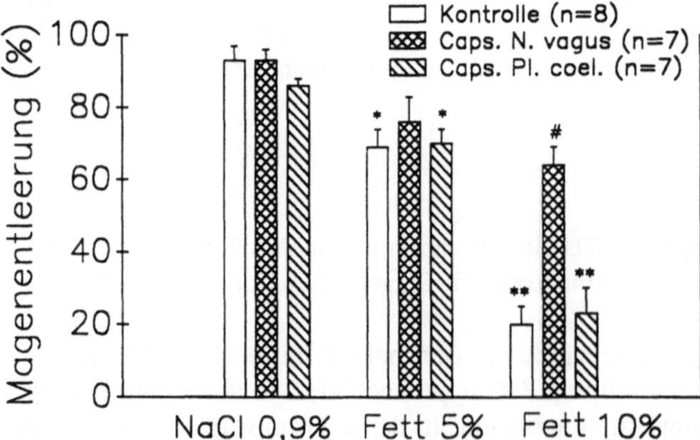


**Abb. 1.** Effekte der perinervalen Capsaicin-Behandlung auf die Verzögerung der Magenentleerung während duodenaler Kochsalz- und Fettperfusion

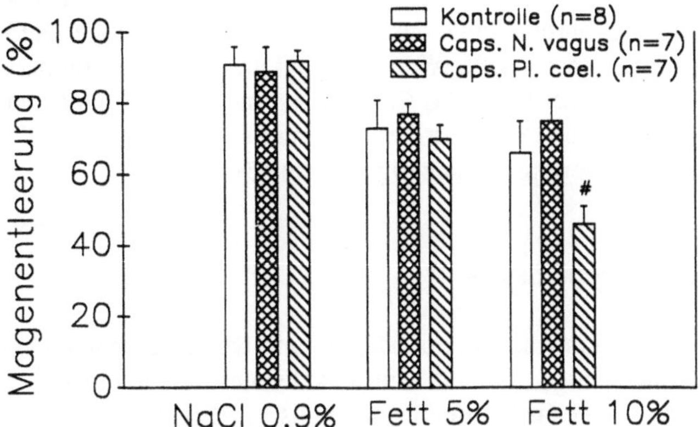



**Abb. 2.** Effekte der intraperitonealen Gabe von L-364.718 auf die Verzögerung der Magenentleerung während duodenaler Kochsalz- und Fettperfusion

*2. Effekte der Behandlung mit L-364.718 (Abb. 2):* Die intraperitoneale Gabe von L-364.718 hatte während duodenaler Perfusion mit physiologischer Kochsalzlösung in keiner der drei Gruppen einen signifikanten Einfluß auf die Magenentleerung: Kontrollgruppe 91 ± 5%, Capsaicin N. vagus 89 ± 7% und Capsaicin Plexus coeliacus 92 ± 3%. Die Verzögerung der Magenentleerung während duodenaler Fettperfusion wurde in der Kontrollgruppe durch den CCK-Antagonisten abgeschwächt. Zwar war dieser Effekt bei 5%igem Fett mit 73±8% noch nicht signifikant, aber bei 10%iger Fettperfusion wurde die Hemmung der Magenentleerung von 20 ± 5% in der Kontrollgruppe auf 66 ± 9% signifikant ($p < 0,05$) reduziert. In den Ratten mit perivagaler Capsaicin-Behandlung führte die zusätzliche Gabe von L-364.718 zu einer geringen, nicht signifikanten Reduktion der Inhibition der Magenentleerung während 5- und 10%iger Fettperfusion (77 ± 3%, 75 ± 6%). Zusätzliche L-364.718 Gabe in Ratten mit Capsaicin-Behandlung des Plexus coeliacus hatte keinen Effekt bei Perfusion mit 5%igem Fett (70 ± 4%). Die Entleerungsverzögerung bei Perfusion mit 10%igem Fett wurde dagegen mit 46 ± 5% signifikant ($p < 0,05$) abgeschwächt.

## Diskussion

Mit der vorliegenden Studie konnten wir zeigen, daß sowohl hormonelle als auch nervale Mechanismen an der Vermittlung der durch duodenale Fettperfusion induzierten Verzögerung der Magenentleerung beteiligt sind. Die Ergebnisse nach Gabe von L-364.718 zeigen, daß CCK für etwa 66% der durch 10%iges Fett induzierten Hemmung der Magenentleerung verantwortlich ist. Dies deckt sich mit vorangegangenen Untersuchungen, die einen inhibitorischen Effekt von CCK und gastrointestinaler Fettbelastung auf die Magenentleerungsrate gezeigt haben. Die Ergebnisse nach perivagaler Capsaicin-Behandlung bzw. nach Behandlung des Plexus coeliacus zeigen, daß vagale Afferenzen für ca. 60% der fettinduzierten Hemmung der Magenentleerung verantwortlich sind, während sympathische Afferenzen keine Rolle spielen. Der Umstand, daß die zusätzliche L-364.718 Gabe in Ratten mit perivagaler Capsaicin-Behandlung nur noch zu einer geringen, nicht signifikanten zusätzlichen Abschwächung der Verzögerung der Magenentleerung nach duodenaler Fettbelastung führte, könnte darauf hin deuten, daß endogenes CCK zumindest z.T. als Neurotransmitter über vagale Afferenzen agiert. Dieses Zusammenspiel hormoneller und nervaler Faktoren wird durch die Ergebnisse einer vorangegangenen Studie unterstützt, die zeigt, daß perivagale Capsaicin-Behandlung die durch exogenes CCK-induzierte Verzögerung der Magenentleerung vollständig aufhebt [5].

## Zusammenfassung

Es wurden in wachen, mit Magen- und Duodenalkanülen versehenen Ratten die Mechanismen untersucht, durch die intraduodenales Fett zu einer Verzögerung der Magenentleerung führt. Die Perfusion des Duodenums mit Fett (5%, 10%) resultierte in einer signifikanten Hemmung der Magenentleerung in der Kontrollgruppe. Die sensorische vagale Denervation des oberen Gastrointestinaltraktes schwächte diese Entleerungsverzögerung signifikant ab, während die sensorische Denervation des Plexus coeliacus keinen Effekt hatte. Die Gabe von L-364-718, einem CCK "A" Receptorantagonisten, schwächte die Fett-induzierte Hemmung der Magenentleerung in der Kontrollgruppe und in der Gruppe, in der der Plexus coeliacus mit Capsaicin behandelt wurde, ebenfalls signifikant, während sie in der Gruppe mit perivagaler Capsaicin-Behandlung keinen Effekt hatte. Diese Ergebnisse zeigen, daß die Verzögerung der Magenentleerung bei duodenaler Fettperfusion zumindest zu einem wesentlichen Teil durch CCK und vagale Afferenzen vermittelt werden, während sympathische Afferenzen keine Rolle spielen.

## Summary

The mechanisms by which fat in the duodenum inhibits gastric emptying were investigated in awake rats fitted with chronically implanted gastric and duodenal cannulas. Perfusion of the duodenum with fat (5%, 10%) caused a significant inhibition of gastric emptying of physiological saline in the vehicle-treated group. Functional ablation of the capsaicin-sensitive vagal sensory innervation to the upper gastrointestinal tract significantly attenuated fat-induced inhibition. Functional ablation of the spinal sensory innervation had no effect. Administration of L-364.718, an antagonist of cholecystokinin (CCK) at type "A" receptors, significantly reduced the fat-induced inhibition on the celiac ganglia in the vehicle-treated group and in the group with capsaicin, but had no effect in the group with perivagal capsaicin treatment. These results suggest that fat in the duodenum inhibits gastric emptying via a mechanism involving CCK and vagal afferents, while splanchnic afferents do not contribute to the response.

## Literatur

1. Valenzuela JE, Defilippi C (1981) Inhibition of gastric emptying in humans by secretin the octapeptide of cholecystokinin, and intraduodenal fat. Gastroenterol 81:898–902
2. Debas HT, Farooq O, Grossman ML (1975) Inhibition of gastric emptying is a physiological action of cholecystokinin. Gastroenterol 68:1211–1217

3. Liddle R, Goldfine I, Rosen M, Taplitz R, Williams J (1985) Cholecystokinin bioactivity in human plasma: molecular forms, responses to feeding and relationship to gallbladder contraction. J Clin Invest 75:1144–1152
4. Anika MS (1982) Effects of cholecystokinin and caerulein on gastric emptying. Eur J Pharmacol 85:195–199
5. Raybould H, Tache Y (1988) Cholecystokinin inhibits gastric motility and emptying via a capsaicin-sensitive vagal pathway in rats. Am J Physiol 255:G242–246

Dr. med. H. Hölzer, Abteilung Allgemeine Chirurgie mit Poliklinik, Universität Tübingen, Hoppe-Seyler-Straße 3, W-7400 Tübingen, Bundesrepublik Deutschland

# Immunhistochemische Untersuchungen zur Verteilung von Cholecystokinin, Motilin und Neurotensin im menschlichen Magen

## *Immunohistochemical Investigations on the Distribution of Cholecystokinin, Motilin and Neurotensin in Human Stomach*

S. Michalski[1], H. Herken[2], K. Golenhofen[3], G. Goudarzi[2], G. Lepsien[1] und F.E. Lüdtke[1]

[1]Klinik und Poliklinik für Allgemeinchirurgie, Universität Göttingen
[2]Abteilung für Histologie, Universität Göttingen
[2]Physiologisches Institut, Universität Marburg/Lahn

## Einleitung

Die enterischen Neuropeptide und die gastrointestinalen Hormone spielen eine bedeutende Rolle bei der Steuerung der Magenmotilität, wobei das parasympathische und das sympathische Nervensystem in der Lage ist, die Aktivität des enterischen Nervensystems zu modulieren. Die meisten gastrointestinalen Peptide, wie z.B. Neurotensin und CCK bewirken in vivo eine verzögerte Magenentleerung, während für Motilin ein aktivierender Einfluß auf die Magenmotilität sowohl in vivo als auch in vitro beschrieben wurde [1]. In vorangegangenen Studien zur In-vitro-Motilität des Magens konnte von unserer Arbeitsgruppe gezeigt werden, daß Cholecystokinin, Motilin und Neurotensin exitatorische Effekte an glattmusculären Präparaten aller Magenregionen des Menschen bewirken, wobei eine regionale Differenzierung unterschiedliche "Hauptwirkungsorte" der einzelnen Peptide ergab: So traten starke Aktivierungen nach Applikation von Neurotensin und CCK bei den longitudinalen Präparaten des Antrums und in der äußeren Schicht des pylorischen Ringes auf, während Motilin die zirkulären Muskelstreifen des Antrums am stärksten aktiviert. Alle diese Wirkungen wurden durch die Gabe von Atropin und Tetrodotoxin nicht beeinflußt [1, 2, 3]. Ziel dieser Arbeit war es zu untersuchen, ob die gastrointestinalen Peptide im menschlichen Magen regional unterschiedlich lokalisiert sind, ob eine solche regionale Differenzierung der Peptide mit den bekannten "Hauptwirkorten", an denen sie ihre direkte Wirkung auf die Motilität zeigen, assoziiert ist und ob diese Peptide sich in endokrinen Zellen und/oder Nervenfasern nachweisen lassen.

## Material und Methoden

Die Präparate wurden im Rahmen von Magenresektionen bei 13 Patienten mit Magencarcinomen und bei 4 Patienten mit Ulcusleiden gewonnen. Die immunhistochemischen Untersuchungen erfolgten an ca. 1 × 1 cm großen Stücken der gesamten menschlichen Magenwand aus folgenden Regionen: Fundus, Corpus, Antrum, präpylorische Region, Pylorus und postpylorische Region. Dabei lagen die prä- und postpylorischen Entnahmestellen 0,5

Chirurgisches Forum 1992
f. experim. u. klinische Forschung
Gall/Beger/Ungeheuer (Hrsg.)
© Springer-Verlag Berlin Heidelberg 1992

112

cm vor bzw. hinter dem Pylorus. Die Entnahmestellen für die immunhistochemische Analyse sowie für die Messungen der mechanischen Aktivität im Organbad waren identisch. Alle Präparate waren makroskopisch und histologisch frei von Ulcus- bzw. Tumorgewebe.

Die für die Untersuchungen verwandten polyklonalen Antikörper wurden in Kaninchen gegen pures Schweinemotilin, synthetisches Rinderneurotensin und gegen CCK 10-20 gewonnen (Firma MILAB, Malmö, Schweden). Die Fixierung der frisch entnommenen Präparate erfolgte in Bouin- und Zambonilösung. Schnitte mit 5 $\mu$m (Bouin) und 10 $\mu$m (Zamboni) wurden angefertigt. Die Antiseren wurden in den folgenden Verdünnungen über Nacht aufgebracht: Motilin 1:10000, Neurotensin 1:5000 und CCK 10-20 1:240.

## Ergebnisse

Die immunhistochemische Analyse zeigte folgende Ergebnisse:
1. CCK war bei allen untersuchten menschlichen Mägen (n = 17) nur in den endokrinen Mucosazellen der präpylorischen Region und im Pylorus selbst nachzuweisen. In allen anderen Magenregionen konnte CCK immunhistochemisch weder in endokrinen Zellen noch in Nervenfasern nachgewiesen werden.
2. Motilin wurde in allen 17 untersuchten Mägen in endokrinen Zellen der Pylorusmucosa gefunden. In 2 Mägen gelang zusätzlich auch der Nachweis in endokrinen Antrummucosazellen.
3. Ein Neurotensinnachweis konnte weder im menschlichen Magen noch im oberen postpylorischen Duodenum (Bulbus duodeni) in endokrinen Zellen oder Nervenfasern erbracht werden.

## Diskussion

In zahlreichen Publikationen konnte von unserer Arbeitsgruppe an glattmusculären Streifen aus verschiedenen Lokalisationen des menschlichen Magens eine regionale Differenzierung der Wirkungen der gastrointestinalen Peptide Motilin, CCK und Neurotensin nachgewiesen werden [1, 2, 3]. Generell könnten diese direkten Effekte der gastrointestinalen Peptide auf die glatte Muskulatur des menschlichen Magens auf parakrinem Wege erfolgen, oder sie könnten als Neurotransmitter des enterischen Nervensystems wirken und müßten dann in Neuronen oder Nervenplexus nachweisbar sein. Neurotensin ist bisher beim Menschen in endokrinen Zellen der Duodenal- und der Jejunalmucosa gefunden worden [4]. Außerdem wurde es in Nervenfasern des Rattenmagens nachgewiesen. Versuche, dieses Hormon im menschlichen Corpus und Antrum nachzuweisen, schlugen bisher fehl. Motilin wurde in endokrinen Zellen des menschlichen Fundus, Antrum und des Duodenums gefunden [5]. CCK ist in endokrinen Zellen des Duodenums und des proximalen Jejunums nachgewiesen worden [6]. Nur in Schweinen und Hunden wurde es auch in der Pylorusmucosa entdeckt. Da in der Literatur keine Arbeiten existierten, die eine genaue immunhistochemische Untersuchung der verschiedenen Magenregionen vorgenommen hatten, erschien eine regionale Differenzierung bezüglich der Verteilung der oben genannten Peptide wünschenswert. Die Befunde, daß CCK und Motilin immunhistochemisch in endokrinen Mucosazellen der distalen Magenregion, in denen sie auch eine maximale Aktivierung der mechanischen

Aktivität bewirkten, nachweisbar waren, spricht dafür, daß diese Peptide eine physiologisch relevante Rolle bei der Regulation der Motorik der gastroduodenalen Region beim Menschen spielen. Es ist wahrscheinlich, daß beide Peptide die Magenentleerung durch eine direkte Wirkung auf die glatte Muskulatur der pylorischen Region auf parakrinem Wege beeinflussen, da ein Vorkommen der Peptide in Nervenfasern nicht belegt werden konnte. Zusätzlich mögen auch indirekte CCK- und Motilineffekte dazu beitragen, die Magenentleerung zu beeinflussen, wobei CCD die Magenentleerung in vivo verzögert, Motilin jedoch beschleunigt.

## Zusammenfassung

Präparate der gesamten menschlichen Magenwand (n = 17) wurden aus Fundus, Corpus, Antrum, präpylorischer Region, Pylorus und postpylorischer Region von 17 Magenresektionspräparaten bei Magencarcinompatienten (n = 13) und bei Ulcuspatienten (n = 4) entnommen. Mit der PAP-Technik wurde die Verteilung der gastrointestinalen Peptide CCK 10-20, Motilin und Neurotensin untersucht und die Ergebnisse mit der Wirkung dieser Peptide auf die mechanische Aktivität glatter isolierter Muskelstreifen der gleichen Magenregionen verglichen. CCK war immunhistochemisch in allen untersuchten Mägen und im Pylorus zu finden, während Motilin in allen Fällen in endokrinen Zellen der Pylorusmucosa und in 2 Fällen auch in der Antrummucosa nachweisbar. Ein Neurotensinnachweis gelang bei keinem der untersuchten Mägen. Die Ergebnisse sprechen für eine physiologisch relevante Rolle von CCK und Motilin bei der Regulation der Motorik der gastroduodenalen Region des Menschen. Dabei beeinflussen beide Peptide die Magenentleerung neben einer indirekten Wirkung auch durch eine direkte Wirkung auf die glatte Muskulatur der pylorischen Region, wobei diese Wirkung am ehesten auf parakrinem Wege erfolgt.

## Summary

Surgical samples of the whole stomach wall from human fundus, corpus, antrum, prepyloric region, pylorus, and postpyloric region were obtained at surgery for gastric cancer ($n = 13$) and ulcer disease ($n = 4$). The PAP technique was used to reveal the distribution of cholecystokinin (CCK) 10-20, motilin, and neurotensin, and the results were compared with their effects on smooth muscle strips from the same region. The immunohistochemical analysis showed that CCK could be found only in the endocrine mucosa cells of the prepyloric region and in the pyloric ring in all human stomachs examined ($n = 17$). Motilin could be detected in all cases in endocrine cells of the pyloric mucosa and additionally in the antrum mucosa of two out of the 17 cases investigated. Neurotensin could not be found in any stomach tissue. The results indicate a physiologically important role for CCK and motilin in the regulation of the gastroduodenal region in man. Besides indirect pathways, these peptides also modulate gastric emptying directly via paracrine effects on smooth muscle of the pyloric region.

**Literatur**


1. Lüdtke FE, Müller H, Golenhofen K (1989) Direct effects of motilin on isolated smooth muscle from various regions of the human stomach. Pflügers Arch 414:558–563
2. Lüdtke FE, Golenhofen K, Becker HD (1984) Neurotensin steigert die motorische Aktivität des glatten Muskels von Magen und Duodenum des Menschen. Z Gastroenterol 22:482
3. Lüdtke FE, Golenhofen K, Köhne C (1988) Direct effects of cholecystokinin on human gastric motility. Digestion 39:210–218
4. Polak JM, Sullivan SN, Bloom SR, Buchan AMJ, Facer P, Brown MR, Pearse AGE (1977) Specific localisation of neurotensin to the N cell in human intestine by radioimmunoassay and immunocytochemistry. Nature 270:183–184
5. Chey WY, Escoffery R, Roth F, Chang TM, You CH, Yajima (1980) Motilin-like immunoreactivity (MLI) in the gut and neurons of peripheral and central nervous system. Regul Pept 1:S19
6. Buffa R, Solcia E, Go VLW (1976) Immunohistochemical identification of the cholecystokinin cell in the intestinal mucosa. Gastroenterol 70:528–532



Dr. S. Michalski, Klinik und Poliklinik für Allgemeinchirurgie, Universität Göttingen, W-3400 Göttingen, Bundesrepublik Deutschland

# Beeinflussung der Regeneration des enterischen Nervensystems nach Darmeingriffen durch eine segmentale extrinsische Denervierung*

## Effects on the Regeneration of the Enteric Nervous System After Surgical Bowel Manipulations by a Segmental Extrinsic Denervation


P. Trudrung[1], H. Waldner[2] und J. Sklarek[2]

[1]Anatomische Anstalt – Neuroanatomie – (Direktor: Prof. Dr. W. Lange), Ludwig-Maximilians-Universität München
[2]Chirurgische Klinik und Poliklinik (Direktor: Prof. Dr. L. Schweiberer), Ludwig-Maximilians-Universität München


## Zielsetzung

Nach operativen Eingriffen am Darm sind immer wieder Störungen der Darmfunktionen zu beobachten. Diese Funktionen unterliegen der Regulation durch das enterische Nervensystem (ENS) mit seinen intrinsischen und extrinsischen Reflexschleifen.

Ziel unserer Untersuchungen war, die Auswirkung unterschiedlicher Eingriffe am Darm – jeweils ohne oder mit einer segmentalen extrinsischen Denervierung – auf das ENS in einem Zeitraum von 1 bis 120 Tagen im Tiermodell mit morphologischen Methoden zu analysieren. Damit soll zum einen der Einfluß der extrinsischen Innervation auf die postoperative Regeneration des enterischen Nervensystems evaluiert und zum anderen eine Basis für weitere, funktionell orientierte Untersuchungen, die zu einem eingehenderen Verständnis postoperativer Störungen der Darmfunktion beitragen können, geschaffen werden.

## Methodik

Weibliche Wistar-Ratten erhielten präoperativ für 24 h Wasser ad libitum und wurden randomisiert sieben Gruppen ($\geq$ 30 Tiere/Gruppe) zugeteilt – Kontrollgruppen 1) i.p.-Anästhesie und 2) Scheinoperation, sowie experimentellen Gruppen: 3) segmentale extrinsische Denervierung, 4) Darmklemme, 5) Darmanastomose, 6) Kombination von segmentaler extrinsischer Denervierung und Darmklemme, 7) Kombination von segmentaler extrinsischer Denervierung und Darmanastomose.

In Ätherkurznarkose erhielten alle Tiere Chloralhydrat (3,6 mg/100 g) i.p.. In der Kontrollgruppe 2 wurde eine mediane Oberbauchlaparotomie angelegt, die erste Jejunumschlinge luxiert und reponiert, anschließend wurde das Abdomen wieder schichtweise verschlossen. In Gruppe 3 erfolgte eine segmentale extrinsische Denervierung eines ca. 8 cm langen Abschnitts des proximalen Jejunum in Anlehnung an Hill et al. (1985). In Gruppe 4

---


* Mit Unterstützung der DFG, SPP Neuropeptide (Tr244/1-2).



Chirurgisches Forum 1992
f. experim. u. klinische Forschung
Gall/Beger/Ungeheuer (Hrsg.)
© Springer-Verlag Berlin Heidelberg 1992

wurde eine armierte Klemme ca. 8 cm aboral des Treitzschen Bandes für 10 min angelegt. Nach Entfernen der Klemme wurde die Klemmstelle darmnah im Mesenterium markiert, um ein späteres Auffinden sicherzustellen. In Gruppe 5 wurde eine Durchtrennung ca. 8 cm aboral des Treitzschen Bandes gesetzt. Anschließend wurden die beiden Darmenden mit 6 bis 10 extramucösen Einzelknopfnähten (Ethilon 8/0; Ethicon, Zürich) in mikrochirurgischer Technik Stoß-auf-Stoß reanastomosiert und darmnah im Mesenterium markiert. In den Gruppen 6 und 7 wurde nach einer segmentalen extrinsischen Denervierung wie bei Gruppe 3 eine Darmklemme wie bei Gruppe 4 bzw. eine Darmanastomose wie bei Gruppe 5 jeweils in der Mitte des denervierten Segmentes angelegt.

Postoperativ erhielten alle Tiere über 4 Tage 5% Glucose ad libitum, 1, 2, 3, 5, 10, 14, 28, 42, 80 und 120 Tage postoperativ wurden jeweils mindestens drei Tiere pro Gruppe in tiefer Äther-/Chloralhydratnarkose relaparotomiert. Nach Erfassen des Gewichtsverlaufes und postoperativer Komplikationen (Magenatonie, Weite des operierten Segments, Stenosen) wurden ca. 12 cm Jejunum aboral des Treitzschen Bandes entnommen und jeweils oral sowie aboral zur Gewährleistung der Orientierung markiert. Anschließend wurde das entnommene Segment in 4 bis 6 Längsstreifen geschnitten, von diesen wurde einer nach Aufrollen histologisch, die anderen nach Schichtpräparation von Submucosa und Muscularis immunhistochemisch (cf. Trudrung et al. 1990) mit Markern der Gesamtarchitektur (NSE, GFAP, S-100; Dako, Hamburg), der extrinsischen adrenergen Innervation (D$\beta$H; INC/Sorin, Düsseldorf), sowie einzelner neuronaler Subsysteme des ENS (z.B. SP, VIP; Milab/Medac, Hamburg) aufgearbeitet und morphometrisch ausgewertet.


## Ergebnisse und Diskussion

Bei den postoperativen Gewichtsverläufen waren kaum Unterschiede zwischen Kontrolltieren (Gruppe 1, 2) und Tieren mit alleiniger segmentaler extrinsischer Denervierung (Gruppe 3) nachzuweisen. Tiere mit Kombinationen von segmentaler extrinsischer Denervierung und Darmeingriffen (Gruppe 6, 7) verloren weniger und gewannen mehr an Gewicht als Tiere nach alleinigen Darmeingriffen (Gruppe 4, 5).

Postoperative Komplikationen (Maximalwerte in Klammern) waren bei Kontrolltieren nur ausnahmsweise zu beobachten. Magenatonien waren bei Tieren der Gruppen 3 (25%), 6 und 7 (15%) weitaus seltener als bei den Gruppen 4 und 5 (40%). Eine Weitstellung des operierten Segmentes ohne Hinweise auf eine gestörte Passage trat bei allen Tieren der Gruppe 3 innerhalb von 14 Tagen auf und war sehr häufig in Gruppe 6 und 7 (80%), erheblich seltener in Gruppe 4 und 5 (25%) nachweisbar. Komplikationen wie oral der Läsion Weit-/aboral Engstellung oder oral der Läsion Stenose/musculäre Hypertrophie traten in den Gruppen 4 und 5 (50%/25%) erheblich häufiger als in Gruppe 7 (30%/15%) und nur ausnahmsweise in Gruppe 6 (10%/5%) ein.

Nach histologischer und immunhistochemischer Aufarbeitung waren in den Kontrollgruppen zwischen 1 und 120 Tagen p.op. keine Veränderungen des ENS festzustellen. In der Gruppe 3 waren im akuten postoperativen Verlauf umschriebene, diskrete Veränderungen in der Muscularis und ebenfalls umschriebene, aber deutliche Veränderungen in der Submucosa zu beobachten. Die adrenerge Innervation (D$\beta$H) des extrinsisch denervierten Segmentes degenerierte innerhalb weniger Tage, sie regenerierte jedoch ausnahmslos nach etwa sechs Wochen. In den Gruppen 4 bis 7 kam es initial in der Submucosa und in der Muscularis zu massiven Veränderungen der glialen und der neuronalen Architektur. Diese wurde im chronischen Verlauf (Grenzwerte gestörter ENS-Architektur oral/aboral einer Läsion in mm) in den Gruppen 4 und 5 lediglich in der Submucosa annähernd (2–0,5/2–2,5) wiederhergestellt, in der Muscularis hingegen persistierte über den 120. postoperativen Tag hinaus eine deutliche Störung der Architektur des ENS (25–10,5/27–31). Bei den Gruppen 6 und 7 kam es im chronischen Verlauf zu einer geordneten Regeneration des ENS sowohl in der Submucosa (0,5–0/0–0,5) wie auch annähernd in der Muscularis (0,5–0/3–5).

Unsere Untersuchungen verweisen erstmalig auf einen positiven Effekt einer zeitweisen Unterbrechung der extrinsischen Innervation eines Darmsegments auf den postoperativen Verlauf und die Regeneration des ENS, insbesondere des Plexus myentericus, nach Darmeingriffen. Die im Gegensatz zu anderen Verfahren (z.B. Durchtrennen oder Abklemmen mesenterialer Gefäße, Galligen et al. 1989) schonendere, eine Regeneration sicher gewährleistende extrinsische Denervierung durch eine Kryoläsion in Anlehnung an Hill et al. (1985) könnte hierbei ausschlaggebend sein. Die einer geordneten postoperativen Regeneration des ENS zuwiderlaufende "Übersteuerung" durch bidirektionale Einflüsse der extrinsischen Innervation, in der eine Ursache des postoperativen Ileus zu sehen ist (Furness und Costa 1974), ist in unserem Ansatz zeitweilig unterbrochen. Somit kann die intrinsische motorische Aktivität des ENS bei Ausschaltung des extrinsischen, stark inhibitorischen sympathischen Einflusses (Neely und Catchpole 1967) die postoperative Darmmotilität sichern. Eine segmentale extrinsische Denervierung beeinflußt die Darmmotilität nicht (Galligan et al. 1989). Die von uns beobachtete, mit einer segmentalen extrinsischen Denervierung einhergehende Weitstellung des operierten Segmentes, erschien in keinem Falle mit einer Verzögerung der Darmpassage verbunden. Zur weiteren Abklärung erforderliche, zeitlich Längsschnitt-orientierte funktionelle Untersuchungen mit dem Ziel einer detaillierten Analyse der postoperativen Darmmotilität sind eingeleitet.

## Zusamnmenfassung

An Wistar-Ratten wurde der Einfluß einer segmentalen extrinsischen Denervierung auf die postoperative Regeneration des enterischen Nervensystems nach Darmeingriffen zu definierten Zeitpunkten von 1 bis 120 Tagen p.op. untersucht.

Unsere Ergebnisse verweisen auf einen positiven Effekt einer zeitweisen Unterbrechung der extrinsischen Innervation in einem Darmeingriffen, wie Abklemmen oder Anastomosen, unterworfenen Segment. Der postoperative Verlauf (Gewichtsentwicklung, Auftreten von Komplikationen) und die morphologisch faßbare Regeneration waren nach Darmeingriffen in Kombination mit einer segmentalen extrinsischen Denervierung stets deutlich besser als nach Darmeingriffen ohne eine segmentale extrinsische Denervierung.

## Summary

The influence of a segmental extrinsic denervation on the postoperative regeneration of the enteric nervous system (ENS) after surgical interventions was investigated at defined postoperative intervals from 1 to 120 days in Wistar rats.

Our results infer a positive effect of a temporary interruption of the extrinsic innervation in a gut segment subjected to clamping or anastomosis. The postoperative course (body weights, incidence of complications) and the morphological regeneration always were considerably improved after surgical bowel manipulations combined with a segmental extrinsic denervation rather than after interventions without a segmental extrinsic denervation.

## Literatur

Furness HB, Costa M (1974) Adynamic ileus. its pathogenesis and treatment. Med Biol 52:82–89
Galligan JJ, Furness JB, Costa M (1989) Migration of the myoelectric complex after interruption of the myenteric plexus: intestinal transection and regeneration of enteric nerves in the guinea pig. Gastroenterol 97:1135–1146
Hill CE, Hirst GDS, Ngu MC, van Helden DF (1985) Sympathetic postganglionic reinnervation of mesenteric arteries and enteric neurones of the ileum of the rat. J Auton Nerv Syst 14:317–334
Neely J, Catchpole BN (1967) An analysis of the autonomic control of gastrointestinal motility in the cat. Gzt 8:230–241
Trudrung P, Waldner H, Sklarek J, Nitsch C (1990) Lesion patterns of vasoactive intestinal polypeptide-containing neurons in the myenteric plexus induced by clamping or transection of rat jejunum. Neurosci Lett 109:277–281

Dr. P. Trudrung, Anatomische Anstalt, Neuroanatomie, Ludwig-Maximilians-Universität, Pettenkoferstraße 11, W-8000 München 2, Bundesrepublik Deutschland
Ab 5/92: University of Melbourne, Dept. of Physiology, Parkville, VIC 3052, Australia

# Effektive Vergrößerung der Resorptionsfläche beim Kurzdarm durch Neumucosa – eine tierexperimentelle Studie

## Effective Enlargement of Resorptive Area by Neomucosal Growth in Case of Short Bowel: An Animal Experimental Study

W. Sigge

Klinik für Kinderchirurgie, Medizinische Universität, Lübeck

## Einleitung

Die Dünndarmtransplantation wird zwar operationstechnisch, jedoch nicht immunologisch beherrscht. Die Möglichkeit der Transplantation embryonalen Darmgewebes ist noch Gegenstand von Untersuchungen. Die Neomucosabildung stellt derzeit die einzige Alternative zur Darmtransplantation dar, mit der eine Vergrößerung der Resorptionsfläche erzielt werden kann. Die in-vivo Züchtung von Neomucosa des Darmes erfolgte bisher nur im Tierexperiment: auf dem Peritoneum der Bauchwand, auf der visceralen Serosa von Darmschlingen (sogen. Serosa-Patching), auf der Innenseite der Darmwand nach dem Entfernen der ortsständigen Mucosa und Submucosa (sogen. Muscularis propria-Patching), sowie auf Fremdmaterial (u.a. lyophilisierter Dura, Dacron). Sie führte jedoch nach geltender Einschätzung nicht zu einer überzeugenden Vergrößerung der Resorptionsfläche. Die Durchsicht der Literatur ergibt, daß weltweit bisher nur 5 Neomucosa-Experimente unter Kurzdarmbedingungen erfolgten [1, 2, 3, 4, 5]. Von diesen scheiterte das Experiment mit dem Muscularis propria-Patching, weil ein vollständiges Entfernen der ortsständigen Mucosa mißlang; verbliebene Reste der ortsständigen Mucosa führten zu neuer Flächendeckung und verhinderten das beabsichtigte Überwachsen der Patchfläche durch die Mucosa des benachbarten Darmes [5]. Thompson folgerte 1988, daß Neomucosa-Experimente mit klinisch relevanter Kurzdarm-Situation durchgeführt werden müßten [4].

## Material und Methode

Bei 16 jungen Beagle-Hündinnen wurden 85% der Länge des Dünndarmes reseziert und das verbliebene proximale Jejunum und distale Ileum End-zu-End anastomosiert. In gleicher Sitzung erfolgte die Erstellung einer Patchfläche im verbliebenen Ileum, die in der Folge von der Mucosa des Ileum überwachsen werden sollte:
a) ein 15 cm langes gefäßgestieltes Transponat des Colon ascendens wurde gegenüber seinem Mesenterialansatz längs eröffnet und nach dem Entfernen seiner Mucosa und Submucosa als 6 × 15 cm große Patchfläche in das verbliebene Ileum, das seinerseits in 15 cm Länge antimesenterial gespalten worden war, eingenäht (Muscularis-propria-Patch) (Abb. 1a);
b) in die auf 15 cm Länge antimesenterial eröffnete Wand des verbliebenen Ileumre-

Chirurgisches Forum 1992
f. experim. u. klinische Forschung
Gall/Beger/Ungeheuer (Hrsg.)
© Springer-Verlag Berlin Heidelberg 1992

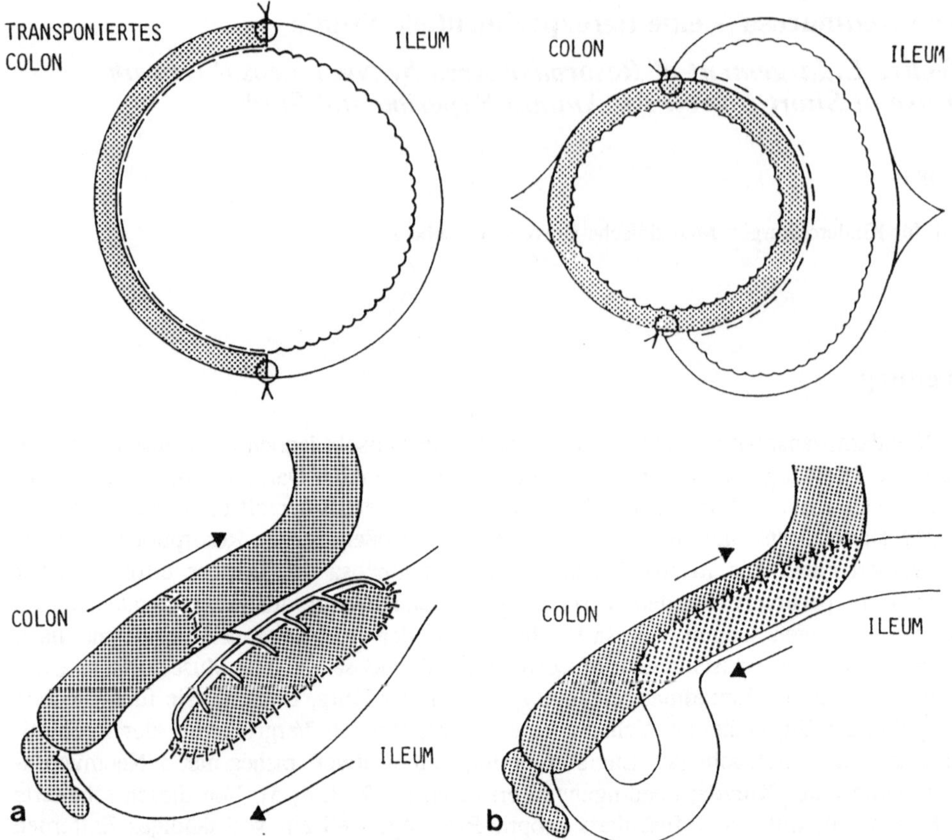



**Abb. 1. a** Muscularis propria-Patching: ein gefäßgestieltes mucosa- und submucosafreies Transponat des Colon wird in das eröffnete Ileum genäht; **b** Serosa-Patching: eine benachbarte Darmschlinge wird in antiperistaltischer Richtung in das eröffnete Ileum eingenäht

stes wurde eine 15 cm lange Strecke des benachbart liegenden Colon ascendens derart eingenäht, daß die halbe äußere Circumferenz der Colonwand die (3 × 15 cm große) Patchfläche bildete (Serosa-Patch) (Abb. 1b).

In einer ersten Kontrollgruppe wurde bei 7 weiteren Beagle-Hündinnen ausschließlich eine 85%-Resektion der Länge des Dünndarmes vorgenommen, in einer zweiten Kontrollgruppe wurde an 3 Beagle-Hündinnen das Wachsen der Neomucosa auf einem Muscularis propria-Patch bei normaler Dünndarmlänge untersucht.

Alle Patchflächen wurden in antiperistaltischer Richtung in das Ileum genäht.

Die Ernährung der Versuchstiere erfolgte ausschließlich enteral mit dem ihnen gewohnten pelletierten Trockenfutter. Neben der Erhebung zahlreicher Kontrollparameter (Körpergewicht, Blutlabor, Passagezeit, Resorption für Antipyrin) erfolgten die makroskopische und mikroskopische Ausmessung der Darmwand und eine histologische Untersuchung.

## Ergebnisse

Drei Kurzdarm-Hunde mit einem Muscularis propria-Patch verendeten frühzeitig wegen einer Ischämie mit nachfolgender Nahtinsuffizienz in der Randzone der Patchfläche. In der Serosa-Patch-Gruppe mußten 3 Hunde bereits nach 6 und 10 Wochen eingeschläfert werden, da sie eine extreme Mangelversorgung sowie Blut- und Eiweißverluste im Kurzdarm zeigten. Auf den Muscularis propria-Patchflächen kam es zu keinem erneuten Wachstum der ortsständigen Mucosa.

Die Tiere der Kurzdarm-Kontrollgruppe erreichten im Gruppenmittel bereits 8 Wochen nach der 85%-Resektion des Dünndarmes wieder ihr präoperatives Körpergewicht. Die Tiere der Kurzdarm- und Neomucosa-Gruppen erreichten innerhalb der 20 Wochen des Experimentes ihr präoperatives Gewicht nicht. Ohne die beim Menschen verfügbare parenterale calorische Substitution waren die Kurzdarmhunde mit Neomucosabildung deutlich schlechter gestellt als die Nur-Kurzdarmhunde.

Mechanische oder paralytische Probleme in der Folge der ausgedehnten operativen Maßnahmen wurden nicht beobachtet.

Die Neomucosa wuchs in beeindruckender Weise. 20 Wochen nach ihrer Anlage zeigten die Patchflächen einen fortgeschrittenen Überzug mit Neomucosa. Die neue Mucosa hatte die Serosa-Patchflächen nach 20 Wochen zur Hälfte, nach 40 Wochen zu Dreiviertel überzogen. Der Muscularis propria-Patch war bei den Kurzdarmhunden nach 20 Wochen zu einem Drittel, bei den Hunden ohne Darmresektion zu 64% mit Neomucosa bedeckt; dabei war die Neomucosa in Kurzdarm-Experiment 10 mm, im Experiment ohne Darmresektion 16 mm weit auf die Patchfläche vorgewachsen. Der Muscularis propria-Patch war bei den Kurzdarmhunden auf einen Rest von 44%, der Serosa-Patch auf 60% seiner Anfangsfläche geschrumpft; dagegen zeigte der Muscularis propria-Patch bei normaler Darmlänge eine massive Schrumpfung auf einen Rest von nur mehr 12% der Anfangsfläche (Abb. 2).

Die Höhe der Neomucosa übertraf die Höhe der Mucosa des umgebenden Kurzdarmes bereits 6 Wochen nach der Darmresektion und war nach 20 und 40 Wochen sehr ausgeprägt. Die Neomucosa zeigte sich resistenter gegen chemische und mechanische Läsionen als die Mucosa des verbliebenen Kurzdarmes.

Die Hunde zeigten nach der 85% Resektion des Dünndarmes eine ausgeprägte Verlängerung der verbliebenen Dünndarmschlingen um 55%. Mit zusätzlicher Neomucosabildung war die adaptive Elongation des Rest-Jejunum und Rest-Ileum jedoch noch wesentlich stärker: 70% und 85% nach 20 Wochen, und 154% nach 40 Wochen.

Die Flächenvergrößerung des Rest-Ileum durch den 15 cm langen Patch betrug initial (im Mittel) 37% im Serosa-Patch-Exeriment und 62% im Muscularis propria-Experiment; 20 Wochen nach der Darmresektion und Patchbildung hatte die verbliebene Patchfläche einen Anteil von (im Mittel) 18% an der Gesamtfläche des Rest-Ileum bei Serosa-Patch-Verfahren, und 17% beim Muscularis propria-Patch-Verfahren (Abb. 2). Die Flächenvergrößerung des Kurzdarmes (Rest-Jejunum und Rest-Ileum) durch den 15 cm langen Patch betrug anfangs 19% im Serosa-Patch-Experiment und 32% im Muscularis propria-Experiment: nach dem 20 Wochen-Experiment betrug die verbliebene Patchfläche 11% der entstandenen Kurzdarmfläche beim Serosa-Patching, und 16% beim Muscularis propria-Patching. Die gesamte Flächenvergrößerung des Kurzdarmes lag bei den Tieren mit Neomucosabildung mit 81% und 101% deutlich über der Flächenvergrößerung von 55% bei den Nur-Kurzdarmhunden.

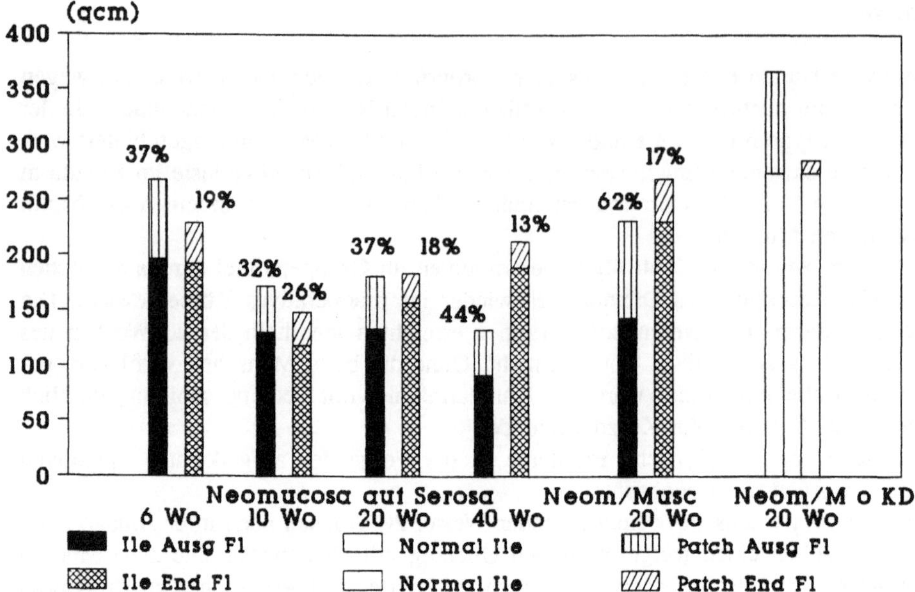



**Abb. 2.** Die Veränderungen der Restileumfläche und der Patchfläche im Verlauf des Experimentes; die Prozentzahlen zeigen den prozentualen Flächenzugewinn durch das Patching (Serosa-Patching nach 6, 10, 20 und 40 Wochen, Muscularis propria-Patching nach 20 Wochen bei Kurzdarm (*KD*) und bei normaler Länge des Darmes (*ohne KD*)

## Diskussion

Trotz extremer Bedingungen – chronischen Hungers und relativer Anämie der Tiere – im Experiment zeigten alle Hunde ein fortgeschrittenes gleichmäßiges Überwachsen der Patchflächen mit Neomucosa. Mit vergleichenden Färbungen von Gewebeschnitten der Kurzdarmmucosa einerseits und der Neomucosa andererseits ließ sich eine Gleichartigkeit sekretorischer Funktionen nachweisen. Während die Schleimhaut des Kurzdarm-Ileum und des Kurzdarm-Jejunum ein hohes Maß an Vulnerabilität zeigte, wirkten sich bei der Neomucosa möglicherweise Schutzmechanismen aus.

Im Vergleich mit Thompsons Neomucosa-Experiment bei einer 75% Resektion des Dünndarmes [4] sahen wir nach einer 85% Resektion des Dünndarmes eine langsamere Ausbreitung der Neomucosa, und gleichzeitig eine geringere Schrumpfung der Patchfläche. Der Zugewinn der Resorptionsfläche durch Neomucosa ist offenbar ausgeprägter, je ausgedehnter der Darmverlust war. Gleichzeitiges Durchführen von Darmresektion und Patch-Operation für die Neomucosabildung in derselben Operation störten die adaptiven Vorgänge (u.a. Zottenhöhe, Zottenlänge, Elongation des Kurzdarmes) im verbliebenen Dünndarm nicht. Nicht geklärt ist, ob mit einer besseren calorischen Ausstattung der Hunde ein wesentlich anderes Ergebnis bezüglich der Elongation des verbliebenen Dünndarmes, der Schrumpfungsrate der Patchfläche und der Ausbreitung der Neomucosa zu erzielen ist. Eine nachteilige Auswirkung der Patchbildung zwischen Darmschlingen von gegenläufiger peristaltischer Richtung wurde nicht beobachtet. Diese "antiperistaltische" Patchbildung ermöglicht beim Serosa-Patch-Verfahren eine weitgehende Ausnutzung der verbliebenen Kurzdarm-Wandstrecken für einen beidseitigen Mucosabesatz.

## Zusammenfassung

Durch Neomucosawachstum kann bei Kurzdarm-Hunden eine relevante Vergrößerung der Resorptionsfläche erzielt werden. Im Kurzdarm-Experiment verbleibt – in Abhängigkeit vom Ausmaß des Darmverlustes – ein deutlich größerer Restanteil der Patchfläche (Serosa-Patch/Muscularis propria-Patch) als beim Patching ohne Darmresektion. Die Ausbreitung der Neomucosa erfolgt bei ausgedehntem Darmverlust deutlich langsamer als im Experiment ohne Darmverlust. Eine 3 cm breite Serosa-Patchfläche wird innerhalb 30–50 Wochen vollständig von der Neomucosa überzogen. Patchbildung und Darmresektion können ohne Nachteile für die Adaptation des Kurzdarmes in einer Operation durchgeführt werden. Die Effizienz des Neumucosawachstums kann nur durch Kurzdarm-Experimente geklärt werden. Es kann nicht vorhergesagt werden, ob die Ergebnisse entsprechender Operationen beim Menschen vollständig gleichartig sind.

## Summary

Growth of new mucosa in short-bowel dogs can effectively provide new absorptive surface area. In short-bowel experiments, the high loss of bowel means that the patch area remains large. The rate of spread of neomucosa is slower in short bowel than without resection. A patch area 3 cm in width is totally covered by neomucosa within 30–50 weeks. Patching and bowel resection can be carried out in one operation without any disadvantages. It is only in short bowel experiments that the efficiency of the increase in resorptive surface area by neomucosa can be assessed. It is, however, not predictable to what extent comparable operation in man will have similar results.

## Literatur

1. Binnington HB, Tumbleson ME, Ternberg JL (1975) Use of jejunal neomucosa in the treatment of the short gut syndrome in pigs. J Pediatr Surg 10:617–621
2. Gaton E, Czernobilsky B, Kraus L, Motovic A, Glas I, Taub Y, Man B (1980) The neomucosa and its surroundings after jejunoserosal patching in dogs. J Surg Res 29:451–465
3. Pappis CH, Kairis MZ, Willital GH (1986) Enterization of the dural patch. Pediatr Surg Int 1:192–196
4. Thompson JS, Harty RJ, Saigh JA, Giger DK (1988) Morphologic and nutritional responses to intestinal patching following intestinal resection. Surgery 123:79–86
5. Watson LC, Friedman HI, Griffin DG, Norton LW, Mellick PW (1980) Small bowel neomucosa. J Surg Res 28:280–291

Priv.-Doz. Dr. W. Sigge, Klinik für Kinderchirurgie, Medizinische Universität, Ratzeburger Allee 160, W-2400 Lübeck 1, Bundesrepublik Deutschland

# Einfluß der Arterialisierung auf Mikrozirkulation, Funktion und Leukocyten-Akkumulation nach Lebertransplantation

## *Impact of Arterial Reconstruction on Hepatic Microcirculation, Function and Leukocyte Accumulation After Liver Transplantation*

M. Rentsch[1], S. Post[2], P. Palma[1], A.P. Gonzalez[1] und M.D. Menger[1]

[1]Institut für Chirurgische Forschung, Ludwig-Maximilians-Universität München
[2]Chirurgische Universitätsklinik Heidelberg

## Zielsetzung

Nach Lebertransplantation stellen Störungen der mikrovasculären Perfusion eine der Hauptursachen für Dysfunktionen und frühes Versagen des Transplantats mit letalem Ausgang dar [1]. Der postischämische Mikrozirkulationsschaden wird durch die Beeinträchtigung der sinusoidalen Perfusion sowie durch die Akkumulation von Leucozyten und deren Adhärenz am mikrovasculären Endothel hervorgerufen [2]. Für experimentelle Studien an der Ratte kann die hepatische Mikrozirkulation nach Lebertransplantation mittels intravitaler Fluorescenzmikroskopie quantitativ untersucht werden [3]. An der Ratte wird die Transplantation der Leber in der Regel ohne arterielle Rekonstruktion durchgeführt [4]. Bis heute ist nicht geklärt, ob die Störung der mikrovasculären Perfusion der transplantierten Leber durch zusätzliche arterielle Rekonstruktion vermindert werden kann. Das Ziel der Studie war, den Effekt der arteriellen Rekonstruktion auf die Mikrozirkulation der transplantierten Rattenleber in vivo quantitativ zu analysieren.

## Material und Methoden

Nach Prämedikation mit Atropin (0,1 mg/kg s.c.) wurde in Äthernarkose bei 20 Lewis-Ratten (170–280 g) eine orthotope Lebertransplantation entsprechend der Technik nach Zimmermann et al. [4] durchgeführt. Die Leber des Spendertieres wurde über die Aorta mit kalter UW-Lösung perfundiert und 17 h bei 4°C in UW-Lösung gelagert. Bei 10 Versuchstieren erfolgte die Transplantation ohne arterielle Rekonstruktion (Gruppe 1), bei 10 weiteren Tieren (Gruppe 2) wurde die A. hepatica unter Verwendung der "cuff"- Technik reanastomosiert [5]. Zur Beurteilung der hepatocellulären exkretorischen Funktion des Trans-

Chirurgisches Forum 1992
f. experim. u. klinische Forschung
Gall/Beger/Ungeheuer (Hrsg.)
© Springer-Verlag Berlin Heidelberg 1992

plantats wurde nach Kanülierung des Ductus choledochus die Galleproduktion während der ersten 90 min nach portaler Reperfusion gemessen.

Die hepatische Mikrozirkulation wurde mittels Laser-Doppler-Flowmetrie (LDF) und intravitaler Fluorescenzmikroskopie (IVM) beurteilt. Unter Verwendung eines Dioden-Lasers (MBF 3D, Moor Instruments, England) wurde der Erythrocytenflux auf der Unterfläche des linken Leberlappens bestimmt. LDF-Messungen erfolgten nach Freigabe der portalen Perfusion (Gruppe 1 und 2), sowie nach Freigabe der arteriellen Perfusion (Gruppe 2). Für die intravitale Fluorescenzmikroskopie wurde ein modifiziertes Leitz-Orthoplan- Intravitalmikroskop verwendet (Leitz, Wetzlar, FRG). Die transplantierte Leber wurde auf einer Plexiglas-Bühne ausgelagert; die Unterfläche des linken Leberlappens wurde 60 bis 90 min nach Freigabe der portalen Reperfusion mikroskopiert. Je Tier wurden 6–12 Leberacini randomisiert ausgewählt und die Anzahl der perfundierten Sinusoide bestimmt. Die Fließgeschwindigkeit der Leukocyten sowie die Leukocyten-Endothel Interaktion (Wandkontakt < 20 sec: temporär adhärent; Wandkontakt > 20 sec: dauerhaft adhärent) wurde in Sinusoiden und postsinusoidalen Venolen analysiert [3]. Innerhalb der einzelnen Acini wurden sämtliche Parameter sowohl der periportalen und mittleren, als auch der perizentralen Zone untersucht.

Alle Ergebnisse sind als Mittelwert ± SEM (Standardfehler des Mittelwertes) angegeben. Zum statistischen Gruppenvergleich (Werte der Galleproduktion) wurde der Wilcoxon-Test verwendet, die zeitabhängigen LDF-Werte wurden mittels Wilcoxon-Test für verbundene Stichproben geprüft. Zur Beurteilung der Leukocyten-Endothel Interaktion und der sinusoidalen Perfusion wurde eine Varianzanalyse durchgeführt.

## Ergebnisse

Die Dauer der Konservierungszeit (17 h), der anhepatischen Phase ($17 \pm 0,5$ min), sowie die Werte des systemischen arteriellen Blutdrucks waren zwischen den beiden Gruppen zu keiner Zeit signifikant verschieden. Nach arterieller Rekonstruktion war die Galleproduktion signifikant höher (Gruppe 2: $7,18 \pm 0,62$ ml/90 min/100 g Leber vs. Gruppe 1: $3,63 \pm 0,63$, $p < 0,001$). Weiterhin konnte durch arterielle Rekonstruktion der mittlere Erythrocytenflux um $22,9 \pm 3,8\%$ gesteigert werden, während in nicht arterialisierten Transplantaten über den gleichen Zeitraum keine Änderung zu beobachten war. In Gruppe 1 waren 60–90 min nach Reperfusion die Sinusoide periportal zu $95,4 \pm 1,8\%$, mittzonal zu $91,5 \pm 2,2\%$ und perizentral zu $92,6 \pm 2,3\%$ perfundiert; in Gruppe 2 lag die sinusoidale Perfusionsrate bei $95,7 \pm 1,2\%$, $95,8 \pm 1,3\%$ und $96,2 \pm 1,1\%$. Die arterielle Rekonstruktion wies eine signifikant verbesserte Perfusion mittzonaler Sinusoide auf (p = 0,048). In den Transplantaten mit arterieller Rekonstruktion war die mittlere Geschwindigkeit der Leukocyten sowohl in den Sinusoiden ($0,34 \pm 0,01$ mm/s) als auch in den postsinusoidalen Venolen ($0,64 \pm 0,05$ mm/s) im Vergleich zu nicht arterialisierten Transplantaten (Sinusoide: $0,29 \pm 0,02$; Venolen: $0,43 \pm 0,05$) signifikant erhöht ($p < 0,001$ bzw. p = 0,029). Die Analyse der Leukocyten-Endothel Interaktion ergab weder in Sinusoiden noch in postsinusoidalen Venolen Unterschiede zwischen den beiden Gruppen. In nicht arterialisierten Transplantaten (Gruppe 1) betrug die Zahl adhärenter Leucozyten im periportalen Bereich $86,8 \pm 12,9/\text{mm}^2$ Leberoberfläche, mittzonal $101,6 \pm 9,5/\text{mm}^2$ und perizentral $90,2 \pm 13/\text{mm}^2$. Nach arterieller Rekonstruktion (Gruppe 2) fanden sich vergleichbare

Zahlen, nämlich $99,3 \pm 12,9/m^2$ adhärente Leukocyten periportal, $102,7 \pm 10,4/mm^2$ midzonal und $81,5 \pm 10,2/mm^2$ perizentral. In den postsinusoidalen Venolen ergaben sich mit $394,7 \pm 52,0$ adhärenten Leucozyten pro $mm^2$ Endotheloberfläche in Gruppe 1 gegenüber $406,2 \pm 45,9/mm^2$ in Gruppe 2 ebenfalls keine signifikanten Unterschiede.

## Diskussion

Von Steffen et al. [5] konnte nachgewiesen werden, daß durch arterielle Rekonstruktion bei der Lebertransplantation der Ratte biliäre Komplikationen verhindert und die Überlebensrate gesteigert werden kann. Die vorliegende Studie hat gezeigt, daß bei syngener orthotoper Lebertransplantation in Lewis-Ratten nach 17 h kalter Ischämie in UW-Lösung die Qualität der mikrovasculären Perfusion und die frühe Transplantatfunktion durch arterielle Rekonstruktion signifikant verbessert werden kann. In beiden Versuchsgruppen (arterialisierte und nicht arterialisierte Transplantate) lag die sinusoidale Perfusion trotz der Ischämiedauer von 17 h mit über 90% deutlich höher als bei wesentlich kürzerer Konservierungszeit in Euro-Collins [2]. Dies bestätigt die Überlegenheit von UW-Lösung zur Aufrechterhaltung der mikrovasculären Perfusion nach kalter Ischämie und Reperfusion. Die frühe Transplantatfunktion wurde anhand der Galleproduktion während der ersten 90 min nach Reperfusion beurteilt. Dieser Parameter gibt mehr Aufschluß über die Organfunktion als die alleinige Bestimmung der Konzentrationen der hepatozellulären Enzyme im Serum. Die zusätzliche arterielle Rekonstruktion hatte eine signifikant höhere initiale Galleproduktion zu Folge, was einer deutlichen Verbesserung der hepatocellulären exkretorischen Funktion des Transplantats entspricht.

Die Aktivierung, Akkumulation und Adhärenz von Leukocyten mit Freisetzung von Sauerstoff-Radikalen wird als wichtiger Pathomechanismus bei der Entwicklung des postischämischen Reperfusionsschadens angesehen [2, 3]. Das Phänomen der mikrovasculären Leukocyten-Endothel Interaktion, welches durch Expression verschiedener Adhäsionsmoleküle auf Leukocyten und/oder Endothelzellen vermittelt wird, konnte durch zusätzliche arterielle Rekonstruktion des Transplantats nicht beeinflußt werden. Wie schon in vitro nachgewiesen [6], wurde die Adhärenz der Leukocyten durch die bei Arterialisierung erzielte Erhöhung der Scherkräfte nicht verändert. Da die arterielle Rekonstruktion der Lebertransplantate keinen Einfluß auf das Ausmaß der mikrovasculären Leukocyten-Endothel Interaktion hatte, kann die Verbesserung der frühen Transplantatfunktion nicht durch eine verminderte Aktivierung von Leukocyten erklärt werden.

Aufgrund der eindeutig besseren Qualität der mikrovasculären Perfusion und frühen Transplantatfunktion steht die Notwendigkeit der Anastomosierung der A. hepatica bei der Lebertransplantation an der Ratte außer Frage, und sollte daher prinzipiell durchgeführt werden.

## Zusammenfassung

Mittels intravitaler Fluorescenzmikroskopie (IVM) und Laser-Doppler-Flowmetrie (LDF) wurde der Einfluß der arteriellen Rekonstruktion auf die Mikrozirkulation bei der Lebertransplantation an der Ratte untersucht. Bei 20 männlichen Lewis-Ratten erfolgte in

Äther-Anästhesie nach 17 h Konservierung in UW-Lösung eine syngene orthotope Lebertransplantation. Bei 10 Versuchstieren wurde die A. hepatica unter Verwendung der "cuff"-Technik reanastomosiert, während bei weiteren 10 Tieren auf die arterielle Rekonstruktion verzichtet wurde. Die Mikrozirkulation wurde 60–90 min nach portaler Reperfusion mittels LDF und IVM beurteilt. Die hepatocelluläre exkretorische Funktion der Transplantate wurde anhand der Galleproduktion des Transplantats während der ersten 90 min Reperfusion bestimmt. Während die Rearterialisierung keinen Einfluß auf das Ausmaß der mikrovasculären Leukocyten-Endothel Interaktion in Sinusoiden und postsinusoidalen Venolen hatte, waren der Erythrocytenflux (LDF) sowie die sinusoidale Perfusion und die Leukocytenfließgeschwindigkeit (IVM) nach Rekonstruktion der A. hepatica signifikant erhöht. Gleichzeitig war die hepatocelluläre exkretorische Funktion der arterialisierten Transplantate deutlich verbessert. Aufgrund dieser Ergebnisse halten wir die Anastomosierung der A. hepatica bei der Lebertransplantation an der Ratte für unbedingt erforderlich. wenn die Ergebnisse auf die Transplantation beim Menschen übertragbar sein sollen.

## Summary

The effect of arterial reconstruction of syngeneic liver grafts on the hepatic microcirculation was analyzed in vivo using laser Doppler flowmetry (LDF) and intravital fluorescence microscopy (IVM). Under ether anesthesia orthotopic liver transplantation was performed in 20 male Lewis rats after 17 h of cold storage in UW solution. Arteria hepatica was reanastomosed using the "cuff" technique ($n = 10$). Nonarterialized grafts served as controls ($n = 10$). Quantitative analysis of the microcirculation was performd 60–90 min after onset of portal reperfusion by means of LDF and IVM. Hepatocellular excretory function of the grafts was analyzed based on bile production during the first 90 min of reperfusion. Arterial reconstruction showed no effect on postischemic microvascular leukocyte-endothelium interaction. However, erythrocyte flux (LDF) as well as sinusoidal perfusion and flow velocity of leukocytes was found to be significantly improved after reconstruction of the hepatic artery. Simultaneously, initial bile production was enhanced in arterialized grafts. The present data provide further evidence that experimental studies on liver transplantation in rats should no longer rely on models in which the liver is not fully revascularized.

## Literatur

1. Manner M, Schult W, Senninger N, Machens G, Otto G (1990) Evaluation of preservation damage after porcine liver transplantation by assessment of hepatic microcirculation. Transplant 50:940–943
2. Marzi I, Walcher F, Menger MD, Bühren V, Trentz O (1991) Microcirculatory disturbances and leukocyte adherence in transplanted livers after cold storage in Euro-Collins-, UW-, and HTK solution. Transplant Int 4:45–50
3. Menger MD, Marzi I, Messmer K (1991) In vivo fluorescence microscopy for quantitative analysis of the hepatic microcirculation in hamsters and rats. Eur Surg Res 23:158–169
4. Zimmermann FA, Butcher GW, Davies HS, Brons G, Kamada N, Türel O (1979) Techniques for orthotopic liver transplantation in the rat and some studies of the immunologic response to fully allogeneic liver grafts. Transplant Proc 11:571–582

5. Steffen R, Krom RAF, Ferguson D, Ludwig J (1990) Comparison of University of Wisconsin (UW) and Eurocollins (EC) preservation solutions in a rat liver transplant model. Transpl Int 3:133–136
6. Lawrence MB, Smith CW, Eskin SG, McIntire LV (1990) Effect of venous shear stress on CD 18-mediated neutrophil adhesion to cultured endothelium. Blood 75:227–237

Dieses Forschungsvorhaben wurde unterstützt durch die Deutsche Forschungsgemeinschaft (He 368/7, Me 900/1-2) und die Friedrich-Baur-Stiftung München.

Cand. med. M. Rentsch, Institut für Chirurgische Forschung, Klinikum Großhadern, Marchioninistraße 15, W-8000 München 70, Bundesrepublik Deutschland

# Leberischämie/Reperfusion führen zu einer Aktivierung von Kupfferzellen mit einer erhöhten Freisetzung von Tumornekrosefaktor-$\alpha$ und Interleukin-6

## Liver Ischemia/Reperfusion Activate Kupffer Cells to Release Tumor Necrosis Factor-$\alpha$ and Interleukin-6

G. Wanner[1], W. Ertel[2], P. Müller[1], M.D. Menger[1], F. Krombach[1] und K. Meßmer[1]

[1]Institut für Chirurgische Forschung, Ludwig-Maximilians-Universität München
[2]Chirurgische Klinik und Poliklinik, Ludwig-Maximilians-Universität München

## Einleitung

Die Ischämie und Reperfusion der Leber können zu Einschränkungen der Organfunktion bis zum Leberversagen führen. Als Ursache für die Beeinträchtigung der Hepatocytenfunktion wird neben Störungen der Mikrozirkulation eine Beteiligung inflammatorischer Mediatoren (TNF-$\alpha$, IL-6, IL-1, Prostaglandine) diskutiert, die von Kupfferzellen unter diesen pathophysiologischen Bedingungen in erhöhtem Maß freigesetzt werden. Es gibt Hinweise dafür [1, 2], daß Hepatocytenfunktionen nach Ischämie/Reperfusion durch die veränderte Freisetzung von Mediatoren aus Kupfferzellen reguliert werden. Es war das Ziel dieser Studie, die veränderte Sekretion von TNF-$\alpha$ und IL-6 (hepatocyte-stimulating-factor) aus Kupfferzellen an einem Leberischämiemodell zu untersuchen.

## Material und Methoden

Männliche Sprague Dawley Ratten (250–350 g) wurden in Äthernarkose laparotomiert. Mittels eines mikrochirurgischen Gefäßclips wurde durch Abklemmen des Ligamentum hepatoduodenale (Pringle-Manöver) für 20 min eine komplette Ischämie der Leber induziert. Nach Entfernen des Clips folgten 60 min Reperfusion. Schein-operierte Tiere dienten zur Kontrolle. Die Tiere wurden heparinisiert (200 U/kg Körpergewicht) und die Vena portae mit einem Abbocath (16 G) kanüliert. Über den Katheter erfolgte die Perfusion der Leber mit 500 ml 37°C warmer Hankscher Lösung (HBSS). Während der Perfusion erfolgte die Explantation des Organs. Die Digestion der bindegewebigen Struktur wurde durch Perfusion mit 37°C warmer Kollagenaselösung (0,05%, Sigma Kollagenase Typ IV) über 8 min erzielt. Durch Anschneiden der Organkapsel und vorsichtiges Ausstreichen und Ausschütteln konnte nun eine Zellsuspension, bestehend aus Parenchymzellen (Hepatocyten) und Nicht-Parenchymzellen (v.a. Endothelzellen und Kupfferzellen), gewonnen werden. Die Suspension wurde in 4°C kaltem Clicks-Medium durch ein Filternetz (Maschenweite 150 $\mu$m) pipettiert und die Hepatocyten durch 3 Zentrifugationsschritte (200–350 rpm) abgetrennt. Die verbleibenden Nicht-Parenchymzellen (NPC) wurden zur Abtren-

Chirurgisches Forum 1992
f. experim. u. klinische Forschung
Gall/Beger/Ungeheuer (Hrsg.)
© Springer-Verlag Berlin Heidelberg 1992

nung von toten Zellen, Erythrocyten und Debris über einen Metrizamide-Dichtegradienten (30%) zentrifugiert. Mittels FACS-Analyse wurde ein Teil der Zellsuspension (ca. $4 \times 10^6$ NPC) nach elektrooptischen Kriterien charakterisiert, und die Vitalität nach Anfärbung mit Propidium-Jodid (25 $\mu$g/ml) gemessen. Zusätzlich wurde die Vitalität durch die Trypanblau-Ausschlußmethode bestimmt. Anschließend wurden die Zellen in Kulturplatten auf eine Dichte von $2 \times 10^6$/ml/well eingestellt. Nach einer Inkubationszeit von 4 h bei 37°C im Brutschrank (5% $CO_2$) sowie Waschen der Platte wurden hochgereinigte Kupferzell-Kulturen gewonnen. Die Kulturen wurden mit oder ohne LPS (1 $\mu$g/ml) über 24 h inkubiert. Die Kupfferzell-Überstände wurden gesammelt, filtriert und bis zur Messung der Cytokine bei −70°C eingefroren. Die TNF-$\alpha$ und IL-6 Spiegel in den Kupfferzell-Überständen wurden mittels Bioassays (WEHI 164 subclone 13 Fibrosarkomlinie für TNF-$\alpha$, 7TD1 Zellen für IL-6) gemessen [3]. Die Daten sind als Mittelwert ± S.E.M. dargestellt.

## Ergebnisse

### Zellpräparation

Die oben beschriebene Methode der Zellpräparation führte in der Regel zu einer Zellausbeute von $5-6 \times 10^7$ NPCs pro Rattenleber. Durch den Adhärenzschritt konnten die Kupfferzellen angereichert werden, wobei die Verunreinigung durch Hepatocyten < 1% war.

In der FACS-Analyse wurden die Zellen nach Zellvolumen und Granularität charakterisiert und nach dem Setzen elektronischer Fenster selektiv analysiert (Abb. 1). Behandlung der Zellen mit einem gegen das Ia-Antigen der Ratte gerichteten monoclonalen FITC-markierten Antikörper (Ox 6) zeigte, daß die (sich in dem ''Fenster'' befindenden) Zellen zu 100% MHC-Klasse II-Antigene exprimierten.

Die Vitalitätsmessung mit Propidium-Jodid ergab eine Vitalität von > 90% und war weitgehend identisch mit der lichtmikroskopischen Auszählung nach Trypanblau-Färbung.

### TNF-$\alpha$-/IL-6-Freisetzung aus Kupfferzellen

Die Leberischämie mit anschließender Reperfusion führte zu einer signifikant erhöhten spontanen Sekretion von TNF-$\alpha$ (+409%) und IL-6 (+155%) aus Kupfferzellen in vitro. Eine Stimulation der Zellen mit LPS führte darüberhinaus in der Ischämiegruppe ebenfalls zu einer erhöhten, aber nicht signifikanten Cytokinfreisetzung im Vergleich zur Kontrollgruppe (Tabelle 1).

**Tabelle 1.** TNF-$\alpha$- und IL-6-Spiegel (U/ml) in Zellkulturüberständen von Ischämie- und Kontrolltieren, jeweils mit und ohne Stimulation durch LPS (1,0 $\mu$g/ml)

| | | − LPS | | + LPS | |
| | | Kontrolle | Ischämie | Kontrolle | Ischämie |
|---|---|---|---|---|---|
| TNF-$\alpha$ | [U/ml] | 9,4 ± 2,4 | 47,8 ± 51,8* | 117,2 ± 51,8 | 225,1 ± 72,2 |
| IL-6 | [U/ml] | 2449 ± 392 | 6240 ± 1461* | 9324 ± 1342 | 14395 ± 2887 |

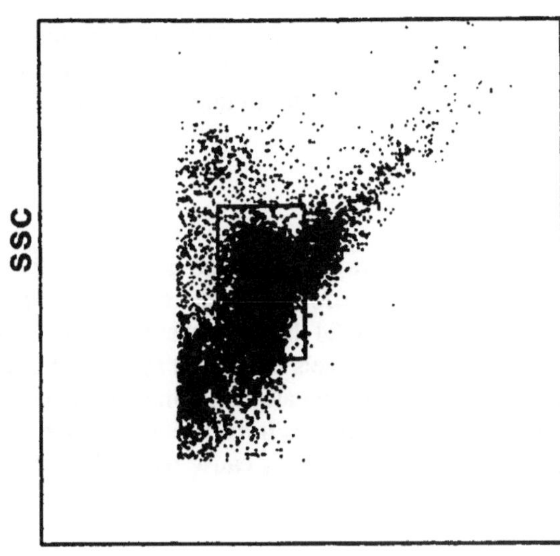


**Abb. 1.** FACS-Dot-Plot-Analyse einer NPC-Suspension. Das Zellvolumen (VOL) ist gegen den Sidescatter (SSC, Maß für die Granularität einer Zelle) aufgetragen

7 Experimente in der Ischämie- sowie der Kontrollgruppe wurden durchgeführt. Die Daten sind als Mittelwert ± S.E.M. dargestellt. Für die statistische Analyse wurde der t-Test für verbundene Stichproben verwendet. Unterschiede zwischen den beiden Gruppen wurden bei $^*p < 0,05$ (Kontrolle versus Ischämie) als signifikant bewertet.

## Diskussion

Leberischämie und -reperfusion bewirken eine Aktivierung von Kupfferzellen mit einer erhöhten Sekretion der inflammatorischen Mediatoren TNF-$\alpha$ und IL-6. Da TNF-$\alpha$ als cytotoxischer Mediator über eine verminderte Mikrozirkulation mit einer Reduktion der nutritiven Versorgung der Hepatocyten führen kann und IL-6 als "hepatocyte-stimulating-factor" die Stimulation von Hepatocyten (Synthese von Akute-Phase Proteinen [5]) hervorruft, kann eine erhöhte Sekretion dieser beiden inflammatorischen Mediatoren die Leberfunktionen nach Ischämie/Reperfusion negativ beeinflussen. Auf Grund der Ergebnisse könnte eine selektive Blockade mittels monoklonaler Antikörper gegen TNF und/oder IL-6 zu einer Verbesserung der Leberfunktion nach Ischämie/Reperfusion führen.

## Zusammenfassung

Nach 20 min Ischämie und 60 min Reperfusion der Rattenleber wurden Kupfferzellen mittels Kollagenase-Perfusionstechnik, Dichtegradienten-Zentrifugation und Adhärenzschritt gewonnen und 24 h bei 37°C inkubiert. Anschließend wurden TNF-$\alpha$ und IL-6 Spiegel im Zellüberstand mittels Bioassays gemessen. Die Kupfferzell Kulturen zeigten eine signifikant erhöhte spontane Sekretion von TNF-$\alpha$ und IL-6. Da beide Mediatoren die Funktion von Hepatocyten beeinflussen, kann die erhöhte Sekretion dieser inflammatorischen Mediatoren zu einer Funktionsstörung der Leber nach Ischämie/Reperfusion führen.

## Summary

Kupffer cell cultures were prepared from rat livers after 20 min of ischemia followed by 60 min of reperfusion using the collagenase perfusing technique and density gradient centrifugation. After 24 h of incubation at 37°C, tumor necrosis factor-$\alpha$ (TNF-$\alpha$) and interleukin-6 (IL-6) levels in the cell supernatants were measured using specific bioassays. Kupffer cell cultures revealed a significant increased spontaneous secretion of TNF-$\alpha$ and IL-6. Since both mediators influence hepatocyte functions, the increased secretion of these inflammatory mediators may cause reduced liver functions following ischemia/reperfusion injury.

## Literatur

1. West MA, Keller GA, Cerra FB, Simmons RL (1985) Killed Escherichia coli stimulates macrophage-mediated alterations in hepatocellular function during in vitro coculture: a mechanism of altered liver function in sepsis. Infect Immun 49:563–570
2. West MA, Keller GA, Hyland BJ, Cerra FB, Simmons RL (1986) Further characterization of Kupffer cell macrophage-mediated alterations in hepatocyte protein synthesis. Surgery 100:416–421
3. Ertel W, Morrison MH, Ayala A, Chaudry JH (1991) Chloroquine attenuates hemorrhagic shock induced suppression of Kupffer cell antigen presentation and major histocompatibility complex class II antigen expression through blockade of tumor necrosis factor and prostaglandin release. Blood 78:1781–1788
4. Coletti LM, Remick DG, Burtch GD, Kunkel SL, Strieter RM, Campbell DA (1990) Role of tumor necrosis factor-$\alpha$ in the pathophysiologic alterations after hepatic ischemia/reperfusion injury in the rat. J Clin Invest 85:1936–1943
5. Kishimoto T (1989) The biology of interleukin-6. Blood 74:1–10

G. Wanner, c/o Dr. W. Ertel, Chirurgische Klinik und Polikinik, Ludwig-Maximilians-Universität München, Klinikum Großhadern, Marchioninistraße 15, W-8000 München 70, Bundesrepublik Deutschland

# Wirkung der Eicosanoide auf den Reperfusionsschaden nach experimenteller Lebertransplantation

## Effect of Eicosanoids on Reperfusion Injury After Experimental Liver Transplantation


M. Manner[1], T. Kraus[2], H. Hofheinz[2], K. Roy[1], W. Hofmann[3] und G. Otto[2]

[1]Chirurgische Abteilung, Kreiskrankenhaus Calw
[2]Chirurgische Universitätsklinik Heidelberg
[3]Pathologisches Institut, Universität Heidelberg


## Einleitung

Trotz stetiger Verbesserung der Perfusionslösungen für die Organkonservierung bleibt die primäre Nichtfunktion bzw. der schwere Konservierungsschaden ein zentrales Problem der Lebertransplantation. Die wesentlichen pathophysiologschen Vorgänge spielen sich in der Reperfusionsphase ab, in der u.a. mit den Eicosanoiden hochpotente Mediatoren freigesetzt werden [1]. Biochemisch werden die Eicosanoide in Prostanoide (Prostaglandine, Thromboxane) und Leukotriene unterteilt; beide Stoffgruppen sollen einen erheblichen Einfluß auf die Mikrozirkulation, letztere insbesondere über die vermehrte Granulocytenadhärenz am Endothel des reperfundierten Organs, haben. Ziel unserer Untersuchung war festzustellen, ob die Beeinflussung der Eicosanoidsynthese (Blockade der Prostanoide mit Indometacin und Zugabe des positiven Prostaglandin I2-Analogons Iloprost bzw. Blockade der Leukotriene mit MK 866) bei der experimentellen Lebertransplantation (LTX) Auswirkungen auf die Granulocytenadhärenz, die Mikrozirkulation und das Überleben der Tiere hat.

## Material und Methode

Bei 17 deutschen Läuferschweinen (Gewicht 18–22 kg) wurde eine orthotope LTX durchgeführt. Als Perfusionslösung diente HTK nach Bretschneider (je 1l aortal und portal), die kalte Ischämiezeit betrug 9 h. Die Mikrozirkulation wurde mittels Wasserstoffclearance vor, 1 und 20 h nach Reperfusion bestimmt [2]. Zu denselben Zeitpunkten wurden die Transaminasen im Serum (GOT, GPT, LDH, gamma-GT) bestimmt und Leberbiopsien entnommen; diese wurden in 3%iger Glutaraldehydlösung fixiert und in Epon-Araldit eingebettet. Von 5 zufällig ausgewählten Blöcken eines Biopsiezeitpunkts wurden Semidünnschnitte hergestellt. Aus jedem Schnitt wurde in jeweils 8 Gesichtsfeldern die Granulocytendichte in den Sinusoiden pro Gesichtsfeld ($7500 \text{ mm}^2$) als Ausdruck des Granulocytenstickings gezählt. Nach 4 Wochen wurden die überlebenden Tiere getötet; alle verstorbenen Tiere wurden obduziert, um technische Fehler auszuschließen. 3 Gruppen wurden unterschieden: Gruppe 1: Kontrolle, n = 7; Gruppe 2: Zusatz von Indometacin und Iloprost (50 mmol


Chirurgisches Forum 1992
f. experim. u. klinische Forschung
Gall/Beger/Ungeheuer (Hrsg.)
© Springer-Verlag Berlin Heidelberg 1992

bzw. 100 mg/l HTK und 100 mmol bzw. 0,2 mg/kg/min für 3 h i.v.), n = 5; Gruppe 3: Zusatz von MK 866 (2,55 mg/l HTK und 1,5 mg/kg/h für 3 h i.v.), n = 5. Die statistische Überprüfung erfolgte mit dem Wilcoxon U-Test.

## Ergebnisse

Die mittlere Überlebenszeit war in Gruppe 2 mit $14,9 \pm 4,1$ Tagen signifikant besser als in Gruppe 1 ($2,5 \pm 2,1$ Tage) und in Gruppe 3 ($4,9 \pm 3,1$ Tage, $p < 0,01$); alle Tiere der Gruppe 2 überlebten die Transplantation länger als 4 Tage (Todesursachen waren vor allem gastrointestinale Blutungen), während 4 von 7 Tieren aus Gruppe 1, und 3 von 5 Tieren aus Gruppe 3 an Leberversagen verstarben.

Die Transaminasen stiegen nach der Transplantation bei allen Tieren an, zeigten jedoch keine signifikanten Unterschiede zwischen den einzelnen Gruppen. Die Veränderungen bei der Mikrozirkulation und der Granulocytenadhärenz in den Sinusoiden zeigten auffällige Unterschiede in den 3 Gruppen (siehe Abb. 1 und 2).

## Diskussion und Schlußfolgerung

Durch Blockade der Prostanoidsynthese und zusätzliche Iloprost-Behandlung konnte eine signifikante Verbesserung der Mikrozirkulation und Überlebenszeit nach der Transplantation erzielt werden, während die Behandlung mit MK 866 nur eine geringfügige Verlängerung der Überlebenszeit ermöglichte. Leukotriene dürften somit eine geringere Bedeutung bei der Entstehung der Reperfusionsschädigung nach Lebertransplantation haben als Prostanoide. Als Bildungsort der Eicosanoide in der reperfundierten Leber kommen Sinusuferzellen sowie intravasale Granulocyten und Thrombocyten, die an den Endothel-

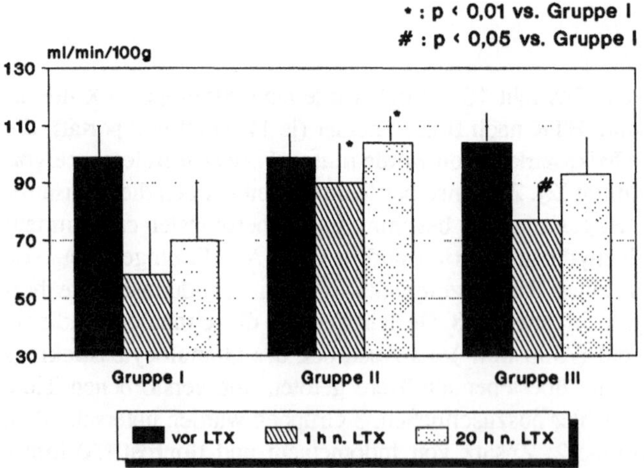


**Abb. 1.** Mikrozirkulation vor, 1 und 20 h nach Transplantation

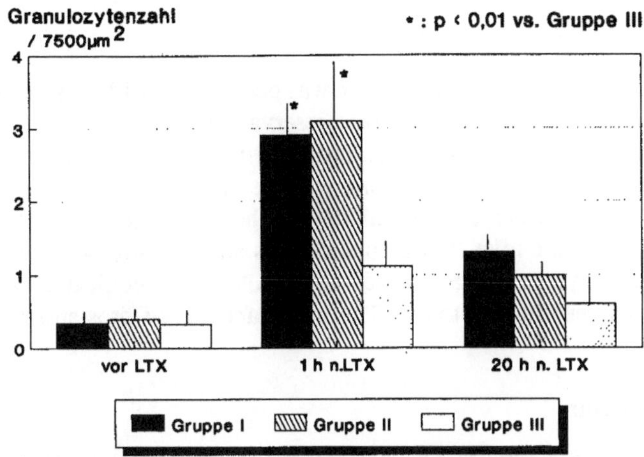


**Abb. 2.** Granulocytendichte in den Sinusoiden vor, 1 und 20 h nach Transplantation

zellen anhaften, in Frage. Dieses Granulocytensticking, das in erster Linie durch Leukotriene [3] ausgelöst werden soll, wurde unter anderen Reperfusionsbedingungen, z.B. beim hämorrhagischen Schock [4], mit der Entwicklung einer Mikrozirkulationsstörung und Gewebsschädigung in Zusammenhang gebracht. Im Gegensatz zu Marzi et al. [5], die auch nach experimenteller Lebertransplantation eine Korrelation zwischen dem Granulocytensticking und der Organschädigung festgestellt haben, konnten wir in unserer Studie keine Beziehung zwischen der Reduktion der Granulocytendichte in den Sinusoiden nach der Reperfusion (Gruppe 3) und einer wesentlichen Verbesserung des Konservierungszustandes der Organe gegenüber der Kontrollgruppe herstellen. Deshalb erscheint uns das Granulocytensticking kein grundlegender pathophysiologischer Faktor bei der Entwicklung des Reperfusionsschadens zu sein. Weiterhin können wir feststellen, daß die Prostanoide in der Reperfusionsphase nur in geringerem Ausmaß in den intrasinusoidalen Leukocyten gebildet werden können, was eine wichtige Rolle der Sinusuferzellen bei der Reperfusionsschädigung herausstellt.

## Zusammenfassung

Bei 17 Schweinen wurde nach HTK-Konservierung und einer kalten Ischämiezeit von 9 h eine orthotope Lebertransplantation durchgeführt. Neben der Kontrollgruppe (Gruppe 1) wurde je eine Gruppe mit Indometacin und Iloprost zur Beeinflussung der Prostanoidsynthese (Gruppe 2) sowie MK 866 zur Blockade der Leukotriensynthese (Gruppe 3) behandelt. Nach Reperfusion war die Granulocytendichte in den Sinusoiden in Gruppe 3 signifikant niedriger als in den Gruppen 1 und 2. Eine signifikante Verbesserung der Mikrozirkulation und der Überlebenszeit gegenüber der Kontrollgruppe konnte jedoch nur in Gruppe 2 festgestellt werden. Die Granulocytenadhärenz scheint deshalb nicht der zentrale Punkt bei der Pathogenese des Reperfusionsschadens zu sein, und die Prostanoide spielen offensichtlich eine entscheidendere Rolle als die Leukotriene.

## Summary

Orthotopic liver transplantation was performed in 17 pigs; the time of cold ischemia was 9 h using HTK solution for organ preservation. In group two, Indomethacin and Iloprost were added in order to influence prostanoid metabolism; in group three leukotriene-inhibitor MK 866 was used; group one was the control. After reperfusion of the graft, we found a significant reduction of granulozyte adherence in group three, whereas microcirculation and survival time after transplantation was significantly better in group two. We conclude that granulozyte sticking is not of major pathophysiological importance in reperfusion damage after liver transplantation. The important role of prostanoid metabolism was pointed out.

## Literatur

1. Post S, Goerig M, Otto G, Manner M, Senninger N, Herfarth CH (1990) Prostanoid release in experimental liver transplantation. Transplant 49:490–493
2. Manner M, Senninger N, Post S, Hofmann W, Otto G (1990) Mikrozirkulation – limitierender Faktor der Organkonservierung nach Lebertransplantation. Langenbecks Arch Chir [Suppl] Chir Forum. Springer, Berlin Heidelberg New York Tokyo, S 369–372
3. Goldman H, Welbourn R, Paterson IS, Klausner JM, Kobzik L, Valeri CR, Shepro D, Hechtmann HB (1990) Ischemia-induced neutrophil activation and diapedesis is lipoxygenase dependent. Surgery 107:428–433
4. Vedder NB, Fouty BW, Winn RK, Harlan JM, Rice CL (1989) Role of neutrophils in generalized reperfusion injury associated with resuscitation from shock. Surgery 106:509–516
5. Marzi I, Knee J, Menger M, Bühren V, Herbauer G, Trentz O (1990) Intravitalmikroskopische Untersuchungen zur Granulozytenadhaerenz und Mikrozirkulation an der orthotop transplantierten Rattenleber. Langenbecks Arch Chir [Suppl] Chir Forum. Springer, Berlin Heidelberg New York Tokyo, S 373–377

Dr. M. Manner, Chirurgische Abteilung, Kreiskrankenhaus, W-7260 Calw, Bundesrepublik Deutschland

# Funktionsbeurteilung des hepatischen exkretorischen Systems durch die Bestimmung der Gallensäure-Clearance im frühen Verlauf nach Lebertransplantation

## *Evaluation of Hepatic Excretory System Function by Determination of Serum Bile Acid Clearance Early After Liver Transplantation*

K. Kohlhaw[1], R. Canello[1], B. Ringe[1], G. Schumann[2], M. Oellerich[2] und R. Pichlmayr[1]

[1]Klinik für Abdominal- und Transplantationschirurgie, Medizinische Hochschule Hannover
[2]Zentrum Laboratoriumsmedizin, Medizinische Hochschule Hannover

## Einleitung

Die Funktionsbeurteilung einer Leber unmittelbar nach der Transplantation umfaßt die Bestimmung der Transaminasen, Gerinnungsfaktoren sowie Gallefarbe und -menge. Der Energiestoffwechsel des Hepatocyten kann mit dem MegX-Test oder der Bestimmung der Keton-Body-Ratio beschrieben werden; eine Aussagefähigkeit für die Erkennung des Risikos einer initialen Funktionsstörung des Transplantates konnte für diese Tests gezeigt werden [4]. Aussagen über die Funktionsfähigkeit des hepatischen exkretorischen Systems können mit diesen Tests nicht getroffen werden. Gallensäuren werden als Endprodukte des Cholesterolstoffwechsels in der Leber synthetisiert, unterliegen der enterohepatischen Zirkulation und werden fast ausschließlich über die Galle ausgeschieden. Anstieg und Abfall der Gallensäuren im Verlauf einer Lebertransplantation wurden an Schweinen unter standardisierten Bedingungen zur Beschreibung der initial postoperativen Leberfunktion benutzt [2] wie auch zur Erkennung von Komplikationen nach der Transplantation [3]. Ziel dieser Studie war die Charakterisierung des hepatischen exkretorischen Systems durch die Bestimmung des Serum-Gallensäuren-Profils innerhalb der ersten 2 postoperativen Tage unter den bei der klinischen Lebertransplantation nicht-standardisierten Bedingungen.

## Materialien und Methoden

In dieser Studie wurden 30 konsekutive Transplantationen an 27 erwachsenen Patienten untersucht. Die Proben wurden jeweils bei Anaesthesiebeginn, vor und nach der anhepatischen Phase sowie in definierten Zeitabständen nach der Reperfusion (10 min, 1, 2, 3, 4, 6, 9, 12, 24, 36 und 48 h) aus arteriellem Blut genommen. Die Gesamt-Gallensäuren im Serum wurden mittels enzymatisch-photometrischem Test (Sigma) gemessen. Die Leberfunktionsparameter (Bilirubin, Transaminasen) wurden im Rahmen des postoperativen Monitoring bestimmt.

Chirurgisches Forum 1992
f. experim. u. klinische Forschung
Gall/Beger/Ungeheuer (Hrsg.)
© Springer-Verlag Berlin Heidelberg 1992

## Ergebnisse

Die Gallensäuren stiegen bei inhomogenen Ausgangswerten (je nach cholestatischer oder nicht-cholestatischer Grundkrankheit) in der anhepatischen Phase massiv auf 37–410 $\mu$mol/l (Median: 105 $\mu$mol/l, Mittelwert 125 ± 99 $\mu$mol/l) an.

In 24 der 30 untersuchten Transplantationen kam es zu einem raschen primären Abfall der Gallensäuren nach erfolgter Reperfusion, wobei Werte kleiner 20 $\mu$mol/l innerhalb von 12–36 h erreicht wurden (Tabelle 1).

**Tabelle 1.** Alle Patienten mit postoperativem Abfall der Gallensäuren zeigten eine gute initiale Funktion des Transplantates, während die Patienten ohne postoperativen Gallensäureabfall alle eine schwere Funktionsstörung des Transplantates oder eine Perfusionsminderung des Transplantates im Rahmen eines Schock-Geschehens aufwiesen

| Anzahl Transpl. | Gallensäure-Abfall | Abfall Geschwindigkeit | n | Klinik |
|---|---|---|---|---|
| 24 | ja | 14 ± 11 $\mu$mol/l × h  Median: 10 $\mu$mol/l | 24 | gute initiale Transplantatfunktion |
| 6 | nein | 0 | 2 | initiale Nichtfunktion |
|  |  |  | 2 | initiale Dysfunktion |
|  |  |  | 1 | septischer Schock |
|  |  |  | 1 | hämorrhagischer Schock |

Aus der Anfangssteigung wurde die Abfallgeschwindigkeit errechnet. Sie lag zwischen 2,5 und 50 $\mu$mol/l × h (Median: 10 $\mu$mol/l × h) und war je höher, desto höher das Gallensäure-Maximum in der anhepatischen Phase war, es konnte aber keine klare Korrelation ermittelt werden. Der Gallensäure-Abfall korrelierte auch nicht mit der Höhe des Maximums der Transaminasen (GOT, GPT, GLDH) postoperativ sowie der Höhe des Bilirubins am 3. oder 5. postoperativen Tag. Die Dauer der kalten Ischämiezeit stand ebenfalls in keinem Zusammenhang mit der Abfallgeschwindigkeit. Alle diese Patienten hatten klinisch initial postoperativ eine stabile Transplantatfunktion.

In den anderen 6 Transplantationen (6 Patienten) kam es zu keinem signifikanten Abfall bzw. einem weiteren Anstieg der Gallensäuren postoperativ. Viermal lag klinisch eine initiale Nicht- bzw. Dysfunktion mit sehr hohem postoperativem Transaminasenmaximum, entfärbter Galle, substitutionspflichtigen Gerinnungsfaktoren und zunehmender Nierenfunktionseinschränkung des Transplantates vor. 3 dieser Patienten wurden innerhalb der ersten 3 postoperativen Tage retransplantiert, der andere ohne Retransplantation verstarb ohne Besserung der weiterhin massiv eingeschränkten Leberfunktion an einer Sepsis. Der 5. Patient erlitt intraoperativ einen septischen Schock, erholte sich postoperativ nicht und verstarb kurz später mit klinisch persistierend unzureichender Leberfunktion. Eine Patientin entwickelte einen hämorrhagischen Schock unmittelbar postoperativ, die Gallensäuren stagnierten im Bereich der Maximumwerte und fielen dann sekundär nach der Revisionsoperation und Stabilisierung der Kreislaufverhältnisse ab (Tabelle 1).

## Diskussion

In 24 der untersuchten 30 Transplantationen fand sich ein prompter Abfall der in der anhepatischen Phase angestiegenen Serum-Gallensäuren auf vergleichbare Endwerte (15–20 $\mu$mol/l) bei sehr unterschiedlichen Maximalwerten. Da sie nur aktiv über den Hepatocyten in die Galle ausgeschieden werden, kann in allen dieser Patienten von der qualitativen Funktionsfähigkeit des hepatischen exkretorischen Systems ausgegangen werden. Die Quantifizierung dieses Vorganges über die Errechnung der Gallensäureabnahmerate ergab jedoch keine feste Korrelation mit dem Transaminasen-Maximum als Zellschädigungsparameter wie auch der kalten Ischämiezeit sowie der früh postoperativen Cholestase (gemessen am Bilirubin am Tag 3 und 5). Ein Zusammenhang mit cholestatischen Zuständen zu einem späteren Zeitpunkt [1] ergab sich ebenfalls nicht und ist auch mehr klar von immunologischen Prozessen abgrenzbar.

Das Fehlen des Gallensäureabfalls früh postoperativ war immer begleitet von schweren Komplikationen und entsprechender Störung der Transplantatfunktion. Das hepatische exkretorische System erscheint besonders sensibel in der Frühphase nach der Transplantation, da beide Patienten im Schockzustand wie die Patienten mit Nicht-Funktion des Transplantates die Gallensäuren nicht adäquat ausschieden. Diese Ergebnisse zeigen, daß die Bestimmung von Gallensäuren und damit der Funktion des hepatischen exkretorischen Systems im frühen Verlauf nach einer Lebertransplantation eine zusätzliche wesentliche Information zur Funktionsaufnahme des Transplantates geben kann.

## Zusammenfassung

Bei 30 Lebertransplantationen wurden die Serum-Gallensäuren bei Anaesthesiebeginn, vor und nach der anhepatischen Phase sowie 10 min, 1, 2, 3, 4, 6, 9, 12, 24, 36 und 48 h nach der Reperfusion gemessen. Nach massivem Anstieg in der anhepatischen Phase fielen die Gallensäuren in 24/30 Transplantationen rasch auf Werte zwischen 15 und 20 $\mu$mol/l ab, trotz unterschiedlich hoher Maximumwerte. Alle Patienten hatten eine klinisch gute initiale Transplantatfunktion. Ein fehlender Gallensäureabfall in 6/30 Transplantationen war stets begleitet von schweren klinischen Komplikationen. Die Gallensäureabfallrate korrelierte jedoch nicht mit der kalten Ischämiezeit, dem Transaminasenmaximum oder dem Maximum der Gallensäuren. Diese Ergebnisse zeigen, daß die Bestimmung von Gallensäuren und damit der Funktion des hepatischen exkretorischen Systems im frühen Verlauf nach Lebertransplantation eine zusätzliche wesentliche Information zur Funktionsaufnahme des Transplantates geben kann.

## Summary

Serum bile acids were analyzed in 30 liver transplantations at the beginning of anesthesia, before and 10 min, 1, 2, 3, 4, 6, 9, 12, 36, and 48 h after reperfusion of the graft. The bile acids increased markedly within the anhepatic phase. In 24/30 patients they decreased rapidly after reperfusion to similar levels of 15–20 $\mu$mol/l despite the broad variation of peak levels in the anhepatic phase. All patients were found to have a good initial graft function. In 6/30 patients no decrease of bile acids was observed after reperfusion, all patients were found to have severe complications and markedly disturbed graft function. However, the decreasing rate of the bile acids did not correlate with the duration of the cold ischemia time, the maximum of serum transaminases, or the peak levels of bile acids in the anhepatic phase. These results indicate that determination of serum bile acids and therefore the estimation of the hepatic excretory system function gives additional information for describing the liver graft function early after transplantation.

## Literatur


1. Adler M, Deprez C, Rickaert F et al (1988) Cholestatic syndrome due to preservation injury after liver transplantation. Transplant Proc XX No 4:644–645
2. Herrera FJ, Codoceo R, Cienfuegos J et al (1990) Bile acid profile as early indicator of allograft function during orthotopic liver transplantation. Eur Surg Res 22:19–26
3. Muraca M, Kohlhaw K, Ringe B et al. Serum esterified bilirubin and bile acids for detection and differential diagnosis of hepatic dysfunction following orthotopic liver transplantation. J Hepatol (in press)
4. Oellerich M, Burdelski M, Ringe B et al (1991) Functional state of the donor liver and early outcome of transplantation. Transplant Proc Feb; 23 (21 Pt 2):1575–8



Dr. K. Kohlhaw, Klinik für Abdominal- und Transplantationschirurgie, Medizinische Hochschule Hannover, Konstanty-Gutschow-Straße 8, W-3000 Hannover 61, Deutschland Bundesrepublik

# Nachweis von Spenderlymphocyten nach Lebertransplantation ohne klinische Zeichen von Graft-versus-Host-Symptomatik oder Abstoßung

## Detection of Donor Lymphocytes in Liver Graft Recipients Without Clinical Signs of Graft-Versus-Host Disease or Rejection


H.J. Schlitt, H. Kanehiro und R. Pichlmayr

Klinik für Abdominal- und Transplantationschirurgie, Medizinische Hochschule Hannover


## Einleitung

Einzelne klinische Beobachtungen von Graft-versus-Host-Erkrankungen bei lebertransplantierten Patienten [1, 2] weisen darauf hin, daß es im Rahmen der Lebertransplantation zur Übertragung immunkompetenter Zellen vom Spender auf den Empfänger kommen kann. In eigenen Voruntersuchungen konnte auch gezeigt werden, daß sich in der Leber größere Mengen von Lymphocyten befinden, die durch die Perfusion des Organs mit Konservierungslösung im Rahmen der Organentnahme beim Spender nicht entfernt werden [3]. Ziel dieser Studie war es, das Schicksal dieser mitübertragenen Spenderlymphocyten im Transplantatempfänger zu analysieren und die klinische Bedeutung dieser allogenen Lymphocyten zu erfassen.

## Methodik

Der Nachweis von Spenderlymphocyten nach Lebertransplantation erfolgte in Leberbiopsiematerial, das im Rahmen von routinemäßig durchgeführten Transplantataspirationscytopunktionen (TAC) [4] 2–3 mal pro Woche gewonnen wurde, sowie im peripheren Blut der Patienten. Zur Differenzierung von Spender- und Empfängerlymphocyten wurden verschiedene monoklonale Antikörper gegen polymorphe HLA-Klasse I-Determinanten (48C1 (anti-HLA-A2/A28), 66C4 (anti-HLA-A2/A11/A28-31/A33), XL23 (anti-HLA-A3)) verwendet, die alle vom Maus-IgM-Isotyp sind. T-Zellen (CD3) und B-Zellen (CD20) wurden mit den Maus-IgG-Antikörpern Leu-4 und Leu-16 (Fa. Becton Dickinson) differenziert. Die Zellen im Leberaspirat wurden mittels immuncytologischer Dopppelfärbung auf acetonfixierten Cytopräparaten mit Hilfe alkalischer Phosphatase- bzw. Peroxidase-gekoppelter isotypspezifischer Sekundärantikörper analysiert. Die Untersuchung Ficoll-separierter mononucleärer Zellen aus dem peripheren Blut mit FITC- bzw. PE-markierten isotypspezifischen Sekundärantikörpern erfolgte durchflußcytometrisch (FACStar, Fa. Becton Dickinson).

Von 67 erwachsenen lebertransplantierten Patienten bestanden bei 23 HLA-Differenzen zwischen Spender und Empfänger, die mit den vorhandenen Antikörpern nachgewiesen


Chirurgisches Forum 1992
f. experim. u. klinische Forschung
Gall/Beger/Ungeheuer (Hrsg.)
© Springer-Verlag Berlin Heidelberg 1992

werden konnte. Die immunsuppressive Medikation bei dem Kollektiv war aufgrund von Studien heterogen (Quadruple-Therapie mit Ciclosporin, Azathioprin, Steroiden und Antithymocytenglobulin bzw. IL-2-Receptor-Antikörper BT563 oder FK506 plus Steroide). Die Beurteilung der Immunaktivierung in den routinemäßig durchgeführten Leber-TACs erfolgte nach Cytozentrifugation und May-Grünwald-Giemsa Färbung mittels semiquantitativer Analyse auf einer Skala von 0 (keine Immunaktivierung) bis 5 (maximale Immunaktivierung); eine selektive Immunaktivierung im Aspirat (A) $\geq$ 2 wurde als abstoßungstypisches Muster interpretiert [4].

## Resultate

Bei 12 der 23 untersuchten Patienten (52%) fanden sich $CD3^+$ Spenderlymphocyten (T-Zellen) in der Leber. Diese Zellen waren zwischen dem 2. und 14. postoperativen Tag im Leberaspirat nachweisbar und machten 2–20% aller vorhandenen T-Zellen im Präparat aus. Nur ganz vereinzelt fanden sich $CD20^+$ Spenderlymphocyten (B-Zellen). An den Tagen 2–3 nach Lebertransplantation waren Spenderlymphocyten bei 11 der untersuchten Patienten nachweisbar. Bei 5 Patienten, bei denen an den postoperativen Tagen 5–10 Spenderlymphocyten gefunden wurden, war zu diesem Zeitpunkt im Leberaspirat auch eine deutliche abstoßungstypische Immunaktivierung bis zum maximalen Befund einer A4 (d.h. 50–90% der vorhandenen Lymphocyten deutlich aktiviert) vorhanden. Interessanterweise trat jedoch bei keinem dieser Patienten eine klinisch manifeste akute Abstoßung auf, so daß eine Abstoßungstherapie nicht erforderlich war. Hingegen kam es bei 2 der 11 Patienten, bei denen Spenderlymphocyten nie nachweisbar waren, zu einer behandlungsbedürftigen akuten Abstoßung mit typischer klinischer Symptomatik.

Im Blut einiger Patienten konnten in einigen Fällen in den ersten postoperativen Tagen bis zu 8% Spenderlymphocyten nachgewiesen werden, ohne daß klinische Komplikationen auftraten. Insgesamt bestanden bei keinem der untersuchten Patienten im postoperativen Verlauf irgendwelche Symptome von Graft-versus-Host Reaktionen (Exanthem, Enteritis, Knochenmarksdepression). Das Vorhandensein von Spenderlymphocyten in der Leber oder im Blut der transplantierten Patienten war – soweit beurteilbar – unabhängig vom verwendeten immunsuppressiven Protokoll.

## Diskussion

Voruntersuchungen an perfundierten Spenderlebern hatten ergeben, daß mit einer Transplantatleber größere Mengen immunkompetenter Spenderzellen auf den Empfänger übertragen werden [3]. Im Rahmen dieser Studie konnte nun gezeigt werden, daß bei etwa der Hälfte der lebertransplantierten Patienten diese Zellen bis zu zwei Wochen lang im Transplantat persistieren und in einigen Fällen sogar im Blut zirkulieren. In Anbetracht dieser Befunde ist bemerkenswert, daß in keinem einzigen Fall Hinweise für eine klinische Graft-versus-Host (GvH) Symptomatik bestanden. Dies ist wohl dadurch zu erklären, daß das Immunsystem des Empfängers normalerweise in der Lage ist, die allogenen Lymphocyten nach einiger Zeit zu eliminieren, so daß es nicht zu einer weiteren Proliferation und Aktivierung kommen kann. Bei Vorbestehen einer besonders ausgeprägten Immuninkompetenz des Empfängers ist es jedoch denkbar, daß diese Zellen länger persistieren und somit GvH-Erkrankungen auslösen können.

Die ausgeprägte Immunaktivierung im Transplantat, die in vielen Fällen offensichtlich im Zusammenhang mit der Persistenz von Spenderlymphocyten in der Leber beobachtet wurde, weist jedoch darauf hin, daß es nach Lebertransplantation häufiger zu einer vorübergehenden funktionellen Interaktion von Spender- und Empfängerlymphocyten kommt. Da dabei nie Zeichen einer klinischen Abstoßung auftraten, ist diese Immunaktivierung wohl nicht als Sensibilisierung des Empfängers gegen die spenderspezifischen Alloantigene zu werten. In Anbetracht von tierexperimentellen Studien [5] ist vielmehr zu vermuten, daß die übertragenen Spenderlymphocyten immunmodulatorische Funktionen, möglicherweise im Sinne von Vetozellen, ausüben könnten.

## Zusammenfassung

In dieser Studie wurde das Schicksal und die klinische Relevanz von Spenderlymphocyten untersucht, die im Rahmen einer Lebertransplantation mit dem Transplantat auf den Empfänger übertragen werden. Es konnte gezeigt werden, daß bei etwa der Hälfte aller lebertransplantierten Patienten Spenderlymphocyten in der Leber bis zu 2 Wochen nach Transplantation persistieren und bis zu 20% der vorhandenen T-Zellen ausmachen; auch im Blut waren Spenderlymphocyten in Einzelfällen über 1 Woche nach Transplantation nachweisbar. Das Vorhandensein von Spenderlymphocyten war zwar häufig mit deutlicher Immunaktivierung im Transplantat assoziiert, es fanden sich jedoch bei keinem dieser Patienten klinische Zeichen einer akuten Abstoßung oder Hinweise auf eine Graft-versus-Host-Symptomatik.

## Summary

This study analyses the fate and the clinical relevance of donor lymphocytes that are accidentally transmitted to the recipient by a liver allograft. It could be demonstrated that donor lymphocytes persist in the liver for up to 2 weeks in half of these patients and that they make up up to 20% of the intragraft T cells; in a few cases some donor lymphocytes were also detectable in blood in the first week after transplantation. The presence of donor lymphocytes was frequently associated with marked intragraft immune activation, but no clinical evidence of acute rejection or of graft-versus-host disease was present in any of these patients.

## Literatur

1. Burdick JF, Vogelsang GB, Smith WJ, et al. (1988) Severe graft-versus-host disease in a liver transplant recipient. N Engl J Med 318:689
2. Jamieson NV, Joysey V, Friend PJ, et al. (1991) Graft-versus-host disease in solid organ transplantation. Transplant Int 4:67
3. Schlitt HJ, Wonigeit K, Nashan B, Pichlmayr R (1991) Presence of large amounts of activated lymphocytes in the parenchyma of human donor livers. J Hepatol [Suppl 2] 13:69

4. Schlitt HJ, Nashan B, Wittekind C, et al. (1991) Differentiation of liver graft dysfunction by transplant aspiration cytology. Transplant 51:786
5. Yoshimura N, Matsui S, Hamashima T, et al. (1990) The effects of perioperative portal venous inoculation with donor lymphocytes on renal allograft survival in the rat. I. Specific prolongation of donor grafts and suppressor factor in the serum. Transplant 49:167

Dr. H.J. Schlitt, Klinik für Abdominal- und Transplantationschirurgie, Medizinische Hochschule Hannover, Konstanty-Gutschow-Straße 8, W-3000 Hannover 61, Bundesrepublik Deutschland

# Unterschiedliche Induzierbarkeit von vasculären Adhäsionsmolekülen auf portalen und sinusoidalen Endothelien nach Lebertransplantationen*

## Differential Inductability of Vascular Adhesion Molecules on Portal and Sinusoidal Endothelia After Liver Transplantation

G. Steinhoff, M. Behrend, B. Schrader und R. Pichlmayr

Klinik für Abdominal- und Transplantationschirurgie (Leiter: Prof. Dr. med. R. Pichlmayr), Medizinische Hochschule Hannover

## Einleitung

Intercelluläre Adhäsionsmoleküle vermitteln die Aktivierung von Leukocyten/Lymphocyten und ihre Zellbindung bei Entzündungsreaktionen. Für die Regulation der Entzündungsreaktion im Gewebe ist insbesondere die Bindung von Leukocyten an Endothelzellen von Bedeutung [1, 2]. Neben chemotaktischen Faktoren und Cytokinen spielen eine Reihe von Receptor-Ligandstrukturen vasculärer Adhäsionsmoleküle (VLA-4/VCAM-1, LFA-1/ICAM-1, CD2/LFA-3, ELAM-1, CD62-GMP140) eine Rolle in der Interaktion von Endothel mit verschiedenen Leukocyten-Subpopulationen. Diese sind für die Leukocyteninfiltration und auch für das "homing" dieser Zellen bei Entzündungsprozessen von Wichtigkeit [2, 3]. Im transplantierten Organ beeinflußt die Induktion von Adhäsionsligandmolekülen die Leukocyten-Reaktivität bei Alloantigen-spezifischen wie auch unspezifischen Entzündungsreaktionen (Perfusionsschaden, Ischämie, Infektion) [2, 4, 5].

Ziel dieser Untersuchung war es, Induktionsphänomene von vasculären Adhäsionsmolekülen in entzündetem Gewebe modellhaft bei Verläufen mit und ohne Komplikationen nach Lebertransplantation und reperfusionsbedingte Veränderungen direkt nach Transplantation zu untersuchen. Die Verteilung von Adhäsions-Ligandmolekülen wurde mit der Segregation von Leukocyten/Lymphocyten im Lebergewebe verglichen. Insbesondere die Induzierbarkeit der Selektine ELAM-1 und CD62, die als Homing-Liganden von Leukocyten dienen [1–3], sollte auf den verschiedenen Endothelien der Leber untersucht werden.

## Material und Methode

Es wurde in Stickstoff asserviertes Biopsiematerial von lebertransplantierten Patienten (n = 32) untersucht: Leberbiopsien wurden entnommen vor Reperfusion (n = 3), nach Reperfusion (n = 14), akute/chronische Abstoßung (n = 19/9), Cholangitis (n = 8), Sepsis (n = 6), Virusinfektion (n = 6). Zum Vergleich wurde normale Leber (n = 7) aus Resektionsgewebe untersucht. Zum Nachweis der Expression von Adhäsionsmolekülen wurden

---

* Unterstützt durch die Deutsche Forschungsgemeinschaft, SFB 265, Projekt B5.

Chirurgisches Forum 1992
f. experim. u. klinische Forschung
Gall/Beger/Ungeheuer (Hrsg.)
© Springer-Verlag Berlin Heidelberg 1992

monoklonale Antikörper gerichtet gegen die Receptoren LFA-1, CD2, CD18, CD44 und die Ligandmoleküle ICAM-1, LFA-3, VCAM-1, ELAM-1, CD62/GMP140 verwendet (Tabelle 1). Die Expressionsanalyse erfolgte mit immunhistologischer Standardmethodik (Indir. Alkal. Phosphatase oder indirekte Peroxidasetechnik).

**Tabelle 1.** Verwendete monoklonale Antikörper gerichtet gegen Adhäsionsmoleküle

| Antigen | Monoklonale Antikörper | | Receptor |
| --- | --- | --- | --- |
| | Klon | Herkunft | |
| VCAM-1 (INCAM 110) | 1.4C3 | Haskard, London | VLA-4 (CD49d) |
| ELAM-1 | 1.2B6 | Haskard | ? |
| | ENA 1 | Buurman, Maastricht | |
| | 4D10 | Sorg, Münster | |
| CD62 (PADGEM, GMP 140) | cbl/thromb/6[a] | Moddermann | ? |
| | G1-membrane | McEver, Oklahoma | |
| | S12-cytoplasm | McEver | |
| ICAM-1 (CD54) | 84H10[a] | Makgoba | LFA-1 (CD11a) |
| | RR1/1 | Rothlein, Boston | |
| | 6.5B5 | Haskard | |
| LFA-3 (CD58) | G26.1[a] | Meuer, Heidelberg | CD2 |
| | TS2/9 | Springer, Boston | |

[a] bezogen bei Fa. DIANOVA, Hamburg

**Tabelle 2.** Endothel-Expression von vasculären Adhäsionsmolekülen in verschiedenen Entzündungszuständen nach Lebertransplantation

| Diagnose: | Normal (reperfusion) | | | | Akute Abstoßung (reversibel) | | | | Chronische Abstoßung | | | | Cholangitis/Sepsis/ virale Infektion | | | |
| --- | --- | --- | --- | --- | --- | --- | --- | --- | --- | --- | --- | --- | --- | --- | --- | --- |
| Biopsien: | n = 7 (14) | | | | n = 19 | | | | n = 9 | | | | n = 8/6/6 | | | |
| Ligand Molekül | portal PA | PV | sinusoid SE | CV | portal PA | PV | sinusoid SE | CV | portal PA | PV | sinusoid SE | CV | portal PA | PV | sinusoid SE | CV |
| VCAM-1 | – | – | – | – | + | + | – | +/– | + | ++ | +/– | + | + | + | +/– | + |
| ELAM-1 | – | –(+) | – | – | +/– | + | – | + | + | ++ | – | + | + | + | – | + |
| VD62 | – | –(+) | – | – | + | + | – | + | ++ | ++ | – | + | + | + | – | + |
| ICAM-1 | – | – | + | – | – | – | ++ | – | + | + | ++ | + | – | – | ++ | +/– |
| LFA-3 | – | – | + | – | – | – | + | +/– | + | + | ++ | +/– | – | +/– | + | +/– |

## Ergebnisse

Eine Zusammenfassung der Ergebnisse ist in Tabelle 2 dargestellt. Die Expression der vasculären Adhäsionsmoleküle VCAM-1, ELAM-1, CD62/GMP140, ICAM-1 und LFA-3 wurde auf den verschiedenen Endothelien der Leber untersucht. Es fand sich im Normalzustand (n = 7) und Entzündungszustand (Abstoßung: n = 28, Infektionen: n = 20) eine unterschiedliche Expression von Adhäsionsmolekülen auf portalen (arteriell:PA, venös:PV), sinusoidalen (SE) und zentralvenösen (ZV) Endothelien.

Hierbei waren die Selektine ELAM-1 und CD62 nicht auf Sinusendothelien exprimiert und induzierbar. Eine portale Expression dieser Moleküle fand sich allerdings schon in Biopsien nach Reperfusion (10/14). ICAM-1, LFA-3 und VCAM-1 waren hingegen auf allen Endotheltypen induzierbar und zum Teil auf anderen Zelltypen (Kupffer Zellen, Hepatocyten, Gallengänge).

## Diskussion

Diese Resultate zeigen eine differenzielle Expression und Induzierbarkeit von vasculären Adhäsionsmolekülen auf den verschiedenen Endothelien der Leber. Diese Unterschiede könnten die Fähigkeit dieser Zellen zur Regulation der Leukocyten/Lymphocyten Infiltration in der Leber reflektieren. Da die Infiltration von Leukocyten möglicherweise auf einer Kaskade von Receptor-Ligand Interaktionen beruht. könnte das Fehlen der Selektine ELAM-1 und CD62 auf Sinusendothelien eine Erklärung für die fehlende parenchymale Infiltration bei Transplantatabstoßung sein. Bisher ist unklar, ob diese fehlende Expression Resultat einer Zelldifferenzierung oder suppressiver Faktoren im Lebersinus ist. Der niedrige Blutstrom im Lebersinus und die phagocytäre Funktion des Sinusendothel- bzw. Kupffer-Zellen könnte allerdings auch eine spezifische Konstellation der Expression von Adhäsionsmolekülen bedingen. In diesem Kontext ist es erwährenswert, daß ICAM-1 und LFA-3 von Sinusendothelien im Gegensatz zu anderen Endothelien [2] schon im Normalzustand exprimiert werden.

Eine Einordnung dieser Moleküle zum Verständnis von Infiltrationsvorgängen ist sicherlich als Bestandteil eines komplexen Zellinteraktionsvorganges zu sehen. Hierfür sind neben der Expression und Induzierbarkeit von spezifischen Receptoren auf Leukocyten und Endothelzellen zusätzlich eine Reihe von Stimulationssignalen durch Cytokine und andere Faktoren notwendig [2]. Daß neben dem Spektrum der induzierbaren Interaktionsmoleküle auch u.U. organspezifische Differenzierungsvorgänge ihren Ausdruck in einem veränderten Ligandmolekülmuster – und damit veränderter Leukocyteninteraktion – finden, läßt sich aus den hier gezeigten Befunden schlußfolgern.

## Zusammenfassung

Die Expression verschiedener Adhäsionsmoleküle, die die Leukocyten-Endothelinteraktion vermitteln, wurde in Biopsien während verschiedener Entzündungszustände nach Lebertransplantation untersucht. Hierbei fand sich eine unterschiedliche Expression von Adhäsionsligandmolekülen auf den verschiedenen Endothelien der Leber. Auf portalvenösem, arteriellem und zentralvenösem Endothel fand sich eine breite Induzierbarkeit von ICAM-1, LFA-3, VCAM-1, ELAM-1 und CD-62 während verschiedener Entzündungszustände (Reperfusion, Abstoßung, Infektion). Das Sinusendothel zeigte hingegen nur eine Induzierbarkeit von ICAM-1, LFA-3 und in geringem Maße von VCAM-1. Die Relevanz dieses Befundes für Infiltrationsprozesse in der Leber wird diskutiert.

## Summary

The expression of adhesion molecules responsible for the interaction of leukocytes and endothelium was analyzed in biopsies with different states of imflammation after liver transplantation. A different expression of adhesion ligand molecules was found on the specialized endothelia of the liver. On portal venous, arterial and central vein endothelia a broad inductibility of ICAM-1, LFA-3, VCAM-1, ELAM-1, and CD62 was found during various types of inflammation (reperfusion damage, rejection, infection). The sinusoidal endothelium, however, was only inducible to express ICAM-1, LFA-3, and to a minor extent, also VCAM-1. The impact of these results on the infiltration process of the liver is discussed.

## Literatur

1. Springer TA (1990) Adhesion receptors of the immune system. Nature 346:425–434
2. Pober JS, Cotran RS (1990) The role of endothelial cells in inflammation. Transplant 50:537–544
3. Duijvestijn A, Hamann A (1989) Mechanisms and regulation of lymphocyte migration. Immunol Today 10:23–28
4. Krensky AM, Weiss A, Crabtree G, Davis MM, Parham P (1990) T-Lymphocyte antigen interactions in transplant rejection. New Engl J Med 322:510–517
5. Steinhoff G, Behrend M, Wonigeit K (1990) Expression of adhesion molecules on lymphocytes/monocytes and hepatocytes in human liver grafts. Human Immunol 28:123–128

Dr. med. G. Steinhoff, Klinik für Abdominal- und Transplantationschirurgie, Medizinische Hochschule Hannover, Postfach 610180, W-3000 Hannover 61, Bundesrepublik Deutschland

# Lösliche HLA-Klasse I Antigene im Serum von Patienten nach orthotoper Lebertransplantation

## Soluble HLA Class I Antigens in Serum of Patients After Orthotopic Liver Transplantation


T. Kraus[1], J. Arnold[2], A. Mehrabi[1], E. Klar[1], V. Hofmann[1] und G. Otto[1]

[1]Chirurgische Universitätsklinik Heidelberg (Direktor: Prof. Dr. Ch. Herfarth)
[2]Medizinische Universitätsklinik Heidelberg (Direktor: Prof. Dr. B. Kommerell)


## Einleitung und Zielsetzung

Die Expression der HLA-Klasse I Antigene (HLA-I) spielt eine zentrale Rolle im Aufbau der Immunregulation. HLA Klasse I Antigene sind extrem polymorphe, heterodimere Membranglykoproteine, zusammengesetzt aus einer schweren (46-kDa) und einer leichten Kette ($\beta$2-Mikroglobulin 12-kDa) [1]. Eine lösliche Form dieser komplexen Proteine (sHLA-I) konnte bisher im menschlichen Serum, Plasma und Liquor cerebrospinalis nachgewiesen werden. Die biologische Funktion ist noch unzureichend geklärt. In vitro Stimulation von Lymphocyten mit Mitogenen, Antigenen oder Allogenen induziert die Freisetzung von sHLA-I, wobei sowohl B- als auch T-Lymphocyten zur sHLA-I-Sekretion befähigt sind [2]. Eine Erhöhung der sHLA wurde bei verschiedenen Krankheitsentitäten, wie z.B. rheumatoide Arthritis, LE oder GvHD, im Rahmen der Knochenmarkstransplantation beschrieben. Auch die allogen transplantierte Leber sezerniert sHLA in die systemische Zirkulation der Empfänger. Besonders während Rejektionen wurde eine vermehrte HLA-I Expression beobachtet. In der Literatur liegen Daten über einen potentiellen Nutzen der sHLA-I Bestimmung als Monitoring-Parameter für Rejektionen vor [3, 4, 5]. Zielsetzung der Untersuchung war die Analyse der sHLA-I Serumspiegel im frühen post op. Verlauf nach Lebertransplantation (OLT). Es sollte geklärt werden, ob sich der kommerzielle sHLA-I Assay zum Screening für infektiöse und nicht infektiöse Komplikationen eignet oder auch die klinische Transplantatfunktion insgesamt widerzuspiegeln vermag.

## Material und Methode

sHLA-I Spiegel wurden bei bisher 17 Patienten (m = 11; w = 6; mittleres Alter 43,1 Jahre) bis max. 54 Tage nach OLT (mittleres Bestimmungsintervall 3,0 Tage) mittels kommerziellem Sandwich-ELISA (sHLA-STAT$^{TM}$ Class I; Sangstat Med. Corp. California, USA) bestimmt. Als Kontrollkollektiv dienten gesunde Individuen (n = 10). Insgesamt erfolgten 170 Analysen in Doppelbestimmung. Die gemessenen Werte wurden retrospektiv mit der klinischen Situation korreliert. Unterschieden wurden die präoperative Phase, der frühe postoperative Verlauf (Tage 1–7), Rejektionen (n = 10), Infektionen (n = 3), primäres Transplantatversagen (Dysfunktion; n = 2) und längere unkomplizierte Phasen ("stable graft";


Chirurgisches Forum 1992
f. experim. u. klinische Forschung
Gall/Beger/Ungeheuer (Hrsg.)
© Springer-Verlag Berlin Heidelberg 1992

152

n = 10). Als Immunsuppression diente bei einem Teil der Patienten eine Dreifachkombination aus Methylprednisolon, Azathioprin und Cyclosporin A, ansonsten das Regime der europäischen FK 506 Studie. Die Angabe der Meßwerte erfolgt als Mittelwert ± Standardabweichung (SD). Mittelwerte der während der einzelnen Phasen gemessenen Werte gingen in die interindividuelle Statistik ein. Der nicht parametrische Mann-Whitney U-Test diente zum Vergleich der Gruppen (p-Werte < 0,05 wurden als signifikant gewertet).

## Ergebnisse

Patienten unmittelbar vor (gemischtes Indikationsspektrum), sowie im frühen Verlauf nach der OLT wiesen gegenüber normalen Probanden einen höheren mittleren sHLA-I Spiegel auf. Demgegenüber konnten bei klinischer Differenzierung der verschiedenen post op. Untersuchungsphasen keine weitere Erhöhung und auch keine signifikanten Unterschiede hinsichtlich der mittleren sHLA-I Spiegel zwischen den Gruppen festgestellt werden (Abb. 1 und 2). Bei der intraindividuellen Analyse findet sich ein unregelmäßiger Trend zum Anstieg der sHLA bei klinischen Komplikationen. Oftmals ist die Interpretation jedoch schwierig. Die mittleren sHLA-1 Spiegel unmittelbar vor und nach der OLT zeigten interindividuell keinen signifikanten Unterschied. Bei individueller Analyse des einzelnen Patienten war bei 50% ein geringer Anstieg der sHLA-I nach der OLT nachweisbar. Unterschiede der präoperativen sHLA-I Spiegel in Abhängigkeit von der primären Transplantationsindikation waren nicht zu erkennen.

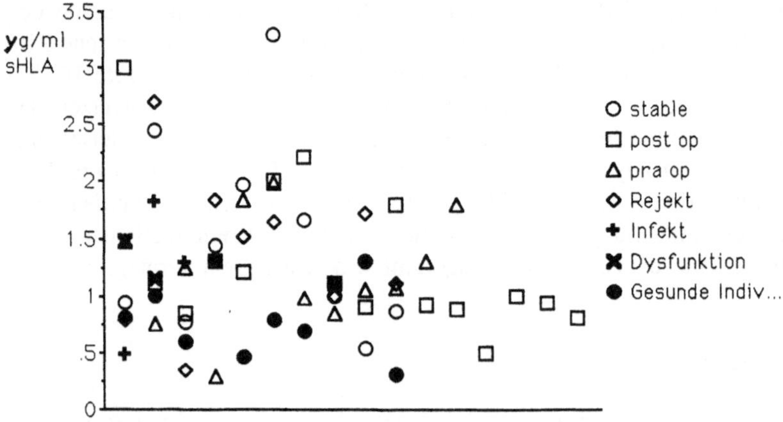


**Abb. 1.** Scatterdiagramm der sHLA Werte aller Gruppen

## Schlußfolgerungen und Diskussion

Auch nach OLT lassen sich erhöhte sHLA-I Spiegel im Serum nachweisen. Die im frühen Verlauf nach der Transplantation gegenüber normalen Probanden erhöhten Spiegel können, wie schon bei diversen anderen Krankheitsentitäten aufgezeigt, als Ausdruck einer anhaltenden Immunstimulation durch das Transplantat gewertet werden. Da sich die mittleren

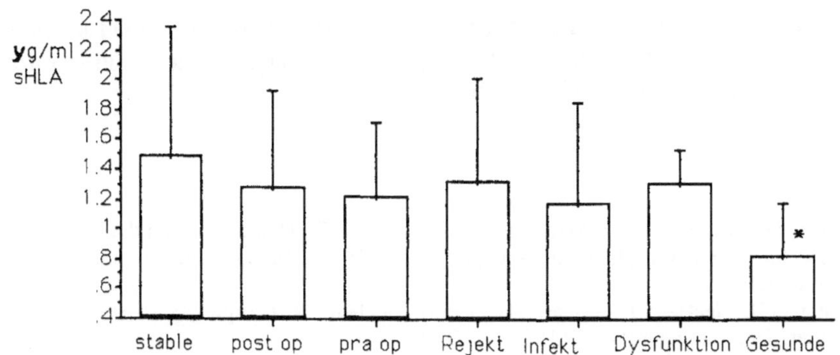


| Stable | post op | pra op | Rejekt | Infekt | Dysfunkt. | Gesunde |
|---|---|---|---|---|---|---|
| 1.4 ± 0.8 | 1.2 ± 0.6 | 1.2 ± 0.4 | 1.3 ± 0.6 | 1.1 ± 0.6 | 1.3 ± 0.2 | 0.8 ± 0.3 * |

**Abb. 2.** Mittelwerte und SD in den Untersuchungsgruppen (* Unterschied statistisch signifikant, $p < 0,05$; Mann Whitney U-Test)

sHLA-I Spiegel während Rejektion und Infektion nicht unterscheiden, wird deutlich, daß auch dieser Marker nur bei intraindividueller Betrachtung im Einzelverlauf eine klinische Bedeutung haben kann. Hier zeigt sich jedoch lediglich ein Trend zur sHLA-I Spiegelerhöhung bei infektiösen und nichtinfektiösen Komplikationen. Auch völlig andersartige Spiegelverläufe wurden beobachtet. Eine Nutzung des Parameters mittels des eingesetzten Assays zum Screening oder zur Differentialdiagnostik von Komplikationen nach OLT erscheint mangels hoher Spezifität und Sensitivität kaum sinnvoll.

## Zusammenfassung

Lösliche HLA Klasse I Moleküle im Serum wurden präoperativ, sowie im frühen postoperativen Verlauf von 17 Patienten nach OLT mittels eines neuen kommerziellen ELISA's bestimmt. Gesunde Probanden dienten als Vergleichskollektiv. Patienten unmittelbar vor, sowie im frühen Verlauf nach OLT wiesen gegenüber gesunden Probanden einen erhöhten mittleren sHLA-Spiegel auf. Die mittleren sHLA-Spiegel während verschiedener infektiöser sowie nichtinfektiöser Komplikationen unterschieden sich nicht signifikant voneinander. In der individuellen Patientenanalyse besteht lediglich ein Trend zur Erhöhung des Parameters bei infektiösen und nichtinfektiösen Komplikationen.

## Summary

Soluble HLA-class I serum levels (sHLA-I) were analyzed before and in the early course after orthotopic liver transplantation (OLT) in 17 patients, using a new commercial sandwich ELISA. Healthy individuals served as controls. Mean sHLA-I serum levels proved to be elevated immediately before and after OLT, as compared to healthy individuals. No further significant mean elevation could be noted during infectious and noninfectious complications after OLT. In the individual patient follow-up, only an irregular trend towards rising sHLA-I levels was demonstrated. Lacking specificity, usage of the parameter for clinical differential diagnosis seems not to be feasible.

## Literatur

1. Zinkernagel RM, Doherty PC (1979) MHC-restricted cytotoxic T-cells: Studies on the biological role of polymorphic major transplantation antigens on specificity, function and responsiveness. Adv Immunol 27:51–170
2. Dobbel M, Stam NJ, Neefjes JJ, Giphart MJ (1988) Biochemical complexity of serum HLA class I molecules. Immunogenetics 27 (3):203–210
3. Davies HS, Pollard SG, Calne RY (1989) Soluble HLA antigens in the circulation of liver graft recipients. Transplant 47(3):524–527
4. Sell KW, Tadros T, Wang YC (1988) Studies of major histocompatibility complex class I/II expression on sequential heart biopsy specimens after transplantation. J Heart Transplant 7:407–418
5. Zazava N, Leimenstoll G, Müller-Ruchholz W (1990) Measurements of soluble MHC-class I molecules in renal graft patients: A noninvasive allograft monitor. J Clin Lab Anal 4:426–429

Dr. T.W. Kraus, Chirurgische Universitätsklinik, Im Neuenheimer Feld 110, W-6900 Heidelberg, Bundesrepublik Deutschland

# Verlängertes Transplantatüberleben nach allogener Hundelebertransplantation durch RS-61443/Ciclosporin Kombinationstherapie*

## Prolonged Allograft Survival After Canine Liver Transplantation by RS-61443/Ciclosporin Combination Therapy


W.O. Bechstein[1], M. Schilling[2], D.M. Steele[2] und H.W. Sollinger[2]

[1]Chirurgische Klinik, Universitätsklinikum Rudolf Virchow, Freie Universität Berlin
(Direktor: Prof. Dr. P. Neuhaus)
[2]Department of Surgery, University of Wisconsin Medical School, Madison, Wisconsin, USA


## Zielsetzung

RS-61443 (RS) ist ein Morpholino-Ethylester der Mykophenolsäure, der reversibel und nicht-kompetitiv die Inosin-5'-Monophosphatdehydrogenase hemmt [1]. Hierdurch wird die proliferative Antwort von T- und B-Lymphocyten gehemmt, Antikörperbildung und Bildung cytotoxischer T-Zellen werden verhindert [2]. RS-61443 in Kombination mit niedrigen Dosen von Ciclosporin (Cs) und Prednisolon ermögicht verlängertes Transplantatüberleben nach allogener Nierentransplantation bei Hunden [1] und kann zur Behandlung von akuten Abstoßungsreaktionen eingesetzt werden [3]. Es wurde untersucht, ob eine Kombinationsbehandlung von RS-61443 und Ciclosporin ein verlängertes Transplantatüberleben nach allogener Lebertransplantation bei Hunden ermöglicht.

## Methoden

Weibliche Mischlingshunde (15–28 kg) wurden mit 25 mg/kg Pentobarbital narkotisiert und intubiert. Die Narkose wurde durch Halothan aufrechterhalten. Zur perioperativen Analgesie wurde zusätzlich Morphin verabreicht. Spender- und Empfängeroperation wurden standardisiert durchgeführt mit Cuff-Technik für die Anastomosen der V. portae und infrahepatischen V. cava [4]. Als Gallengangsanastomose wurde eine Choledocho-choledochostomie in seit-seit Technik durchgeführt [5]. Die immunsuppressive Medikation wurde täglich peroral verabreicht, beginnend mit dem ersten postoperativen Tag. Alle Tiere, mit Ausnahme der Kontrollgruppe, erhielten während der ersten 14 postoperativen Tage täglich 0,1 mg/kg Prednisolon. Zur Ulcusprophylaxe wurde Cimetidin, zur Infektprophylaxe Co-Trimoxazol verabreicht. Die medikamentöse Therapie wurde bis maximal 100 Tage fortgeführt und danach beendet. Bei Verschlechterung der Transplantatfunktion oder des Allgemeinzustandes wurden die Tiere eingeschläfert. Bei allen Tieren wurde eine Obduktion zum Ausschluß chirurgisch-technischer Ursachen des Transplantatversagens durchgeführt. Tiere, bei denen


* Mit Unterstützung der Deutschen Forschungsgemeinschaft (Be 1285/1-1).



Chirurgisches Forum 1992
f. experim. u. klinische Forschung
Gall/Beger/Ungeheuer (Hrsg.)
© Springer-Verlag Berlin Heidelberg 1992

chirurgisch-technische oder andere Ursachen außer Abstoßung zum Tode führten, wurden von der statistischen Auswertung ausgeschlossen. Die experimentellen Gruppen mit unterschiedlichen Dosiskombinationen von RS-61443 und Ciclosporin sind in Tabelle 1 aufgeführt. Die Überlebenszeiten zwischen den Gruppen wurden mit dem Mann-Whitney U-Test verglichen, wobei ein Signifikanzniveau von mindestens $p < 0,05$ angenommen wurde.

**Tabelle 1.** Experimentelle Gruppen und Überlebenszeiten nach allogener Hundelebertransplantation

| Experimentelle Gruppe (Überlebenszeit (Tage)) | $\bar{x} \pm SD$ | median | p vs. Gr. 1 |
|---|---|---|---|
| 1. Kontrollgruppe<br>6,6,7,8,8 | $7 \pm 1$ | 7 | |
| 2. Prednisolon 0,1 mg/kg<br>6,8,9,11,11 | $9 \pm 2$ | 9 | n.s. |
| 3. RS-61443 (RS) 20 mg/kg<br>9,9,10,11,24 | $13 \pm 6$ | 10 | $< 0,05$ |
| 4. Ciclosporin (Cs) 5 mg/kg<br>7,17,22,35,105,120 | $51 \pm 49$ | 29 | $< 0,05$ |
| 5. Cs 5 mg/kg, RS 20 mg/kg<br>27,36,68,90,110 | $66 \pm 35$ | 68 | $< 0,05$ |
| 6. Cs 10 mg/kg<br>8,22,44,119,126 | $64 \pm 55$ | 44 | $< 0,05$ |
| 7. Cs10 mg/kg, RS 20 mg/kg<br>(6 Wo, dann RS 10 mg/kg)<br>52,57,65,70,110,125,126 | $86 \pm 33$ | 70 | $< 0,01$ |

## Ergebnisse

Insgesamt wurden 57 Lebertransplantationen durchgeführt. Wegen frühen Todes ($< 6$ Tage) wurden 11 Tiere ausgeschlossen (19%): Intraoperativer Tod durch Luftembolie (1), hämorrhagischer Schock (2), primäre Nichtfunktion des Transplantats (2), Galleleck (2), Pfortaderthrombose (2), Thrombose der A. hepatica (1), unbekannte Todesursache (1). Acht weitere Tiere (14%) verstarben zwischen dem 6. und 22. postoperativen Tag an anderen Ursachen als Abstoßung und wurden ebenfalls von der statistischen Auswertung ausgeschlossen: biliäre Komplikationen (6), Pneumonie (1), Duodenalulcus (1). Somit verblieben 38 Tiere für die statistische Auswertung (Tabelle 1). Die mediane Überlebensdauer ohne immunsuppressive Medikation (Gruppe 1, n = 5) betrug 7 Tage. Therapie mit Pednisolon 0,1 mg/kg (Gruppe 2, n = 5) konnte die mediane Überlebensdauer auf 9 Tage, jedoch nicht signfikant verlängern. Therapie mit RS 20 mg/kg (Gruppe 3, n = 5) verlängerte die mediane Überlebensdauer mit 10 Tagen signifikant gegenüber der Kontrollgruppe. Ciclosporin in einer Dosierung von 5 mg/kg (Gruppe 4, n = 6) bzw. 10 mg/kg (Gruppe 6, n = 5) verlängerte die mediane Überlebenszeit auf 29 bzw. 44 Tage. Die Addition von RS

20 mg/kg zu den jeweiligen Ciclosporindosierungen (Gruppe 5, n = 5; Gruppe 7, n = 7) verlängerte die mediane Überlebenszeit auf 68 bzw. 70 Tage. In Gruppe 7 wurde RS nach 6 Wochen auf 10 mg/kg täglich reduziert. Alle Tiere der Gruppe 7 lebten > 50 Tage, während der ersten 6 Wochen waren die Leberfunktionsparameter bei diesen Tieren nahezu normal. RS-61443 war insgesamt gut verträglich, Nebenwirkungen wie Diarrhoe oder Erbrechen wurden nicht beobachtet. Häufig kam es im Langzeitverlauf zu Gewichtsverlust und Anorexie, jedoch auch bei Tieren, die nur mit Ciclosporin behandelt waren.

## Zusammenfassung

Es wurde untersucht, ob eine Kombinationsbehandlung mit niedrigen Dosierungen von RS-61443 (RS) und Ciclosporin (Cs) ein verlängertes Transplantatüberleben nach allogener Hundelebertransplantation ermöglicht. Während die mediane Transplantatüberlebenszeit unter einer Therapie mit 5 mg/kg bzw. 10 mg/kg Cs bei 29 bzw. 44 Tagen lag, konnte die Addition von 20 mg/kg RS zu diesen Ciclosporindosen das mediane Transplantatüberleben auf 68 bzw. 70 Tage verlängern. RS-61443 scheint eine vielversprechende Substanz für Langzeitimmunsuppression in Kombination mit anderen Substanzen zu sein.

## Summary

It was investigated whether combination therapy of low doses of RS-61443 (RS) and ciclosporin (Cs) can prolong allograft survival after canine hepatic transplantation. Median allograft survival under treatment with Cs 5 mg/kg and 10 mg/kg respectively was limited to 29 and 44 days, respectively. Addition of 20 mg RS/kg to the doses of Cs further prolonged median allograft survival to 68 and 70 days, respectively. RS-61443 seems to be a promising new agent for long-term immunosuppression in combination with other substances.

## Literatur

1. Platz KP, Sollinger HW, Hullett DA, Eckhoff DE, Eugui EM, Allison AC (1991) RS-61443: a new, potent immunosuppressive agent. Transplant 51:27–31
2. Eugui EM, Almquist SJ, Muller CD, Allison AC (1991) Lymphocyte-selective cytostatic and immunosuppressive effects of mycophenolic acid. Scand J Immunol 33:161–173
3. Platz KP, Beckstein WO, Eckhoff DE, Suzuki Y, Sollinger HW (1991) RS-61443 reverses acute allograft rejection in dogs. Surgery 110:736–741
4. Pienaar BH, Lindell SL, Van Gulik T, Southard JH, Belzer FO (1989) Revised method of orthotopic hepatic transplantation in canines. Surg Gynecol Obstet 169:341–346
5. Neuhaus P, Neuhaus R, Pichlmayr R, Vonnahme F (1982) An alternative technique of biliary reconstruction after liver transplantation. Res Exp Med 180:239–242

Dr. W.O. Bechstein, Chirurgische Klinik, Universitätsklinikum Rudolf Virchow, Freie Universität Berlin. Augustenburger Platz 1, 1000 Berlin 65, Bundesrepublik Deutschland

# Lokale Immunsuppression der transplantierten Leber – Erste Ergebnisse im akuten Abstoßungsmodell der Ratte

## *Local Immunosuppression of Transplanted Liver: First Results in the Acute Rejection Model of the Rat*


E. Hanisch[1], R. Jakobi[1], H. Herrmann[2], M. Schneider[2], F. Czerny[1] und U. Oremek[3]

[1]Zentrum für Chirurgie, Klinikum der Johann-Wolfgang-Goethe-Universität, Frankfurt am Main
[2]Zentrum für Pathologie, Klinikum der Johann-Wolfgang-Goethe-Universität, Frankfurt am Main
[3]Zentrum für Innere Medizin, Klinikum der Johann-Wolfgang-Goethe-Universität, Frankfurt am Main


## Zielsetzung

Das Konzept der lokalen Immunsuppression eines transplantierten Organs hat primär das Ziel, systemische Nebenwirkungen angewandter Immunsuppression zu minimieren [1], wobei hier an erster Stelle die Infektanfälligkeit zu nennen ist.

Bisher ist die Möglichkeit der lokalen Immunsuppression für die transplantierte Leber noch nicht evaluiert worden, was aber im Zuge der immer größeren Bedeutung der humanen Lebertransplantation in der Klinik von gesteigertem Interesse ist.

## Methoden

Im akuten Abstoßungsmodell der Ratte (Spender/Empfängerkombination DA → LEW) [3] mit Rearterialisation der transplantierten Leber über ein coeliaco-aortales Segment in Äthernarkose wurden folgende Gruppen gebildet:

A  5 mg/kg/d Cyclosporin, subcutan (n = 5)
B  1 mg/kg/d Cyclosporin, subcutan (n = 5)
C  kein Cyclosporin (n = 4)
D  1 mg/kg/d Cyclosporin, lokal (n = 4)

Die Gabe von 5 mg/kd/d Cyclosporin subcutan (sc) wurde aufgrund früherer Untersuchungen [2] als Standarddosis gewählt.

Die lokale Gabe von Cyclosporin wurde durch einen während der Transplantation in das coeliaco-aortale Segment gelegten Katheter ermöglicht, der subcutan in den Nacken des Tieres nach außen führte.

Die unbehandelte Gruppe wurde aufgrund der starken Abstoßungsreaktion bereits am 10. postoperativen Tag, die anderen Gruppen am 14. postoperativen Tag in Narkose entblutet, die Organe zur histologischen Aufarbeitung entnommen und mit Hämatoxylin-Eosin (HE) gefärbt.


Chirurgisches Forum 1992
f. experim. u. klinische Forschung
Gall/Beger/Ungeheuer (Hrsg.)
© Springer-Verlag Berlin Heidelberg 1992

## Ergebnisse

In konventionellen HE-Schnitten der Leber der unbehandelten Gruppe zeigen sich deutliche Abstoßungsvorgänge mit sehr starker Lymphocytenimmigration, während in den beiden systemischen Gruppen (5 mg/sc und 1 mg/sc) diese Phänomene nicht zu beobachten sind. In der lokalen Therapiegruppe stellen sich dagegen starke toxische Veränderungen des Leberparenchyms dar.

Die Messung der Enzyme GOT, GPT und AP zeigt in der 5 mg/sc Gruppe keine große Abweichung von den Normwerten, in der 1 mg/sc und der 1 mg/lokal Gruppe zeigen sich leichte Erhöhungen aller 3 Enzyme, in der unbehandelten Gruppe steigen sie auf bis zu 25-fach höhere Werte an (s. Tabelle 1).

**Tabelle 1.** GOT, GPT und AP, Daten als Mittelwerte

| | A<br>5 mg/kg/d | B<br>1 mg/kg/d | C<br>ohne | D<br>1 mg/kg/d |
|---|---|---|---|---|
| GOT U/l | 68 | 120[a] | 1810[a] | 142[a] |
| GPT U/l | 34 | 53[a] | 563[a] | 46[a] |
| AP  U/l | 269 | 373[a] | 433[a] | 304[a] |

[a] $p < 0,05$.

## Diskussion

Eine reduzierte systemische Dosierung von Cyclosporin (1 mg/kg/d sc) zeigt histologisch in den HE-Schnitten der Leber keine wesentlichen Veränderungen im Vergleich zur systemischen Standarddosis (5 mg/kg/d sc), obwohl bereits Leberenzymveränderungen im Serum feststellbar sind. Die Größenordnung der Enzymveränderungen bewegt sich dabei im Rahmen der Gruppe mit lokaler Applikation über einen im coeliaco-aortalen Segment liegenden Katheter (1 mg/kg/d lokal), hier allerdings vor dem Hintergrund toxischer Veränderungen des Leberparenchyms, die sich sicher nicht allein aufgrund einer Abstoßungsreaktion erklären lassen. Weitere Untersuchungen mit reduzierter Dosierung müssen diese Diskrepanz klären.

## Zusammenfassung

Um das Konzept der lokalen Immunsuppression bei der Lebertransplantation zu untersuchen, wurden im akuten Abstoßungsmodell der Ratte folgende Gruppen gebildet: Cyclosporin 5 mg/kg/d sc, ohne, 1 mg/kg/d lokal. In der letzteren Gruppe wurde Cyclosporin über einen Katheter gegeben, der Zugang zum aorto-coeliacalen Segment hatte. Nach 10 bis 14 Tagen wurden die Tiere getötet und die Organe zur weiteren histologischen Aufarbeitung entnommen. In der nichtbehandelten Gruppe zeigte sich eine ausgeprägte Abstoßung, die in den systemischen Gruppen nicht vorhanden war; in der lokalen Gruppe fanden sich toxische Leberparenchymveränderungen. GOT, GPT und AP waren in der 5 mg/kg/d sc nicht erhöht, 1 mg/kg/d sc und 1 mg/kg/d lokal waren vergleichbar leicht erhöht; in der unbehandelten Gruppe stiegen die Enzyme bis auf das 25fache der Norm an. Die Diskrepanz von ähnlichen Enzymerhöhungen bei den lokal und reduziert systemisch behandelten Tieren, aber deutlich verschiedenen histologischen Leberbefunden macht weitere Studien mit Modifikation der Cyclosporin-Dosis erforderlich.

## Summary

To study the concept of local immunosuppression of liver grafts in an acute rejectin model of the rat (donor/recipient DA → LEW) with rearterialization, animals were assigned to the following groups: cyclosporine 5 mg/kg per day s.c., 1 mg/kg per day s.c., no cyclosporine, and 1 mg/kg per day local. In the last of the groups cyclosporine was given via a catheter having access to the coeliac-aortal segment. The animals were sacrificed 10 or 14 days postoperatively and the grafts were harvested for further histological investigations. HE stainings of the nontreated group showed a marked rejection pattern, whereas this finding was absent in the two systemically treated groups (5 mg/kg s.c., 1 mg/kg s.c.). In the locally treated group, toxic changes of the liver parenchyma were present.

GOT, GPT and AP in the 5 mg/kg per day s.c. group showed no abnormalities; in the nontreated group they peaked at 25 times higher.

The discrepancy between locally and reduced systemically treated rats of similar encyme levels and the strikingly different histological features requires further studies with modifications of cyclosporine dosages.

## Literatur

1. Gruber SA et al. (1990) Local immunosuppression of the vascularized graft. Surgery 107:209
2. Wassef R et al. (1985) Pharmacokinetic profiles of cyclosporine in rats. Transplant 40:489
3. Zimmermann FA et al. (1984) Orthotopic liver allografts in the rat. Transplant 37:406

Dr. Dr. E. Hanisch, Universitätsklinikum Frankfurt am Main, Klinik für Allgemeinchirurgie, Theodor-Stern-Kai 7, W-6000 Frankfurt/M. 70, Bundesrepublik Deutschland

# Prostaglandin $E_1$-Protektion der pankreato-toxischen Wirkung von Cyclosporin A und FK 506

## Prostaglandin $E_1$ Protection of the Pancreatotoxic Effect of Cyclosporin A and FK 506


H.J. Coone[1], M.K. Müller[2], M. Wojcik[1], F.W. Eigler[1] und M.V. Singer[2]

[1]Abteilung für Allgemeine Chirurgie, Universitätsklinikum Essen
[2]Medizinische Klinik für Gastroenterologie, Klinikum der Stadt Mannheim


## Zielsetzung

Cyclosporin A (CyA) schädigt dosisabhängig die exokrine und endokrine Pankreasfunktion [1].

FK 506 ist eine Substanz, die in niedrigeren Konzentrationen als CyA immunsuppressiv wirksam ist. Toxikologische Studien an Labortieren ergaben, daß es bei chronischer Gabe von FK 506 ebenso wie bei CyA zu einer Verschlechterung der Glucosetoleranz kommen kann. Rioprostil – ein Prostaglandin E1-Analogon – hat am Magen nachgewiesene antisekretorische und cytoprotektive Effekte.

Das Ziel dieser Untersuchung war es nachzuweisen, ob Rioprostil auch die CyA- und FK 506-Toxizität beeinflussen kann.

## Methodik

Es wurden Gruppen von jeweils 8 männlichen Wistar-Ratten mit einem Körpergewicht zwischen 220 und 300 g untersucht.

Cyclosporin A (10 mg/kg KG, Tag 4–10) wurde einmal, FK 506 (0,1 mg/kg KG, Tag 1–8) zweimal täglich intragastral verabreicht. Die zusätzliche Gabe von Rioprostil erfolgte zweimal täglich subcutan in einer Dosis von 7,5 bzw. 15 $\mu$g/kg (Tag 1–8 bzw. 1–11). Kontrolltiere erhielten nur Rioprostil bzw. Äthanol 40%, das Lösungsmittel für FK 506.

Die Tiere erhielten Futter und Wasser ad libitum. 24 h vor der Organentnahme wurde die Nahrung entzogen. Am Tag 9 bzw. 12 wurden die Pankreata bei den Ratten in Pentobarbital-Narkose isoliert und mit Krebs-Ringer Bicarbonat Puffer mit einer konstanten Flußrate von 4 ml/min ohne Rezirkulation arteriell perfundiert [2]. Die Insulinausschüttung wurde durch Zusatz von 15,8 mmol/l Glucose zum Perfusat und die Enzymsekretion durch Cholecystokinin (CCK 8, 100 pg/ml) stimuliert. Das Effluat aus der Portalvene sowie das Pankreassekret wurden quantitativ gesammelt. Die Amylasekonzentration im Sekret wurde photometrisch, Insulin im spezifischen Radio-Immuno-Assay bestimmt.


Chirurgisches Forum 1992
f. experim. u. klinische Forschung
Gall/Beger/Ungeheuer (Hrsg.)
© Springer-Verlag Berlin Heidelberg 1992

## Ergebnisse

Sowohl Cyclosporin A als auch FK 506 führen beim Rattenpankreas nach mehrtägiger Gabe zu einer signifikanten Verminderung der Hormon- und Enzymproduktion (in Tabelle 1 sind als Beispiele die Insulin- und Amylaseproduktion des perfundierten Pankreas nach CyA- und FK 506-Gabe im Vergleich zu Kontrollen aufgelistet). Rioprostil allein beeinflußt die endo- und exokrine Funktion nicht. Die kombinierte Gabe von CyA und FK 506 mit Rioprostil läßt die Hormon- und Enzymfreisetzungsrate wieder signifikant zunehmen, wobei jedoch die Kontrollwerte nicht erreicht werden. Die Ergebnisse deuten darauf hin, daß der endokrine Pankreasteil empfindlicher auf die schädigenden Wirkungen der Immunsuppressiva reagiert, als der exokrine. Rioprostil vermag beide Anteile vor den funktionsbeeinträchtigenden Einflüssen von CyA und FK 506 zu schützen. Welche Mechanismen dem cytoprotektiven Effekt von Rioprostil zugrunde liegen, ist noch nicht abschließend untersucht. Es wird diskutiert, daß Interleukin 1 eine Mediatorfunktion zwischen Immunsuppressiva und Prostaglandinen einnimmt.

**Tabelle 1.** Insulin- und Amylaseproduktion während Glucose- und CCK-Stimulation in den Gruppen ohne (–) und mit (+) Rioprostil-Behandlung. Cyclosporin A und FK 506 bewirken eine signifikante Reduktion der endokrinen und exokrinen Pankreasfunktion. Die zusätzliche Gabe von Rioprostil vermindert statistisch signifikant die schädigenden Effekte der Immunsuppressiva

| | (–) Rioprostil (+) | | |
|---|---|---|---|
| *Insulin (mU/30 min)* | | | |
| Kontrolle | $31,2 \pm 8,0$ | | |
| CyA | $7,4 \pm 0,6$ | $11,0 \pm 1,6$ | $p < 0,05$ |
| FK 506 | $6,9 \pm 1,8$ | $28,4 \pm 3,6$ | $p < 0,005$ |
| *Amylase (U/min)* | | | |
| Kontrolle | $9,7 \pm 2,4$ | | |
| CyA | $5,1 \pm 0,9$ | $7,9 \pm 1,5$ | $p < 0,05$ |
| FK 506 | $4,4 \pm 1,9$ | $8,5 \pm 1,6$ | $p < 0,05$ |

## Zusammenfassung

Diese Studie am isoliert perfundierten Rattenpankreas wurde unternommen, um aufzuzeigen, ob Rioprostil – ein Prostaglandin $E_1$-Analogon - die schädigenden Einflüsse der Immunsuppressiva CyA und FK 506 auf die endo- und exokrine Pankreasfunktion beeinflussen kann. Die Ergebnisse zeigen, daß die reduzierte Insulin- und Amylaseproduktion nach mehrtägiger CyA- und FK 506-Gabe durch zusätzliche Applikation von Rioprostil wieder signifikant ansteigt. Damit scheint ein therapeutischer Einsatz von Rioprostil zur Reduktion der Nebeneffekte von Immunsuppressiva möglich.

## Summary

This study with the isolated perfused rat pancreas was undertaken to see whether rioprostil – a C1 alcohol analogue of prostaglandin $E_1$ – could influence the noxious effects of Cyclosporin A (CyA) and FK 506 on the endocrine and exocrine function of the pancreas. The results demonstrate that the reduced production of insulin and amylase after application of CyA and FK 506 rises significantly by additional injection of rioprostil. Thus, there seems to be a beneficial use of rioprostil in immunosuppressive therapy.

## Literatur

1. Müller MK, Bergmann K, Degenhardt H, Klöppel G, Löhr M, Coone HJ, Goebell H (1988) Differential sensitivity of rat exocrine and endocrine pancreas to cyclosporine. Transplant 45:698–700
2. Müller MK, Demol P, Fladrich G, Goebell H, Pederson RA (1983) Glucose dependent insulinotropic action of cholecystokinin octapeptide in the isolated perfusion rat pancreas. Digestion 27:245–251

Dr. H.J. Coone, Abteilung für Allgemeine Chirurgie, Universitätsklinikum Essen, Hufelandstraße 55, W-4300 Essen, Bundesrepublik Deutschland

## Welchen Stellenwert haben Leberfunktionstests bei der Beurteilung des perioperativen Risikos vor Leberresektionen

### *Estimation of Operative Risk in Liver Surgery with Special Reference to Liver Function Tests*

T. Zoedler, C. Ebener, M. Grotegut und H. Becker

Klinik für allgemeine und Unfallchirurgie, Heinrich-Heine-Universität, Düsseldorf

### Zielsetzung

Da gültige Richtlinien zur präoperativen quantitativen Erfassung der Leberfunktion nicht existieren, damit das Ausmaß der vertretbaren Leberresektion gerade bei Patienten mit chronischen Leberleiden nicht möglich ist [1], wird in einer prospektiven Studie bei Leberresektion neben dem klinischen Eindruck und der Syntheseleistung der Leber vor allem die Wertigkeit von Leberfunktionstests (Indigocyaningrüntest, ICG; Galaktoseeliminationskapazität, GEK; Monoethylglycinxylidid-Test, MEGX) erfaßt.

Ziel der Untersuchung ist zum einen die Validierung der Tests durch Leberbiopsien, zum anderen die Erstellung eines Risikoprofils für Patienten mit leberbezogenen postoperativen Komplikationen.

### Methodik

Die Daten von 36 Patienten, die von 3/89 bis 11/91 operiert wurden, werden ausgewertet. Indikation, Eingriff, Anteil der Patienten mit intraoperativ nachgewiesener Cirrhose und Komplikationen sind Tabelle 1 zu entnehmen. Die Leberfunktionsteste werden nach den bei Oellerich [2] und Tygstrup [3] angegebenen Verfahren berechnet. Albumin (ALB), Ges.-Bilirubin (BILI), Alkalische Phosphatase (APH), GOT, GPT, gGT werden durch Standardlaborverfahren bestimmt. Als weiteres Kriterium dient der Child-Pugh Index. Leberbezogene postoperative Komplikationen sind Leberkoma, Ascites, portale Hypertension. Pathologische Leberparenchymveränderungen sind Fibrose und Cirrhose. Leberteste und Laborparameter werden hinsichtlich des postoperativen Verlaufs miteinander verglichen. Für die statistische Auswertung wird der Student T-Test zu Hilfe genommen. Der positive und negative Vorhersagewert (VW) wird in Bezug auf Vorliegen von Cirrhose und Fibrose

Chirurgisches Forum 1992
f. experim. u. klinische Forschung
Gall/Beger/Ungeheuer (Hrsg.)
© Springer-Verlag Berlin Heidelberg 1992

einerseits und Eintritt postoperativer Komplikationen andererseits für jeden Parameter ermittelt.

**Tabelle 1.** Krankengut, Indikation und Eingriffe

| | | n | Cirrhose Fibrose | Kompl. insges. | Leber- bezogen |
|---|---|---|---|---|---|
| Indikation | HCC | 8 | 7 | 6 | 5 |
| | andere Histo. (Metastasen) | 28 | 7 | 3 | 1 |
| Eingriff | Hemihepat. re. | 10 | 2 | 3 | 2 |
| | Hemihepat. li. | 5 | 3 | 2 | 2 |
| | Segmentres. | 11 | 6 | 1 | 1 |
| | Atyp. Res. | 10 | 3 | 3 | 1 |

## Ergebnisse

Von 36 operierten Patienten haben 27 einen unkomplizierten postoperativen Verlauf. 6 Patienten weisen die o.a. Zeichen einer Leberinsuffizienz auf, 3 von ihnen sterben im Leberversagen nach 26, 47 und 56 Tagen. 3 Todesfälle sind nicht auf Leberversagen zurückzuführen und gehen deshalb nicht in die Beurteilung leberbezogener postoperativer Komplikationen ein (Herzinfarkt am 4. Tag, Tumorprogression, chirurgisch bedingte Blutungskomplikation).

Die histologische Untersuchung des Leberresektats ergibt in 14 Fällen eine begleitende Cirrhose oder Fibrose. Lediglich der ICG-Test, die GEK und GOT unterscheiden signifikant ($p < 0,0001$ für ICG und $p < 0,003$ for GEK und GOT) zwischen Lebergesunden und Cirrhotikern. Sowohl der MEGX-Test als auch die weiteren o.g. Laborwerte geben keinen sicheren Hinweis auf das Vorliegen einer chronischen Lebererkrankung. Die Vorhersagewerte sind Tabelle 2 zu entnehmen. Entsprechend der Signifikanzberechnung weisen ICG-Test und GEK hohe positive und negative Vorhersagewerte auf, während die übrigen Untersuchungen bei hohem positiven VW mit einem niedrigen negativen VW belastet sind.

6 Patienten hatten einen durch Leberinsuffizienz komplizierten Verlauf. Statistisch signifikant (mit $p < 0,03$) niedrigere ICG-Eliminationsraten und GOT-Werte hat die Gruppe der Patienten mit Komplikationen. Alle übrigen Tests und Laboruntersuchungen können präoperativ nicht signifikant normale von komplizierten Verläufen trennen. Die Vorhersagewerte sind aus Tabelle 3 ersichtlich. Hierbei fällt auf, daß insbesondere die gGT, GOT, GPT, APH, Child, BILI Werte in Kombination mit der ICG-Elimination mit hoher Wahrscheinlichkeit ein postoperatives Leberversagen vorhersagen können.

**Tabelle 2.** Positiver und negativer Vorhersagewert in Bezug auf Vorliegen von Fibrose und Cirrhose im Resektat (Abkürzungen im Text)

| Test | Schwellen-Wert | Vorhersagewert | | | |
|---|---|---|---|---|---|
| | | positiv | | negativ | |
| ICG | 15,0%/min | 11/12 | 92 % | 20/23 | 91% |
| GEK | 6,3 mg/min·kg | 10/13 | 77 % | 11/13 | 85% |
| MEGX | 60 ng/l | 8/16 | 50 % | 12/15 | 80% |
| gGT | 100 U/l | 6/9 | 67 % | 18/26 | 69% |
| GOT | 30 U/l | 8/8 | 100 % | 22/28 | 78% |
| GPT | 30 U/l | 9/12 | 75 % | 19/24 | 79% |
| Child-P | 7 | 6/8 | 75 % | 20/28 | 71% |
| APH | 180 U/l | 6/10 | 60 % | 18/26 | 69% |
| g-BILI | 1,5 mg/dl | 4/4 | 100 % | 22/32 | 69% |
| CHE | 3000 U/l | 2/2 | 100 % | 19/30 | 63% |
| Quick | 70% | 1/1 | 100 % | 22/35 | 63% |
| ALB | 3200 mg/l | 5/9 | 56 % | 17/23 | 74% |

**Tabelle 3.** Positiver und negativer Vorhersagewert in Bezug auf Eintritt leberbezogener Komplikationen (Abkürzungen im Text)

| Test | Schwellen-Wert | Vorhersagewert | | | |
|---|---|---|---|---|---|
| | | positiv | | negativ | |
| ICG | 15,0%/min | 4/11 | 36 % | 19/21 | 90% |
| GEK | 6,3 mg/min·kg | 5/12 | 41 % | 11/12 | 92% |
| MEGX | 60 ng/l | 3/16 | 19 % | 13/14 | 93% |
| gGT | 100 U/l | 5/7 | 71 % | 24/25 | 96% |
| GOT | 30 U/l | 5/7 | 71 % | 25/26 | 96% |
| GPT | 30 U/l | 5/11 | 45 % | 21/22 | 95% |
| Child-P | 7 | 4/7 | 57 % | 24/26 | 92% |
| APH | 180 U/l | 5/8 | 63 % | 24/25 | 96% |
| g-BILI | 1,5 mg/dl | 4/4 | 100 % | 27/30 | 90% |
| CHE | 3000 U/l | 1/1 | 100 % | 24/29 | 83% |
| Quick | 70% | 1/1 | 100 % | 27/32 | 84% |
| ALB | 3200 mg/l | 4/9 | 44 % | 19/21 | 90% |

## Zusammenfassung

Quantitative Leberfunktionstests können mit großer Sicherheit im Rahmen der präoperativen Diagnostik Leberfunktionsstörungen erkennen. Dabei sind ICG- und GEK-Tests dem MEGX-Test und Routine-Laborparametern vorzuziehen. Bei der Vorhersage von Komplikationen sind die Teste den normalen Laborparametern nicht überlegen. Sinnvoll wäre also eine Sichtung des Krankengutes mit Cirrhose durch einen Leberfunktionstest und Selektion der Hochrisikopatienten aus dieser Gruppe durch Routine-Laboruntersuchungen.

## Summary

ICG-elimination rate and galactose elimination capacity indicate impaired hepatic function. For this purpose they are more useful than monoethyl glycine xylidide (MEGX) test or any other parameter such as GOT, GPT, gGT, Child index, albumin, cholinesterase, Quick's test, bilirubin, and alkaline phosphatase. ICG test and conventional biochemical parameters can predict postoperative liver failure.

## Literatur

1. Nagorny DM, van Heerden JA, Ilstrup DM, Adson MA (1989) Primary hepatic malignancy: Surgical management and determinants of survival. Surgery 106:770–9
2. Oellerich M, Burdelski M, Lautz HU, Rodeck B, Duewel J, Schulz M, Schmidt FW, Brodehl J, Pichlmayr R (1991) Assessment of pretransplant prognosis in patients with cirrhosis. Transplant 51:801–6
3. Tygstrup N (1964) The galactose elimination capacity in control subjects and in patients with cirrhosis of the liver. Acta Med Scand 175:281–9

Dr. T. Zoedler, Klinik für allgemeine und Unfallchirurgie, Heinrich-Heine-Universität, Moorenstraße 5, W-4000 Düsseldorf, Bundesrepublik Deutschland

# ICG Test als Verlaufsparameter nach unterschiedlichen Ischämiebelastungen der Leber – Eine tierexperimentelle Studie

## ICG Test as a Follow-up Parameter After Ischemic Lesions of the Liver: An Experimental Study

P. Lamesch, S. Raygrotzki, B. Evers und R. Pichlmayr

Klinik für Abdominal- und Transplantationschirurgie, Medizinische Hochschule, Hannover

## Einleitung

Die Entwicklung der Leberchirurgie hat mit wachsenden Erfahrungswerten eine progressive Ausweitung der Indikationen [1, 4] zu Resektionen erfahren. Eine sichere Risikoabschätzung insbesondere im Hinblick auf eine Leberinsuffizienz erfordert zuverlässige Funktionsparameter.

In der Literatur werden verschiedene Tests, unter anderem der MEGX-Test, die "Ketone body ratio", der Aminopyrin Atemtest, der Galaktose-, der Koffein- und der Indocyanin-Grün (ICG) Test, diskutiert. Sämtliche Tests erfassen unterschiedliche durchblutungs- und/oder stoffwechselabhängige Partialfunktionen, die in ihrer Aussagekraft dementsprechend auch unterschiedlich gewertet werden müssen.

Im Rahmen einer tierexperimentellen Studie wurden in einem Modell mit unterschiedlicher Ischämiebelastung der Leber die Auswirkungen auf verschiedene Routinelaborparameter und den ICG Test untersucht.

## Material und Methodik

An 23 Schweinen der deutschen Landrasse (20–25 kg KG) wurden in 4 Gruppen folgende Ischämieschäden der Leber in Intubationsnarkose gesetzt.

*Gruppe 1 (n = 6), 30 min warme Ischämie:* Mediane Laparotomie, das Ligamentum hepatoduodenale wird mit einem Tourniquet umfahren und die Arteria hepatica und die Vena portae während 30 min abgeklemmt.

*Gruppe 2 (n = 5), 2 h warme Ischämie:* Mediane Laparotomie, komplette vasculäre Isolierung der Leber und passiver porto-cavo-jugularer Bypass.

*Gruppe 3 (n = 5), 2 h hypotherme in situ Protektion:* Operatives Vorgehen wie in Gruppe 2, mit Beginn der Ischämiezeit Perfusion der Leber über die Pfortader mit 4 l hypothermer HTK Lösung nach Bretschneider.

Chirurgisches Forum 1992
f. experim. u. klinische Forschung
Gall/Beger/Ungeheuer (Hrsg.)
© Springer-Verlag Berlin Heidelberg 1992

*Gruppe 4 (n = 7), 3 h hypotherme in situ Protektion:* Operatives Vorgehen wie in Gruppe 3. Ischämiezeit 3 h.

*Funktionsparameter zur Beurteilung des Ischämieschadens:* Transaminasen im Serum (AST, GLDH [U/l], Bilirubin [$\mu$mol/l], Quick [%] und ICG Test (0,5 mg/kg KG i.v., photometrische Messung der ICG Konzentration in Serumproben nach 0, 5, 10, 15, 20 min und Berechnung der ICG Halbwertszeit (ICG HZ) jeweils präoperativ sowie 1, 6, 24 h und 3, 5 und 7 Tage postoperativ.

## Ergebnisse

Die Werte für AST, GLDH, Quick und ICG sind in den Abb. 1–4 dargestellt. Statistische Signifikanzen (p < 0,05) wurden mit dem U-Test nach Mann-Whitney-Wilcoxon ermittelt und mit * markiert.

## Diskussion

Der ICG Test gilt in der verwendeten Dosierung von 0,5 mg/kg KG als ein Parameter für die Leberdurchblutung; höhere Dosierungen gelten als Parameter für die hepatocelluläre Exkretionsleistung. Die Elimination erfolgt isoliert über die Galle, ein enterohepatischer Kreislauf findet nicht statt und ICG wird nicht metabolisiert (Paumgartner et al. 1970).

Die verschiedenen Routinelaborparameter zeigten postoperativ, abgesehen von den GLDH Werten, einen verzögerten Verlauf, verglichen mit dem ICG Test. Mit dem ICG

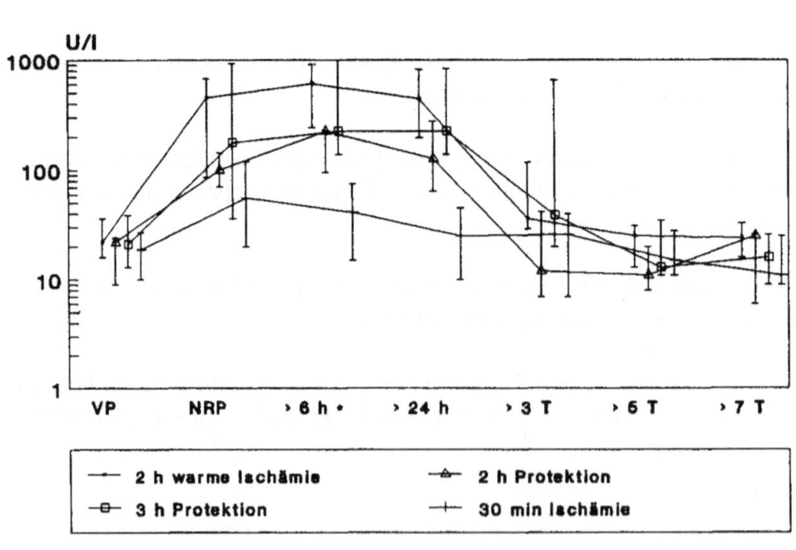



Abb. 1

## - QUICK -

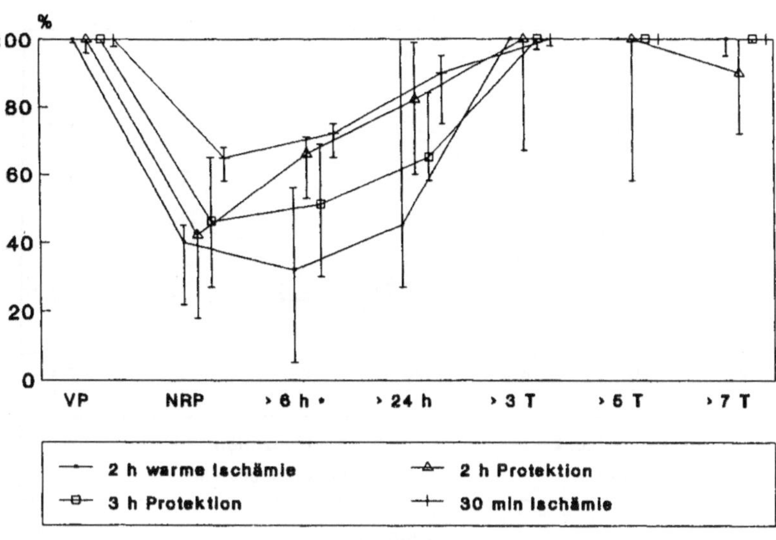



**Abb. 2**

•p‹0,05

## - GLDH -

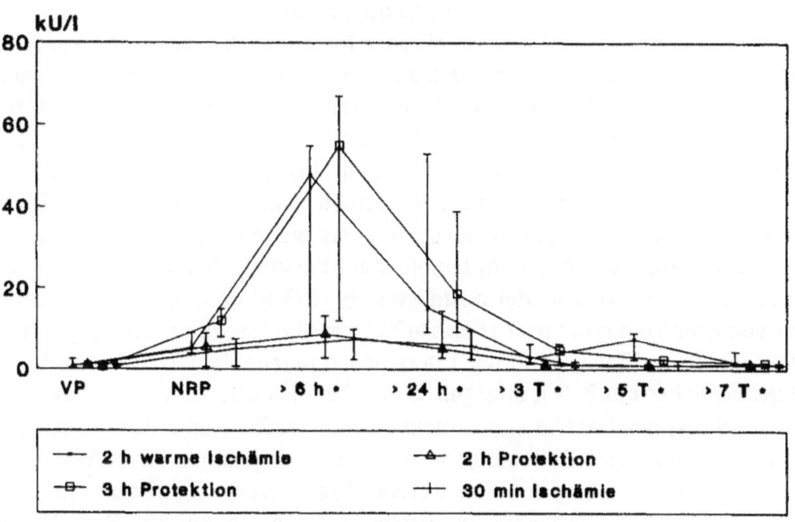



**Abb. 3**

• p‹0,05

## - ICG -

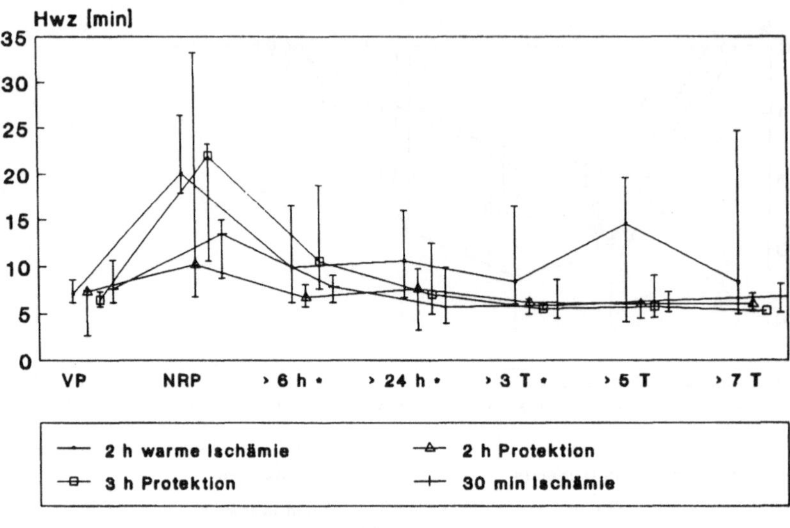



Abb. 4

Test wurden maximale Ischämieschäden 1 h nach Reperfusion gemessen, Quick und Bilirubin normalisierten sich erst nach 3 Tagen. Die Werte nach 30 min warmer und nach 2 h hypothermer Ischämie waren signifikant niedriger verglichen mit den anderen Gruppen. 24 h postoperativ zeigten sich weiterhin (wenngleich nicht signifikant) günstigere Werte. Am 3. und 5. postoperativen Tag kam es in der Gruppe 2 zu einem erneuten signifikanten Anstieg der ICG HZ und der GLDH Werte. Als Ursache muß eine sekundäre Durchblutungsstörung angenommen werden, wobei die Ursache unklar bleibt. Eine protrahiert verminderte Durchblutung mit sekundären Nekrosen muß als mögliche Ursache für eine verzögerte Normalisierung diskutiert werden. Die zeitliche Abfolge der erhobenen Daten entspricht dem aus der Klinik bekannten verzögerten Auftreten einer Leberinsuffizienz 3–5 Tage nach einer Resektion. Im Hinblick auf die klinischen Untersuchungen von Matsumata et al. [2], der mit verzögerter postoperativer ICG Elimination nach Leberresektion bei Cirrhosepatienten ein erhöhtes Leberinsuffizenzrisiko assoziiert fand, ergeben sich gemeinsame Ansätze. In der Tat wird in der Literatur die maximale normotherme Ischämietoleranz der Schweineleber mit 2–3 h angegeben [3]. Die Tatsache, daß ein derartiger Anstieg der ICG HZ nach hypothermer in situ Protektion nicht auftrat, untermauert den protektiven Effekt.

Die prognostische Bedeutung des ICG Tests als postoperativer Verlaufsparameter konnte bislang nicht eindeutig definiert werden. Eine zuverlässige Beurteilung erfordert letztendlich verschiedene Parameter zur Erfassung unterschiedlicher Partialfunktionen. Dementsprechend konnte in eigenen klinischen Studien die Bedeutung unterschiedlicher Tests (ICG, MEGX – beim Schwein nicht durchführbar) im prä- und postoperativen Verlauf untersucht werden [5].

## Zusammenfassung

Im Rahmen einer tierexperimentellen Studie an Schweinen wurden Routinelaborparameter mit dem ICG Test als postoperativer Verlaufsparameter nach unterschiedlichen Ischämiebelastungen der Leber untersucht. 30 min Ischämie waren von einer moderaten Funktionsstörung mit früher Normalisierung aller Parameter gefolgt. Demgegenüber fand sich nach einer 2stündigen warmen Ischämie eine deutliche Einschränkung der Leberfunktion, signifikant gegenüber einer 2stündigen hypothermen in situ Protektion. 3 h hypotherme Ischämie zeigten einen vergleichbaren Verlauf verglichen mit 2 h warmer Ischämie, allerdings kam es zu einer schnelleren Normalisierung der verschiedenen Parameter. Nach einer 2stündigen warmen Ischämie kam es am 3. und 5. postoperativen Tag zu einem erneuten signifikanten Anstieg der ICH HZ und der GLDH Aktivität. Als Ursache für diesen Anstieg müssen durch die Ischämie bedingte protrahierte Durchblutungsstörungen angenommen werden. In der Tat wird bei der Schweineleber als maximale Ischämietoleranz im Hinblick auf vollständige Reversibilität eine warme Ischämie über 2–3 h angegeben. Die bereits beschriebene prognostische Bedeutung in kritischen klinischen Situationen erfordert weitere Untersuchungen insbesondere auf daraus zu folgernde therapeutische Konsequenzen.

## Summary

In an experimental study in pigs, deterioration of liver function according to routine tests and the ICG elimination test was investigated in a model of hepatic ischemia. 30 min ischemia induced moderate deterioration of various functional parameters, with early recovery. 2 h cold ischemia induced significant hepatic dysfunction compared to 2 h hypothermic in situ preservation. 3 h cold ischemia induced hepatic dysfunction comparable to warm ischemia, but with earlier recovery. Maximal decline in ICG elimination preceded transaminase peak levels in the early postoperative period. A second signficant peak of ICG half-life occurred on the 3rd and 5th postoperative days after 2 h warm ischemia only, with a simultaneous significant increase in GLDH activity. The pathophysiologic background remains unclear, but most evidence indicates that it may be due to a prolonged reduced perfusion due to the ischemia. Indeed, 2–3 hour warm ischemia of the pig liver represents the maximum tolerated, i.e. allowing complete recovery of liver function. The prognostic value in critical clinical situations has to be evaluated, particularly with regard to therapeutic consequences.

## Literatur

1. Eßer G (1983) Leberresektionen im Grenzbereich der Toleranz. In: Häring R (Hrsg) Chirurgie der Leber. Ed. Medizin, Weinheim Deerfield Beach, Florida Basel, pp 17–35
2. Matsumata T, Kanematsu T, Yoshida Y et al (1987) The indocyanine-green test enables prediction of postoperative complications after hepatic resection. World J Surg 11:678–681
3. Nordlinger B, Douvin D, Javaudin L, Bloch P, Aranda A, Boschat M, Huhuet C (1980) An experimental study of survival after two hours of normothermic hepatic ischemia. Surg Gyn Obstet 150:859–864

4. Pichlmayr R, Grosse H, Hauss J, Gubernatis G, Lamesch P, Bretschneider HJ (1990) Technique and preliminary results of extracorporeal liver surgery (brench procedure) and of surgery on the in-situ perfused liver. Br J Surg 77:21–26
5. Lamesch P, Ringe B, Oellerich M, Burdelski M, Rabe C, Gubernatis G, Weimann A, Pichlmayr R (1991) ICG- and MEGX-Test als präoperativer Funktionsparameter vor Leberresektion. In: Herfarth C, Schlag P (Hrsg) Neue Entwicklungen in der Therapie von Lebertumoren. Springer, Berlin Heidelberg New York Tokyo

Dr. P. Lamesch, Klinik für Abdominal- und Transplantationschirurgie, Medizinische Hochschule Hannover, W-3000 Hannover 61, Bundesrepublik Deutschland

# Eine prospektiv kontrollierte Studie über die Qualität von Risikoindikatoren zur prädiktiven Vorhersage einer richtig negativen Choledocholithiasis

## A Prospective Controlled Study to Evaluate the Significance of Defined Risk Factors in Predicting a True-Negative Choledocholithiasis

E. Schweizer und D. Schröder

Klinik für Allgemeine Chirurgie und Thoraxchirurgie, Christian Albrechts-Universität Kiel

Die Incidenz der Choledocholithiasis bei der Cholelithiasis liegt bei 15% [1]. Nach Einführung der intraoperativen Cholangiographie durch Mirizzi 1932 wurde ihre routinemäßige Anwendung zum Ausschluß von Konkrementen in den Gallengängen oder Gallengangsanomalien grundsätzlich gefordert [3]. Nach Einführung moderner bildgebender Verfahren und dem Beleg ihrer hohen diagnostischen Spezifität kam zunehmend die Forderung, die routinemäßige Röntgendiagnostik im Vergleich mit weniger invasiven Verfahren zu evaluieren. Mit der Fragestellung, inwieweit bei dem Patienten nicht nur der Aufwand in der Diagnostik des Gallensteinleidens sondern vielmehr auch in der Therapie minimiert werden kann, ohne die Qualität und Treffsicherheit erprobter Verfahren zu reduzieren, wurde eine selektive, an Anamnese und Risikoindikatoren orientierte präoperative Diagnostik verfolgt.

## Patientengut

In einer prospektiv kontrollierten Studie wurden vom 1. Januar 1990 bis zum 31. August 1991 bei 264 Patienten (männlich/weiblich -1/3,3), die wegen einer Cholecysto- und Choledocholithiasis elektiv operiert wurden, die Wertigkeit der sonographischen Diagnostik in Verbindung mit Anamnese und weiteren Risikoindikatoren untersucht.

## Risikoindikatoren

Als Risikoindikatoren waren definiert: anamnestisch bekannter Ikterus oder Pankreatitis, Stuhl- oder Urinverfärbung, Hyperbilirubinämie ($> 1{,}2$ mg/100 ml), Hyperamylasämie ($> 120$ mU/ml), Erhöhung der alkalischen Phosphatase ($> 190$ mU/ml), sonographisch erweiterter Gallengang oder ein unklarer Befund oder ein positiver Steinnachweis in der i.v.-Cholangiographie. Die Bewertung richtig positiver Ergebnisse im Hinblick auf den sicheren Ausschluß einer Choledocholithiasis erfolgte anhand des intraoperativen Cholangiogramms, welches in allen Fällen vorgenommen wurde.

Chirurgisches Forum 1992
f. experim. u. klinische Forschung
Gall/Beger/Ungeheuer (Hrsg.)
© Springer-Verlag Berlin Heidelberg 1992

**Statistik**

Zur Datenerfassung wurde Dbase IV verwendet. Die statistische Auswertung erfolgte mit dem $\chi^2$-Test für Vierfeldertafeln.

# Ergebnisse

Von 264 Patienten hatten 216 (82%) keine Risikoindikatoren, 48 Patienten (18%) mindestens einen positiven Risikoindikator. Die Sonographie, die in allen Fällen durchgeführt wurde, zeigte bei negativen Risikoindikatoren für die Gallenblase bei 207 Patienten (96%) richtig positive Ergebnisse. 9 Patienten (4%) waren hinsichtlich der Cholecystolithiasis sonographisch falsch negativ. Bei positiven Risikoindikatoren war der Steinnachweis in der Gallenblase bei 100% (n = 48) richtig positiv, für den Choledochus bei 20% (n = 10). Richtig negativ war der sonographische Befund im Choledochus bei 60%, falsch negativ im Choledochus bei 20% (n = 9). Die intraoperative Cholangiographie ergab folgende Ergebnisse: Bei negativen Risikoindikatoren ergab die intraoperative Cholangiographie in allen Fällen (n = 216; 100%) einen richtig negativen Befund, ein falsch negativer Befund lag in keinem Fall vor. Dieses ergibt eine Sensitivität von 100% mit einem negativen Vorhersagewert (NPV) von 100%. Bei positiven Risikoindikatoren ergab die intraoperative Cholangiographie bei 29 Patienten (60%) einen negativen Befund. Nur bei 19 Patienten (40%) zeigte sich bei positiven Risikoindikatoren auch ein Steinnachweis im Ductus choledochus bei der intraoperativen Cholangiographie (s. Tabelle 1). Bei allen 19 Patienten mit intraoperativ bestätigter Choledocholithiasis wurden Risikoindikatoren gefunden. Das Auftreten von Risikoindikatoren korrelierte hoch signifikant (p < 0,01, $\chi^2$-Test für Vierfeldertafeln) mit dem Auftreten der Choledocholithiasis. Der positive prädiktive Wert lag bei 92%, der negative prädiktive Wert bei 100%.

**Tabelle 1.** Ergebnisse der intraoperativen Cholangiographie (n = 264)

|        | intraop. Rö – | intraop. Rö + |     |
| ------ | ------------- | ------------- | --- |
| RI –   | 216           | 0             | 216 |
|        | RN            | FN            |     |
|        | FP            | RP            |     |
| RI +   | 29            | 19            | 48  |
|        | 245           | 19            | 264 |

# Diskussion

Die Sonographie in Verbindung mit definierten Risikoindikatoren (Anamnese und Labor) ermöglicht mit einer Sensitivität von 100% einen sicheren Ausschluß von Choledochuskonkrementen bei fehlenden Risikoindikatoren. In diesen Fällen erscheint eine intraoperative Cholangiographie nicht gerechtfertigt. Diese Ergebnisse konnten auch in einigen Retrospektivstudien verifiziert werden [2, 4, 5]. Zur sicheren Erfassung aller Patienten mit

Choledochuskonkrementen bleibt der Anteil an Cholangiographien bei 18% der Patienten des Gesamtkollektivs unvermeidlich. Insgesamt kann damit jedoch der Anteil an intraoperativen Cholangiographien um 82% reduziert werden. Dadurch ergibt sich eine erhebliche Minimierung der Strahlenbelastung sowie anfallender Kosten bei verbesserter Qualität des Gesamtergebnisses.

## Zusammenfassung

Im Rahmen einer prospektiven, kontrollierten Studie von Januar 1990–August 1991 wurde bei 264 Patienten, die wegen einer Cholecysto- oder Choledocholithiasis elektiv operiert wurden, die Validierung der intraoperativen Cholangiographie vorgenommen. Prüfkriterien waren die präoperative Sonographie in Verbindung mit definierten Risikoindikatoren. Nach dieser Studie konnte mit 100%iger Sicherheit ausgesagt werden, daß bei negativen Risikoindikatoren kein Konkrement im Choledochus vorliegt (negativer Vorhersagewert = 100%, Sensitivität 100%). Bei positiven Risikoindikatoren ergab die intraoperative Cholangiographie bei 29 Patienten (60%) einen negativen Befund. Nur bei 19 Patienten zeigte sich bei positiven Risikoindikatoren auch ein Steinnachweis im Ductus choledochus. Das in dieser Studie erreichte Ergebnis konnte bei einem Anteil von 18% unnötig vorgenommener intraoperativer Cholangiographien erreicht werden. Bei 82% der Patienten ist die intraoperative Cholangiographie nicht notwendig. Die Ergebnisse belegen, daß der Gesamtaufwand sowohl bei der Diagnostik als auch bei der Therapie wesentlich minimiert werden kann. Damit ergeben sich auch neue Verfahrensweisen bei der minimal invasiven laparoskopischen Cholecystektomie.

## Summary

A prospective controlled study was performed from January 1990 to August 1991 to evaluate the value of intraoperative cholangiography in 264 patients admitted for elective surgery because of cholecysto- and choledocholithiasis. Intraoperative cholangiography was compared with preoperative ultrasound in combination with defined risk factors. The results of this study showed that in the case of negative risk factors there is never a bile duct stone (negative predictive value = 100%). In the case of positive risk factors, intraoperative cholangiography showed a negative result in 60% of the patients. Only in 19 patients there was a bile duct stone in combination with positive risk factors. The percentage of 18% intraoperative cholangiographies seems necessary to obtain a definite diagnosis in patients with bile duct stones. Intraoperative cholangiography can be avoided in 82% of cases, which minimizes X-ray exposure as well as cost and at the same time improves quality.

## Literatur

1. Heberer G, Paumgartner G, Wärmling H, Sachmann M, Sauerbruch T (1989) Interdisziplinäre Behandlung des Gallensteinleidens: Chirurgie, Endoskopie, Lithotripsie – Erfahrungsbericht nach 4 Jahren. Chirurg 60:219–227

2. Gerber A, Apt MK (1982) The case against routine operative cholangiography. Am J Surg 143:734–736
3. Rolfsmeyer ES, Bubrick MP, Kollitz PR, Onstad GR, Hitchcock CR (1982) The value of intra-operative cholangiography. Surg Gyn Obstet 154:369–371
4. Shively EH, Wiemann TJ, Adams AL, Romines RB, Garrison RN (1990) Operative cholangiography. Am J Surg 159:380–384
5. Stark ME, Loughry CW (1980) Routine operative cholangiography with cholecystectomy. Surg Gyn Obstet 151:657–658

Dr. E. Schweizer, Klinik für Allgemeine Chirurgie und Thoraxchirurgie, Christian-Albrechts-Universität, Arnold-Heller-Straße 7, W-2300 Kiel, Bundesrepublik Deutschland

# Gewebetrauma bei minimal invasiver Chirurgie: Plasmahistamin und Plasmacatecholamine als Parameter zur Differenzierung von lokalem Gewebetrauma und allgemeiner Streßreaktion bei laparoskopischer Cholecystektomie beim Patienten

## Tissue Trauma in Minimal Invasive Surgery: Plasma Histamine and Plasma Catecholamines as Parameters for Discrimination of Local Tissue Trauma and General Stress Reaction in Laparoscopic Cholecystectomy in Patients


U. Schäfer[1], R. Lindlar[1], C. Opper[2], M. Knoch[3], W. Lorenz[4] und M. Rothmund[1]

[1]Klinik für Allgemeinchirurgie, Philipps-Universität Marburg
[2]Institut für Physiologische Chemie, Philipps-Universität Marburg
[3]Klinik für Anästhesiologie, Philipps-Universität Marburg
[4]Institut für Theoretische Chirurgie, Philipps-Universität Marburg


## Einleitung

Bei der Messung von Traumatisierung bei der laparoskopischen Cholecystektomie als einem Verfahren der minimal invasiven Chirurgie erwies sich Histamin als geeigneter Parameter, das lokale Trauma während einzelner Operationsphasen zu erfassen [1]. Diese Diskriminationsfähigkeit ist durch die speziellen Eigenschaften des Histamins bedingt. Zum einen entfaltet Histamin unmittelbar klinische Effekte wie z.B. Arrhythmien, Veränderungen des pulmonalen Shuntvolumens, Säuresekretion im Magen etc., zum anderen ist es wegen seiner hohen Mastzellkonzentration ein Marker für Mastzellstimulierung, welche durch mechanische, thermische, ischämische oder neurogene Traumatisierung ausgelöst werden kann. Diese Mastzellstimulierung führt über Aktivierung von Tachykininen wie Substanz P, Neuropeptiden wie Somatostatin, VIP und Prostaglandinen zu lokalen Entzündungsreaktionen [2], die für den lokalen visceralen Schmerz verantwortlich sind [3]. Überlagert werden diese lokalen Entzündungsreaktionen aber durch die systemische Streßreaktion, welche zur Freisetzung klassischer Streßhormone wie Catecholamine, Cortisol u.a. führt [4].

Um sowohl die lokale als auch die systemische Traumareaktion bei minimal invasiver Chirurgie zu erfassen und zu unterscheiden, wurden Plasmahistamin als Repräsentant des lokalen Traumas und Catecholamine als Repräsentanten der systemischen Streßreaktion während definierter Operationsphasen gemessen.


Chirurgisches Forum 1992
f. experim. u. klinische Forschung
Gall/Beger/Ungeheuer (Hrsg.)
© Springer-Verlag Berlin Heidelberg 1992

## Patienten und Methoden

Bei 11 Patienten (10 weibliche, 1 männlicher; Alter 19–56 Jahre) wurde wegen symptomatischem Gallensteinleiden eine laparoskopische Cholecystektomie nach standardisiertem Narkose- und Operationsprotokoll durchgeführt. Die Blutentnahmen zur Bestimmung von Plasmahistamin, Plasmaadrenalin und Plasmanoradrenalin erfolgte zu folgenden Phasen: 1. Vorbereitungsphase im OP (N 0, N 1), 2. Plazieren der Trokare (T1–T5) als Phase minimaler Traumatisierung [1], 3. Ausschälung der Gallenblase (A1–A5) als Phase starker lokaler Traumatisierung [1]. Der Ablauf am einzelnen Patienten ist in Abb. 1 dargestellt. Die Aufarbeitung der Proben erfolgte innerhalb von 30 min nach Abnahme. Die Bestimmung von Plasmahistamin, Adrenalin und Noradrenalin erfolgte nach standardisierten Verfahren. Als signifikante Freisetzungsreaktion galt für Plasmahistamin ein Anstieg über 1 ng/ml bzw. > 200% zum Vorwert, für Adrenalin ein Anstieg über 0,1 ng/ml bzw. > 200% zum Vorwert, für Noradrenalin ein Anstieg über 0,2 ng/ml bzw. > 200% zum Vorwert.

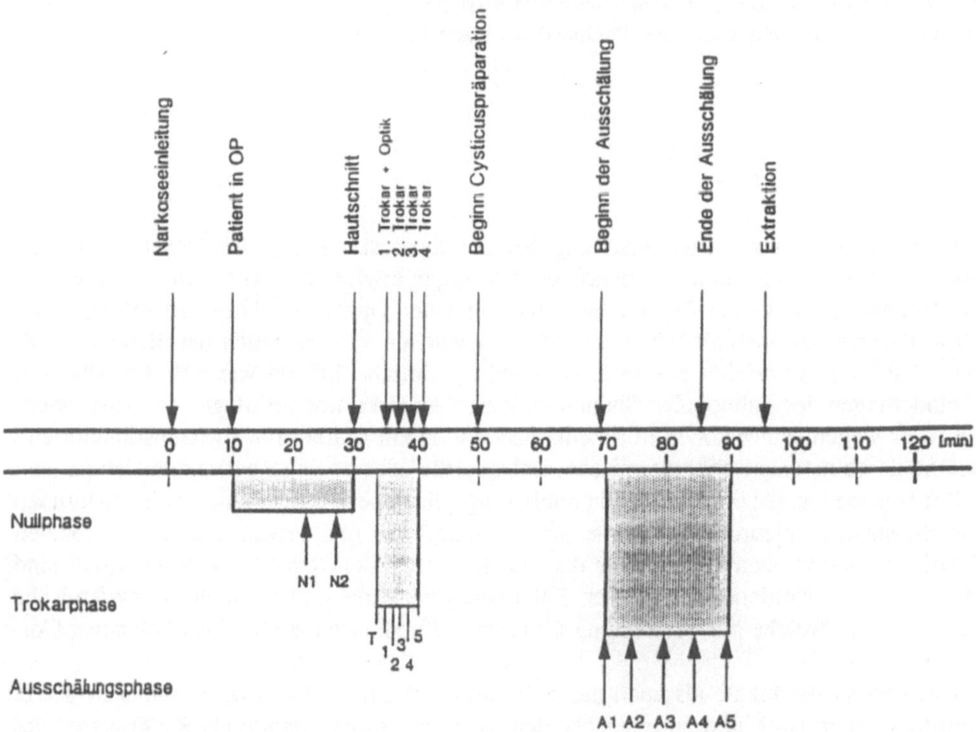


**Abb. 1.** Zeitabfolge der Blutentnahmen zu standardisierten Phasen der Operation am einzelnen Patienten

## Ergebnisse

Bei 1 von 11 Patienten mußte während der Ausschälphasen auf konventionelle Cholecystektomie umgestiegen werden.

Die Messung der Adrenalin- und Noradrenalinspiegel zeigte eine leichte kontinuierliche Erhöhung im Verlauf der Operation, die jedoch nur bei 2 Patienten signifikante Bereiche (Adrenalin > 0, 1 ng/ml, Noradrenalin > 0, 2 ng/ml) erreichte. Die Incidenz signifikanter Catecholaminfreisetzung zeigt Tabelle 1.

**Tabelle 1.** Raten von Catecholaminfreisetzungen während zweier definierter Operationsphasen der laparoskopischen Cholecystektomie bei Patienten. Zur Erklärung signifikanter Catecholaminfreisetzung siehe Text in Methodik

| Operationsphase | Rate an Katecholaminfreisetzung | |
| --- | --- | --- |
| | Adrenalin | Noradrenalin |
| Trokarphase | 2/11 | 0/11 |
| Ausschälphase | 1/10 | 1/10 |

Beim Plasmahistamin als Indikator lokaler Traumatisierung konnte lediglich bei 3 von 11 Patienten keine Plasmahistaminfreisetzung gefunden werden. Während der Trokarphase fanden sich bei 5 von 11 Patienten insgesamt 8 Freisetzungsreaktionen (bei 2 Patienten > 1 ng/ml). In der Ausschälphase konnten bei 6 von 10 Patienten insgesamt 10 Freisetzungsreaktionen nachgewiesen werden. Bei 1 Patienten, bei dem während der Ausschälung z.T. das Leberbett verletzt wurde, stiegen die Werte um 3000% auf 4,4 ng/ml an. Dieser Patient ist exemplarisch in Abb. 2 dargestellt. Dabei zeigten sich in der Ausschälphase 2 signifikante Plasmahistaminpeaks, während die Adrenalin- und Noradrenalinspiegel nach einer initialen Freisetzungsreaktion nur noch leicht anstiegen.

## Diskussion

In dieser Studie sollte untersucht werden, ob bei der laparoskopischen Cholecystektomie am Menschen die lokale Traumatisierung von der systemischen Streßreaktion durch Messung repräsentativer Mediatoren unterschieden werden kann, um so eine Aussage über die Traumatisierung bei minimal invasiver Chirurgie zu finden. Dabei zeigte sich, daß Plasmahistamin operationsphasenspezifisch auf lokale Traumatisierung reagierte. Dies wird durch die schnelle Freisetzung und Elimination des Histamins ermöglicht [1]. Auffällig war, daß bei der wesentlich traumatisierenderen Operationsphase der Gallenblasenausschälung wesentlich häufiger Freisetzungsreaktionen zu beobachten waren als bei der weniger traumatisierenden Trokarphase. Besonders eindrucksvoll konnte am Beispiel der Leberbettverletzung eines Patienten gezeigt werden, daß die Höhe des Plasmahistaminspiegels mit dem Traumatisierungsgrad korrelierte. Da in dieser Arbeit jedoch nur Herzfrequenz, Puls und Blutdruck als klinische Parameter erfaßt wurden, die durch die Narkoseführung stark überlagert sind, konnten direkte Histaminwirkungen wie Arrhythmien, ST-Veränderungen

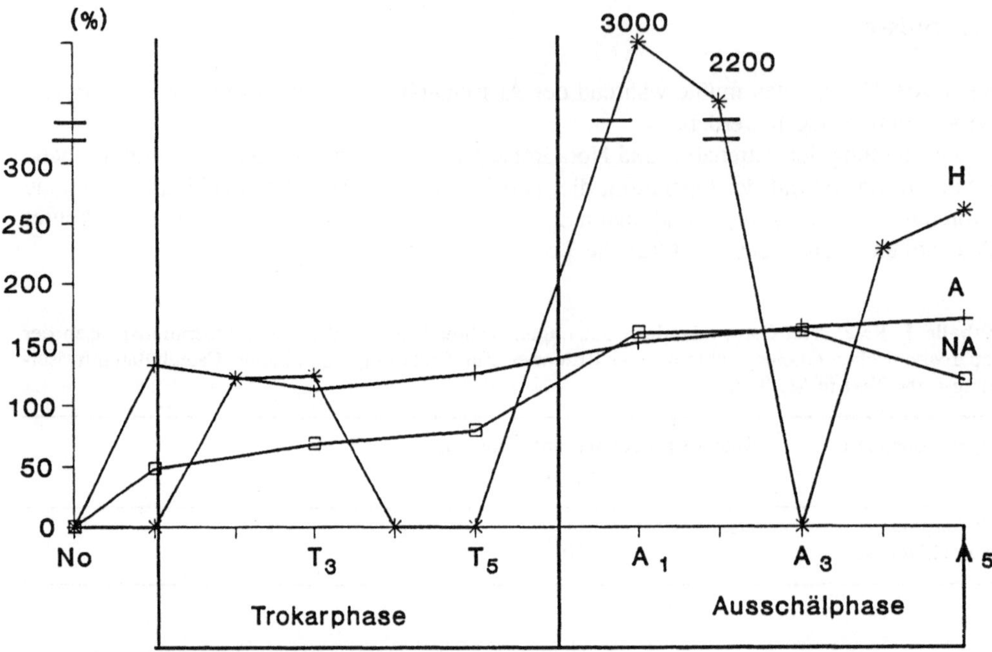



**Abb. 2.** Prozentualer Anstieg von Histamin- Adrenalin und Noradrenalin im Verlauf der laparoskopischen Cholecystektomie bei Patient 11. Für Histamin zeigen sich in der Ausschälphase zwei Peaks. Der erste Peak korreliert intraoperativ mit der Verletzung des Leberbettes. Adrenalin und Noradrenalin zeigen eine signifikante Freisetzung nur zu Beginn der Operation

nicht nachgewiesen werden. Dazu bedarf es spezifischer klinischer Analysen, die nicht Gegenstand der vorliegenden Studie waren.

Im Gegensatz zu der peakartigen Plasmahistaminfreisetzung zeigte der kontinuierlich leicht ansteigende Verlauf der Catecholamine die systemische Streßreaktion, die durch psychische, anaesthesiologische und chirurgische Faktoren bedingt sind. Dabei lagen die Plasmacatecholaminspiegel bis auf 2 Ausnahmen in dem Bereich, der bei venösen Punktionen gefunden wird, und somit weit unter dem Bereich abdomineller Operationen [4].

## Zusammenfassung

Zur Differenzierung lokaler Traumatisierung von systemischer Streßreaktion bei minimal invasiver Chirurgie wurde während zweier definierter Operationsphasen der laparoskopischen Cholecystektomie am Patienten Plasmahistamin, Adrenalin und Noradrenalin bestimmt. Dabei zeigten sich operationsphasenselektive, peakartige Plasmahistaminerhöhungen, die mit der lokalen Gewebetraumatisierung korrelieren. Die allgemeinen Streßreaktionen, gemessen an Hand der Plasmacatecholaminspiegel, zeigten zwar einen kontinuierlichen Anstieg, blieben aber auf den leicht erhöhten Bereich beschränkt.

## Summary

For discrimination between local traumatisation and general stress reaction in minimal invasive surgery, plasma histamine and catecholamines were measured at two different operative steps of laparoscopic cholecystectomy in patients. Here histamine release peaks were found in correlation to local tissue traumatisation and operative step. The catecholamine release as marker of general stress reactions showed continuous increase but remained at a level just above normal.

## Literatur

1. Lindlar R, Schäfer U, Lorenz W, Sattler J, Schröder D, Krack W (1991) Evidence for reduced traumatisation during laparoscopic versus conventional cholecystectomy: different changes in plasma histamine levels related to special phases of operation. Agents Actions (im Druck)
2. Chahl A (1991) Role of histamine in the actions of neuropeptides and local hormones. In: Uvnäs B (ed) Handbook of experimental pharmacology, vol 97. Springer, Berlin Heidelberg New York Tokyo, pp 521–548
3. Zimmermann M (1987) Grundlagen des visceralen Schmerzes und der Schmerzbehandlung. In: Beger G, Kern E (eds) Akutes Abdomen. Thieme, Stuttgart New York, pp 17–28
4. Salo M (1982) Endocrine response to anaesthesia and surgery. In: Watkins J, Salo M (eds) Trauma, stress and immunity in anaesthesia and surgery. Butterworth scientific, London Boston Sidney Wellington Durban Toronto, pp 158–173

Dr. U. Schäfer, Klinik für Allgemeinchirurgie, Philipps-Universität, W-3550 Marburg, Bundesrepublik Deutschland

# Hormonell induzierte Motilitätsänderung des Sphincter Oddi – Bedeutung der intakten myoneuralen Kontinuität zum Duodenum

## Hormone-Induced Changes of Sphincter of Oddi Motility: The Role of Intact Myoneural Continuity to the Duodenum


N. Senninger[1], M. Tanaka[2],*, N. Runkel[1] und C. Herfarth[1]

[1] Chirurgische Universitätsklinik Heidelberg
[2] Department Surg. I, Kyusgu University, Faculty of Medicine, Fukuoka, Japan


## Einleitung

In nüchternem Zustand zeigt der Gastrointestinaltrakt vieler Säugetiere wie Opossums, Hunden und Katzen und des Menschen eine charakteristische cyclische myoelektrische Aktivität in vier Phasen, den sog. "Migrating Myoelectric Complex (MMC)" [2]. Am Sphincter Oddi der genannten Tierspecies läßt sich zeitlich parallel hierzu eine ähnliche Aktivität ableiten [1, 3, 5]. Diese zeitliche und phasengerechte Koordination zwischen den beiden Strukturen ist in ihrer Kausalität nicht geklärt.

In früheren Studien am Opossum konnte gezeigt werden, daß a) die elektrophysiologischen Ableitungen der Muskelpotentiale sehr genaue Parameter der Motilität darstellen [3] und b) intrinsische neurale Verbindungen zwischen Duodenum und Sphincter Oddi zur Koordination der physiologischen Motilität erforderlich sind [6].

Eine pharmakologische Beeinflussung der Sphinctermotilität kann u.a. durch Motilin und Caerulein erfolgen [4]. Die vorliegende Studie widmet sich der Frage, ob der durch Motilin und Caerulein induzierte Effekt an Sphincter Oddi und Duodenum ebenfalls durch myoneurale Verbindungen koordiniert wird.

## Material und Methoden

Zehn Opossums, Gewicht 2,5–3,5 kg, wurden nach Implantation eines Verweilkatheters über die V. jugularis interna in Na-Pentobarbitalnarkose (25 mg/kg i.p.) laparotomiert. Bei fünf Tieren (Gruppe A) erfolgte eine Translokation des Sphincters aus dem Duodenum in das Jejunum 15 cm weiter distal. Der duodenale Defekt wurde übernäht. Anschließend erfolgte die Implantation bipolarer Elektrodenpaare in Sphincter Oddi ($SO_1$ 2 cm, $SO_2$ 1 cm vor dem Sphincterende), das Duodenum ($D_1$ 1 cm vor, $D_2$ 1 cm hinter der ehemaligen Mündung des Gallenganges) und das Jejunum gegenüber der neuen Gallengangsanastomose. Fünf weitere Tiere (Gruppe B) dienten als Kontrolle. Nach Laparotomie wurden hier nur die Elektrodenpaare implantiert. Bei allen Tieren wurden die Drähte subperitoneal


* Dr. Tanaka wurde durch ein Stipendium der Alexander-von-Humboldt-Stiftung unterstützt.



Chirurgisches Forum 1992
f. experim. u. klinische Forschung
Gall/Beger/Ungeheuer (Hrsg.)
© Springer-Verlag Berlin Heidelberg 1992

und subcutan zum Rücken ausgeleitet, dort mit einem Steckkontakt verbunden und an der Haut fixiert.

Nach einer Erholungsphase von 7 Tagen wurden an den Tieren in Nüchternzustand die MMC-Ableitungen durchgeführt. Hierzu wurden die Tiere über den dorsalen Steckkontakt und einen Universal-Vorverstärker mit einem physiologischen Mehrkanalschreiber (Fa. Gould) verbunden. Die Aufzeichnungen wurden bei der Auswertung in 2-Minuten-Intervalle aufgeteilt und die Zahl der Spitzenentladungen pro Minute ermittelt. Die Phasen I–IV des MMC wurden anhand ihrer Dauer identifiziert. Die Dauer eines gesamten MMC wurde definiert als die Zeit zwischen zwei Phasen III.

Zur Untersuchung der Effekte von Motilin (Schweine-Motilin, Peninsula Laboratories, Belmont, CA, USA) und Caerulein (Takus, Farmitalia Carlo Erba, Freiburg, Deutschland) wurde jedes Tier im gesamten Versuchsablauf insgesamt viermal in randomisierter Weise über den Venenkatheter injiziert: Motilin 400 ng/kg als Bolus nach 40% einer Zykluslänge; Caerulein 500 ng/kg/h für 1 h über Infusionspumpe, beginnend 10 min nach Beginn der Phase I im Duodenum. Die Aufzeichnungen erfolgten für weitere 60 min nach der letzten Medikamentengabe. Die Parameter Cycluslänge und Spikedichte der einzelnen Phasen wurden zwischen Gruppe A und B verglichen, als Mittelwert $\pm$ SEM angegeben und mittels des t-Tests für unabhängige Beobachtungen auf Signifikanz geprüft.

## Ergebnisse

Alle Tiere überlebten das Experiment komplikationsfrei. In Gruppe B (Kontrolle) wurden 76 MMCs abgeleitet, von denen 92% im Duodenum und 8% im Jejunum begannen. Die MMC-Dauer betrug $71 \pm 3$ min (Phase I: $26 \pm 2$, II: $33 \pm 4$, III: $7 \pm 0,2$, IV: $6 \pm 1$ min). In Gruppe A (Translokation) wurden 66 MMCs abgeleitet, von denen 90% im Duodenum und 10% im Jejunum begannen. Die MMC-Dauer war statistisch insignifikant auf $81 \pm 6$ verlängert (Phase I: $30 \pm 3$, II: $38 \pm 3$, III: $7 \pm 0,4$, IV: $10 \pm 1$ min, n.s. gegen Gruppe B).

Der Effekt von Sphinctertranslokation, Motilin- und Caeruleingabe auf die Spikefrequenz ist aus Tabellen 1 und 2 ersichtlich: Die Spikefrequenz war nach Translokation signifikant geringer in den Phasen II und III. Der für letztere charakteristische weitere Anstieg blieb im Sphincter aus (Tabelle 1).

**Tabelle 1.** Spikehäufigkeit im Sphincter Oddi

| Gruppe | Phase I | II | III | IV | |
|---|---|---|---|---|---|
| Gr. A | $1,4 \pm 0,2$ | $2,2 \pm 0,2$ | $2,8 \pm 0,5$ | $1,8 \pm 0,2$ | pro min |
| Gr. B | $1,6 \pm 0,2$ | $4,2 \pm 0,2$[a] | $11,0 \pm 0,9$[a] | $3,6 \pm 0,8$ | pro min |

[a]: signifikant größer als Wert aus Gruppe A, $p < 0,02$

Motilingabe resultierte in der Kontrollgruppe (B) in zwei Effekten: 1. eine ubiquitäre, sofortige Spikesalve, die nach 1–2 min auftrat und 2–4 min anhielt, und 2. eine vorzeitige Phase III, die 2–20 min nach der Injektion auftrat und orthograd wanderte. Gleichzeitig entwickelte der Sphincter Oddi einen Anstieg der Spikefrequenz parallel zur vorzeitigen

Phase III (Tabelle 2). In Gruppe A (Translokation) war der Effekt auf die Aktivität des Darmtraktes identisch. Die Reaktion des Sphincter Oddi zeigte jedoch einen deutlich geringeren Anstieg der Entladungsfrequenz, so daß eine Phase III nicht mehr gefunden wurde (Tabelle 2).

**Tabelle 2.** Einfluß der Motilin- und Caeruleingabe auf die Spikefrequenz im Sphincter Oddi

| | Motilin | | Caerulein | |
|---|---|---|---|---|
| | vor | nach | vor | nach |
| Gr. A | $1,7 \pm 0,4$ | $4,1 \pm 0,9$ | $1,5 \pm 0,6$ | $3,7 \pm 0,7$ |
| Gr. B | $3,1 \pm 0,8^{a}$ | $10,5 \pm 1,0^{a}$ | $2,8 \pm 0,4^{a}$ | $6,1 \pm 0,9^{a}$ |

[a]: signifikant größer als Wert aus Gruppe A, $p < 0,01$

Caeruleininfusion unterbrach in der Kontrollgruppe B nach 4–10 min den MMC zugunsten eines Erregungsplateaus, das dem Effekt einer Fütterung glich [6]. Die Spikefrequenz im Sphincter erreichte parallel hierzu innerhalb von 12 min ein ähnliches Plateau für die Dauer der Infusion (Tabelle 2). In der Translokationsgruppe A war der gleiche Effekt zu sehen, allerdings lag das Erregungsplateau signifikant unter dem der Kontrollgruppe (Tabelle 2).

## Diskussion und Folgerungen

Die vorliegenden Daten sprechen dafür, daß unter physiologischen Bedingungen die motorische Aktivität von Duodenum und Jejunum sowie Sphincter Oddi konzentriert verläuft. Eine Translokation des Sphincter Oddi beeinflußt nicht den Ablauf des MMC im Gastrointestinaltrakt, aber deutlich die Reaktion des Sphincters.

Caerulein, ein Decapeptid-Analog des Cholecystokinins, führt in hoher Dosierung zu einer Erhöhung, in niedriger Dosierung zu einer Herabsetzung des Sphincter-Widerstandes. Motilin stimuliert den Sphincter dosisabhängig: in der Phase I gegeben, erzeugt Motilin eine maximale Aktivität sowohl im Sphincter Oddi als auch im gesamten gastrointestinalen Trakt (sog. "Phase-III-like activity"). Für die Wirkung beider Hormone auf die Motilität des Gastrointestinaltraktes und der Gallenwege werden indirekte, neural übermittelte Mechanismen vermutet.

Die vorliegende Studie erlaubt folgende Feststellungen:
1. Eine Translokation des Sphincter Oddi unterbricht nicht die cyclische Motilität des Gastrointestinaltraktes und des Sphincters, reduziert aber drastisch dessen Fähigkeit zur Steigerung der Spikefrequenz.
2. Die Effekte von Motilin und Caerulein auf die Sphinctermotilität, die in deutlichen Steigerungen der Spikefrequenz bestehen, werden nach Translokation, das heißt nach Zerstörung aller myoneuraler Verbindungen zwischen Sphincter und Darm bei erhaltener Zirkulation, erheblich abgeschwächt.

Hieraus wird klar, daß die intrinsischen myoneuralen Verbindungen zwischen dem Sphincter Oddi und Duodenum sowohl in der Nüchternphase als auch nach hormoneller Stimulation von großer Bedeutung für eine reizgerechte Steigerung der Motilität sind.

## Zusammenfassung

In einem Opossummodell wurde die Hypothese geprüft, daß eine Unterbrechung myoneuraler Verbindungen zwischen Sphincter Oddi und Duodenum die physiologische und hormonell stimulierte cyclische elektrische Aktivität des Sphincters beeinträchtigt. Bei 10 Opossums erfolgte die Implantation von Elektroden in Sphincter Oddi, Duodenum und Jejunum. 5 Opossums dienten als Kontrolle (Gruppe A), während bei 5 die Papilla vateri in das Jejunum transplantiert wurde (Gruppe B). Nach einer Erholungsphase von 7 Tagen begannen Ableitungen der MMCs unter Nüchternbedingungen, nach i.v. Motilin- (Bolus von 400 ng/kg) und i.v. Caeruleingabe (Infusion von 500 ng/kg/h für 1 h). Die Translokation des Sphincters beeinträchtigt den gastrointestinalen MMC nicht, hatte aber drei Auswirkungen auf den Sphincter Oddi: 1. eine verringerte Spikefrequenz während Phase III unter Nüchternbedingungen, 2. eine signifikant verminderte Reaktion sowohl auf Motilin als auch 3. auf Caerulein. Wir folgern, daß sowohl die physiologische als auch die hormonell-induzierte Erhöhung der Spikefrequenz im Sphincter Oddi intakte myoneurale Verbindungen zwischen Sphincter und Duodenum zur Voraussetzung hat.

## Summary

In an opossum model we tested the hypothesis that the interruption of the intrinsic myoneural connections between sphincter of Oddi and the duodenum would interfere with both normal and stimulated cyclic electrical activities of the sphincter. A total of ten opossums received electrode implantation into sphincter, duodenum, and jejunum. Five remained controls (group A), whereas in five opossums (group B), the button of the papilla was transplanted into the jejunum. After a recovery period of 7 days, MMC recordings were taken under fasting conditions, after i.v. motilin (bolus of 400 ng/kg) and i.v. cerulein (infusion of 500 ng/kg per h for 1 h) administration. Translocation of the sphincter did not interfere with the gastrointestinal MMC, but had three effects on sphincter of Oddi motility: (a) a diminished spike frequency during phase III under physiological conditions, (b) a significantly reduced response to motilin and (c) a similar response to cerulein as well. It is concluded that both the physiological and the hormonally induced increase of spike frequency in the sphincter of Oddi requires intact myoneural connections between the sphincter and the duodenum.

## Literatur

1. Calabuig R, Weems WA, Moody FG (1990) Choledochoduodenal flow: effect of the sphincter of Oddi in opossums and cats. Gastroenterol 99:1641–1646
2. Code CF, Marlett JA (1975) The interdigestive myoelectric complex of he stomach and small bowel in dogs. Am J Physiol 246:289–309
3. Coelho JCU, Moody FG, Senninger N (1985) A new method for correlating pancreatic and biliary duct pressures and sphincter of Oddi electromyography. Surgery 97:342–349
4. Coelho JCU, Moody FG, Senninger N, Li YF (1985) Effects of gastrointestinal hormones on Oddi's sphincter and duodenal myoelectric activity and pancreatobiliary pressure. Arch Surg 120:1060–1064

5. Senninger N, Zou SQ, Machens HG, Manner M, Herfarth Ch (1990) Influence of high and low bile duct obstruction on electrophysiological activity of the duodenum and the sphincter of Oddi in opossums. Eur Surg Res 22:52–53
6. Tanaka M, Senninger N, Runkel N, Herfarth Ch (1990) Sphincter of Oddi cyclic motility. Effect of translocation of the papilla in opossums. Gastroenterology 98:347–352

Dr. N. Senninger, Chirurgische Universitätsklinik, Im Neuenheimer Feld 110, W-6900 Heidelberg, Bundesrepublik Deutschland

# Der Einfluß des CCK-Receptorantagonisten L-364,718 auf die nahrungsstimulierte und die neurotensinvermittelte Pankreassekretion

## *Influence of the Cholecystokinin-Receptor Antagonist L-364,718 on Food- and Neurotensin-Stimulated Pancreatic Secretion*

H. Köhler, R. Nustede, C. Lohmann, W.E. Schmidt und A. Schafmayer

Klinik und Poliklinik für Allgemeinchirurgie, Universität Göttingen

## Einleitung

Neurotensin ist ein aus 13 Aminosäuren bestehendes Peptid, das im Jahre 1973 erstmals von Carraway und Leeman [1] beschrieben wurde. Unter Verwendung immunohistochemischer Methoden wurde Neurotensin nicht nur in Strukturen des zentralen oder peripheren Nervensystems, sondern vornehmlich in Strukturen des Gastrointestinaltraktes nachgewiesen. Eine der möglichen physiologischen Wirkungen von Neurotensin besteht in der Regulation der exokrinen Pankreassekretion. Die intravenöse Applikation hat eine deutliche Stimulation der exokrinen Pankreassekretion beim Menschen und beim Hund zur Folge. Receptorabhängige Mechanismen konnten für diese neurotensininduzierte Stimulation der Pankreassekretion noch nicht definiert werden. Die bisher in anderen Arbeiten [2] diskutierte synergistische Wirkung von Neurotensin und Cholecystokinin (CCK) deutet an, daß CCK-abhängige Mechanismen eine diesbezügliche Bedeutung besitzen könnten.

Vor diesem Hintergrund sollte untersucht werden, ob der Einsatz des hochspezifischen CCK-Receptorantagonisten L-364,718 (MK-329) die pankreasspezifische Wirkung von Neurotensin modifiziert.

## Methode

6 Hunde erhielten modifizierte Herrerafisteln in der bekannten Weise [3] zur isolierten Ableitung und Analytik des Pankreassekretes: Ein kurzes Segment des Duodenums, in das der Hauptpankreasgang mündet, wird separiert und das seitliche Endstück einer T-förmigen Kanüle eingenäht. Das andere Kanülenende wird in das zuvor reanastomosierte Duodenum eingesetzt. Nach Durchzug der Kanüle durch die Bauchdecke und schichtweisem Wundverschluß kann das Pankreassekret in das distale Duodenum ablaufen. Während der Versuche wird ein verschließbarer Hohlstift in die Kanüle eingebracht, so daß einerseits Pankreassaft zur Analytik gesammelt werden kann, andererseits jedoch auch eine simultane Perfusion des Duodenums unter Verwendung des Hohlstiftes möglich wird. Diese operativen Eingriffe wurden in Intubationsnarkose (Überwachung durch Veterinärmediziner) vorgenommen.

Nach einer postoperativen Erholungszeit von 6 Wochen infundierten wir über eine periphere Venenverweilkanüle 50 pmol/kg Neurotensin (120 min). Über den gesamten Untersuchungszeitraum von 180 min wurde in 15 minütigen Abständen das jeweils gesammelte

Chirurgisches Forum 1992
f. experim. u. klinische Forschung
Gall/Beger/Ungeheuer (Hrsg.)
© Springer-Verlag Berlin Heidelberg 1992

Pankreassekret analysiert (Volumen, Protein). Darüber hinaus wurde aus einer zweiten peripheren Venenverweilkanüle Blut zur radioimmunologischen Bestimmung der Neurotensin- und CCK-Plasmakonzentrationen entnommen [4].

Nach Ablauf von 14 Tagen wurde dieses Vorgehen wie folgt modifiziert: 30 min vor Beginn der Neurotensinapplikation erhielten die Tiere eine intraduodenale Bolusapplikation des hochspezifischen CCK-Receptorantagonisten MK-329 (0,1 mg×kg KG). In Vorversuchen wurde gezeigt, daß diese Menge ausreichend ist, um den Einfluß physiologischer CCK-Mengen auf das exokrine Pankreas zu hemmen.

## Ergebnisse

Die intraduodenale Applikation des hochspezifischen CCK-Receptorantagonisten hatte eine drastische Reduktion der neurotensinvermittelten exokrinen Pankreassekretion zur Folge. Die integrierte Proteinsekretion des Pankreas nach intravenöser Neurotensinapplikation sank beispielsweise von $22 \pm 1,9$ g auf $7,5 \pm 0,8$ g nach Gabe des Antagonisten (Abb. 1).

## Diskussion und Zusammenfassung

Die Modalitäten der bisher untersuchten, endokrin vermittelten, pankreasspezifischen Wirkung von Neurotensin sind völlig unklar. Obwohl Trimble et al. (1987) [5] in vitro eine neurotensininduzierte Amylasefreisetzung der Acinuszelle beschrieben, konnten Neurotensinreceptoren am Pankreas bisher nicht definiert werden. Interessanterweise führt jedoch

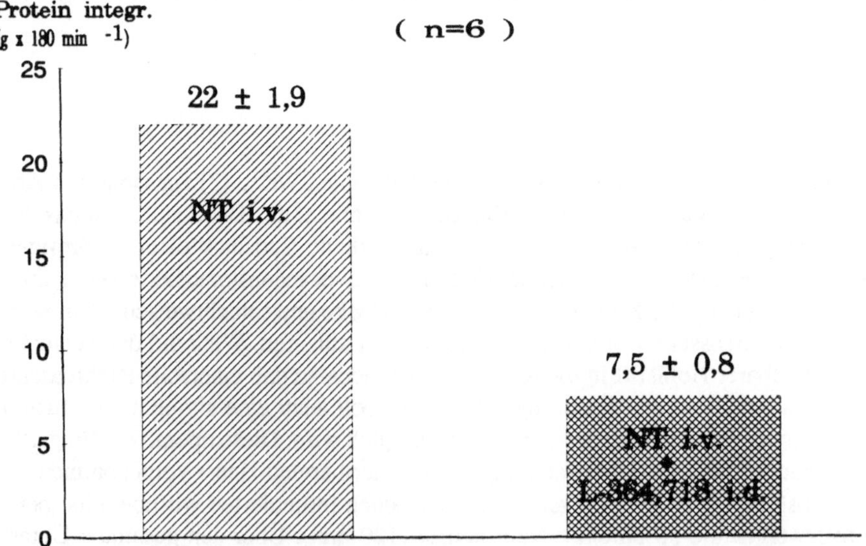


**Abb. 1.** Integrierte Pankreas-Protein-Sekretion nach intravenöser Gabe von Neurotensin mit und ohne intraduodenaler Gabe des CCK-Receptor-Antagonisten L-364,718

der Einsatz des hochspezifischen CCK-Receptorantagonisten zu einer Hemmung der neu-rotensinvermittelten Stimulation der Pankreasproteinsekretion. Das Peptid scheint daher in seiner hier nachgewiesenen pankreasspezifischen Relevanz von Mechanismen abhängig zu sein, die von CCK-Receptoren beeinflußt werden. Eine bisher in der Literatur beschriebene gemeinsame additive bzw. eine gar potenzierende Wirkung von CCK und Neurotensin steht im Einklang mit diesen Beobachtungen [4].

Detailliertere Erkenntnisse dieser hier angedeuteten Interaktion zwischen den beiden Peptiden auf Receptorebene stehen jedoch aus. Eine mögliche Hypothese zur Erklärung dieser Beobachtung wird durch die Präsenz von CCK auch in neuralen Strukturen des Pankreas angedeutet. Da auch Neurotensin in intrapankreatischen Nervenfasern identifi-ziert wurde, könnte eine gemeinsam peptiderge Wirkung beider Peptide auf der Ebene interpankreatischer neuraler Strukturen erklärt werden.

Das zirkulierende Neurotensin könnte in diesem Zusammenhang eine Wirksamkeit am Pankreas über interpankreatische CCK-erge Neurone entfalten, da periphere Konzentrati-onsänderungen des CCK im Rahmen unserer Studie nicht verifiziert werden konnten.

Ein noch exakter zu untersuchendes Zusammenspiel endokriner und neuroendokriner Mechanismen deutet sich an.

## Summary

In dogs with pancreatic fistulas, application of the CCK receptor antagonist decreased both food-stimulated and neurotensin-evoked exocrine pancreatic secretion. From our date we conclude that the neurotensin-evoked effect on pancreatic secretion may be mediated by a CCK-dependent mechanism.

## Literatur

1. Chey WY (1986) Hormonal control of pancreatic exocrine secretion. In: Go et al. (eds) The exocrine pancreas. Raven Press, New York, pp 301–313
2. Baca I, Feuerle GE, Hass M, Mernitz T (1983) Interaction of neurotensin, cholecystokinin and secretin in the stimulation of the exocrine pancreas in the dog. Gastroenterology 84:556–561
3. Herrera F, Kemp DR, Tsukamoto M, Woodward ER, Dragstedt LR (1968) A new cannula for the study of pancreatic function. J Appl Physiol 15:207–209
4. Nustede R, Köhler H, Fölsch UR, Schafmayer A (1991) Plasma concentrations of neurotensin and CCK in patients with chronic pancreatitis with and without enzyme substitution. Pancreas 6:260–265
5. Trimble ER, Shaw C, Bruzzone R, Gjinovci A, Buchanan KD (1987) Direct stimulation of enzyme secretion from rat exocrine pancreas by neurotensin and its naturally occuring fragments. Gastroenterology 92:699–703

Priv.Doz. Dr. med. H. Köhler, Klinik und Poliklinik für Allgemeinchirurgie, Universität Göttingen, Robert-Koch-Straße 40, W-3400 Göttingen, Bundesrepublik Deutschland

# Die Bedeutung der Sauerstoffradikale
# bei der akut hämorrhagisch-nekrotisierenden Pankreatitis

## The Involvement of Free Oxygen Radicals in Acute Hemorrhagic Pancreatitis


S. Eisele[1], M.H. Schoenberg[1], M. Büchler[1], M. Younes[2] und H.G. Beger[1]

[1] Abteilung für Allgemeine Chirurgie, Universität Ulm
[2] Max-von-Pettenkofer-Institut, BCA, Berlin


## Zielsetzung

Es konnte an verschiedenen Modellen gezeigt werden [2, 5], daß Sauerstoffradikale schon in der Frühphase der akute ödematösen Pankreatitis beteiligt sind und wesentlich zu den auftretenden Schädigungen beitragen. Bei der hämorrhagisch-nekrotisierenden Pankreatitis gibt es in der Literatur jedoch widersprüchliche Angaben.

Rutledge et al. [4] konnten in dem Modell der akuten hämorrhagisch-nekrotisierenden Pankreatitis, die durch eine cholinarme Diät ausgelöst wurde, eine wesentliche Rolle von Sauerstoffradikalen nicht bestätigen. Eine Therapie mit Radikalenfänger konnte in diesem Modell die Gewebsschädigungen nur unwesentlich vermindern. Eine deutliche Verbesserung der Überlebensrate konnte nicht festgestellt werden. Gleiches stellten auch Blind et al. [1] fest. Diese Autoren induzierten eine fulminante hämorrhagisch-nekrotisierende Pankreatitis durch retrograde Injektion von 5% Natriumtaurocholat in den Ductus pancreaticus und beobachteten die Tiere über einen Zeitraum von 3 h. Dabei zeigte sich, daß eine Radikalenfängertherapie mit Superoxid Dismutase (SOD) und Katalase (CAT) nur wenig Auswirkung bezüglich der zu beobachtenden Organschäden hat. Im Gegensatz dazu konnten Kowai et al. [3] an Hand eines Modells der akuten Refluxpankreatitis zeigen, daß SOD und CAT die histologischen Veränderungen und den Anstieg der Serumenzyme deutlich vermindern konnte.

Ziel der vorliegenden Arbeit ist es deshalb, die Bedeutung der Sauerstoffradikale am Modell einer fulminanten hämorrhagisch-nekrotisierenden Pankreatitis zu reevaluieren. Dabei interessierte uns nicht nur die Auswirkung einer Therapie mit Radikalenfängern auf die normalerweise zu beobachtenden Schäden, sondern, ob und wann Sauerstoffradikale vermehrt freigesetzt werden.

## Methodik

Bei 64 Ratten induzierten wir eine fulminante hämorrhagisch-nekrotisierende Pankreatitis durch retrograde Injektion von 5% Natriumtaurocholat-Lösung in den Ductus pancreaticus, wobei der kontinuierlich gemessene Injektionsdruck 15 cm $H_2O$ nicht überstieg. Nach 30 min, 3,5 und 12 h wurde bei jeweils 10 Ratten das gesamte Pankreas entfernt und zur


Chirurgisches Forum 1992
f. experim. u. klinische Forschung
Gall/Beger/Ungeheuer (Hrsg.)
© Springer-Verlag Berlin Heidelberg 1992

Bestimmung der Amylase und Lipase Blut entnommen. Des weiteren wurden im Gewebe die Lipidperoxidationsprodukte konjugierte Diene und Malondialdehyd bestimmt, die beide indirekte Parameter für die Konzentration der radikalisch bedingten Lipidperoxidation sind. Ebenso wurde das Gewebe pathohistologisch auf Nekrosen und Entzündungsparameter untersucht. Kriterien der histologischen Begutachtung waren:

1. Gewebödem (Grad 0 = kein Ödem; Grad 1 = Zellschwellung; Grad 2 = interlob. Ödem; Grad 3 = mäßiges interlob. und intraaz. Ödem; Grad 4 = ausgeprägtes interlob. und intraaz. Ödem).
2. Anzahl und Lokalisation von Neutrophilen Granulocyten.
3. Morphometrische Bestimmung der Zellnekrosen.

Je 10 Ratten erhielten vor Induktion der nekrotisierenden Pankreatitis eine Therapie mit Radikalenfängern mit SOD (100 000 U/kg/KG/h i.v.) und CAT (400 000 U/kg/KG) und wurden ebenfalls für 30 min bzw. 3,5 und 12 h nach retrograder Injektion beobachtet.

## Ergebnisse

Erst nach 3,5 h waren $51 \pm 9\%$ der Acinuszellen nekrotisch und es kam zu einer mäßigen entzündlichen Reaktion und Ödem im Gewebe. Nach 12 h waren $88 \pm 14\%$ der Acinuszellen irreversibel geschädigt. Die entzündliche Reaktion war nur mäßiggradig ausgebildet. Parallel dazu stiegen die $\alpha$-Amylase- und die Lipasekonzentrationen von $540 \pm 320$ auf $50000 \pm 8936$ U/l, bzw. $720 \pm 270$ auf $19000 \pm 5559$ U/l. Gleichzeitig zu den ersten histologischen Veränderungen stieg MDA von $0,4 \pm 0,2$ auf $1,1 \pm 0,5$ signifikant nach 30 min an. Konjugierte Diene zeigten keine Veränderung während des Versuchs. Innerhalb des Beobachtungszeitraums verstarben nach 3,5 h 2 von 10 (= 20%), nach 12 h 8 von 14 (= 60%) der Tiere. Die mit SOD und CAT behandelten Tiere zeigten keinen Anstieg von MDA. Die Serumamylase- und Lipasekonzentrationen stiegen zwar an, lagen jedoch

**Tabelle 1.** Histologische Gradierung, Anzahl der Zellnekrosen und Zymogendegranulation bei verschiedenen Stadien der akuten Pankreatitis

| Gruppen | n | Ödem | PMN-Leukos | Zymogen Degranulation (%) $\bar{x} \pm$ SD | Zellnekrosen (%) $\bar{x} \pm$ SD |
|---|---|---|---|---|---|
| Kontrolle unbehandelt | 10 | 0 | 0 | 0 | 0 |
| 0,5 h | 10 | 0–1 | 0 | 0 | 0 |
| 3,5 h | 7 | 1–2 | 2 | $61 \pm 9$ | $51 \pm 9$ |
| 12 h | 6 | – | 3 | – | $88 \pm 14$ |
| SOD/CAT |  |  |  |  |  |
| 0,5 h | 10 | 0–1 | 0 | 0 | 0 |
| 3,5 h | 10 | 1–2 | 1–2 | $34 \pm 7^{a}$ | $14 \pm 7^{a}$ |
| 12 h |  | 2–3 | 2–3 | $55 \pm 15$ | $44 \pm 7^{b}$ |

+ = Anzahl der überlebenden Tiere pro Gruppe.

[a] = $p < 0,01$; [b] = $p < 0,001$; signifikanter Unterschied der behandelten und der unbehandelten Tiere.

deutlich unter den Konzentrationswerten der unbehandelten Tiere. In gleicher Weise wurden durch diese Radikalenfängertherapie die histologischen Schäden deutlich vermindert (Tabelle 1). Auch konnte die Letalitätsrate signifikant gesenkt werden. 2 von 10 Ratten (= 20%) verstarben während der 12  h.

## Zusammenfassung

Vorliegende Ergebnisse zeigen, daß Sauerstoffradikale bei der hämorrhagisch-nekrotisierenden Pankreatitis, die durch retrograde Injektion von 5% Natriumtaurocholat in den Ductus pancreaticus ausgelöst wurde, eine wesentliche Rolle bei den auftretenden Gewebsschädigungen spielen. Wie die Malonaldehydkonzentrationen vermuten lassen, entstehen die Sauerstoffradikale in einer sehr frühen Phase der Entzündung, bevor es zu schweren Gewebsschäden kommt. Die Entzündungsreaktion jedoch scheint sich unabhängig von den Sauerstoffradikalen zu entwickeln. Tatsächlich beeinflußt eine Radikalenfängertherapie die Entzündungsreaktion nur unwesentlich. Interessanterweise verringert SOD nicht nur die Schäden im Gewebe, sondern verhindert auch extrapankreatische Komplikationen, die zum Tode der Tiere führen. Bei unseren Experimenten wurden die Tiere vorbehandelt. Dies entspricht natürlich nicht der klinischen Situation, bei der der Patient mit bereits bestehender nekrotisierender Pankreatitis eingewiesen wird. Es konnte aber bei der akut ödematösen Pankreatitis gezeigt werden, daß eine Behandlung nach Induktion der Pankreatitis die Schäden deutlich vermindern kann. Insbesondere kann man annehmen, daß eine Behandlung nach Einsetzen der akuten Pankreatitis vielleicht nicht die Schäden im Pankreasgewebe selber, jedoch die extrahepatischen Komplikationen vermindern kann. Erste klinische Daten zeigen, daß eine Radikalenfängertherapie möglicherweise auch klinisch wirkungsvoll ist. Auf jeden Fall zeigen diese experimentellen und ersten klinischen Ergebnisse neue Ansätze für eine spezifische Pankreatitistherapie.

## Summary

Our results show that oxygen radicals play an important role in regard to the tissue damage seen in acute hemorrhagic-necrotizing pancreatitis induced by retrograde injection of 5% sodium taurocholate in the pancreatic duct. In contrast, the process of inflammation seems to be independent of oxygen radicals. It was also interesting that the extrapancreatic complications which lead to death could be significantly diminished with scavanger treatment. Randomized well-organized clinical studies have to show how scavenger treatment after the onset of hemorrhagic-necrotizing pancreatitis will influence the course and outcome of this disease.

## Literatur

1. Blind PJ, Marklund SL, Stenling R, Dahlgren ST (1988) Parenteral superoxide dismutase plus catalase diminishes pancreatic edema in sodium taurocholate-induced pancreatitis in the rat. Pancreas 3 Nr. 5:563–567

2. Guice KS, Miller DE, Oldham KT, Townsend CM, Thompson JC (1986) Superoxide dismutase and catalase: a possible role in established pancreatitis. Am J Surg 151:163–169
3. Kowai T, Oguchi H. Kawa S, Yanagisawa Y, Kobayaschi T, Homma T (1989) The role of oxygen free radicals in experimental acute pancreatitis in the rat. Int J Pancreatol 5:135–143
4. Rutledge PL, Saluja AK, Powers RE, Steer ML (1987) Role of oxygen-derived free radicals in diet-induced hemorrhagic pancreatitis in mice. Gastroenterol 93:41–47
5. Schoenberg MH, Büchler M, Gaspar M, Bültmann B, Beger HG (1990) The involvement of oxygen radicals in acute pancreatitis. Gut 1138–1143

Dr. S. Eisele, Abteilung für Allgemeine Chirurgie, Universität Ulm, Steinhövelstraße 9, W-7900 Ulm, Bundesrepublik Deutschland

# Veränderungen des Glutathion- und Energiestoffwechsels bei akuter Pankreatitis

## Changes in Glutathione and Energy Metabolism in Acute Pancreatitis

M.H. Schoenberg[1], M. Büchler[1], S. Eisele[1], M. Younes[2] und H.G. Beger[1]

[1]Abteilung für Allgemeine Chirurgie, Universität Ulm
[2]Max-von-Pettenkofer-Institut, BGA, Berlin

Das Redoxsystem Glutathionperoxidase (GPO) und sein Cosubstrat Glutathion (GSH) stellen einen wichtigen Schutzmechanismus gegen Sauerstoffradikale dar. GPO ist ein selenhaltiges Enzym, das vornehmlich im Cytosol und den Mitochondrien der Zellen nachgewiesen wird. Dieses Enzym katalysiert den Abbau von $H_2O_2$ zu Wasser. Dabei wird das Cosubstrat reduziertes Glutathion (GSH), zu dem die GPO eine hohe Affinität besitzt, oxidiert.

$$H_2O_2 + 2GSH \xrightarrow{\text{Glutathionperoxidase}} 2H_2O + GSSG \ .$$

Diese Reaktion führt zur Produktion von oxidiertem Glutathion (GSSG). Eine Funktionseinschränkung dieses Redoxsystems z.B. durch Selenmangel, Beeinträchtigung des Energiestoffwechsels und damit Abfall der energiereichen Phosphate begünstigen Gewebeschäden durch Sauerstoffradikale.

Experimentell wie klinisch konnte in letzter Zeit nachgewiesen werden, daß in der Frühphase der akuten Pankreatitis Sauerstoffradikale entstehen und wesentlich zu den Schäden beitragen [3, 5]. Ziel dieser Studie war es festzustellen, inwieweit der Glutathion- und Energiestoffwechsel bei hämorrhagisch-nekrotisierender Pankreatitis (NP) verändert ist.

## Material und Methoden

NP wurde in 30 Ratten (WKY-Inzuchtratten) durch eine retrograde Injektion von 5% Natriumtaurocholatlösung in den Pankreasgang induziert, wobei der Injektionsdruck 15 cm $H_2O$ nicht überstieg. Nach 30 min, 3,5 h und 12 h wurde das gesamte Pankreas entfernt. Im Pankreasgewebe wurden die Nucleotide ATP, ADP und AMP mittels HPLC und das reduzierte sowie oxidierte Glutathion spektrophotometrisch nach der Methode Griffith et al. [2] gemessen. Desweiteren wurde das Pankreasgewebe histologisch beurteilt. Anhand der Nucleotide konnte der Energiezustand des Organs nach Atkinson [1] errechnet werden. Über einen, vorher gelegten, Venenkatheter wurden je 10 Ratten mit den Radikalenfängern Superoxiddismutase (SOD) und Katalase (CAT) in der Dosierung 150 000 U SOD/kg×h bzw. 400 000 U CAT/kg Körpergewicht i.v. vor Induktion der Pankreatitis behandelt. Bei den behandelten Tieren wurde zu den gleichen Zeitpunkten das Pankreas entfernt und die oben beschriebenen Messungen durchgeführt.

Chirurgisches Forum 1992
f. experim. u. klinische Forschung
Gall/Beger/Ungeheuer (Hrsg.)
© Springer-Verlag Berlin Heidelberg 1992

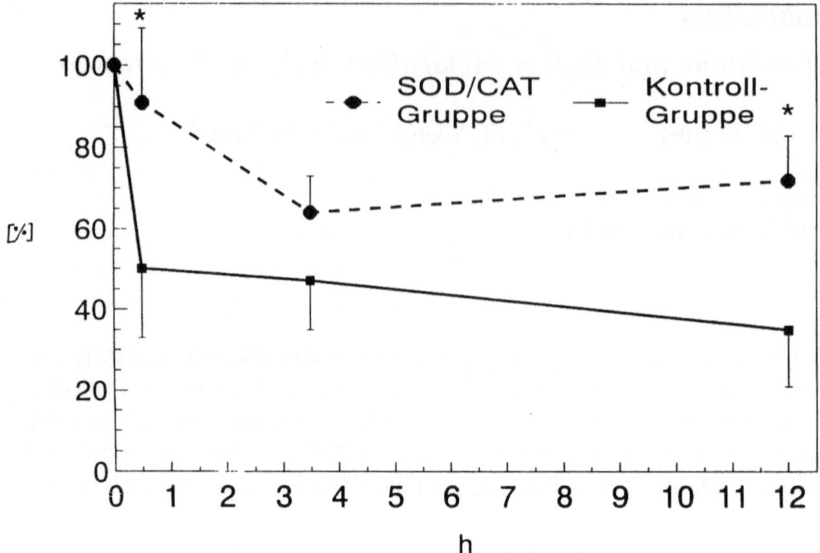

Abb. 1. Prozentuelle Veränderungen von GSH im Krankheitsverlauf bei behandelten und unbehandelten Tieren. * = signifikanter Unterschied zwischen den Gruppen (p = 0,01)

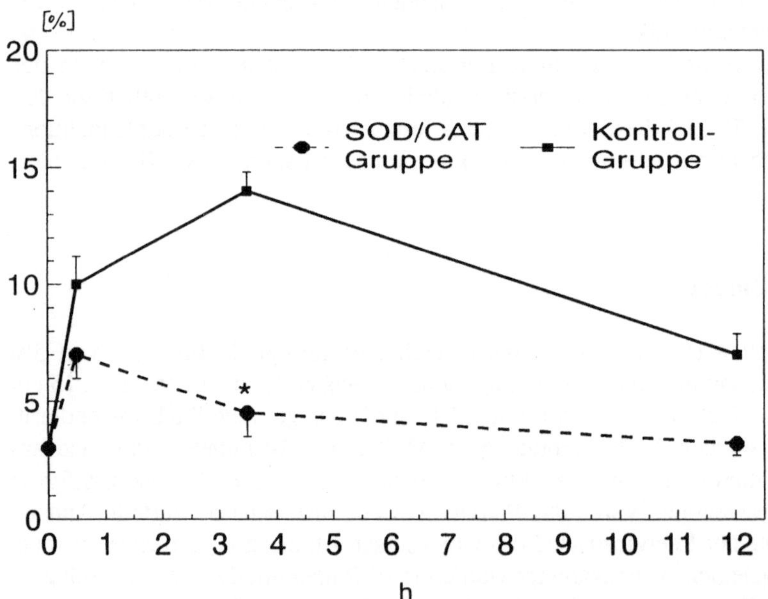

Abb. 2. Prozentueller Anteil von GSSG am Gesamt-GSH bei behandelten und unbehandelten Tieren. * = signifikanter Unterschied zwischen den Gruppen (p = 0,02)

## Ergebnisse

Bereits 30 min nach Injektion in den Pankreasgang fiel GSH signifikant von $19,6 \pm 0,5$ auf $9,3 \pm 3,6$ nmol/mg Protein ab und verblieb im weiteren Verlauf auf diesem niedrigen Niveau (12 h: $6,5 pm 1,0$ nmol/mg Protein) (Abb. 1). Gleichzeitig stieg GSSG von $0,5 \pm 0,1$ auf $1,0 \pm 0,3$ nach 30 min bzw. auf $1,4 \pm 0,4$ nmol/mg Protein nach 3,5 h an. Dies bedeutet, daß der Anteil des GSSG am Gesamtglutathion von $2,7 \pm 0,4$ auf $13,8 \pm 1,3\%$ anstieg. Nach 12 h fiel der prozentuale Anteil des GSSG wieder auf $5,3 \pm 1,2\%$ ab (s. Abb. 2). Parallel dazu kam es zu einem dramatischen Abfall der ATP-Konzentrationen von $6,17 \pm 2,1$ auf $0,61 \pm 0,22$ nmol/mg Protein. Nach 3,5 h stiegen die ATP-Werte wieder auf $1,2 \pm 0,9$ nmol/mg Protein an und blieben im weiteren Verlauf unverändert. Im Gegensatz dazu verdreifachten sich nahezu die Konzentrationen des AMP, fielen jedoch nach 12 h auf $2,6 \pm 1,6$ nmol/mg Protein ab. Der errechnete Energiezustand des Pankreasgewebes sank daher von $0,78 \pm 0,13$ auf $0,23 \pm 0,06$ ab und erholte sich nicht (s. Tabelle 1).

**Tabelle 1.** Gewebskonzentrationen der Nucleotide ATP, ADP und AMP sowie der errechnete Energiezustand

| Gruppen | n | ATP | ADP [nmol/mg Protein] | AMP | Energiezustand |
|---|---|---|---|---|---|
| Kontrolle | | $6,3 \pm 2,1$ | $1,03 \pm 0,23$ | $1,22 \pm 0,9$ | $0,79 \pm 0,13$ |
| unbehandelt | | | | | |
| 0,5 h | 10 | $0,61 \pm 0,22^{a}$ | $0,9 \pm 0,4$ | $3,24 \pm 1,13^{c}$ | $0,23 \pm 0,06^{d}$ |
| 3,5 h | 7 | $1,2 \pm 0,9^{a}$ | $1,3 \pm 0,14$ | $1,91 \pm 1,0$ | $0,4 \pm 0,15^{d}$ |
| 12 h | 6 | $0,98 \pm 0,5^{a}$ | $1,4 \pm 0,7$ | $2,6 \pm 1,5^{c}$ | $0,35 \pm 0,13^{d}$ |
| SOD/CAT | | | | | |
| 0,5 h | 10 | $2,6 \pm 1,3^{b}$ | $2,2 \pm 2,4$ | $2,0 \pm 0,9$ | $0,53 \pm 0,2^{e}$ |
| 3,5 h | 10 | $3,1 \pm 0,9^{b}$ | $1,2 \pm 0,7$ | $2,18 \pm 2,2$ | $0,61 \pm 0,16^{e}$ |
| 12 h | 8 | $2,1 \pm 0,3^{b}$ | $18 \pm 0,7$ | $1,75 \pm 0,5$ | $0,54 \pm 0,12^{e}$ |

$$^{a} = p < 0,001 \qquad ^{c} = p < 0,01 \qquad ^{d} = p < 0,02$$
$$^{b} = p < 0,01 \qquad\qquad ^{e} = p < 0,02$$

[a,b,c]: signifikanter Unterschied zum Kontrollwert;
[d,e] : signifikanter Unterschied zu den unbehandelten Tieren

Erste histologische Schäden waren erst nach 3,5 h sichtbar, d.h. traten erst *nach* den frühen Veränderungen des GSH- und Purinstoffwechsels auf. Sie waren gekennzeichnet durch ein mäßiges Ödem, beginnende Akkumulation der PMN-Leukocyten und zunehmende Zellschäden. Nach 12 h zeigte sich histologisch eine fulminante nekrotisierende Pankreatitis.

Die Behandlung mit SOD und Katalase verhinderte den Abfall von GSH während des Beobachtungszeitraumes. GSSG verblieb, bis auf einen kurzfristigen Anstieg nach 30 min, auf Kontrollniveau (Abb. 1 und 2). Darüberhinaus konnte SOD/CAT den Abfall von ATP und Anstieg von AMP deutlich vermindern. Folglich veränderte sich der Energiezustand der Gewebe nicht wesentlich (Tabelle 1). In gleicher Weise konnte die Therapie mit den

Radikalenfängern die schweren Zellschäden, wie sie bei den unbehandelten Tieren zu beobachten sind, signifikant reduzieren. Die Akkumulation der Entzündungszellen und das inflammatorische Ödem blieben jedoch trotz SOD/CAT unbeeinflußt.

## Diskussion

Wie bereits in der Cerulein-Pankreatitis festgestellt [3, 5], kommt es auch in der akut hämorrhagisch-nekrotisierenden Pankreatitis zu einer vermehrten Freisetzung von Sauerstoffradikalen. Dieser oxidative Streß führt zu einem Abfall von GSH und zu einem Anstieg von GSSG, als Zeichen einer Überforderung des GPO-Redoxsystems. Darüberhinaus verhindert der Abfall der energiereichen Phosphate eine Resynthese von GSH, da diese Synthese ATP-abhängig ist. Folglich bleiben die Cosubstratkonzentrationen auch im weiteren Verlauf unverändert niedrig, bei gleichzeitig sich normalisierenden GSSG-Werten.

Die deutliche Verschlechterung des Energiezustandes bereits 30 min nach Induktion kann nicht mit Hypoxie und Durchblutungsveränderungen erklärt werden. Vielmehr scheint die mitochondriale Funktion bereits in der Frühphase der Erkrankung deutlich geschädigt zu sein. Einen möglichen Schädigungsmechanismus stellen die $O_2$-Radikale dar. Aus Untersuchungen an Endothelzellkulturen ist bekannt [4], daß die Mitochondrien sehr empfindlich auf oxidativen Streß reagieren. Dies führt zu einer Beeinträchtigung der ATP-Phosphorylierung in den Mitochondrien. Dieser, zumindest teilweise durch Sauerstoffradikale bedingte Abfall der energiereichen Phosphate behindert die Resynthese des GSH. Folglich ist der Schutz durch das GPO/GSH-System gegenüber der vermehrten Freisetzung von Sauerstoffradikalen deutlich eingeschränkt.

## Zusammenfassung

Das Redoxsystem Glutathionperoxidase (GFO) mit dem Cosubstrat Glutathion (GSH) ist ein wichtiger Schutzmechanismus gegen Sauerstoffradikale. Experimentell konnte nachgewiesen werden, daß $O_2$-Radikale vermehrt bei akuter Pankreatitis entstehen und zu den Gewebeschäden beitragen. Ziel dieser Untersuchung war es festzustellen, in wieweit das GPO/GSH-Redoxsystem und der Energiestoffwechsel in der Frühphase der akut hämorrhagisch nekrotisierenden Pankreatitis (NP) verändert bzw. in ihrer Funktion eingeschränkt ist. Experimentell wurde NP an Ratten durch eine retrograde Injektion von 5% Natriumtaurocholat in den Pankreasgang induziert. Gemessen wurden im Verlauf der Pankreatitis die Nucleotide ATP, ADP und AMP mittels HPLC sowie reduziertes (GSH) und oxidiertes Glutathion (GSSG) spektrophotometrisch. Desweiteren wurden Tiere mit Superoxiddismutase und Katalase behandelt. Durch die vermehrte Freisetzung der Sauerstoffradikale in der Frühphase der Pankreatitis kommt es zu einem Abfall von GSH bei gleichzeitigem Anstieg von GSSG. Parallel dazu führen Sauerstoffradikale zu mitochondralen Funktionseinschränkungen und zu einem dramatischen Verlust der energiereichen Phosphate. Der Abfall von ATP verhindert die Resynthese von GSH und schränkt somit die Funktionsfähigkeit des GPO/GSH-Redoxsystems ein.

## Summary


The redox system glutathione peroxidase (GPO) with its cosubstrate reduced glutathione (GSH) is one of the major detoxifying systems against oxygen radicals. It was shown experimentally that oxygen radicals are generated in acute pancreatitis and induce substantial tissue damage. The aim of this study was therefore to evaluate the changes of the GPO/GSH redox system and the energy metabolism during the early phase of acute hemorrhagic-necrotizing pancreatitis (NP). NP was induced in rats by a retrograde injection of 5% sodium taurocholate in the pancreatic duct. During the early development of NP, we determined both ATP, ADP, and AMP by HPLC and reduced (GSH) and oxidized glutathione (GSSG) spectrophotometrically. Moreover, rats were treated with superoxide dismutase and catalase. Due to an enhanced generation of oxygen radicals in the early phase of NP, the concentrations of GSH decrease, paralleled by an increase of GSSG. Possibly these radicals damaged the mitochondria, leading to a dramatic loss of energy-rich phosphates. Concomitantly, the decrease in ATP inhibits the energy-consuming resynthesis of GSH, thus impairing the function of the GPO/GSH redox system.


## Literatur


1. Atkinson DE (1968) The energy charge of the adenylate pool as a regulatory parameter. Interaction with feedback modifiers. Biochem 7:4030–4034
2. Griffith OW (1980) Determination of glutathione and glutathione disulfide using glutathione reductase and 2-vinylpyridine. Analyt Biochem 106:207–212
3. Guice KS, Miller DE, Oldham KT, Townsend CM, Thompson JC (1986) Superoxide dismutase and catalase: a possible role in established pancreatitis. Am J Surg 151:163–169
4. Hyslop PA, Hinshaw DA, Hasley WA, Schraufstätter IU, Sauerheber RD, Spragg RG, Jackson JH, Cochrane ChG (1988) Mechanisms of oxidant-mediated cell injury. J Biol Chem 263:1665–1675
5. Schoenberg MH, Büchler M, Gaspar M, Bültmann B, Beger HG (1990) The involvement of oxygen radicals in acute pancreatitis. Gut 31:1138–1143



Dr. M.H. Schoenberg, Abteilung für Allgemeine Chirurgie, Universität Ulm, Steinhövelstraße 9, W-7900 Ulm, Bundesrepublik Deutschland

# Unterschiede in der Mikrozirkulationsstörung des Pankreas bei akuter ödematöser und nekrotisierender Pankreatitis – Pathophysiologische Grundlage für die Therapie

## Different Changes in the Pancreatic Microcirculation in Acute Edematous and Necrotizing Pancreatitis: Pathophysiological Basis for Therapy


E. Klar[1], W. Schratt[1], Th. Foitzik[1], H. Buhr[1], K. Meßmer[2] und Ch. Herfarth[1]

[1]Abteilung 2.1, Chirurgische Universitätsklinik Heidelberg (Direktor: Prof. Dr. Ch. Herfarth)
[2]Institut für Chirurgische Forschung (Direktor: Prof. Dr. K. Meßmer), Universität München


Die Pankreasischämie gilt als wesentlicher pathogenetischer Mechanismus der akuten Pankreatitis. Arterielle Occlusion bis zu 2 h induziert bei primär intaktem Pankreas lediglich reversible Hämorrhagien. Demgegenüber führt eine Ischämie von nur 15 min bei vorbestehender ödematöser Pankreatitis zur Ausbildung von Parenchymnekrosen. Sowohl durch radioaktive Microspheres wie mittels Intravitalmikroskopie konnte nachgewiesen werden, daß die nekrotisierende Pankreatitis durch eine fortschreitende Mikrozirkulationsstörung des Pankreas charakterisiert ist [1]. Ziel der vorliegende Studie war Quantifizierung und Vergleich von Veränderungen der Pankreasmikrozirkulation bei akuter ödematöser und nekrotisierender Pankreatitis.

## Methodik

Albinokaninchen (n = 12, 950–2400 g) wurden mit Ketanest i.m. und Pentobarbital i.v. anaesthesiert. Eine Beschreibung des Modells findet sich an anderer Stelle [2] und wird hier verkürzt wiedergegeben. Über eine rechtslaterale Laparotomie wurde das Pankreas exponiert und auf einer Plexiglaspalette fixiert. Die Quantifizierung der Mikrozirkulation erfolgte durch Intravitalmikroskopie 30, 60, 120 und 180 min nach Beginn der Induktion der akuten Pankreatitis. Es wurde die funktionelle Capillardichte entsprechend der Anzahl perfundierter Capillaren pro Beobachtungsfeld ermittelt. Als Plasmamarker diente FITC-Dextran (MG 70000). Eine ödematöse Pankreatitis wurde durch i.v. Infusion von Caerulein (25 $\mu$g/kg/h; Ceruletid, Farmitalia, Freiburg) induziert. Eine biliäre Pankreatitis wurde durch retrograde Injektion eines Taurocholat-Trypsin-Blutgemisches in den Pankreasgang ausgelöst. Serumamylase und Hämatokrit (HKT) wurden vor Induktion, sowie 60, 120 und 180 min nach Beginn der Pankreatitis gemessen, die Aufzeichnung von mittlerem arteriellem Blutdruck (MAP) und zentralem Venendruck (ZVD) erfolgte kontinuierlich. ZVD und HKT wurden durch Infusion von Ringer-Lösung im Ausgangsbereich stabilisiert.

Die Art der Pankreatitis wurde am Versuchsende histologisch verifiziert. *Statistik:* Gruppenvergleiche erfolgten mittels ungepaartem t-Test nach Student, Abweichungen vom Ausgangswert innerhalb einer Gruppe wurden durch gepaarten t-Test untersucht. Signifikanz: $p < 0,05$.


Chirurgisches Forum 1992
f. experim. u. klinische Forschung
Gall/Beger/Ungeheuer (Hrsg.)
© Springer-Verlag Berlin Heidelberg 1992

## Ergebnisse

Innerhalb von 30 min nach Beginn der Caerulein-Infusion sowie während der Induktion der biliären Pankreatitis (Gesamtdauer 7 min) wurde ein Austritt von FITC-Dextran in das Interstitium nachgewiesen. Bei den Tieren mit ödematöser Pankreatitis war während des Beobachtungszeitraums in maximal 2% der untersuchten Capillaren Stase nachweisbar. Demgegenüber kam es in der Gruppe mit biliärer Pankreatitis zu einem zunehmenden Sistieren der Capillarperfusion: 30 min nach Induktion der Pankreatitis bestand in 19,6 ± 18% Stase, nach 180 min erhöhte sich der Anteil nicht-durchströmter Capillaren auf 96 ± 5%. Bei Caerulein-Pankreatitis kam es zu einer Steigerung der Blutzellgeschwindigkeit. Der Anteil von Capillaren mit einer Flußgeschwindigkeit von > 1000$\mu$m/s stieg signifikant von einem Ausgangswert von 37±4% innerhalb von 30 min auf 74±11%; diese Erhöhung blieb bis zum Ende der Beobachtungszeit nachweisbar. Bei biliärer Pankreatitis kam es 30 min nach Induktion zu einer progredienten Abnahme der Blutzellgeschwindigkeit in den noch perfundierten Capillaren (Abb.1).

In der Gruppe mit Caerulein-Pankreatitis war die Erhöhung der Amylase entsprechend dem Modell signifikant stärker ausgeprägt als bei biliärer Pankreatitis (s. Tabelle 1). Der geringe Abfall des MAP gegen Ende der Beobachtungszeit war in beiden Versuchsgruppen vergleichbar. HKT und ZVD zeigten keine signifikanten Abweichungen vom jeweiligen Ausgangswert.

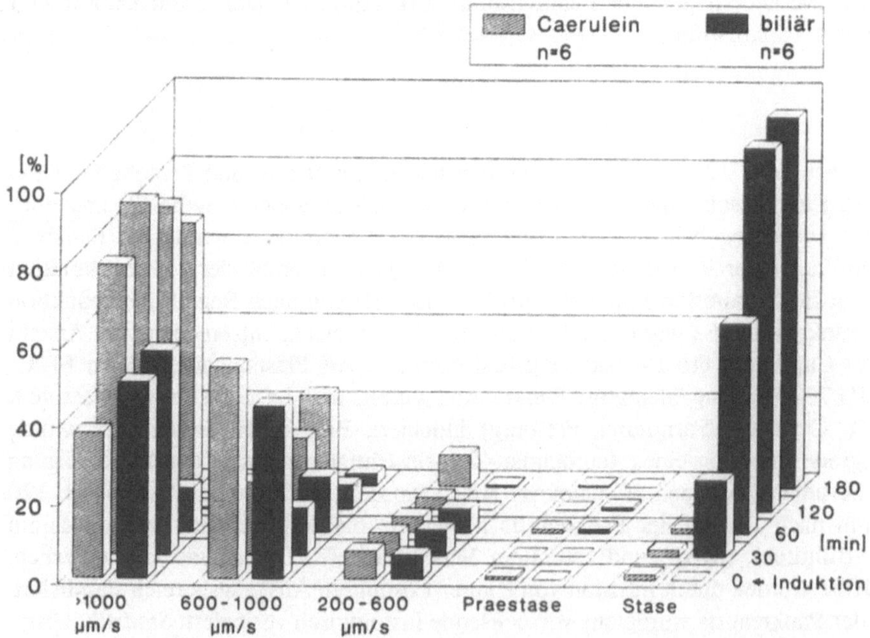


**Abb. 1.** Capillarperfusion des Kaninchenpankreas bei ödematöser und nekrotisierender Pankreatitis. Veränderung des Profils der Blutzellgeschwindigkeit in den Capillaren, angegeben als prozentualer Anteil analysierter Einzelcapillaren (ödematös: n = 2366, biliär: n = 734) nach Induktion der Pankreatitis

**Tabelle 1.** Serum-Amylase, Hämatokrit, mittlerer arterieller Blutdruck und zentraler Venendruck bei ödematöser (n = 6) und nekrotisierender (n = 6) Pankreatitis. Gruppe I: Caerulein-induzierte Pankreatitis; Gruppe II: biliäre Pankreatitis, Mittelwert ± SD. [a] = $p < 0,05$ im Vergleich zum Ausgangswert

| Parameter | Gruppe | Beobachtungszeit [min] | | | | |
|---|---|---|---|---|---|---|
| | | 0 | 30 | 60 | 120 | 180 |
| Serum- | I | 356 ± 99 | – | 2618 ± 959 | 4564 ± 993 | 9696 ± 2861 |
| Amylase | II | 331 ± 47 | – | 926 ± 190 | 939 ± 250 | 883 ± 281 |
| [U/l] | | | | | | |
| HKT | I | 41 ± 2 | – | 43 ± 3 | 42 ± 3 | 39 ± 3 |
| [%] | II | 39 ± 3 | – | 39 ± 3 | 37 ± 4 | 37 ± 3 |
| MAP | I | 89 ± 9 | 89 ± 7 | 89 ± 10 | 86 ± 8 | 83 ± 8[a] |
| [mmHg] | II | 72 ± 11 | 72 ± 14 | 68 ± 15 | 66 ± 15[a] | 66 ± 14[a] |
| ZVD | I | 1,2 ± 0,8 | 2,5 ± 1 | 2,6 ± 0,8 | 1,8 ± 0,2 | 1,6 ± 1,3 |
| [mmHg] | II | 2,0 ± 0,4 | 2,0 ± 0,3 | 2,3 ± 0,4 | 2,5 ± 0,9 | 2,5 ± 0,9 |

## Diskussion

Die beiden in der vorliegenden Studie verwendeten Modelle der akuten Pankreatitis besitzen unterschiedliche Kinetik. Bei retrograder Injektion von Taurocholat-Trypsin in den Pankreasgang kommt es durch den Detergens-Effekt der Gallensäure innerhalb von 5 min zu morphologischen Veränderungen im Sinne einer nekrotisierenden Pankreatitis [3]. Demgegenüber ist der Maximaleffekt von Caerulein aufgrund eines indirekteren Wirkungsmechanismus und der Zeitdauer der intravenösen Aufsättigung verzögert. Eine Stunde nach Beginn der Caerulein-Infusion jedoch wurde die Existenz einer akuten Pankreatitis durch eine hochgradige Erhöhung der Serum-Amylase sowie ein makroskopisches Ödem des Pankreas dokumentiert. Das Modell der Caerulein-induzierten ödematösen Pankreatitis ist primär an der Ratte etabliert worden [4] und wurde von uns auf das Kaninchen übertragen [5].

Die Verwendung der Intravitalmikroskopie zur Quantifizierung der Pankreasmikrozirkulation erlaubte erstmalig einen Vergleich von akuter ödematöser und nekrotisierender Pankreatitis auf Capillarebene. Unabhängig von Ödem oder Nekrose ist die Frühphase der akuten Pankreatitis durch eine Störung der mikrovaskulären Permeabilität mit Extravasation des hochmolekularen Plasmamarkers charakterisiert.

Im Gegensatz zur nekrotisierenden Verlaufsform ist bei ödematöser Pankreatitis die Capillarperfusion des Pankreas gesteigert. Die funktionelle Capillardichte bleibt über den Beobachtungszeitraum konstant; die Blutzellgeschwindigkeit ist im Sinne einer Hyperämie deutlich erhöht. Demgegenüber kommt es bei biliärer Pankreatitis zu einer progredienten Reduktion der Anzahl perfundierter Capillaren mit fast vollständiger Stase 3 h nach Induktion der Pankreatitis. Die noch durchströmten Mikrogefässe zeigen eine Abnahme der Flußgeschwindigkeit. Mögliche Pathomechanismen sind Vasoconstriction,

Hämokonzentration, intravasale Gerinnung, direkte Schädigung der Gefäßwand, Leukocytensticking und Erhöhung des interstitiellen Drucks durch Ödembildung [1]. Die Ursache der gesteigerten Mikroperfusion bei Caerulein-induzierter Pankreatitis war nicht Gegenstand der vorliegenden Untersuchungen. Ultrastrukturelle Analysen machen jedoch als Schlüsselmechanismus das Fehlen morphologischer Veränderungen der Gefäßwand wahrscheinlich [4].

Der Vergleich der Pankreasmikrozirkulation bei ödematöser und nekrotisierender Pankreatitis unterstreicht die zentrale Rolle der Ischämie in der Pathogenese der akuten Pankreatitis. Bei erhaltener oder gesteigerter Perfusion der Capillaren bleiben irreversible Parenchymveränderungen aus. Hierdurch wird das intensivmedizinische Konzept einer Verbesserung der Pankreasmikrozirkulation bei akuter Pankreatitis [1] weiter untermauert.

## Zusammenfassung

Die Frühphase sowohl der ödematösen wie der nekrotisierenden Pankreatitis ist charakterisiert durch eine Permeabilitätsstörung der mikrovasculären Gefässe des Pankreas. Die Störung der Mikrozirkulation des Pankreas scheint eine Hauptdeterminante für die Entstehung von Pankreasnekrosen bei akuter Pankreatitis zu sein. Im Gegensatz zur nekrotisierenden Pankreatitis besteht bei ödematöser Pankreatitis eine Hyperämie mit homogener Capillarperfusion.

## Summary

Edematous and necrotizing pancreatitis are characterized by an early increase of microvascular permeability. Pancreatic necrosis seems to be correlated to an impairment of pancreatic capillary blood flow. In contrast, hyperemia with homogeneous capillary perfusion is detected in edematous pancreatitis.

## Literatur

1. Klar E, Messmer K, Warshaw AL, Herfarth Ch (1990) Pancreatic ischemia in experimental acute pancreatitis – mechanism, significance, and therapy. Brit J Surg 77:1205–1210
2. Klar E, Endrich B, Messmer K (1990) Microcirculation of the pancreas. A quantitative study of physiology and changes in pancreatitis. Int J Microcirc Clin Exp 9:85–101
3. Lankisch GP, Pohl U, Otto J, Rahlf G (1988) When should treatment of acute experimental pancreatitis be started? Res Exp Med 188:123–129
4. Lampel M, Kern HF (1977) Acute interstitial pancreatitis in the rat induced by excessive doses of a pancreatic secretagogue. Virchows Arch A Path Anat Histol 373:97–117
5. Klar E, Foitzik Th, Metzger R, Mall G, Messmer K (1990) Dose-dependent acute interstitial pancreatitis by caerulein in the rabbit. Digestion 46:150

Priv.-Doz. Dr. E. Klar, Abteilung 2.1, Chirurgische Universitätsklinik, Im Neuenheimer Feld 110, W-6900 Heidelberg, Bundesrepublik Deutschland

# Proteasen-Antiproteasen Imbalanz bei schwerer akuter Pankreatitis: ein neues Konzept

## Protease-Antiprotease Imbalance in Severe Acute Pancreatitis: A New Concept

R. Isenmann, M. Büchler, W. Uhl und H.G. Beger

Abteilung für Allgemeine Chirurgie, Universität Ulm

Von verschiedenen tierexperimentellen Pankreatitis-Studien ist der toxische Effekt des pankreatogenen Ascites (PA), intravenös oder intraperitoneal gegeben, bekannt [1]. In diesem PA sind eine Vielzahl bekannte, aber weit mehr noch weitgehend unbekannte toxische und vasoaktive Substanzen enthalten, die nach Resorption über die Peritonealhöhle zu den systemischen Komplikationen bei dieser Erkrankung führen [2].

In diesem Kontext wurde bei der humanen akuten Pankreatitis das Proteasen-Antiproteasen Verhältnis im Serum untersucht. Als der entscheidende Faktor mit konsekutiven Auftreten von Organkomplikationen wurde der Abfall des $\alpha$2-Makroglobulins auf weniger als 30% des Referenzwertes gefunden [3].

Ziel dieser vorliegenden Arbeit war die vergleichende Analyse von Pankreasenzymen und Antiproteasenspiegeln im Ascites und im Serum von Patienten mit schwerer nekrotisierender Pankreatitis.

## Patienten

Insgesamt konnten 28 Patienten mit nekrotisierender Pankreatitis der letzten 5 Jahre in diese Studie aufgenommen werden; dies entspricht 22% aller Patienten, die in diesem Zeitraum mit dieser Diagnose hospitalisiert wurden. 17 waren männlichen, 11 weiblichen Geschlechts und das mittlere Alter lag bei 51 Jahren (Range: 39–76 Jahre). Ätiologische Faktoren waren bei 15 Patienten (54%) ein Alkoholabusus, in 10 Fällen (36%) ein Gallensteinleiden und bei 3 Patienten (10%) fanden sich andere Ursachen oder eine idiopathische Genese der akuten Pankreatitis.

Der mediane Ranson-Score betrug 6 Punkte (Range 3–9). Bei allen Patienten lag eine intraoperativ und histologisch bestätigte nekrotisierende Pankreatitis vor. Die mittlere Dauer zwischen dem Beginn der akuten Schmerzsymptomatik und dem operativen Eingriff wurde mit 8,3 Tagen (Range: 1–28 Tage) berechnet. Die Letalität in diesem Kollektiv lag bei 28,5% (8/28).

## Methoden

Die Ascitesproben wurden während der Laparotomie gesammelt, sofort bei 4°C und 3000/min zentrifugiert und die Überstände tiefgefroren bei −70°C bis zur Bestimmung

Chirurgisches Forum 1992
f. experim. u. klinische Forschung
Gall/Beger/Ungeheuer (Hrsg.)
© Springer-Verlag Berlin Heidelberg 1992

212

aufbewahrt. Für die Vergleichsmessungen erfolgten separate Blutabnahmen zur Gewinnung von Serum vor der Operation.

Trypsin (T) wurde mit einem Radioimmunoassay (RIAgnost Trypsin, Behringwerke, Marburg) und die Antiproteasen, $\alpha$1-Antitrypsin (AT) und $\alpha$2-Makroglobulin (M), lasernephelometrisch (Behringwerke, Marburg) gemessen.

*Statistik:* In den Einzelwert-Abbildungen sind Mediane gesondert angegeben. Zur statistischen Signifikanzprüfung wurde der Mann Whitney U-Test für unverbundene Stichproben herangezogen.

## Ergebnisse

Die vergleichenden Messungen von T, AT und M im Ascites (A) und im Serum (S) zeigt Abb. 1. Für T und M fanden sich hochsignifikant niedrigere Werte im Serum gegenüber den Ascitesspiegeln (TS: 896 $\mu$g/l vs TA: 2036 $\mu$g/l; MS: 1,3 g/l vs MA: 0,6 g/l – p < 0,01), dagegen wurde beim AT gerade das Signifikanzniveau erreicht (ATS: 3,9 g/l vs ATA: 3,0 g/l – p < 0,05). Die mediane Gesamtproteinkonzentration wurde im Serum mit 55,3 g/l und im Ascites mit 35,9 g/l gemessen.

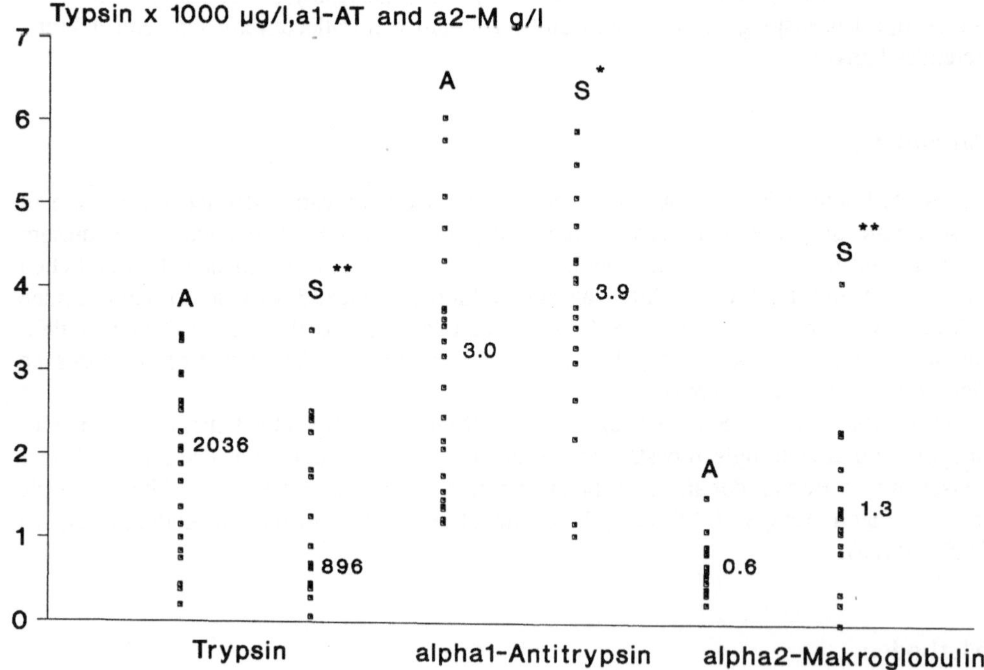


**Abb. 1.** Vergleichende Darstellung der Konzentrationen von Trypsin (T in $\mu$g/l), $\alpha$1-Antitrypsin (AT g/l) und $\alpha$2-Makroglobulin (M g/l) im Ascites (A) und Serum (S). Serumnormalwerte: T: 109–416 $\mu$g/l; AT: 1,9–3,5 g/l; M: 1,5–4,2 g/l. * p < 0,05; ** p < 0,01

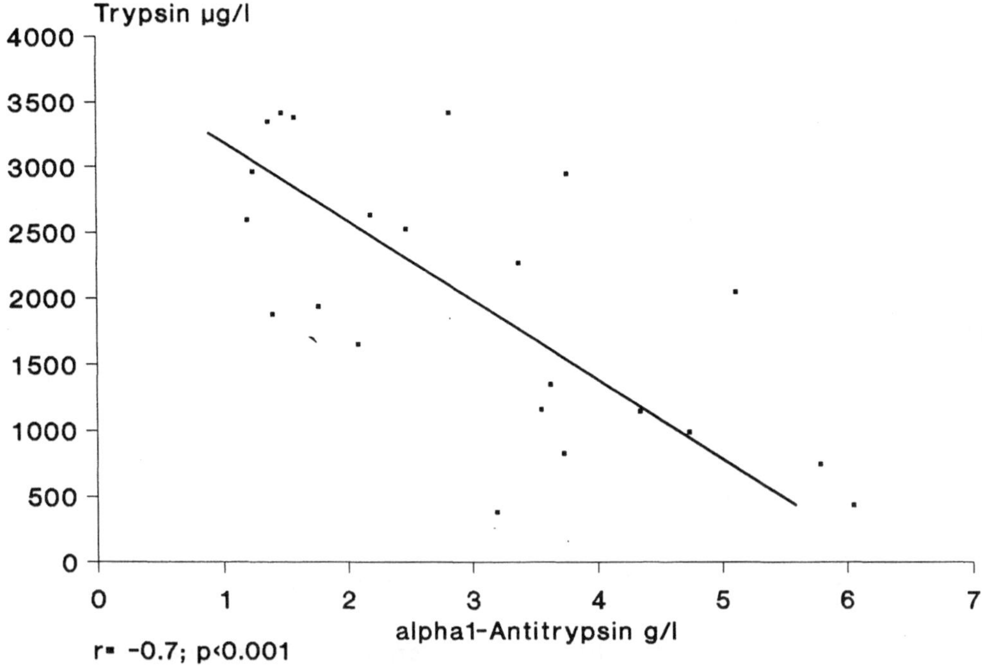


**Abb. 2.** Korrelation zwischen $\alpha$1-Antitrypsin und Trypsin im Ascites (r = $-0,7$; p < $0,001$)

In der linearen Regressionsanalyse konnte eine negative Korrelation zwischen T und AT im Ascites gefunden werden (Abb. 2: r = $-0,7$; p < $0,001$), während dies für die jeweiligen Serumwerte nicht zutraf.

In einem weiteren Schritt wurden die Konzentrationen von T, AT und M bei überlebenden und verstorbenen Patienten mit nekrotisierender Pankreatitis verglichen. Um vergleichbare Werte zu erhalten, wurden Quotienten zwischen T, AT und M gebildet. Die Abb. 3 zeigt die Ergebnisse für den Quotienten T:AT. Dieses Verhältnis war sowohl im Ascites als auch im Serum signifikant höher bei den verstorbenen Fällen gegenüber den Überlebenden (Averst. 10,2 vs Aüberl. 5,7, p < $0,01$, Sverst. 6,4 vs Süberl. 3,3, p < $0,05$). Auch der Quotient zwischen ATS und MS war bei den Patienten, die überlebten, signifikant höher im Vergleich zu den Verstorbenen (Sverst. 2,3 vs Süberl. 3,9; p < $0,01$), im Ascites fand sich dagegen kein Unterschied (Averst. 4,5 vs Aüberl. 4,7; n.s.).

## Diskussion

Die Nekroseentwicklung im Verlauf einer akuten Pankreatitis, mit der in 15–20% aller Patienten mit dieser Erkrankung gerechnet werden muß, determiniert im wesentlichen Morbidität und Letalität [4]. Für die sich einstellenden systemischen Organkomplikationen spielt der pankreatogene Ascites eine entscheidende pathophysiologische Rolle, wie aus tierexperimentellen Daten geschlußfolgert werden kann [1, 2]. Die über die Peritonealhöhle resorbierten toxischen und vasoaktiven Mediatoren, von denen die meisten noch unbekannt sind, können ihre fatalen Wirkungen erst dann entfalten, wenn die endogenen

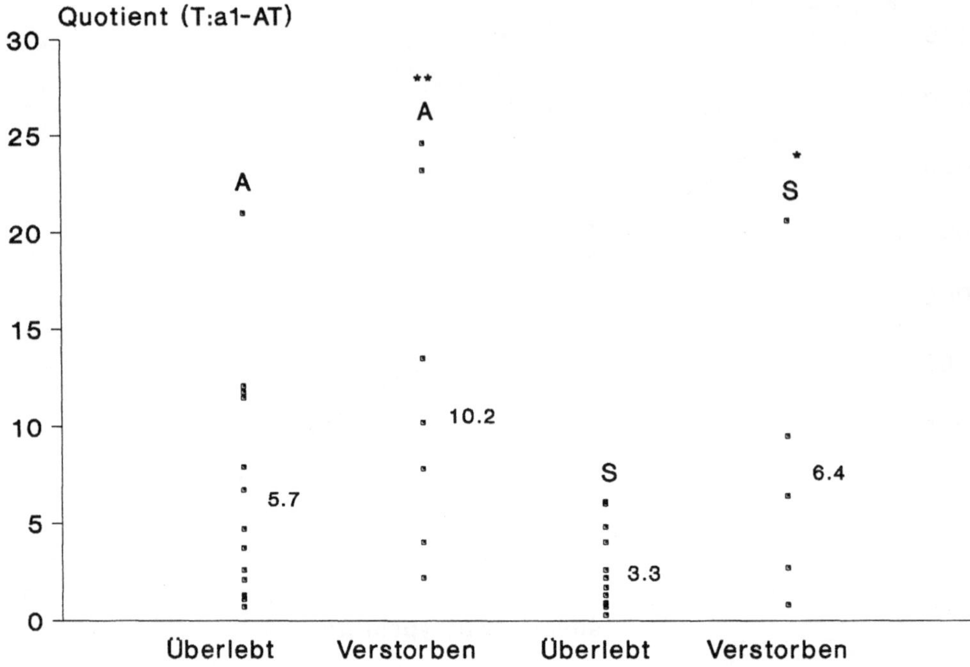


**Abb. 3.** Vergleichende Darstellung der Quotienten aus Trypsin und $\alpha$1-Antitrypsin bei überlebenden und verstorbenen Patienten mit akuter nekrotisierender Pankreatitis im Ascites (A) und Serum (S). * $p < 0,05$; ** $p < 0,01$

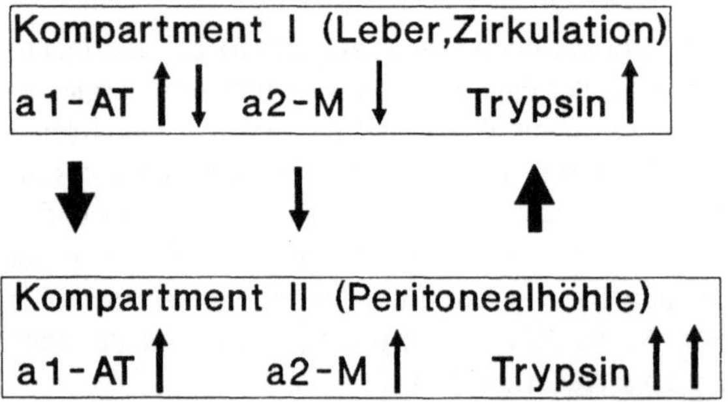


**Abb. 4.** Neues Konzept der Proteasen-Antiproteasen Imbalanz

Inhibitorsysteme verbraucht sind. Ohlsson und Mitarb. fanden [3], daß bei Störung dieses als Proteasen-Antiproteasen bezeichneten Gleichgewichtes verschiedene Enzymkaskaden, wie z.B. das Kinin- und Komplementsystems aktiviert werden und hoben die besondere Bedeutung des $\alpha$2-Makroglobulins hervor. Bei einem Abfall dieser Serum-Antiprotease um 30% des Normalwertes trat in ihren Untersuchungen ein schwerer komplizierter Krankheitsverlauf auf.

Diese vorliegende Arbeit mit vergleichenden Messungen von Trypsin und den Antiproteasen, $\alpha$1-Antitrypsin und $\alpha$2-Makroglobulin, in den beiden Kompartmenten, Serum und Ascites, offenbart ein neues Konzept in dieser Proteasen-Antiproteasen Imbalanz (Abb. 4). Der kritische Faktor bei der schweren nekrotisierenden Pankreatitis scheint demzufolge der Verlust des $\alpha$1-Antitrypsins in die Peritonealhöhle zu sein. Wenn die $\alpha$1-Antitrypsin-Inhibitorkapazität im Ascites und in der systemischen Zirkulation zu niedrig wird, um Proteasen und andere toxische Substanzen zu hemmen, so kann dies zu einem tödlichen Ausgang bei dieser Erkrankung führen. Auch andere Autoren konnten die gute Korrelation zwischen Trypsin und dem $\alpha$1-Antitrypsin im pankreatogenen Ascites und dessen spezielle Bedeutung bestätigen [5]. Die Untersuchungsergebnisse sollten eine Basis für eine intraperitoneale Applikation exogener Antiproteasen bei der akuten Pankreatitis in einer prospektiven Studie darstellen.

## Zusammenfassung

Diese klinische Studie bei 28 Patienten mit schwerer nekrotisierender Pankreatitis mit vergleichenden Messungen von Trypsin, $\alpha$1-Antitrypsin und $\alpha$2-Makroglobulin im Serum und pankreatogenen Ascites legt ein neues Konzept in der Proteasen-Antiproteasen Imbalanz vor: der entscheidende kritische Faktor ist der Verlust des $\alpha$1-Antitrypsins in die Peritonealhöhle mit Entwicklung von Organkomplikationen und folgendem tödlichen Ausgang bei dieser Erkrankung. Neue Therapiestrategien mit intraperitonealer Anwendung exogener Antiproteasen erscheinen aussichtsreich.

## Summary

This clinical study in 28 patients with severe necrotizing pancreatitis, with comparative analysis of trypsin, $\alpha$1-antitrypsin and $\alpha$2-macroglobulin in serum and pancreatogenic ascites, presents a new concept of the protease-antiprotease imbalance: the loss of $\alpha$1-antiprotease into the peritoneal cavity is the most critical factor and is followed by organ complications and fatal outcome. New therapeutic strategies with intraperitoneal administration of exogenous antiproteases appear promising.

## Literatur

1. Amundsen E, Ofstad E, Hagen P-O (1968) Experimental acute pancreatitis in dogs. 1. Hypotensive effect induced by pancreatic exudate. Scand J Gastroenterol 3:659–664
2. Geokas MC, Rinderknecht H, Brodrick JW, Largman C (1978) Studies on ascites fluid of acute pancreatitis in man. Dig Dis 23:182–188
3. Ohlsson K, Balldin G, Lasson A (1983) Trypsin-induced release of bradykinin and C3 fragments in man. Adv Exp Med Biol 156:1083–1090
4. Beger HG, Büchler M, Bittner R, Block S, Nevalainen TJ, Roscher R (1988) Necrosectomy and postoperative local lavage in necrotizing pancreatitis. Br J Surg 75:207–212

5. Wilson C, Shenkin A, Imrie C (1991) Role of the protease-antiprotease balance in peritoneal exudate during acute pancreatitis. Br J Surg 78:78–81

Dr. R. Isenmann, Abteilung für Allgemeine Chirurgie, Steinhövelstraße 9, W-7900 Ulm, Bundesrepublik Deutschland

# Untersuchungen zur Vitalität abgeschilferter Zellen colorectaler Carcinome

## *Viability of Exfoliated Colon Carcinoma Cells*

B. Schiller[1], E. Gross[2], F.W. Eigler[1], D. van Beuningen[3] und C. Streffer[3]

[1]Abteilung für Allgemeine Chirurgie, Chirurgische Klinik und Poliklinik, Universitätsklinikum Essen
[2]Abteilung für Allgemeine Chirurgie, Allgemeines Krankenhaus Barmbek Hamburg
[3]Institut für Strahlenphysik und Strahlenbiologie, Universitätsklinikum Essen

## Einleitung

Der Mechanismus der Implantation abgeschilferter Tumorzellen ist gesichert und wird als "Krebsinfektion" bezeichnet. Welche Rolle dieser Mechanismus bei der Entstehung von Lokalrezidiven colorectaler Carcinome und insbesondere von Anastomosenrezidiven spielt, ist umstritten. Zur Überprüfung der Hypothese der Implantation colorectaler Carcinomzellen wurde die Vitalität abgeschilferter Zellen colorectaler Carcinome untersucht. Im einzelnen sollten folgende Fragen beantwortet werden:
1. Welche Art von Zellen kann man aus der Irrigationsflüssigkeit eines Operationspräparates gewinnen.
2. Wie viele abgeschilferte Tumorzellen lassen sich gewinnen.
3. Zeigen diese Zellen Vitalitätsmerkmale.
4. Besteht ein Zusammenhang zwischen unterschiedlichen Tumormerkmalen, wie Stadium, Differenzierungsgrad, Tumordurchmesser, Lokalisation und der Vitalität abgeschilferter Tumorzellen.

## Patienten und Methode

Von 33 Patienten mit colorectalen Carcinomen wurden die Resektate untersucht. 22 Carcinome waren im Rectum, 8 im Colon sigmoidum und 3 im Coecum lokalisiert. Die Tumorstadien nach Dukes verteilten sich wie folgt: Dukes A: 4; Dukes B: 7; Dukes C: 18; Dukes D: 4.

Histologisch handelte es sich um Adenocarcinome. Bei 3 Präparaten wurde ein Differenzierungsgrad I, bei 9 ein Grad II, bei 8 ein Grad II–III und bei 13 Präparaten ein Grad III diagnostiziert. Das frisch entnommene Operationspräparat, dessen Lumen vor der Resektion an beiden Darmenden unterbunden worden war, wurde auf einer Seite geöffnet.

Chirurgisches Forum 1992
f. experim. u. klinische Forschung
Gall/Beger/Ungeheuer (Hrsg.)
© Springer-Verlag Berlin Heidelberg 1992

Von hier aus wurde ein Irrigationskatheter in das Lumen des Darmes eingebracht. Danach wurde das Präparat unter Zuhilfenahme eines Irrigators mit 100 bis 200 ml 15°C warmer, protein-gepufferter Salzlösung (PBS, Gibco) gespült. Zur Entfernung grober Stuhlpartikel und Schleimreste wurde die Spülflüssigkeit durch die Zellstoffschicht filtriert. Anschließend wurde die Irrigationsflüssigkeit bei 1000 U/min für 8 min zentrifugiert. Das Zellpellet wurde sofort in einem Zellkulturmedium (TC 199) bei 15°C resuspendiert. Vitalpräparate wurden anschließend in folgender Art angefertigt:

Auf einem Vacumum-Grease umrahmten Objektträger wurde die Zellsuspension aufgebracht. In dieser feuchten Kammer blieben die Zellen für mehrere Stunden lang lebensfrisch beobachtbar.

Zur Überprüfung der Vitalität der Tumorzellen wurde eine Doppel-Färbe-Methode mit Ethidium-Bromid (Stammlösung 10 mg/ml nach Rotman) und Fluorescin-Diacetat (5 mg/ml nach Le Pecq). Vitale Zellen sind impermeabel für Ethidium-Bromid, nehmen Fluorescin-Diacetat auf und zeigen eine intensive Grünfluorescenz.

Abgestorbene Zellen färben sich mit Ethidium-Bromid unter Rotfluorescenz deutlich an. Somit ist eine Unterscheidung zwischen vitalen und nicht vitalen Zellen möglich.

Die Identifizierung der Tumorzellen erfolgte cytologisch an Ausstrichpräparaten und Cytozentrifugenpräparaten mit der Färbung nach May-Giemsa-Grünwald.

Die Tumorzellnester wurden mit Hilfe eines Fluorescenzmikroskopes ausgezählt. Nur Tumorzellkomplexe von 3 oder mehr sich berührenden Tumorzellen wurden gewertet, um eine irrtümliche Erfassung von Entzündungszellen auszuschließen.

## Ergebnisse

Bei 25 von 33 Präparaten wurden vitale Tumorzellkonglomerate nachgewiesen. In 3 Fällen unterlag das Zellmaterial im Darm einer so starken Autolyse, daß keine Auswertung möglich war.

Bei 3 Patienten fanden sich viele vitale Zellen, aber keine Tumorzellnester, so daß diese nicht als Tumorzellen gewertet wurden. Bei 2 Präparaten wurden nur avitale Tumorzellkonglomerate nachgewiesen. Pro Präparat betrug die Anzahl der gewonnenen Tumorzellkonglomerate 1 000 bis 60 000. Die Rate vitaler Tumorzellnester pro Präparat lag zwischen 10% und 90%, im Mittel bei 50%. Aufgeschlüsselt nach der Größe zeigte sich, daß Tumorzellnester, bestehend aus 3–10 Zellen, verglichen mit solchen über 10 Zellen häufig in einem Verhältnis von 3,5:1 vorkommen. Bis auf einen Fall überwogen stets die kleinen Konglomerate.

Die Eigenschaft, vitale Tumorzellnester abzuschilfern, war nicht abhängig von Stadium, Größe und Differenzierungsgrad oder der Lokalisation des Tumors.

Bei keinem der 6 Kontrollpräparate fanden sich in der Spülflüssigkeit Tumorzellnester.

## Diskussion

Die Existenz freier Tumorzellen im Darmlumen und im Operationsgebiet ist schon seit langem bekannt. Die Hypothese der Tumorzellimplantation beruht auf zahlreichen Kasuistiken über Tumorzellabsiedlungen in Wunden und Narben nach Carcinomoperationen und über

Stichkanalmetastasen nach Tumorpunktion sowie auf der Beobachtung von Tumorzellen auf chirurgischen Instrumenten und Nahtmaterial.

Untersuchungen über die Vitalität freier Tumorzellen kommen zu unterschiedlichen Ergebnissen. 1969 hat Rygick [3] nach Coloncarcinom-Operationen aus der Spülflüssigkeit von Operationshandschuhen, Instrumenten und Bauchtüchern Carcinomzellen in Kulturen angezüchtet. Umpleby [5] hat mit Hilfe der Trypan-Blaufärbung nach präoperativer Darmspülung und Irrigation am proximalen und distalen Resektionsrand vitale Tumorzellen nachgewiesen. Skipper [4] hat aus 11 von 27, in identischer Weise wie bei der hier beschriebenen hergestellten Spülflüssigkeit, Tumorzellen als Monolayer-Kulturen angezüchtet.

Nach den vorliegenden Untersuchungen muß bei der Mehrzahl der Patienten bei der Operation colorectaler Carcinome mit einer erheblichen intraluminären Abschilferung vitaler Tumorzellen gerechnet werden. Mit der selbst entwickelten Methode der Färbung und Gegenfärbung vitaler und nicht vitaler Zellen mit Fluorescin-Farbstoffen ist eine im Vergleich zu anderen Methoden wenig aufwendige Überprüfung der Vitalität möglich. Die eigenen Untersuchungen stehen im Gegensatz zu den Untersuchungen von Rosenberg [2], bestätigen aber die Ergebnisse von Umpleby [5] und Skipper [4]. Die Ergebnisse sprechen für die Rolle der Tumorzellimplantation bei der Entstehung von Lokalrezidiven, aber insbesondere von Anastomosenrezidiven. Die fehlende Korrelation von Tumormerkmalen und Vitalität abgeschilferter Tumorzellen wurde auch von Umpleby [5] beobachtet und entspricht den Ergebnissen einer klinisch retrospektiven Studie [1], bei der die Incidenz von alleinigen Anastomosenrezidiven nicht mit den Tumormerkmalen korrelierte.

Angesichts dieser Ergebnisse sollte die intraoperative Irrigation des distalen Colon und Rectumstumpfes mit cytociden Lösungen oder im proximalen Colon das Aufbringen von cytociden Lösungen auf die Resektionsränder und der Verschluß des tumortragenden Segmentes vor der Resektion obligat sein.

## Zusammenfassung

Der überwiegende Teil der Lokalrezidive wird auf das Belassen von Tumorresiduen aufgrund mangelnder operativer Radikalität oder fortgeschrittener lokaler Tumorausdehnung zurückgeführt. Neben diesen Mechanismen wird für einen Teil der lokalen Rezidive, insbesondere der Anastomosenrezidive, auch die Implantation abgeschilferter Tumorzellen im Operationsgebiet und hier speziell der Anastomosenwunde diskutiert. Zur Überprüfung der Hypothese wurde die Vitalität abgeschilferter Tumorzellen an Operationspräparaten untersucht. Mit der selbst entwickelten Färbemethode sind bei etwa 80% der Patienten im Darmlumen vitale Tumorzellkomplexe nachweisbar. Die Ergebnisse sprechen für die Rolle der Tumorzellimplantation bei der Entstehung eines Teils von Lokalrezidiven, insbesondere von Anastomosenrezidiven. Daraus ergibt sich die Notwendigkeit rezidivprophylaktischer Maßnahmen.

## Summary

Local recurrence is thought to be caused mostly by incomplete surgical resection. However, for recurrence at the anastomotic site implantation of exfoliated tumor cells may also be possible. With a new method that we have developed the viability of exfoliated cells was tested. According to our investigations 80% of patients with cancer in the colon and rectum have viable carcinoma cells in the lumen of the resected bowel. On the basis of these results prophylactic measures are recommended, for instance irrigation with cytocidal solutions.

## Literatur

1. Gross E, Eigler FW (1988) Factors influencing anastomotic recurrence of coloncarcinoma – clinical investigations. J Canc Res Clin Oncol [Suppl] 114:20
2. Rosenberg IJ (1978) Cell viability studies on the exfoliated colonic cancer cells. Br J Surg 65:188–190
3. Rygick AN (1989) Viability of cancer cells penetrating tissues during operations for cancer of the rectum. Dis Col Rect 12:351–56
4. Skipper D (1987) Exfoliated cells and in vitro growth in colorectal cancer. Br J Surg 74:1049–1052
5. Umpleby HC (1984) Viability of exfoliated colorectal cancer cells. Br J Surg 71:659–63

Cand. med. B. Schiller, Abteilung für Allgemeine Chirurgie, Chirurgische Klinik und Poliklinik, Universitätsklinikum Essen, Hufelandstraße 55, W-4300 Essen 1, Bundesrepublik Deutschland

# Längsschnittverlauf mikrometastatisch infiltrierter Tumorzellen im Knochenmark nach kurativer Magenresektion

## The Fate of Micrometastatic Tumor Cells in Bone Marrow of Gastric Cancer Patients

M.M. Heiss[1], I. Funke[1], U. Grützner[1], K.W. Jauch[1], G. Riethmüller[2] und F.W. Schildberg[1]

[1]Chirurgische Klinik und Poliklinik, Ludwig-Maximilians-Universität München (Dir.: Prof. Dr. F.W. Schildberg)
[2]Institut für Immunologie, Ludwig-Maximilians-Universität München (Dir.: Prof. Dr. G. Riethmüller)

## Einleitung

Die Dissemination von klonogenen mikrometastatischen Tumorzellen ist der bestimmende Faktor der Langzeitprognose operierter Tumorpatienten und das eigentliche Problem der Metastasenchirurgie [2]. Die Einführung der monoklonalen Antikörper eröffnete die technische Möglichkeit, disseminierte Tumoreinzelzellen mit hoher Sensitivität nachzuweisen [3, 4, 5].

Beim colorectalen und Magencarcinom konnten zum Zeitpunkt der Operation in einem hohen Prozentsatz von 40–60% disseminierte Tumorzellen im Knochenmark nachgewiesen werden [3, 4]. Dieses Ergebnis wird als Anhalt für eine frühzeitige systemische Dissemination auf Einzelzellebene diskutiert. Über die Bedeutung und biologische Relevanz dieser Zellen konnte bislang allerdings nur spekuliert werden. In Längsschnittuntersuchungen mit multiplen Knochenmarksnachuntersuchungen sollte nun geklärt werden, ob dieser Zellnachweis das tumorbiologische Verhalten des Magencarcinoms in seinem klinischen Verlauf widerspiegelt.

## Methodik

Im Zeitraum von 11/89 bis 6/91 wurden in einer konsekutiven Serie von 195 Patienten mit Magencarcinom während der Operation Knochenmarksaspirationsbiopsien von beiden Beckenkämmen entnommen. Das Studienprotokoll sieht bei kurativ resezierten Patienten vor, daß bei Einwilligung nach Aufklärung während der Tumornachsorge eine erneute Knochenmarksbiopsie nach einem halben Jahr, einem und zwei Jahren bzw. bis zum Auftreten eines Tumorrezidivs vorgenommen wird.

Nach Ficoll-Dichtegradientenzentrifugation wurden die Zellen der Interphase mit einer Cytozentrifuge auf Objektträger aufgebracht. Die Detektion epithelialer Tumorzellen erfolgte mit dem Antikörper CK-2, der die intracytoplasmatische Cytokeratin-Komponente Nr. 18 erkennt, immuncytochemisch unter Verwendung der APAAP-Technik [3, 4, 5]. Pro Patient wurden $10^6$ Zellen evaluiert.

Chirurgisches Forum 1992
f. experim. u. klinische Forschung
Gall/Beger/Ungeheuer (Hrsg.)
© Springer-Verlag Berlin Heidelberg 1992

Die statistische Bewertung erfolgte bei kategorischen Variablen mit dem Chi-Quadrat Test mit Yates Korrektur, mit dem Students t-Test oder Wilcoxon-Rangsummentest für kontinuierliche Variablen. Die rezidivfreie Überlebenswahrscheinlichkeit wurde mit der Kaplan-Meier Technik analysiert.

## Ergebnisse

Von 195 Patienten der Serie, die eine Mindestnachbeobachtungszeit von 6 Monaten aufweisen (Spanne 6–37, median 22 Monate), war bei 126 (65%) eine kurative R0-Resektion möglich gewesen. Bei diesen fanden sich in 59% (79/126) bereits zum Zeitpunkt der Operation im Knochenmark disseminierte CK-2 positive Zellen. Die Nachweisrate war signifikant mit dem klinischen WHO-Tumorstadium korreliert (Abb. 1).

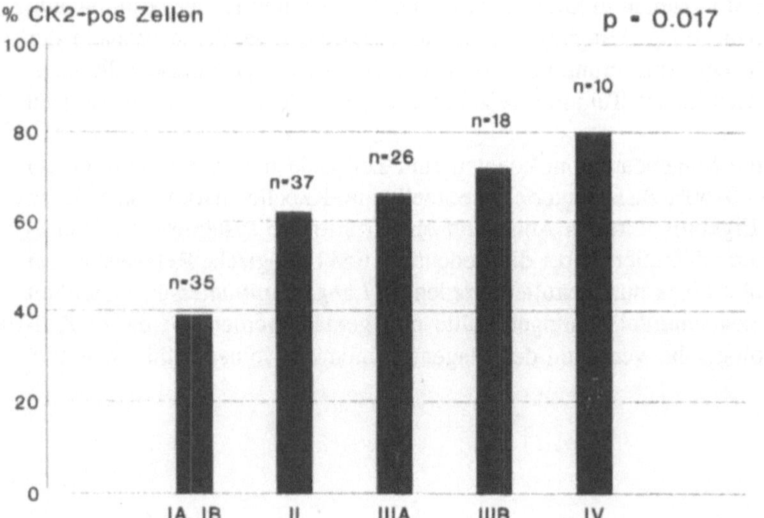


**Abb. 1.** Nachweisrate CK2-positiver Zellen im Knochenmark bei R0-Resektion (n = 126); Korrelation zum klinischen WHO-Stadium

Zur Beurteilung des Verlaufs dieses Knochenmarkbefundes waren bei 69 dieser Patienten (55%) nach 0,5 Jahren bzw. bei 17 Patienten erneut nach 1 Jahr und 4 Patienten zusätzlich nach 2 Jahren Knochenmarkspunktionen durchgeführt worden. Bei 33 Patienten (48%) zeigte sich während der Nachbeobachtung ein Wechsel des Knochenmarkbefundes (Tabelle 1).

Bei 22 von 41 Patienten mit primär CK-2 positivem Knochenmarksbefund fanden sich in den Folgepunktaten ebenfalls CK-2 positive Zellen. In dieser Gruppe sind bislang 12 klinische Tumorrezidive diagnostiziert (5%). Bei den verbliebenen 19 der 41 primär CK-2 positiven Patienten fanden sich in den Nachpunktaten keinerlei Tumorzellen mehr und es fand sich in dieser Gruppe nur ein klinisches Rezidiv. Von 28 Patienten mit primär negati-

**Tabelle 1.** Korrelation von Knochenmarkbefund und Tumorrezidiv

| Knochenmark Primärbefund | Knochenmark Nachbefund | Tumor Rezidiv |
|---|---|---|
| CK2-positiv n = 41 | CK2-pos  n = 22 | n = 12 |
| | CK2-neg  n = 1 | |
| CK2-negativ n = 28 | CK2-pos  n = 14 | n = 5 |
| | CK2-neg  n = 14 | n = 1 |
| | p = 0,0013 | |

vem Knochenmarksbefund entwickelten 14 sekundär ein CK-2 positives Tumorzellinfiltrat und bei 4 dieser Patienten konnte bereits ein Rezidiv klinisch diagnostiziert werden (36%). Bei 14 der primär CK-2 negativen Patienten waren auch die Folgebefunde im Knochenmark konstant negativ. Ein Patient dieser Gruppe entwickelte dennoch ein locoregionäres Rezidiv nach kurativ operiertem Cardiacarcinom.

Die Kaplan-Meier Analyse der rezidivfreien Überlebenswahrscheinlichkeit zeigte für die Patienten, welche während der Nachbeobachtung ein Knochenmarksinfiltrat CK-2 positiver Zellen aufwiesen, ein schlechteres Ergebnis. Dahingegen hatten Patienten ohne Anhalt für CK-2 positive Zellen eine deutlich bessere Prognose (Abb. 2).

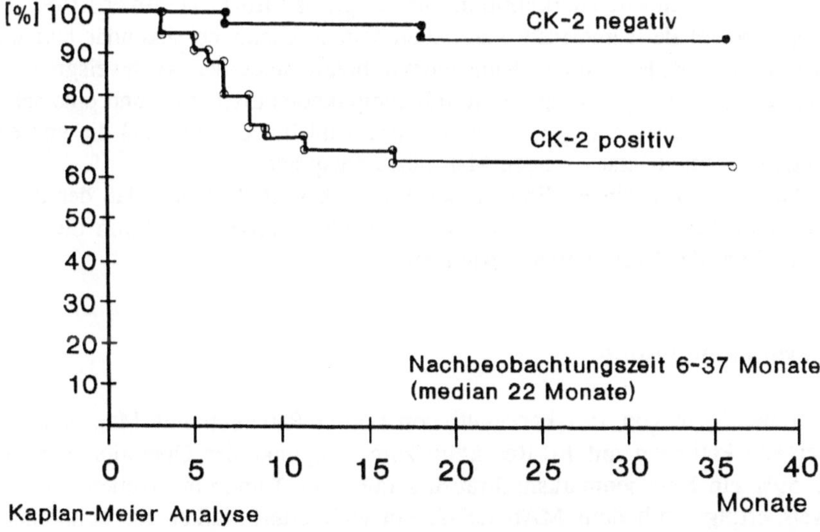


**Abb. 2.** Tumorfreie Überlebenswahrscheinlichkeit von Patienten mit/ohne CK-2 positiven Zellen im KM-Nachpunktat

## Diskussion

Der Nachweis disseminierter CK-2 positiver Zellen im Knochenmark kann als akzeptierter Marker für Zellinfiltrate epithelialer Tumoren angesehen werden [3, 4, 5]. Eine Nachweisrate von 59% zum Zeitpunkt der Primäroperation beim Magencarcinom [4], einem Tumor mit seltener Metastasenmanifestation im Skelettsystem, deutet darauf hin, daß die Mehrzahl dieser Zellen nicht zu klinisch faßbaren Metastasen auswächst. Ob diese Zellen dennoch tumorigene Potenz im Sinne von "Metastasen-Stammzellen" beinhalten, ist zum heutigen Zeitpunkt nicht geklärt. Fest steht, daß dieser Tumorzellnachweis eine generalisierte hämatogene Dissemination auf Einzelzellebene widerspiegelt und eng mit klinischen Risikofaktoren assoziiert ist [3, 4].

Ob diese Dissemination von prognostischer Bedeutung sein wird, hängt entscheidend von Schicksal dieser Zellen im weiteren Verlauf der Tumorerkrankung nach kurativer Resektion ab. Sowohl tumorimmunologische Effektormechanismen als auch Milieufaktoren im jeweiligen Körperkompartment (microenvironment) beeinflussen das Verschwinden oder auch Auswachsen von Tumorzellen wesentlich.

Die Ergebnisse zeigen, daß es beim Magencarcinom überraschenderweise in der Hälfte der Fälle im weiteren Verlauf zu einem Wechsel des Knochenmarkbefundes kam. Bisher haben alle, bis auf einen Patienten, die nach einem primär positiven Tumorzellnachweis keinen Anhalt mehr für Knochenmarksinfiltrate in den Nachkontrollen aufwiesen, ein tumorfreies Überleben. Dieser Befund kann als Indikator für immunreaktive Prozesse herangezogen werden. Denkbar ist aber auch, daß diese disseminierten Tumorzellen primär aus bereits untergegangenen Zellen bestanden. Dagegen allerdings spricht, daß bei vergleichbaren Patienten mit ähnlichen Tumorstadien und ebenfalls positivem Knochenmarkbefund diese Tumorzellen konstant vorhanden waren und mit dem Auftreten eines Rezidivs korrelierten.

50% der Patienten mit primär negativem Knochenmarksbefund entwickelten sekundär ein positives Knochenmarkinfiltrat. Dies zeigt, daß trotz "kurativer R0-Resektion" mikroskopische lokale Tumorreste verblieben sein müssen, die sekundär hämatogen streuten, oder aber, daß der primäre Knochenmarkbefall unter der Nachweisgrenze der Methode war. Die prinzipiell durchgeführte R2-Lymphknotendissektion und eine sehr niedrige Rezidivrate von 26/126 (21%) in dieser Serie sind Indikatoren, daß die vorgenommene R0-Klassifikation äußerst strengen Maßstäben entsprach.

Aus den vorliegenden Ergebnissen läßt sich schlußfolgern, daß der dynamische Knochenmarksbefund CK-2 positiver Zellen nach kurativer Resektion die tumorbiologische Variabilität des Einzelverlaufs wiedergibt.


## Zusammenfassung

In einer Serie von 195 konsekutiv operierten Patienten mit Magencarcinom fand sich bei 126 Patienten mit R0-Resektion zum Zeitpunkt der Operation immuncytochemisch in 59% ein Knochenmarksinfiltrat disseminierter Tumoreinzelzellen. Der sensitive Nachweis erfolgte mit dem MAb CK-2, ein etablierter Marker für epitheliale Tumorzellen im Knochenmark. Zur Überprüfung der Fragestellung, ob der Knochenmarkbefund das tumorbiologische Verhalten des Magencarcinoms in seinem klinischen Verlauf widerspiegelt, wurden während der Nachsorge nach kurativer Operation bei 69 Patienten ambulant multiple Kontroll-Knochenmarksaspirate gewonnen. Erstaunlicherweise fand sich in 48% ein Wechsel des Befundes in den Nachfolge-Knochenmarksbiopsien. In 14 von 28 Patienten mit primär negativem KM-Befund entwickelte sich sekundär ein CK-2 positives Zellinfiltrat und bislang bei 5 (36%) ein klinisches Tumorrezidiv. In 19 von 41 Patienten mit primär CK-2 positivem KM-Befund fanden sich konsekutiv im KM-Nachpunktat keinerlei Tumorzellen mehr. In dieser Gruppe war bislang nur ein Tumorrezidiv zu diagnostizieren (5%). Dahingegen fand sich eine 11-fach höhere Tumorrezidivrate von 55% bei Patienten mit konstant positiven KM-Befunden. Diese signifikanten Befunde zeigen, daß der dynamische Knochenmarksbefund CK-2 positiver Zellen die tumorbiologische Variabilität des Einzelverlaufs wiedergibt und einen prognostischen Parameter auf individueller Basis darstellen kann.

## Summary

In a consecutive series, 126 of 195 patients with gastric cancer were curatively operated. At the time of surgery in 59%, disseminated tumor cells could be diagnosed in the bone marrow immunocytochemically using the MAb CK-2 as a sensitive marker for epithelial tumor cells in this compartment. Aim of this study was to analyze whether the fate of these bone marrow infiltrating tumor cells reflects the tumor-biologic variability of the clinical course. During follow-up after curative operation, multiple bone marrow aspirates were taken in 69 patients. In 48% a change in the bone marrow findings was observed. In 14 of 28 patients with primary CK-2 negative bone marrow the follow-up bone marrow aspirate contained CK-2 positive cells. In five of these patients (36%) a clinical tumor relapse was already diagnosed. In 19 of 41 patients with primary CK-2 positive bone marrow findings the follow-up aspirates did not exhibit a tumor-cell infiltration any longer. Only one clinical relapse was seen in this group (5%). In contrast, patients with consistantly CK-2 positive cells showed an 11-fold increase of tumor relapse rate (55%). These results demonstrate that the course of bone marrow infiltration by CK-2 positive tumor cells has the potential of being a prognostic factor reflecting the variability of the individual tumor disease.

## Literatur

1. Debus E, Moll R, Franke WW et al. (1984) Immunohistochemical distinction of human carcinomas of cytokeratin typing with monoclonal antibodies. Am J Path 114:121–30
2. Schildberg FW et al. (1986) Der Stellenwert der Chirurgie bei der Therapie von Tumormetastasen. In: Eigeler FW, Peiper H-J, Schildberg FW, Witte J (Hrsg) Stand und Gegenstand der chirurgischen Forschung. Springer, Berlin Heidelberg New York Tokyo, S 457
3. Schlimok G, Funke I, Bock G, Schweiberer B, Witte J, Riethmüller G (1990) Epithelial tumor cells in bone marrow of patients with colorectal cancer: immunocytochemical detection, phenotype characterization and prognostic significance. J Clin Oncol 8:831–7
4. Heiss MM, Funke I, Grützner U, Hempel D, Pantel K, Riethmüller G, Jauch KW, Schildberg FW (1991) Micrometastatic bone marrow tumor cell detection: Indicator of systemic disease in curative resected gastric cancer. Proc Am Soc Clin Oncol 10:136
5. Heiss MM, Funke I, Hempel D, Schlimok G, Siebrecht M, Jauch KW, Riethmüller G, Schildberg FW (1990) Hepatic micrometastatic tumor cell infiltration in gastric cancer patients – de-

tection with a monoclonal CEA antibody. In: Klapdor R (ed) Recent results in tumor diagnosis and therapy. Zuckschwerdt, München Bern Wien San Francisco, pp 315–319

Dr. M.M. Heiss, Chirurgische Klinik und Poliklinik, Klinikum Großhadern, Ludwig-Maximilians-Universität, Marchioninistraße 15, W-8000 München 70, Bundesrepublik Deutschland

# Interleukin-6 induziert die Gluconeogenese in Hepatocyten-Primärkulturen – Mögliche Bedeutung bei der Entstehung der Tumorkachexie?

## Interleukin-6 Induces Gluconeogenesis in Primary Hepatocyte Culture: Impact on the Development of Cancer Cachexia?


C. Ebener[1], N.A. Vydelingum[2], H. Baumann[3], H.-D. Röher[1] und M.F. Brennan[2]

[1] Abteilung für Allgemeine und Unfallchirurgie, Heinrich Heine-Universität Düsseldorf
[2] Memorial Sloan Kettering Cancer Center New York, NY
[3] Roswell Park Cancer Institute, Buffalo, NY


## Zielsetzung

Einige Tumoren verursachen bei Patienten metabolische Veränderungen, die schließlich zur Tumorkachexie führen. Die Wechselwirkungen zwischen Tumor- und Wirtsstoffwechsel sind jedoch weitgehend unbekannt. Ein etabliertes *in vivo* Modell zur Erforschung der Tumorkachexie ist die Fischer-344 Ratte mit einem Methylcholanthrene-induzierten Sarkom. Hier wurden bereits vor Manifestation der Kachexie u.a. eine Steigerung der Gluconeogenese in der Leber [1], ein Anstieg des Plasma-Interleukin-6 (IL-6) [2] sowie eine Induktion IL-6-abhängiger Akute Phase Proteine beobachtet [2]. *In vitro* wird in Hepatocyten-Primärkulturen die vermehrte Synthese der Akute Phase Proteine nach Stimulation mit IL-6 durch Dexamethason verstärkt [3]. Nicht bekannt ist dagegen, ob IL-6 einen Einfluß auf die Gluconeogenese hat.

Wir bestimmten deshalb in Hepatocyten-Primärkulturen von normalen Fischer-344 Ratten den Effekt von IL-6 alleine und in Kombination mit Dexamethason auf die cytosolische Phosphoenol-Pyruvatcarboxykinase (PEPCK), das geschwindigkeitsregulierende Enzym der Gluconeogenese.

## Methode

Männliche Fischer-344 Ratten (Charles River Laboratory, MA) (180 g) wurden mit Pentobarbital (50 mg/kg KG) narkotisiert. Die Leber wurde in situ in zwei Schritten mit einer Kollagenase-Lösung (20 mg/100 ml; Kollagenase Typ D; Firma Boehringer Mannheim) perfundiert [4]. Nach Entnahme der Leber wurden die Hepatocyten isoliert. Die Vitalitätsprüfung mit Trypanblau betrug über 90%. $10^6$ Zellen wurden je 9,6 $cm^2$ großer, mit Kollagen Typ I (Collaborative Research, Bedford, MA) beschichteter Kulturschale ausgesät und über Nacht in RPMI 1640 mit Zusatz von nicht essentiellen Aminosäuren (Firma Gibco) + 10% fetalem Kälberserum (Firma Gibco) inkubiert. Danach wurden die Hepatocyten für 24–72 h in RPMI 1640 mit Zusatz von nicht essentiellen Aminosäuren


Chirurgisches Forum 1992
f. experim. u. klinische Forschung
Gall/Beger/Ungeheuer (Hrsg.)
© Springer-Verlag Berlin Heidelberg 1992

(Kontrolle) oder aber zusätzlich mit Kombinationen aus rekombinantem menschlichen IL-6 (0,1–100 IE/ml) (H. Baumann) und 500 nM Dexamethason (Sigma Chemical, St. Louis, MO) in einer $O_2/CO_2$ kontrollierten Atmosphäre bei 37°C inkubiert. Täglich wurde das Inkubationsmedium gewechselt. Anschließend wurden die Zellen von den Kulturschalen geschabt, in einem Puffer aus 0,25 M Saccharose und $5 \times 10^{-4}$ M ETDA aufgenommen und das Cytosol durch Ultraschallbehandlung und Zentrifugation isoliert. Die PEPCK Aktivität im Cytosol wurde mit einem $H^{14}CO_3$ Fixationsassay bestimmt [5].

*Statistik:* Die Ergebnisse wurden als % der Kontrolle (Mittelwert ± SA) angegeben, statistische Vergleiche mit dem Students t-Test durchgeführt und Signifikanz als $p > 0,05$ definiert.

## Ergebnisse

Tabelle 1 zeigt, daß 100 IE/ml IL-6 nach 24 h die PEPCK Aktivtät im Cytosol um 50% steigerten. Diese Steigerung war nach 24 h und 48 h schwächer als die bekannte Stimulation durch 500 nM Dexamethason, wodurch die PEPCK Aktivität jeweils verdoppelt wurde. Die Steigerung der Gluconeogenese durch Kombination von IL-6 mit Dexamethason zeigte eine Dosis-Wirkungs-Beziehung. Dabei wirkten beide Substanzen überadditiv. Dieser Effekt war nach 48 h deutlicher als nach 24 h. So wurde ab 4 IE/ml IL-6 + 500 nM Dexamethason die PEPCK Aktivität im Vergleich zur Kontrolle mehr als verdreifacht. Dieser Effekt durch die Kombinationen aus IL-6 und Dexamethason blieb über 72 h, wohingegen die alleinige Gabe von Dexamethason die Gluconeogenese nur noch um 50% stimulierte.

Tabelle 1. $10^6$ Zellen wurden für 24 h, 48 h oder 72 h mit IL-6 (IE/ml) und/oder 500 nM Dexamethason (Dex) inkubiert. PEPCK Aktivität wird in % der Kontrolle (RPMI 1640 mit nicht-essentiellen Aminosäuren) angegeben

| Zeit | 24 h (n = 6) | 48 h (n = 6) | 72 h (n = 3) |
|---|---|---|---|
| IL-6 (100) | $128 \pm 5^{a,b}$ | $145 \pm 4^{a,b}$ | $149 \pm 5^{a}$ |
| Dex | $196 \pm 15^{a}$ | $191 \pm 6^{a}$ | $140 \pm 2^{a}$ |
| IL-6 (0,1) + Dex | $200 \pm 7^{a}$ | $199 \pm 13^{a}$ | |
| IL-6 (0,8) + Dex | $229 \pm 24^{a,b}$ | $246 \pm 8^{a,b}$ | |
| IL-6 (4)　 + Dex | $258 \pm 17^{a,b}$ | $310 \pm 10^{a,b}$ | $258 \pm 25^{a,b}$ |
| IL-6(20)　 + Dex | $247 \pm 10^{a,b}$ | $325 \pm 7^{a,b}$ | $322 \pm 24^{a,b}$ |
| IL-6 (100) + Dex | $233 \pm 17^{a,b}$ | $350 \pm 10^{a,b}$ | $414 \pm 28^{a,b}$ |

[a] signifikant vs Kontrolle; [b] signifikant vs Dex.

## Zusammenfassung

Unsere Daten zeigen, daß Interleukin-6 (IL-6) in Primärkulturen von Ratten-Hepatocyten die Aktivität der Phosphoenol-Pyruvatcarboxykinase (PEPCK) stimuliert und in seiner Wirkung durch Dexamethason deutlich verstärkt wird. IL-6 hat somit möglicherweise eine wichtige Bedeutung beim Zustandekommen der Tumorkachexie.

## Summary

Interleukin-6 (IL-6) stimulates the activity of phosphoenolpyruvate carboxykinase (PEPCK), the key enzyme of gluconeogenesis, in primary rat hepatocyte cultures. This effect is enhanced by dexamethasone. Therefore IL-6 might play an important role in the development of cancer cachexia.

## Literatur

1. Roh MS, Ekman L, Jeevandam M, Brennan MF (1984) Gluconeogenesis in tumor-influenced hepatocytes. Surgery 96:427–433
2. Ebener C, Baumann H, Vydelingum NA, DeRooij PD, Brennan MF (1991) Acute phase proteins in MCA sarcoma bearing Fischer 344 rats. In: Proceedings 82, Annual Meeting of the American Association for Cancer Research 32:1373
3. Baumann H, Prowse KR, Marincovic S, Won KA, Jahreis GP (1989) Stimulation of hepatic acute phase response by cytokines and glucocorticoids. Ann NY Acad Sci 557:280–296
4. Leffert H, Koch KS, Moran T, Williamson M (1979) Liver cells. Methods Enzymol 58:536–544
5. Chang HC, Lane MD (1966) The enzymatic carboxylation of phosphoenylpyruvate. J Biol Chem 241:2413–2420

Dr. C. Ebener, Abteilung für Allgemeine- und Unfallchirurgie, Chirurgische Klinik, Heinrich Heine-Universität, Moorenstraße 5, W-4000 Düsseldorf, Bundesrepublik Deutschland

# Gastrin als autokriner Wachstumsfaktor des Coloncarcinoms
## Gastrin as an Autocrine Growth Factor in Colon Carcinoma

M.W. Strik, S. Eggstein, A. Imdahl und B.U. v. Specht

Chirurgische Klinik und Poliklinik, Universität Freiburg (Leiter: Prof. Dr. E.H. Farthmann)

Neben der bekannten Funktion des Peptidhormons Gastrin als Stimulans der Säuresekretion im Magen erwies es sich auch als trophisch wirksam auf die Schleimhaut des Magens und des Dick- und Dünndarmes sowie auf das Pankreas. In den letzten Jahren zeigte sich, daß auch maligne entartete Colonepithelien in der Zellkultur durch die Zufuhr von Gastrin in ihrem Wachstum beeinflußt werden können.

Zusätzlich zu dieser Reaktion auf exogen zugeführtes Gastrin fanden sich zunehmend Hinweise für eine endogene Gastrinproduktion durch bestimmte Coloncarcinomzellinien und eine autokrine Wachstumsstimulation durch Gastrin [1, 2].

Mit Hilfe der Polymerase Kettenreaktion (PCR) und anhand einer Positivkontrolle (humane Magenantrumschleimhaut) wurde eine Methode etabliert, mit der es gelingt, auch sehr geringe Mengen der mRNA des Gastrins zu detektieren. Diese Methode wurde angewendet, um in drei Coloncarcinomzellinien (2 humane, 1 Maus-Zellinie) die mRNA des Gastrins nachzuweisen und somit einen weiteren Anhalt für einen autokrinen Regulationsmechanismus erhalten.

## Material und Methoden

Es wurden RNA-Extraktionen aus humaner Magenantrumschleimhaut, humaner Placenta, aus Fibroblastenkultur, sowie den humanen Coloncarcinomzellinien LoVo und SW 707 und der Maus-Coloncarcinomzellinie MC 26 verwendet. Die RNA-Extraktion erfolgte nach der Methode von Chirgwin mit Ultrazentrifugation über ein CsCl Kissen. Die Gesamt-RNA wurde mit 15 U AMV reverser Transkriptase 60 min bei 42°C inkubiert, die daraus entstandene cDNA in der Polymerase Kettenreaktion (PCR) eingesetzt. Zwei 20mer Primer (Pos. 6; Pos. 243, Abb. 1) initiierten nach Zugabe von Taq-Polymerase (1 U/50 $\mu$l) die Amplifikation, die in 30 Cyclen mit den Temperaturschritten 95°/55°/72°C durchgeführt wurde. Das PCR-Produkt wurde mit der Restriktionsendonuclease Pvu II (20 U/50 $\mu$l) gespalten, das PCR-Produkt und das Spaltprodukt wurden auf ein 2% Agarosegel aufgetragen, in der Southern-Blot Technik auf eine Nitrocellulosemembran übertragen und mit einer internen Sonde (Pos. 27) hybridisiert. Anschließend erfolgte die Visualisierung der hybridisierten Fragmente durch Autoradiographie bei −70°C für 72 h.

Chirurgisches Forum 1992
f. experim. u. klinische Forschung
Gall/Beger/Ungeheuer (Hrsg.)
© Springer-Verlag Berlin Heidelberg 1992

```
                  1       ┌──── upper Oligo ────┐ ┌─30 internal Oligo ────┐
5' GCA GAC GAG ATG CAG CGA CTA TGT GTG TAT GTG CTG ATC TTT GCA CTG GCT CTG GCC GCC
3' CGT CTG CTC TAC GTC GCT GAT ACA CAC ATA CAC GAC TAG AAA CGT GAC CGA GAC CGG CGG

          60                                      90
   TTC TCT GAA GCT TCT TGG AAG CCC CGC TCC CAG CAG CCA GAT GCA CCC TTA GGT ACA GGG
   AAG AGA CTT CGA AGA ACC TTC GGG GCG AGG GTC GTC GGT CTA CGT GGG AAT CCA TGT CCC

         120                                     150
   GCC AAC AGG GAC CTG GAG CTA CCC TGG CTG GAG CAG CAG GGC CCA GCC TCT CAT CAT CGA
   CGG TTG TCC CTG GAC CTC GAT GGG ACC GAC CTC GTC GTC CCG GGT CGG AGA GTA GTA GCT

         180                                     210
   AGG CAG│CTG GGA CCC CAG GGT CCC CCA CAC CTC GTG GCA G ──────── Intron II 129 bp ──
   TCC GTC│GAC CCT GGG GTC CCA GGG GGT GTG GAG CAC CGT C
       Pvu II
                                   240                                      270
   -AC CCG TCC AAG AAG CAG GGA CCA TGG CTG GAG GAA GAA GAA GAA GCC TAT GGA TGG ATG
   -TG GGC AGG TTC TTC GTC CCT GGT ACC GAC CTC CTT CTT CTT CTT CGG ATA CCT ACC TAC
                                  └──── lower Oligo ────┘
                                   300       stop                    330
   GAC TTC GGC CGC CGC AGT GCT GAG GAT GAG AAC TAA CAA TCC TAG AAC CAA GCT TCA GAG
   CTG AAG CCG GCG GCG TCA CGA CTC CTA CTC TTG ATT GTT AGG ATC TTG GTT CGA AGT CTC
```

**Abb. 1.** Gensequenz des Gastrins [4]. Eingezeichnet sind die verwendeten Primer (*upper* und *lower Oligo*), die interne Sonde und die Restriktionsschnittstelle

## Ergebnisse

Die als Positivkontrolle verwendete RNA-Probe aus humaner Magenantrumschleimhaut zeigte das erwartete 257 bp lange Amplifikationsprodukt aus der PCR, dieses Amplifikationsprodukt wiederum die geforderte Spaltstelle für das Restriktionsenzym und die Hybridisierung des PCR-Produktes und des Spaltproduktes mit der internen Sonde. Keine spezifische Amplifikation zeigten die als Negativkontrolle verwendeten Proben aus humaner Placenta und Fibroblastenkultur. Ebenso konnte auch bei der Maus-Coloncarcinomzellinie MC 26 kein spezifisches Amplifikat nachgewiesen werden.

Die beiden humanen Coloncarcinomzellinien LoVo und SW 707 wiesen sowohl die erwartete gastrinspezifische 257 bp Bande auf, als auch die geforderten Restriktionsbanden und Hybridisierungen mit der internen Sonde. Zusätzlich fand sich bei beiden Zellinien eine weitere Bande von 386 bp, die ebenfalls von dem Enzym Pvu II gespalten wurde und mit der internen Sonde hybridisierte.

## Diskussion

Anhand der verwendeten Positiv- und Negativkontrollen konnte eine sensitive Methode etabliert werden, mit der auch geringste Mengen von mRNA des Gastrins detektiert werden können. Mit den an die PCR-Amplifikation angeschlossenen Versuchen konnte die Spezifität dieser PCR-Produkte nachgewiesen werden. Der Nachweis der mRNA des Gastrins in den beiden humanen Coloncarcinomzellinien geben weiteren Anhalt für die Vermutung, das hier ein autokriner Regulationsmechanismus vorliegt, zumal an der Zellinie LoVo von Singh [3] bereits Gastrinreceptoren nachgewiesen wurden. Auch das Fehlen der mRNA in der Zellinie MC 26 entspricht früheren Versuchen von Guo [5], bei denen in Zellkultur kein Anhalt für einen autokrinen Mechanismus nachgewiesen werden konnte, trotz einer hohen Zahl von Gastrinreceptoren auf den Zellen [3]. Bei dem zusätzlich vorgefundenen, größeren PCR-Produkt mit einer Länge von 386 Basenpaaren, handelt es sich offensichtlich um eine unreife Vorstufe der Gastrin mRNA (prä-mRNA), bei dem das 129 bp lange Intron II noch nicht herausgespalten wurde. Diese prä-mRNA wurde auch von Baldwin [2] in den von ihm untersuchten Zellinien nachgewiesen.

## Zusammenfassung

Das Peptidhormon Gastrin steht seit einiger Zeit im Verdacht, nicht nur als exogener Wachstumsfaktor bei Coloncarcinomen zu wirken, sondern auch autokrin das Wachstum mancher Coloncarcinome in der Zellkultur zu stimulieren. Die Polymere Kettenreaktion ist eine sehr sensitive Methode, um auch geringste Mengen von mRNA zu detektieren. Mit dieser gelang es bei zwei humanen Coloncarcinomzellinien, die mRNA des Gastrins nachzuweisen und somit einen weiteren Hinweis für eine autokrine Wachstumsregulation zu erbringen. Zusätzlich fand sich in diesen Zellinien eine unreife Vorstufe der mRNA des Gastrins.

## Summary

In the last few years there has been evidence that the peptide hormone gastrin is not only an exogenous growth factor in colon carcinomas but also stimulates the growth of certain colonic carcinoma cell lines in autocrine fashion. The polymerase chain reaction is a very sensitive method to detect even very small amounts of mRNA. With this method it was possible to observe the mRNA of gastrin in two colon carcinoma cell lines and so provide further evidence for an autocrine mechanism. Additionally these cell lines showed a bigger, probably immature form of the gastrin mRNA.

## Literatur

1. Hoosein N, Kiener P et al. (1990) Evidence for autocrine growth stimulation of cultured colon tumor cells by a gastrin/cholecystokinin-like peptide. Exper Cell Res 186:15
2. Baldwin GS, Casey A et al. (1990) PCR cloning and sequence of gastrin mRNA rom carcinoma cell lines. Biochem Biophys Res Com 170/2:691
3. Singh P, Rae-Venter B et al. (1985) Gastrin receptors in normal and malignant gastrointestinal mucosa: age associated changes. Am J Phys 249:761
4. Wiborg O, Berglund L, Boel E et al. (1984) Structure of a human gastrin gene. Proc Natl Acad Sci 10:1067
5. Guo Y, Baijal M et al. (1990) Growth-promoting effects of gastrin on mouse colon cancer cells in vitro: absence of autocrine effects. In Vitro Cell Dev Biol 26:871

Dr. M.W. Strik, Chirurgische Klinik mit Poliklinik, Albert-Ludwigs-Universität, Hugstetterstraße 55, W-7800 Freiburg i. Brsg., Bundesrepublik Deutschland

# Verteilung von Lymphocytensubpopulationen in gut- und bösartigen Geweben des Gastrointestinaltraktes und ihr Bezug zur Tumorausdehnung

## Lymphocyte Subsets in Normal and Neoplastic Gastrointestinal Tissue and Their Correlation with the Extent of the Tumor


A. Schmidt-Matthiesen, C. Herrmann und A. Encke

Zentrum der Chirurgie (Gf. Direktor: Prof. Dr. A. Encke), Klinikum der Johann-Wolfgang-Goethe-Universität, Frankfurt am Main


## Einleitung

Inwieweit das hochentwickelte und in den systemischen Immunverbund einbezogene Immunsystem des Magen-Darm-Kanals [1] an Entstehung und Dynamik maligner Erkrankungen beteiligt ist, gilt zwar nicht als definitiv gesichert, jedoch als höchst wahrscheinlich. Gestützt wird diese These nicht zuletzt durch erste Erfolge immunologischer Therapieansätze an anderen Tumoren. Hierunter fallen auch Therapiemodelle unter Einschluß lymphokinaktivierter Killerzellen oder auch nur der alleinige Einsatz von Lymphokinen [2, 3, 4]. Deren Wirksamkeit setzt das Vorhandensein immunologisch kompetenter, insbesondere cytotoxischer und Killerzellen im oder am Tumor voraus. Die Verteilung der verschiedenen Lymphocytensubklassen im Tumor konnte bereits mit der Prognose in Beziehung gesetzt werden [5]. Die vorliegende Untersuchung hatte zum Ziel festzustellen, welche Lymphocytensubklassen in gastrointestinalem Tumorgewebe anzutreffen sind und inwieweit hier Unterschiede zu den im Bereich der gesunden Lamina Propria befindlichen Lymphocyten in gesunden Arealen desselben Organs eingetreten sind und ferner ob Zusammenhänge zur Tumorausdehnung erkennbar sind.

## Methode

Intraoperativ wurden vom Resektat Proben aus neoplastischen und normalen Arealen gewonnen. Es kamen 6 Ösophagus-, 16 Magen- und 23 colorectale Carcinome mit ihren korrespondierenden Normalgeweben zur Auswertung. Von den Geweben wurden Gefrierschnitte angefertigt. Mit Hilfe der Peroxidase-Antiperoxidase-Technik (PAP) wurden über verschiedene Schritte unter Verwendung kommerziell verfügbarer Antikörper (Fa. Becton & Dickinson) die Lymphocyten-Subklassen bestimmt. Sowohl Positiv- wie auch Negativkontrollen wurden mitgeführt. Die Auswertung erfolgte durch Auszählen von 20 mäanderförmig aneinanderliegenden Gesichtsfeldern. Es wurde der Mittelwert gebildet und die Anzahl der in der Negativkontrolle als falsch positiv erkannten Anfärbungen subtrahiert. Präparate, deren Anfärbung unbefriedigend war, z.B. durch überstarke Hintergrundfärbung, wurden ausgeschlossen.


Chirurgisches Forum 1992
f. experim. u. klinische Forschung
Gall/Beger/Ungeheuer (Hrsg.)
© Springer-Verlag Berlin Heidelberg 1992

## Ergebnisse

### Ösophaguscarcinome (n = 6)

Die Gesamtzellzahl der T-Lymphocyten lag im Tumor mit durchschnittlich 9,73 deutlich unter der des Normalgewebes (16,05). Die Zahl der Helfer-, Suppressor- und NK-Zellen war bis zu 3-mal höher als im entsprechenden Normalgewebe. Die T4/T8-Ratio war bei den intratumoralen Lymphocyten mit 3,55 etwa dreimal höher als im Regelgewebe (1,15).

### Magencarcinome (n = 16)

Es bestanden Unterschiede zwischen diffusem und intestinalem Typ. Die Zahlen für T4- und T8-Lymphocyten lagen in gesunden Anteilen von Mägen, die diffuse Carcinome trugen, durchschnittlich unter denen von Mägen mit intestinalen Carcinomen (T8 8,1:10,6 / T4 10,4:12,6). Im korrespondierenden Tumorgewebe bot sich ein inverses Verhältnis, indem bei diffusen Tumoren höhere T4- und T8-Zahlen registriert wurden, als in intestinalen Tumoren (T8 10,3:5,6 / T4 10,9:8,4). Der Besatz mit natürlichen Killerzellen (NK) in normalen wie im malignen Gewebe war in beiden Subformen des Magencarcinoms gleich. Der Gehalt an NK-Zellen im Tumorgewebe nahm von T1 bis T3 zu und lag um ein bis zum Vierfachen über dem des Normalgewebes. Die T4/T8-Ratio war beim Tumorgewebe intestinalen Typs mit 1,45 höher als beim diffusen Typ mit 1,05. In regulären Geweben zeigten sich umgekehrte Verhältnisse: in Normalgeweben von Mägen, die diffuse Carcinome aufwiesen, fanden sich durchschnittliche T4/T8-Verhältnisse von 1,34 gegenüber 1,19 bei denen mit intestinalen Tumoren. Zusammenhänge mit dem Grading bestanden nicht.

### Colorectale Carcinome (n = 23)

Im Tumorgewebe lagen Gesamtlymphocyten-, Helfer-, Suppressor- und NK-Zellen-Zahlen durchweg unter denen der korrespondierenden Normalgewebe. Die T4/T8-Ratio lag bei den intratumoralen Lymphocyten ca. 20% über der im regulären Gewebe. Es bestand keine Korrelation mit dem Grading. Die T4/T8-Ratio der intratumoralen Lymphocyten war bei T2-Tumoren mit 6,19 deutlich höher als bei T3-Tumoren.

## Diskussion

Der deutlich unterschiedliche Besatz mit Lymphocytensubgruppen und NK-Zellen in regulärem gegenüber malignem Anteil des identischen Organs desselben Individuums deutet darauf hin, daß durch das Tumorgeschehen das ortsständige, zellgebundene Immunsystem wenigstens quantitativ verändert wird. Inwieweit die höhere T4/T8-Ratio beim intestinalen Typ des Magencarcinoms und beim T2 gegenüber dem T3-Stadium beim Coloncarcinom für die relativ bessere Prognose mitverantwortlich ist, bleibt unklar. Die den NK-Zellen zugeschriebene Bedeutung bei der immunologischen Antwort auf das Tumorgeschehen [1, 4] findet seinen Ausdruck in einer deutlich höheren NK-Zellzahl im Tumorgewebe.

## Zusammenfassung

Der Besatz von Tumorgewebe im Magen oder Colon/Rectum mit verschiedenen Lymphocytensubgruppen unterscheidet sich von der Verteilung im korrespondierenden Normalgewebe und deutet auf eine "Aktivierung" des ortsständigen zellgebundenen Immunsystems hin. Gleiches gilt für die Helfer-/Suppressor-Ratio. Beim Magencarcinom bestanden außerdem Unterschiede zwischen dem Lymphocytenbesatz diffuser und intestinaler Typen, was auch die Lymphocytenverteilung in den dazugehörigen Normalgeweben einbezieht. Sichere Zusammenhänge mit dem Grading bestanden nicht.

## Summary

Lymphocyte subsets were shown to differ between normal areas and neoplastic parts of the same organs. These findings may indicate an alteration of the local cellular immunology by the tumor. The T4/T8 ratio of the tumor-infiltrating lymphocytes was higher in intestinal than in diffuse gastric carcinomas, and higher in T2 than in T3 colon cancers. The NK cell content was elevated in malignant tissue compared to normal tissue of the same organ. Correlations between lymphocyte subsets, grading and depth of tumor infiltration could not be detected.

## Literatur

1. Fink R, Dancygier H (1986) Das Immunsystem des Gastrointestinaltraktes. Leber Magen Darm 2:93–103
2. Rosenberg SA, Packard BS et al. (1988) Use of tumor-infiltrating lymphocytes and interleukin-2 in the immunotherapy of patients with metastatic melanoma. N Engl J Med 319:1676–1680
3. Lotze MT, Custer MC, Rosenberg SA (1986) Intraperitoneal administration of interleukin-2 in patients with cancer. Arch Surg 121:1373–1379
4. Anderson TM, Ibayashi Y, Tokuda Y et al. (1987) Natural killer activity of lymphocytes infiltrating human lung cancers following preoperative systemic recombinant interleukin 2. Arch Surg 122:1446–1450
5. Jass JR (1986) Lymphocytes infiltration and survival in rectal cancer. J Clin Pathol 39:585–589

Dr. A. Schmidt-Matthiesen, Zentrum der Chirurgie, Klinikum der Johann Wolfgang Goethe-Universität, Theodor-Stern-Kai 7, W-6000 Frankfurt am Main 70, Bundesrepublik Deutschland

# Aktivierung humaner, tumorinfiltrierender Lymphocyten (TIL) mit Interleukin-2 und festphasegebundenem anti-CD3 Antikörper*

## Activation of Human Tumor-Infiltrating Lymphocytes (TIL) with Interleukin-2 and Solid Phase Bound Anti-CD3 Antibody

M. Zuber, L. Filgueira, A. Merlo, G. Spagnoli, F. Harder und M. Heberer

Departemente Chirurgie (Vorsteher: Prof. Dr. med. F. Harder) und Forschung (Vorsteher: Prof. Dr. med. F. Bühler) der Universität Basel

## Einleitung

In klinischen Studien wird heute versucht, das celluläre Immunsystem von Malignompatienten mit biologischen Mediatoren (BRM = Biological Response Modifiers) zu aktivieren und damit die Null-Zellen oder T-Lymphocyten zu Proliferationen und verstärkter cytotoxischer Funktion anzuregen. Werden in der cellulären, adoptiven Immuntherapie die potentesten Vorläufer, die Natural Killer(NK)-Zellen, aus dem peripheren Blut in vitro zur Proliferation gebracht, so wird ein sogenanntes Lymphokin aktiviertes Killer(LAK)-Zellphänomen mit breiter Cytotoxizität gegen autologe, allogene und xenogene Tumorzellen beobachtet. Die in vitro Aktivierung sogenannter tumorinfiltrierender Lymphocyten (TIL) unter dem Einfluß des Lymphokins Interleukin-2 (IL-2) führt hingegen zu erhöhter, jedoch weniger breiter, cytotoxischer Wirkung dieser aktivierten T-Lymphocyten (CD4+ und/oder CD8+).

In laufenden, klinischen TIL Studien beträgt die Remissionsrate bei Melanomen in fortgeschrittenem Metastasierungsstadium (50 Patienten) zur Zeit 38% [1]. Patienten, die vorausgehend erfolglos mit hochdosiertem, rekombinantem, humanem IL-2 (rhIL-2) behandelt wurden, zeigten in der Kombinationstherapie mit TIL und rhIL-2 eine ähnlich gute Remissionsrate. Diese celluläre, adoptive Immuntherapie erfordert $> 10^9$ aktivierte TIL, die nach mehrwöchiger in vitro Stimulation zur Verfügung stehen. Ausgehend von $10^6$ TIL/g Tumorgewebe und 10 g Tumormasse ist eine mehr als 100fache Vermehrung der Zellen erforderlich.

Auch in zahlreichen Mausmodellen konnte eine Antitumorwirkung beider Systeme (LAK-Zellphänomen und TIL) [3, 5] bis hin zum kurativen Erfolg bewiesen werden. TIL führten in bestimmten Modellen zu einer 50–100mal potenteren Reduktion von Lungenmikrometastasen als LAK-Zellen [1].

---

* Diese Untersuchungen wurden in Zusammenarbeit mit T.J. Eberlein, M.D., und D.D. Schoof, Ph.D., Division of Surgical Oncology, Brigham and Women's Hospital, Harvard Medical School, Boston, MA, 02115, (NIH Grant CA 45484) durchgeführt.

Finanzielle Unterstützung: Schweizerische Krebsliga (Bern), Regionale Krebsligen beider Basel und St. Gallen-Appenzell, San Salvatore Stiftung (Luzern), Roche Research Foundation (Basel), F. Hoffmann-La Roche AG (Basel); Karl Meyer Stiftung (Fürstentum Lichtenstein)

Chirurgisches Forum 1992
f. experim. u. klinische Forschung
Gall/Beger/Ungeheuer (Hrsg.)
© Springer-Verlag Berlin Heidelberg 1992

In dieser präklinischen Studie humaner TIL unterschiedlicher Malignome (Melanome, Nierenzell- und colorectale Carcinome) wurde versucht, die konventionelle in vitro Stimulation mit rhIL-2 durch eine zusätzliche Aktivierung über den T-Zell-Receptor (TCR) mit einem festphasegebundenen, monoklonalen anti-CD3 Antikörper (mAk) zu verbessern. Für ein optimales TIL Wachstum bedarf es der repetitiven Exposition von Tumorzellen und antigenpräsentierenden Zellen (APC). Diese vor einem adoptiven Transfer humaner Effektorzellen unerwünschte Antigenpräsentation kann durch eine Pulsaktivierung des für die Signaltransduktion verantwortlichen CD3-Komplexes des TCR mittels festphasegebundenem anti-CD3 mAk ersetzt werden [2]. Diese an den Tagen 1 und 14 begonnenen Aktivierungspulse von je 48 h Dauer mit immobilisiertem anti-CD3 (rhIL-2 + anti-CD3) wurden mit der konventionellen, alleinigen rhIL-2 Stimulation (rhIL-2) in Bezug auf Proliferation, Phänotyp und in vitro Cytotoxizität verglichen.

## Material und Methodik

*Humane Tumorpräparate.* Die Tumorpräparate wurden steril aufgearbeitet, wobei die colorectalen Biopsien zweimal mit Betadine desinfiziert und danach mit Ringerlösung gewaschen wurden. Untersucht wurden insgesamt dreizehn Tumorbiopsien, darunter Melanome, drei Nierenzellcarcinome und vier colorectale Carcinome (Tabelle 1). Der Operation war keine Immun-, Chemo- oder Strahlentherapie vorausgegangen.

**Tabelle 1.** Patienten- und Tumorcharakteristica

| Patient | Alter | Geschlecht | Histologie | Tumor-lokalisation | Lymphocyten pro g Tumor | TIL in % lebender Zellen |
|---|---|---|---|---|---|---|
| 1 | 62 | f | Nierencarc. | primär | $5,5 \times 10^6$ | 35% |
| 2 | 61 | f | Nierencarc. | primär | $6,0 \times 10^4$ | 2% |
| 3 | 53 | m | Nierencarc. | primär | $3,5 \times 10^5$ | 11% |
| 4 | 67 | m | Melanom | Lymphknoten | $5,1 \times 10^7$ | 55% |
| 5 | 28 | f | Melanom | Haut | $1,8 \times 10^6$ | 7% |
| 6 | 52 | m | Melanom | Hirn | $3,3 \times 10^5$ | 2% |
| 7 | 68 | m | Melanom | Hirn | $1,2 \times 10^7$ | 45% |
| 8 | 50 | f | Melanom | Lymphknoten | $8,4 \times 10^6$ | 16% |
| 9 | 63 | f | Melanom | Lymphknoten | $1,8 \times 10^5$ | 16% |
| 10 | 54 | m | Rectumcarc. | Hirn | $5,4 \times 10^5$ | 16% |
| 11 | 72 | f | Coloncarc. | Lymphknoten | $2,7 \times 10^7$ | 42% |
| 12 | 67 | f | Coecumcarc. | Lymphknoten | $1,1 \times 10^8$ | 81% |
| 13 | 52 | m | Coloncarc. | Lymphknoten | $3,9 \times 19^6$ | 34% |

*Zellpräparation und Kulturen.* Frisch resezierte Tumorpräparate wurden mechanisch zerkleinert und enzymatisch verdaut (3 h mit Kollagenase Typ IV, 0,1%; 2,4 U/ml Hyaluronidase Typ V; 0,01% DNase (alles Sigma, St. Louis, MO, USA) im RPMI 1640 Medium (Gibco, Paisley, Schottland, UK). Danach wurden die Zellen gewaschen und in Kulturen angesetzt oder zur phänotypischen Bestimmung verwendet. Nach enzymatischer

Verdauung überstieg der Prozentsatz der lebenden Zellen 90%. Vorgängige Experimente zeigten keine Alteration der Oberflächenmarker durch die enzymatische Verdauung. Zur Zeit der Tumorresektion wurde autologes, venöses Blut für Vergleichsstudien entnommen und mononucleäre Zellen mittels Gradientenzentrifugation mit Lymphoprep (Nycomed, Oslo, Norwegen) isoliert. Die Tumoreinzelzellsuspension wurde in RPMI 1640, komplementiert mit Glutamin (1 mM), Penicillin (50 IU/ml), Streptomycin (50 $\mu$g/ml) (Gibco) und 5% humanem AB Serum (= komplettes Medium) in einer Konzentration von $2-3 \times 10^5$ Zellen/ml gegeben. Über Nacht wurden die Zellen inkubiert mit 1000 U/ml rhIL-2 (zur Verfügung gestellt von F. Hoffmann-La Roche AG, Basel, Schweiz). Jeweils die Hälfte der angesetzten Kulturen wurde in Plastik-6-Lochkulturplatten (Costar, Cambridge, MA, USA) transferiert, welche mit einem monoklonalen Antikörper (mAk) (anti CD3), gegen die CD3-Untereinheit des TCR von T-Lymphocyten gerichtet, beschichtet waren. Der mAk (CB3G [in Ascitesform, Verdünnung von 1:10 000], F. Malavasi, Turin, Italien) ist spezifisch für die $\varepsilon$-Kette des humanen CD3 Komplexes [2, 4]. Die Inkubation erfolgte bei 37°C in 5% $CO_2$. Periodisch wurden die Kulturen mit komplettem Medium mit rhIL-2 supplementiert. Die Aktivierung mit festphasegebundenem anti-CD3 mAk wurde an den Tagen 1 und 14 für jeweils 48 h begonnen [3, 5]. Während der ersten Pulsationsphase wurde komplettes Medium mit 1000 U/ml rhIL-2 verwendet. Ab dem 3. Tag wurde den Kulturen 3mal wöchentlich 200 U/ml rhIL-2 zugesetzt. Die Zellzahlbestimmung erfolgte mit der Trypanblau-Exklusionsmethode. Die Expansion der TIL wurde als Mehrfaches der Zellzahl zu Beginn der Kultur festgehalten.

*Durchflußcytometrie.* Frisch isolierte Tumorzelleinzelzellsuspensionen und kultivierte Zellpopulationen wurden mit fluorochromgefärbten mAk, welche die Zellmembranstrukturen CD3, CD4, CD8, CD14, CD16, CD25, CD45, CD56, CD69, HLA-DR (Becton Dickinson, Mountain View, CA, USA) und CD45RO (UCHL 1, Dacopatts, Denmark) erkennen, markiert. Die Analyse erfolgte mit dem FACScan und dem Programm Paint-a-Gate (beides Becton Dickinson). Für jede Messung wurde die Fluorescenz von 30 000 Zellen aufgenommen. Die Daten für CD3, CD4, CD8, CD16, CD56 wurden als Prozentsatz der totalen Lymphocytenzahl (CD45 "bright"/CD14 –) ausgedrückt. Die Daten für CD69, HLA-DR, CD25, CD45RO wurden mit anti-CD3 doppelt markiert und beziehen sich auf den Prozentsatz der CD3+ Zellen.

*In vitro Cytotoxizität.* Die cytotoxische Aktivität gegen frisch eingefrorene, autologe Tumorzellen wurde mittels 4 h $^{51}$Cr Release Assay bestimmt. Die Effektorzellen wurden gewaschen und in RPMI 1640 mit 10% FCS gegeben. Die Zielzellen wurden während 1 h mit 150 $\mu$Ci Na$^{51}$Cr Lösung (DuPont, Regensdorf, Schweiz) markiert und in verschiedenen Effektor:Zielzell Verhältnissen 4 h bei 37°C inkubiert. Der Kulturüberstand wurde abgesaugt und im $\gamma$-Zähler gemessen. Die spezifische Cytotoxizität wurde entsprechend der Standardformel berechnet [2]. Das Mittel der spontanen $^{51}$Cr Abgabe bewegte sich zwischen 30–40%.

## Ergebnisse

### Proliferation

In allen 13 Tumorbiopsien war die TIL Vermehrung unter zusätzlicher anti-CD3 Aktivierung der alleinigen rhIL-2 Stimulation überlegen (rhIL-2 + anti-CD3: $119 \pm 114$fach; rhIL-2: $19 \pm 24$fach; $p < 0{,}05$; $n = 13$). In 7 von 13 Tumorproben gelang mit dem rhIL-2 + anti-CD3 Kulturprotokoll nach 5 Wochen eine $> 100$fache Effektorzellexpansion ($205 \pm 101$fach; $p < 0{,}05$; $n = 7$). Dieser Proliferationserfolg konnte in derselben Zeit (5 Wochen) in keiner Kultur, die ausschließlich mit rhIL-2 stimuliert wurde, erreicht werden.

### In vitro Cytotoxizität

Nach 4wöchiger Kulturzeit konnte eine cytotoxische Aktivität gegenüber autologen, aufgetauten Tumorzellen nur für TIL von Melanomen und Nierenzellcarcinomen gemessen werden. Es fand sich kein Unterschied in der cytotoxischen Effektivität zwischen beiden Aktivierungsregimen (rhIL-2 + anti-CD3: $20 \pm 10\%$; rhIL-2:$23 \pm 13\%$; $n = 9$; Effektor:Zielzell Ratio von 50:1).

### TIL Phänotyp

*Phänotyp am Tag 0 ($t_0$): TIL versus PBL.* Der Prozentsatz von CD3-, CD4+ und CD8+ Lymphocyten der Tumoreinzelzellsuspension und der autologen T-Lymphocyten im peripheren Blut (PBL) unterschied sich nicht signifikant (Wilcoxon signed rank test). Jedoch wiesen PBL signifikant häufiger einen NK-Zellphänotyp (CD16 und/oder CD56+, CD3–) auf als autologe TIL ($15 \pm 8\%$ versus $4 \pm 3\%$; $p < 0{,}05$; $n = 13$) (Abb. 1a).

*Aktivierungsmarker am Tag 0 ($t_0$): TIL versus PBL.* Die Expression von HLA-DR und CD69 war bei TIL signifikant höher als bei PBL zum Zeitpunkt der Tumorresektion ($32 \pm 18\%$ versus $5\pm2\%$ und $60\pm30\%$ versus $4\pm2\%$; für beide Werte $p < 0{,}05$; $n = 11$) (Abb. 1b).

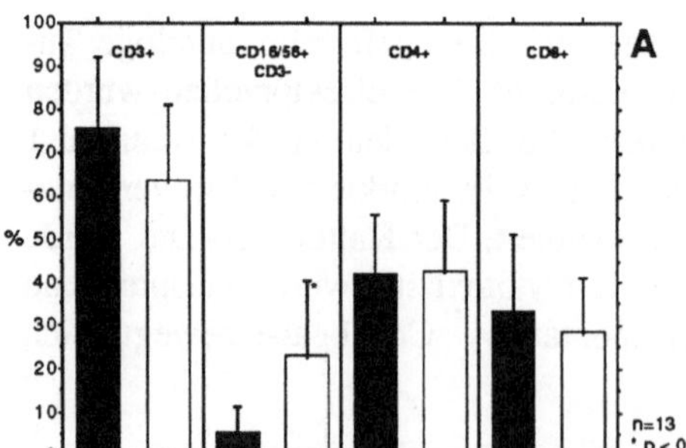

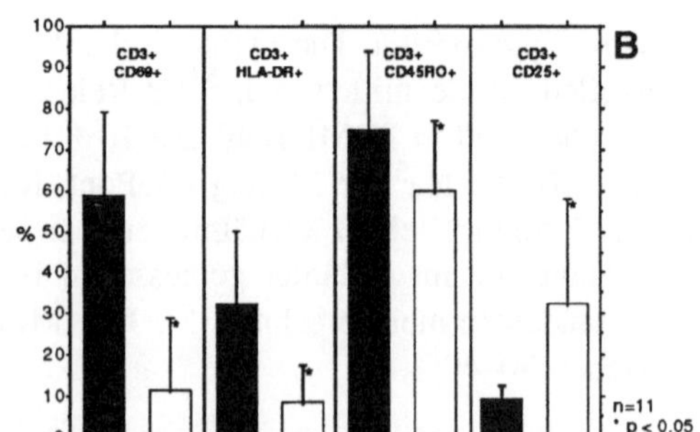


**Abb. 1.** TIL Phänotypdaten. *Schwarze Säulen:* TIL $t_0$; *weiße Säulen:* PBL $t_0$. Mittelwerte und Standardabweichung. **A** Phänotyp am Tag 0 ($t_0$): TIL versus PBL (13 Patienten). **B** Aktivierungsmarker am Tag 0 ($t_0$): TIL versus PBL (11 Patienten)

Ebenso wurde die Oberflächenstruktur CD45RO auf TIL im Vergleich zu PBL vermehrt ausgedrückt ($75 \pm 19\%$ versus $60 \pm 17\%$; $p < 0,05$; $n = 11$) (Abb. 1b). Die Expression des IL-2-Receptors niedriger Affinität (CD25, p55, TAC) war bei TIL im Vergleich zu PBL hingegen signifikant erniedrigt ($9 \pm 3\%$ versus $32 \pm 25\%$; $p > 0,05$; $n = 11$) (Abb. 1b).

*Phänotyp am Tag 25 ($t_{25}$): rhIL-2 + anti-CD3 versus rhIL-2.* Nach 25tägiger Kultur zeigte die große Mehrheit der TIL unabhängig vom verwendeten Aktivierungsprotokoll einen CD3+ Phänotyp. Der Prozentsatz der CD3+ TIL, die mit rhIL-2 alleine generiert wurden, war ähnlich hoch wie zum Zeitpunkt der Tumorresektion. Durch die kombinierte Aktivierung mit rhIL-2 und anti-CD3 konnte eine signifikante Zunahme der CD3+ TIL beobachtet werden ($97 \pm 3\%$ versus $76 \pm 20\%$; $p < 0,05$; $n = 13$) (Abb. 2). Der Prozentsatz von Effektorzellen mit NK Typus (CD16+ und/oder CD56+, CD3–) war nach Kultur ohne anti-CD3 signifikant höher als bei unkultivierten TIL ($17 \pm 11$ versus $3,3 \pm 3\%$; $p < 0,05$; $n = 13$) und nach Kultur mit rhIL-2 + anti CD3 ($1,2 \pm 1\%$ versus $3,3 \pm 3\%$; $n = 13$) (Abb. 2). Die meisten CD3+ TIL waren CD8+, unabhängig vom Aktivierungsprotokoll (rhIL-2 + anti-CD3: $70 \pm 20\%$ versus rhIL-2: $71 \pm 31\%$; $n = 13$). Eine signifikante Zunahme der CD8+ TIL im Vergleich zum Zeitpunkt der Operation war zu verzeichnen ($p < 0,05$).

## Zusammenfassung

Zum Zeitpunkt der Tumorresektion sind die Aktivierungsmarker (HLA-DR, CD69, CD45RO) der isolierten TIL signifikant positiv und signifikant stärker exprimiert als auf

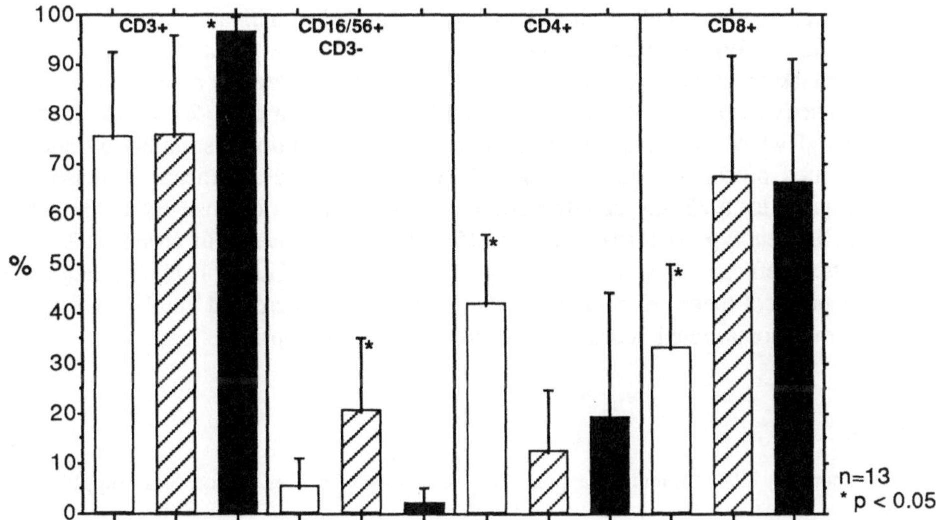


**Abb. 2.** TIL Phänotyp am Tag 25 ($t_{25}$): rhIL-2 + anti-CD3 versus rhIL-2 Aktivierung (13 Patienten). *Weiße Säulen:* TIL $t_0$; *schraffierte Säulen:* TIL $t_{25}$, rhIL-2 Aktivierung, *schwarze Säulen:* TIL $t_{25}$, rhIL-2 + anti-CD3 Aktivierung. Mittelwert und Standardabweichung

PBL. Dies trifft für den IL-2-Receptor (CD25) im Vergleich zu PBL nicht zu. Zur Aktivierung von TIL scheint es deshalb sinnvoll, bei defizitärer Expression des IL-2-Receptors (CD25) nach alternativen Signalen zu suchen. Durch zusätzlichen Aktivierungspuls mit einem festphasegebundenen mAk (anti-$\varepsilon$-CD3), der gegen die CD3 Untereinheit des TCR gerichtet ist, wurde in der vorliegenden Untersuchung versucht, die TIL Proliferation zu verbessern. Der festphasegebundene mAk gegen den TCR Komplex ersetzt zugleich die für die TIL Proliferation wichtige, cyclische Exposition von Tumorzellen und antigenpräsentierenden Zellen (APC). Die Resultate bestätigen, daß dieses Aktivierungsprotokoll zu einer signifikant besseren TIL Expansion im Vergleich zur Standard rhIL-2 Methode führt. Neben überlegener Proliferation wiesen die TIL nach 25tägiger Kultur mit zweimaligen anti-CD3 Pulsen eine annähernd 100%ige Expression eines CD3+ Phänotyps bei Rückgang der NK-Zellpopulation auf ca. 1% auf. Die in vitro Cytotoxizität wurde durch diese Pulsaktivierung nicht verändert. Durch das modifizierte ex vivo Aktivierungsprotokoll konnten somit aus Melanomen, Nierenzell- und colorectalen Carcinomen verbesserte TIL Effektorzellen des gewünschten, cytotoxischen Phänotyps (nicht NK-Zellen) gewonnen werden.

## Summary

Adoptive immunotherapy using tumor-infiltrating lymphocytes (TIL) requires $> 10^9$ activated effector cells. TIL yield of fresh tumor tissue averages $10^6$/g. A 100-fold expansion therefore is a prerequisite of adoptive immunotherapy initiated from 10 g tumor biopsy. In an attempt to initiate and generate TIL cultures from melanoma, renal cell and colorectal carcinoma, an activation protocol with rhIL-2 in combination with a solid phase bound monoclonal antibody (anti-$\varepsilon$-CD3), directed to the CD3 subunit of the T-cell-receptor, was compared to the standard rhIL-2 protocol. The pulse activation with immobilized anti-CD3 was performed beginning on days 1 and 14 for 48 h. At the time of surgery, activation markers on TIL were significantly increased compared to autologous peripheral blood lymphocytes (HLA-DR, CD69 and CD45RO). A deficit of IL-2 receptor expression was observed which necessitated the application of an additional stimulus by anti-CD3. This combined procedure (rhIL-2 + anti-CD3) resulted in a significant increase in cell proliferation. After a 25-day culture period, TIL were almost exclusively CD3+ whereas the NK-cell phenotype (CD16+ and/or CD56-, CD3-) decreased to around 1%. The in vitro cytotoxic efficacy was not altered by CD3 pulse stimulation. This modified ex vivo activation protocol therefore resulted in the generation of increased numbers of activated TIL from melanoma, renal cell and colorectal carcinoma biopsies.

## Literatur

1. Rosenberg SA (1991) Immunotherapy and gene therapy of cancer. Cancer Res [Suppl] 51:5074–5079
2. Schoof DD, Selleck CM, Massaro AF, Jung SE, Eberlein TJ (1990) Activation of human tumor-infiltrating lymphocytes by monoclonal antibody directed to the CD3 complex. Cancer Res 50:1138–1143

3. Massaro AF, Schoof DD, Rubinstein A, Zuber M, Leonard-Vidal FJ, Eberlein TJ (1990) Solid-phase anti-CD3 antibody activation of murine tumor-infiltrating lymphocytes. Cancer Res 50:2587–2592
4. Funaro A, Spagnoli GC, Ausiello CM, Alessio M, Roggero S, Delia D, Zaccolo M, Malavasi F (1990) Involvement of the multilineage CD38 molecule in a unique pathway of cell activation and proliferation. J Immunol 145:2390–2396
5. Zuber M, Leonard-Vidal FJ, Rubinstein AL, Massaro AF, Chang M, Schoof DD, Eberlein TJ (1990) In vivo efficacy of murine tumor-infiltrating lymphocytes (TIL) reactivated by anti-CD3. J Cancer Res Clin Oncol [Suppl part I] 116:335

Dr. med. M. Zuber, Departement Chirurgie, Allgemeinchirurgische Klinik, Kantonsspital Basel, Universität Basel, Spitalstraße 21, CH-4031 Basel

# Rezidivfreie Überlebenszeit unter Aktiv-Spezifischer Immuntherapie (ASI) bei Patienten nach Resektion colorectaler Lebermetastasen

## Recurrence-Free Survival of Patients Treated with Active-Specific Immunotherapy (ASI) After Resection of Colorectal Liver Metastases


M. Dueck[1], P. Schlag[1], W. Liebrich[1], P. Hohenberger[1], Ch. Herfarth[1] und V. Schirrmacher[2]

[1] Sektion Chirurgische Onkologie, Chirurgische Universitätsklinik Heidelberg
[2] Institut für Immunologie und Genetik, Deutsches Krebsforschungszentrum, Heidelberg


## Einleitung

Patienten mit einem colorectalen Carcinom entwickeln in über 60% der Fälle Lebermetastasen, die zumeist den lebenslimitierenden Faktor der Erkrankung darstellen. Nach Resektion einzelner Lebermetastasen überleben 20–30% der Patienten 5 Jahre. Bei 70–80% der Patienten kommt es jedoch schon innerhalb des ersten postoperativen Jahres zu einem erneuten Tumor-Rezidiv. Die Prognose dieser Patienten konnte bisher durch eine adjuvante Chemotherapie nicht signifikant verbessert werden [3].

Ziel dieser prospektiven Studie war zu untersuchen, ob durch eine aktiv-spezifische Immunisierung mit modifizierten autologen Tumorzellen die rezidivfreie Zeit sowie die Gesamtüberlebenszeit verlängert werden kann.

## Patienten und Methodik

Eingangskriterien für die Studie waren: R0-Resektion von Lebermetastasen eines colorectalen Carcinoms, postoperativer CEA-Wert im Normbereich ($< 5$ ng/ml), histologisch kein Hinweis auf Resttumor innerhalb oder außerhalb der Leber, keine vorhergehende Radio- oder Chemotherapie bzw. andere immunsuppressive Behandlung, keine akute oder chronisch entzündliche Erkrankung.

Durch mechanische und enzymatische Dissoziation wurden Tumorzellen aus dem metastatischen Gewebe gewonnen und in eine Einzelzellsuspension überführt. $1 \times 10^7$ Zellen wurden bei $-80°C$ gelagert, am Tage der Vaccinierung mit 200 Gy bestrahlt und mit 32 HU New Castle-Disease-Virus (NDV) inkubiert [2]. Als Kontrollinjektionen dienten die Trägersubstanz HBSS, NDV alleine, normales Lebergewebe und ein Standard-Antigen-Test (Multitest-Mérieux).

14–21 Tage nach der Operation wurde die Vaccinierung begonnen; es folgten fünf Applikationen im Abstand von 2 Wochen sowie eine Vaccinierung nach weiteren 3 Monaten.

24 h nach Applikation wurde die Hautreaktion vom verzögerten Typ (DTH-Reaktion) gemessen und photodokumentiert. Eine Induration unter 3 mm im Durchmesser wurde


Chirurgisches Forum 1992
f. experim. u. klinische Forschung
Gall/Beger/Ungeheuer (Hrsg.)
© Springer-Verlag Berlin Heidelberg 1992

als negativ eingestuft. Eine Sensibilisierung (positive DTH-Reaktion) gegen autologe Tumorzellen wurde angenommen, wenn die lokale Induration im Durchmesser zwischen der ersten und der sechsten Vaccinierung um mehr als 5 mm zugenommen hatte.

Bei 23 Patienten, bei denen ausreichend Tumormaterial gewonnen werden konnte und die entsprechend dem Protokoll vacciniert worden waren, liegt ein Nachbeobachtungszeitraum von mindestens 12 Monaten vor.

Als Verlaufskontrolle dienten die Bestimmung der Tumormarker CEA und CA 19-9 vor jeder Vaccinierung, eine Sonographie des Abdomens in dreimonatigen Abständen sowie ein Röntgenbild des Thorax und eine Coloskopie alle sechs Monate. Bei Anstieg eines Tumormarkers unter der Behandlung wurden andere Staging-Untersuchungen (Knochenszintigraphie, Immunszintigraphie, NMR) veranlaßt.

Als Kontrollgruppe wurden "matched pairs" aus 130 Colon-Carcinom-Patienten gebildet, die zwischen 1984 und 1988 in der gleichen Klinik einer Lebermetastasenresektion unterzogen worden waren. Sie wurden stratifiziert nach Alter, Geschlecht, Tumorstadium, synchrone bzw. metachrone Metastasierung, rezidivfreies Intervall zwischen Primär-Operation und Metastasierung, Ausmaß der Lebermetastasierung, Art der Leberresektion und postoperativem CEA-Abfall.

Der Vergleich der rezidivfreien Überlebenszeit zwischen der mit ASI behandelten und der unbehandelten historischen Kontroll-Gruppe wurde anhand des log rank Tests durchgeführt.

Die Ergebnisse der DTH-Reaktion gegen autologe Tumorzellen und die getesteten Kontrollsubstanzen wurden anhand der Rang-Korrelation nach Spearman mit der rezifivfreien Überlebenszeit verglichen.

## Ergebnisse

Alle 23 Patienten haben die Therapie gut toleriert. Außer subfebrilen Temperaturen weniger Patienten am Tag der Vaccinierung wurden keine Nebenwirkungen wie Schüttelfrost oder klinische Zeichen, insbesondere einer Autoimmunreaktion, beobachtet. Regelmäßige Blutbildkontrollen zeigten keine signifikanten Veränderungen. 24–48 h nach der Vaccinierung zeigte sich bei 13 Patienten im Bereich der Injektionsstelle eine Hautrötung und eine Induration, die ca. 7 Tage anhielt. Stärkere Hautreaktionen, wie Ulcerationen, wurden nicht beobachtet.

Bei 13 von 23 Patienten wurde eine positive DTH-Reaktion gegen autologe Tumorzellen beobachtet. Bei 11 dieser 13 Patienten verstärkte sich diese Reaktion im Verlauf der Behandlung (um $\geq$ 5 mm) bis zur sechsten Vaccinierung im Vergleich zum prätherapeutischen Status. Eine Sensibilisierung gegen NDV allein sowie gegen normales Lebergewebe wurde bei je 5 Patienten beobachtet. Diese Reaktion korrelierte jedoch nicht mit der DTH-Reaktion gegen die Vaccine.

Keine Korrelation fand sich zwischen der DTH-Reaktion gegen autologe Tumorzellen und der DTH-Reaktion gegen einen Standard-Antigen (Multi-Mérieux)-Test im Vergleich vom prätherapeutischen zum posttherapeutischen Status ($r = -0,17, p = 0,51$).

Das Ausmaß der induzierten DTH-Reaktion gegen autologe Tumorzellen korrelierte jedoch mit dem rezidivfreien Intervall (Pearson's Korrelationskoeffizient = 0,7895) nach Leberresektion.

In der mit ASI behandelten Gruppe entwickelten 7 von 23 Patienten (30%) innerhalb des ersten postoperativen Jahres ein Tumorrezidiv im Vergleich zu 13 von 23 (56%) der ausschließlich chirurgisch therapierten Patienten (p = 0,04).

Die mediane rezidivfreie Überlebenszeit liegt für die Kontrollgruppe bei 9 Monaten und ist bei einer Nachbeobachtungszeit von 12 Monaten für die mit ASI behandelte Gruppe noch nicht erreicht.

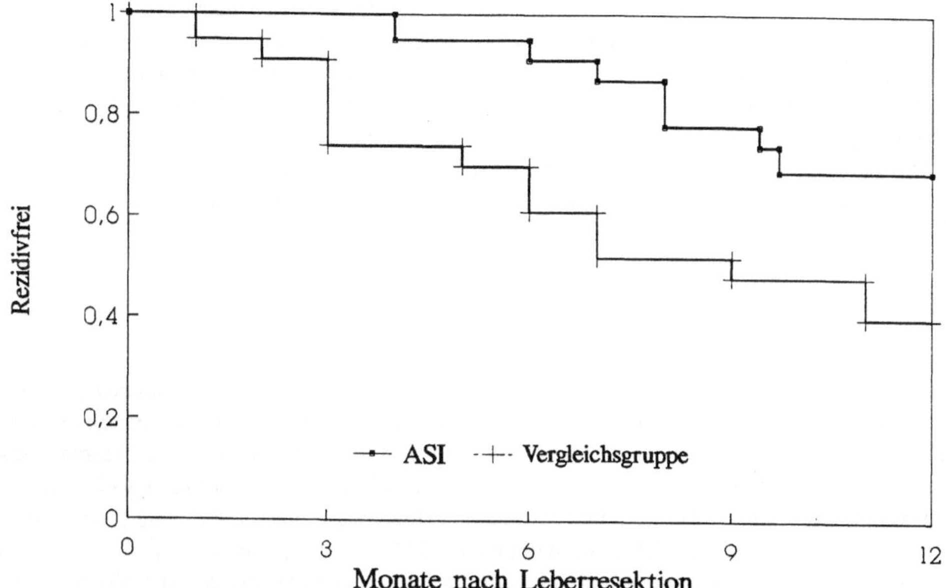


**Abb. 1.** Rezidivfreie Überlebenszeit nach R0-Resektion von Lebermetastasen colorectaler Carcinome, mit einer Nachbeobachtungszeit von wenigstens 12 Monaten

## Diskussion

Die Häufigkeit eines Rezidivs nach Leberresektion wegen Metastasen eines colorectalen Carcinoms ist mit ca. 70–80% sehr hoch. Somit bedarf diese Patientengruppe besonders einer Zusatztherapie.

Die Rezidivhäufigkeit innerhalb des ersten postoperativen Jahres konnte durch die Behandlung mit ASI signifikant erniedrigt werden. Subgruppenanalysen konnten einen positiven Trend für Patienten mit einer verstärkten DTH-Reaktion zeigen.

Ähnliche Ergebnisse konnten in einer Studie erzielt werden, in der Patienten mit malignem Melanom mit einer Aktiv Spezifischen Immuntherapie behandelt wurden [1].

Positive Ergebnisse wurden auch in einer prospektiven randomisierten Studie beschrieben, bei der intakte bestrahlte Tumorzellen zusammen mit BCG verwendet wurden [4]. Bei der Verwendung von NDV fällt jedoch eine geringere Nebenwirkungsrate auf.

Klinisch bedeutsam ist die Verlängerung der rezidivfreien Überlebenszeit der vaccinierten Patienten gegenüber den nicht behandelten Patienten.

## Schlußfolgerung

Die Rezidivincidenz unter ASI nach Leberresektion wegen Metastasen colorectaler Carcinome ist 12 Monate postoperativ signifikant geringer als in einer historischen Kontrollgruppe, die anhand einer sorgfältig vorgenommenen matched pair-Gruppe gewonnen wurde. Die Behandlung ist nahezu nebenwirkungsfrei. Aufgrund der Korrelation der positiven DTH-Reaktion zur rezidivfreien Zeit bei fehlender Korrelation von Kontrollsubstanzen und dem Multitest-Mérieux-Test zur rezidivfreien Zeit ist ein spezifischer Effekt der Behandlung möglich. Der Vergleich mit einer historischen Kontrollgruppe und die noch zu kurze Nachbeobachtungszeit erlauben jedoch keine endgültige Aussage über Signifikanz und Spezifität der Behandlung. Diese Fragen sind nur durch eine derzeit angelaufene prospektive randomisierte Phase III-Studie zu klären.

## Summary

Twenty-three patients following complete resection of colorectal liver metastases (R0-resection) were treated with a vaccine consisting of $1 \times 10^7$ autologous, irradiated (200 Gy) tumor cells incubated with 32 HU Newcastle disease virus (NDV). The treatment was started 21 days after resection, administered five times in intervals of 14 days followed by a sixth vaccination 3 months later. No severe side effects were observed during the treatment with ASI. In 13 of 23 patients an increasing DTH reactivity against the vaccine was observed during the vaccination and 11 patients experienced an increased DTH reactivity against autologous tumor cells. The response was not correlated to NDV alone, control substances as culture medium, normal liver cells, or standard antigens (Multitest-Mérieux). The frequency of tumor relapse 12 months after liver resection was 7 of 23 patients, which is significantly lower than in a matched-pair control group with 13 relapses in 23 patients.

The size and design of the study does not allow final conclusions about the specificity and efficacy of ASI. This has to be studied in a prospective, randomized, phase II study which is now underway.

## Literatur

1. Berd D, Maguire HC Jr, McCue P et al. (1990) Treatment of metastatic melanoma with an autologous tumor-cell vaccine: clinical and immunologic results in 64 patients. J Clin Oncol 8:1858–1867
2. Bohle W, Schlag P, Liebrich W, Hohenberger P, Manasterski M, Möller P, Schirrmacher V (1990) Postoperative active specific immunization in colorectal cancer patients with virus-modified autologous tumor-cell vaccine. Cancer 66:1517–1523
3. Hohenberger P, Schlag P, Schwarz V, Herfarth Ch (1990) Tumor recurrence and options for further treatment after resection of liver metastases in patients with colorectal cancer. J Surg Oncol 44:245–251

4. Hoover HC, Surdyke MG, Dangel RB et al. (1986) Delayed cutaneous hypersensitivity to autologous tumor cells: bacillus Calmette-Guerin vaccine. Cancer Immunol Immunother 21:233–239
5. Steele G Jr, Ravikumar T, Ross D et al. (1984) Spezific Aktive Immuntherapyddj with butanol-extracted, tumor-associated antigens incorporated into liposomes. Surgery 96:352–359



M. Dueck, Sektion Chirurgische Onkologie, Chirurgische Universitätsklinik, Im Neuenheimer Feld 110, W-6900 Heidelberg, Bundesrepublik Deutschland

# Aktiv-spezifische Immuntherapie bei soliden Tumoren: Ergebnisse am Mausmodell beim malignen Melanon

## Active Specific Immunotherapy for Solid Tumors: Results in a Mouse Model for Melanoma


L. Staib*, W. Harel und M.S. Mitchell

Comprehensive Cancer Center, University of Southern California, Los Angeles
*Chirurgische Klinik I der Universität Ulm (Ärztl. Direktor: Prof. Dr. H.G. Beger)


Aktiv-spezifische Immuntherapie (ASI) bedeutet die Anwendung tumorassoziierter Antigene, um in einem Organismus eine Immunisierung gegen einen Tumor zu erzeugen. Dieser experimentelle onkologische Therapieansatz wird von uns mit einem aus Zellysat hergestellten Melanom-Vaccin und einem unspezifischen Immunstimulans (DETOX) an Patienten mit metastasierten malignen Melanomen untersucht [1]. Die Beobachtung, daß aktiv-spezifische Immuntherapie bei einigen Patienten, die sich in Tumorregression befanden, letztlich letale Hirnmetastasen nicht verhindern konnte [2], führte zur Entwicklung eines Melanom-Mausmodells, an dem das Metastasierungsmuster und neue Therapiemöglichkeiten untersucht werden sollten.

## Methode

*Zellinien.* Wir verwendeten zwei Maus-Melanomzellinien zur Injektion in C57/BL6-Mäuse (Haplotyp H-2$^b$): Die syngene Zellinie G 3.12 BM2 (H-2$^b$), ein B16-Melanom-Subklon mit bevorzugter Hirnmetastasierung, sowie die allogene Zellinie Cloudman (H-2$^q$), die von C57/BL6-Mäusen abgestoßen wird, sofern eine ausreichende Expression von H2-Oberflächenantigenen besteht, die durch Inkubation mit Interferon gamma (100 IU/ml×24 h) erreicht wurde. Die Mauslymphom-Zellinie YAC-1 wurde im Cytotoxizitäts-Assay als Zielzelle für natürliche Killerzellen verwendet.

*Vaccinpräparation.* G3-12- und Cloudman-Zellen wurden mit 4000 rad bestrahlt, mit dem unspezifischen Immunstimulans DETOX (Fa. Ribi, Montana, USA) gemischt und den Mäusen in drei Dosen (niedrig = $1 \times 10^5$, mittel = $5 \times 10^5$ und hoch = $25 \times 10^5$ Zellen/inj.) intraperitoneal (IP) wöchentlich über fünf Wochen injiziert.

*Subcutane Tumorinoculation.* Den Erfolg der Immunisierung stellten wir durch die seitengetrennte subcutane Injektion von je 10 000 vitalen G3.12- und Cloudman-Zellen fest: Als immun gegen Melanome galt ein Tier, wenn innerhalb von 60 Tagen kein Tumor wuchs. Wachstum eines G3.12-Tumors bedeutete: keine spezifische Immunisierung; Wachstum eines Cloudman-Tumors: mangelhafte Antigen-Expression des allogenen Tumors, Ergebnis nicht verwertbar.


Chirurgisches Forum 1992
f. experim. u. klinische Forschung
Gall/Beger/Ungeheuer (Hrsg.)
© Springer-Verlag Berlin Heidelberg 1992

*Intracerebrale Tumorinoculation.* Immunisierten Mäusen wurden unter Inhalationsanaesthesie in einer Hamiltonspritze 200 vitale G.3.12-Zellen in 20 $\mu$l Volumen intracerebral injiziert, um experimentelle Melanom-Hirnmetastasen zu erzeugen. Alle erstellten Überlebenskurven wurden mit einem Log-Rank-Test auf statistische Signifikanz getestet.

*Cytotoxizitäts-Assay.* T-Lymphocyten von immunisierten und Kontrolltieren, die durch Nylonwoll-Säulenseparation aus Splenocyten gewonnen wurden, wurden in einem [51]Chrom-Release-Assay (Medium RPMI 1640, 10% fetales Kälberserum) auf ihre spezifische Cytotoxizität gegenüber G3.12-Melanomzellen untersucht. Als Kontroll-Zielzelle für natürliche Killerzellen diente YAC-1. Die Versuchsdauer betrug 16 h, die Zielzellkonzentration 5000 Zellen/well und das Effektor-/Zielzellverhältnis (E/T) 200:1, 100:1, 50:1 und 25:1. Alle gezeigten Darstellungen gelten für E/T = 200:1 und wurden mit dem t-Test auf Signifikanz getestet.

*Immunhistochemie.* Gefrierschnitte der Gehirne und Milzen aller Versuchstiere wurden mit monoklonalen Antikörpern gegen Makrophagen (F4/80), T-Lymphocyten (L3T4, Lyt-2) und Astrocyten (GFAP) nach der Avidin-Biotin-Komplex-Methode [3] gefärbt und positive Zellen lichtmikroskopisch bestimmt.

## Ergebnisse

*Subcutane Tumorinoculation.* Die spezifische Immunisierung gegen syngene Melanome war in 39/42 (93%) Mäusen erfolgreich. Alle Kontrolltiere waren nach 45 Tagen gestorben (Abb. 1a). Nebenwirkungen (allergische Reaktion, Hautulcerationen, Immobilisierung) wurden nicht beobachtet. Cloudman-Melanome wuchsen in keinem dieser Versuchstiere.

*Intracerebrale Tumorinoculation.* Die ic.-Injektion von vitalen G3.12-Zellen in immunisierte und Kontrollmäuse hatte keine methodisch bedingte Letalität zur Folge (Blutung, Infektion). Histologisch zeigte sich eine ausgeprägte Metastasierung in alle Anteile des Cerebrum und Cerebellum mit perivasculären Tumorinfiltraten. Fernmetastasen wurden selten und nur in der Lunge beobachtet (3/100 Mäusen). In der IP-Vaccin-Gruppe lebten nach 80 Tagen noch 10/19 Tieren, alle Kontrolltiere starben innerhalb von 30 Tagen an metastasierten Melanomen (Abb. 1b).

*Cytotoxizitäts-Assay.* T-Lymphozyten immunisierter Tiere zeigten eine signifikante spezifische Cytotoxizität (> 15%) gegenüber G3.12- und YAC-1-Zellen im Gegensatz zu Kontrolltieren. Eine Abhängigkeit der Cytotoxizität von der verabreichten Vaccindosis ist jedoch nur gegenüber der Melanomzellinie G3.12 zu erkennen; die Lymphomzellinie YAC-1 wird von allen immunisierten Tieren gleich stark lysiert (Abb. 2).

*Immunhistochemie.* Gehirne der Versuchstiere zeigten keine therapie- oder dosisabhängigen immunhistologischen Unterschiede zwischen den einzelnen Versuchsgruppen. Bei ausgeprägter intracerebraler Metastasierung ließen sich intratumoral und (weniger) am Tumorrand melaningefüllte Makrophagen darstellen, sehr spärlich und meist perivasculär

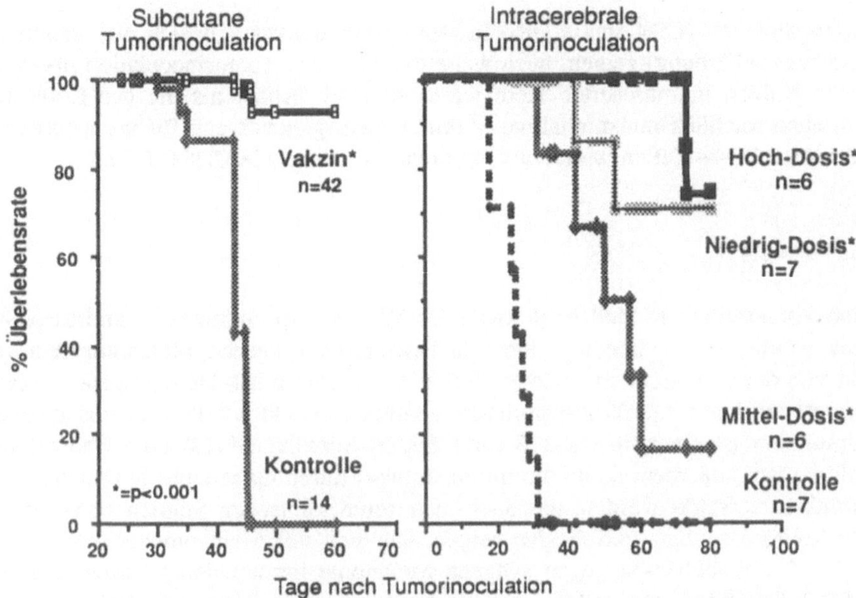



**Abb. 1 a,b.** Überlebensraten vaccinbehandelter Mäuse nach subcutaner (**a**, links) oder intracerebraler (**b**, rechts) Inoculation mit vitalen G3.12-Zellen. In **b** wurde die Vaccingruppe in drei Dosen unterteilt, Hoch- und Niedrig-Dosis waren gleich effektiv (p > 0,05)

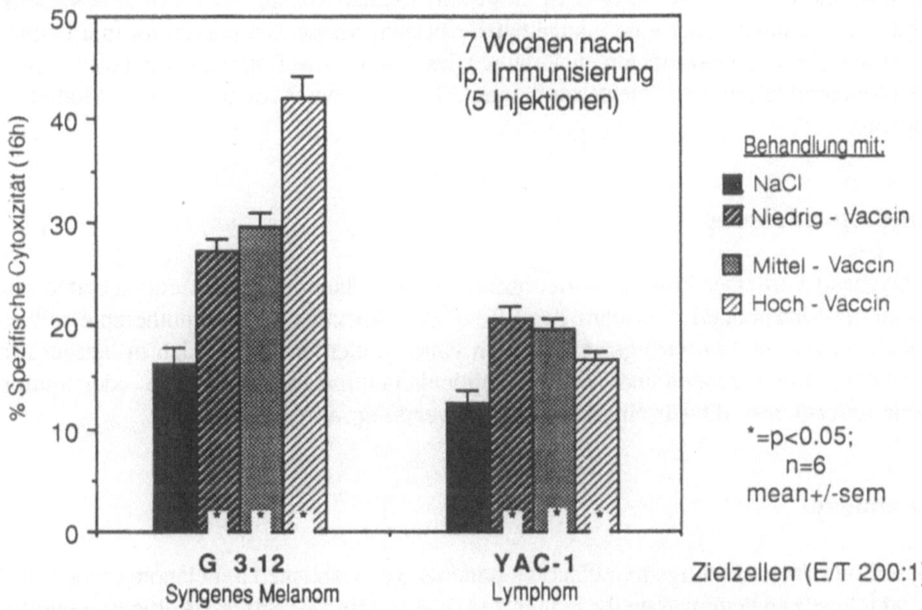



**Abb. 2.** Cytotoxizität von T-Lymphocyten vaccinbehandelter Mäuse gegenüber Melanom- und Lymphomzellen. In der G3.12-Gruppe waren Niedrig- und Mittel-Dosis gleich effektiv, in der YAC-1-Gruppe alle drei Vaccin-Dosisgruppen (p > 0,05)

T-Lymphocyten (CD4 und CD8). In den Tumorarealen ließ sich eine deutliche Gliose (Astrocyten-Färbung) zeigen, auch wenn die Tiere die Tumorinoculation überlebt hatten.

Die Milzen immunisierter Tiere waren deutlich größer als die der Kontrolltiere und enthielten reichlich melaninhaltige Makrophagen, gleiches galt für intraabdominale Lymphknoten. CD4+ Zellen waren etwa doppelt so häufig wie CD8+ Zellen.

## Diskussion

Dem vorgestellten Modell liegt folgendes Wirkprinzip zugrunde: Tumorassoziierte Antigene werden den Tieren in Form von bestrahlten syngenen Melanomzellen verabreicht und von deren immunkompetenten Zellen in Kontext mit MHC-Antigenen erkannt, deren Expression durch Interferon-gamma-Inkubation verstärkt wurde. Eine zusätzliche allogene Stimulation ist sinnvoll, da B16 (und dessen Subklon G3.12) eine wenig immunogene Zellinie ist. Außerdem sollte die Immunantwort durch Gabe eines unspezifischen Immunstimulans verstärkt werden, das auch in unseren klinischen Studien verwendet wird [4]. Wir konnten *in vitro* und *in vivo* zeigen, daß sich mit Melanomvaccin Mäuse spezifisch und z.T. dosisabhängig gegen syngene Melanome immunisieren lassen. Das Vaccin hat einen krankheitsverzögernden, im Falle der subcutanen Tumorinoculation präventiven Effekt. Melanom-Hirnmetastasen, deren hämatogene Metastasierung ähnlich der im humanen System ist, lösten eine moderate Immunantwort in Form von Helfer- und Killer-T-Lymphocyten, Makrophagen und Astrocyten aus, waren aber nur selten durch Vaccin zu verhindern. Eine Erklärung dafür wäre ein lokaler Mangel an Cytokinen jenseits der Blut-Hirn-Schranke oder eine mangelhafte Antigenpräsentation und damit ineffektive Aktivierung der immunkompetenten Zellen. Dieses wäre die Rationale für eine zusätzliche Cytokintherapie mit z.B. Interferon gamma, die wir momentan an unserem Modell untersuchen.

## Zusammenfassung

Ausgehend von einer klinischen Beobachtung an Melanompatienten entwickelten wir ein Melanom-Mausmodell , an dem der Effekt aktiv-spezifischer Immuntherapie mit einem Vaccin *in vivo* und *in vitro* gezeigt werden kann. Außerdem lassen sich in diesem Modell Hirnmetastasen erzeugen und Therapiemöglichkeiten mit Radio-, Chemo- oder Immuntherapie untersuchen, die für eine klinische Anwendung in Frage kommen.

## Summary

Based on clinical findings in melanoma patients we established a melanoma model in mice in which we can demonstrate the *in vivo* and *in vitro* effect of active-specific immunotherapy using a vaccine. We can also induce experimental brain metastasis to study new approaches in radiation, chemo- or immunotherapy that might be used in clinical trials.

## Literatur


1. Mitchell MS et al. (1990) Active-specific immunotherapy für melanoma. J Clin Oncol 8 (5):856–869
2. Mitchell MS (1989) Relapse in the central nervous system in melanoma patients successfully treated with biomodulators. J Clin Oncol 7:1701–1709
3. Hofman FM, Hinton DR (1991) Cytokine interactions in the central nervous system. Regional Immunol 3:268–278
4. Ribi E et al. (1984) Lipid A and immunotherapy. Rev Infect Dis 6:567–572



Dr. med. L. Staib, Comprehensive Cancer Center, University of Southern California, Norris Cancer Hospital NOR 710, 1441 Eastlake Ave., Los Angeles, CA 90033-0800, USA
ab 1.7.92: Allgemeinchirurgische Universitätsklinik, Steinhövelstraße 9, W-7900 Ulm, Bundesrepublik Deutschland

## Selektive Dekontamination des Digestionstraktes (SDD) verhindert die durch Elementardiät hervorgerufene gramnegative Überwucherung und bakterielle Translokation

*Selective Decontamination of the Digestive Tract (SDD) Prevents the Gram-Negative Overgrowth and Bacterial Translocation Induced by Elemental Diet*

G. Späth

Chirurgische Klinik, Abteilung Allgemeine Chirurgie und Poliklinik (Dir.: Prof. Dr. H.D. Becker), Universität Tübingen

### Einleitung

Faserfreie Ernährung beeinträchtigt die Darmschleimhautbarriere gegen luminale Mikroorganismen und führt zu bakterieller Translokation in die mesenterialen Lymphknoten (MLK) [4]. Eine nicht unwesentliche diesbezügliche Teilursache scheint die hierbei zu beobachtende Überwucherung gramnegativer Enterobakterien im Gastrointestinal (GI)-trakt zu sein [1]. Insbesondere bei kritisch Kranken könnte dieser Translokationsprozeß die Eintrittspforte für die Erreger hinsichtlich ihrer Genese unklarer Sepsiszustände darstellen.

Mit der Selektiven Dekontamination des Digestionstraktes (SDD) wird versucht, neben der Verhinderung der Colonisation des Oropharynx mit nosokomialen Erregern den aus einem Überhandnehmen der gramnegativen Enterobakterien im unteren GI-Trakt möglicherweise resultierenden Problemen der bakteriellen Translokation sowie der Begünstigung portaler und systemischer Endotoxinämien vorzubeugen [5]. Umstritten ist das Risiko der Selektion potentiell pathogener grampositiver Keime unter SDD [3]. Ziel der vorliegenden Untersuchung war es zu prüfen, ob mit SDD die unter Elementardiät zu beobachtende Translokation vermieden werden kann, oder ob es hierbei zu nennenswerter grampositiver Translokation kommt, wie von Jackson et al. [2] mitgeteilt.

### Material und Methoden

15 weibliche Sprague-Dawley Ratten (175–210 g) wurden als Kontrollgruppe 7 Tage lang ausschließlich mit in sterilisierte Trinkflaschen eingebrachter Elementardiät (Aminosäuren, Glucose, Elektrolyte, Vitamine und Spurenelemente) ernährt. Bei 15 weiteren

Chirurgisches Forum 1992
f. experim. u. klinische Forschung
Gall/Beger/Ungeheuer (Hrsg.)
© Springer-Verlag Berlin Heidelberg 1992

Tieren wurden derselben Nährlösung zur selektiven gastrointestinalen Dekontamination 20 mg/l Tobramycin und 25 mg/l Polymyxin E zugesetzt. Diese Dosen waren so gewählt, daß Antibioticakonzentrationen im Darminhalt zu erwarten waren, vergleichbar denen beim Menschen unter Applikation der von Stoutenbeek et al. [5] angegebenen Dosierungen. Durch Paarfütterung wurde eine isocalorische Ernährung beider Tiergruppen sichergestellt (1200 kJ/kg Körpergewicht und Tag).

Bei Experimentende wurden in Narkose (Ketamin/Rompum i.m.) die MLK unter sterilen Kautelen excidiert, homogenisiert und je zur Hälfte auf McConkey-Agar und auf Blut-Agar ausgestrichen. Nach 48stündiger aerober Bebrütung bei 37°C konnten dann die translocierten Bakterien quantifiziert werden. MLK wurden als positiv gewertet, wenn sie mehr als 10 koloniebildende Einheiten (KBE) aufwiesen. Aus ebenfalls auf McConkey-Agar und Blut-Agar kultivierten Aliquoten von Coecumhomogenisat-Verdünnungsreihen wurden die Populationsdichte gramnegativer Enterobakterien und die der Gesamtzahl aerob kultivierbarer Bakterien quantifiziert und als $\log_{10}$ KBE pro Gramm Coecumfeuchtgewicht dargestellt.

Translokationsincidenzen wurden mit "Fisher's exact test" verglichen, die Populationen mit dem U-Test nach Mann-Whitney.

## Ergebnisse

Die in der Kontrollgruppe zu beobachtende Translokation wurde durch SDD unterdrückt (Tabelle 1). Die bei Ernährung mit Elementardiät auftretende gramnegative Überwucherung wurde durch SDD verhindert: die Populationsdifferenz betrug 3,2 $\log_{10}$ KBE, d.h. unter SDD waren im Coecum weniger als 0,1% der Anzahl gramnegativer Enterobakterien der Kontrollgruppe nachweisbar. Auch die Gesamtzahl aerob kultivierbarer Keime lag mit 7,0 log um einen Faktor von mehr als Hundert unter dem entsprechenden Wert der Elementardiät-Kontrollgruppe (9,1 log) und damit im Normbereich [4].

**Tabelle 1.** Incidenz bakterieller Translokation in die MLK

| Gruppe | n | Translokationsincidenz |
|---|---|---|
| Elementardiät-Kontrolle | 15 | 53% |
| Elementardiät + SDD | 15 | 0%[a] |

[a] $p < 0,05$

**Tabelle 2.** Cöcale Populationsdichte gramnegativer Enterobakterien und der Gesamtzahl der aerob kultivierbaren Bakterien

| Gruppe | n | $\log_{10}$ KBE/g Coecum | |
|---|---|---|---|
| | | gramneg. Enterobakt. | Gesamtaerobier |
| Elementardiät-Kontrolle | 10 | $9,1 \pm 0,3$ | $9,2 \pm 0,2$ |
| Elementardiät + SDD | 15 | $5,9 \pm 2,0$[a] | $7,0 \pm 1,6$[a] |

[a] $p < 0,005$

# Diskussion

Träger der Resistenz gegen die Colonisation mit zuvor im GI-Trakt nicht residenten Keimen sind die ortsständigen obligat anaeroben Bakterien [6]. Diese kontrollieren unter Normalbedingungen auch das Populationsausmaß potentiell pathogener Mikroorganismen. Die SDD zielt im Gegensatz zu einer totalen Dekontamination daher darauf ab, die anaerobe Flora zu erhalten und den GI-Trakt lediglich von gramnegativen Bakterien und Pilzen zu dekontaminieren [5]. Die Tatsache, daß unter SDD im vorliegenden Experiment die Verhinderung der gramnegativen Überwucherung nicht mit über Normalwerte hinaus erhöhten intestinalen Populationen grampositiver Bakterien erkauft wurde, spricht für das Weiterbestehen des Antagonismus der Anaerobier. Daß es – aufgrund dieser mikroökologischen Zusammenhänge erwartungsgemäß – in der SDD-Gruppe auch nicht zu Translokation in die MLK kam, steht im Widerspruch zur Aussage von Jackson et al. [2]. In der rein enteral dekontaminierten Tiergruppe war allerdings auch bei diesen Autoren keine signifikante Translokation nachweisbar. Dieses Problem trat lediglich in der Gruppe mit zusätzlicher systemischer Cefotaximbehandlung auf, welche zwar klinisch häufig mit der SDD kombiniert wird, aber keinen integralen Bestandteil derselben darstellt.

In einer früheren Studie konnten wir zeigen, daß die Zugabe von Ballaststoffen die unter Elementardiät zu beobachtende bakterielle Translokation drastisch reduziert [4]. Aufgrund der vorliegenden Untersuchung könnte die SDD eine Alternative für die Fälle darstellen, in denen eine orale Ernährung mit faserhaltiger "Komplettdiät" nicht möglich ist.

# Zusammenfassung

Eine selektive Dekontamination des Verdauungstraktes mit Tobramycin und Polymyxin E verhinderte sowohl die unter ausschließlicher Ernährung von Ratten mit Elementardiät zu beobachtende Überwucherung gramnegativer Enterobakterien im Coecum als auch deren Translokation in die mesenterialen Lymphknoten. Eine Überwucherung mit grampositiven Keimen war nicht zu beobachten und es war auch keine entsprechende Translokation zu verzeichnen.

# Summary

Selective decontamination of the digestive tract using tobramycin and polymyxin E prevented both the overgrowth of gram-negative enterobacteria in the cecum and their translocation to the mesenteric lymph nodes, otherwise seen when feeding rats exclusively on an elemental diet. Overgrowth of gram-positive bacteria did not occur, nor did we see a relevant translocation of such bacilli.

# Literatur

1. Berg RD, Owens WE (1979) Inhibition of translocation of viable escherichia coli from the gastrointestinal tract of mice by bacterial antagonism. Infect Immun 25:820

2. Jackson RJ, Smith SD, Rowe MI (1990) Selective bowel decontamination results in gram-positive translocation. J Surg Res 48:444
3. Konrad F, Schwalbe B, Heeg K, Wagner H, Wiedeck H, Kilian J, Ahnefeld FW (1989) Kolonisations-, Pneumoniefrequenz und Resistenzentwicklung bei langzeitbeatmeten Intensivpatienten unter selektiver Dekontamination des Verdauungstraktes. Anaesthesist 38:99
4. Späth G, Specian RD, Berg RD, Deitch EA (1990) Buld prevents bacterial translocation induced by the oral administration of a total parenteral nutrition solution. J Parent Ent Nutr 14:442
5. Stoutenbeek CP, van Saene HKF, Miranda DR, Zandstra DF (1984) The effect of selective decontamination of the digestive tract on colonization and infection rate in multiple trauma patients. Intensive Care Med 10:185
6. Van der Waaij D, Berghuis-de Vries JM, Lekkerkerk-van der Wees JEC (1971) Colonization resistance of the digestive tract in conventional and antibiotic-treated mice. J Hyg Camb 69:405

Dr. G. Späth, Chirurgische Universitätsklinik, Sigmund-Freud-Straße 25, W-5300 Bonn 1, Bundesrepublik Deutschland

# Langstreckig stenosierte Urethra: Korrektur mit deserosiertem Appendix Bypass im Kindesalter

## The Treatment of Long Urethral Strictures with a Deserosite Appendix Bypass in Infancy


V. Mehrabi[1] und A. Mehrabi[2]

[1]Kinderchirurgisches Zentrum, Universität Teheran (Dir.: Prof. Dr. med. V. Mehrabi)
[2]Chirurgische Universitätsklinik Heidelberg (Dir.: Prof. Dr. med. Ch. Herfarth)


## Einleitung

Die häufigste Ursache einer Stenose im proximalen Bereich des Urethra im Kindesalter ist traumatisch. Eine Fraktur des vorderen Beckenringes zerreißt meistens die Urethra im Bereich der Pars prostatica und membranosa. Wenn eine exakte primäre Versorgung keinen Erfolg hat, wird sich danach ein fibrotisches Gewebe bilden, das eine totale Stenose verursacht. Inkontinenz, Dysurie, Rückstau des Harns in der Blase, Cystopyurie mit Reflux und ein Nierenversagen im Endstadium sind als Komplikationen dieser Stenose zu sehen [1, 2, 3].

Die auswärtige Therapie der Stenose erfolgt durch einen operativen Eingriff, der, wie bei unseren Patienten, mißlang. Ziel unserer Behandlungsmethode war die Beseitigung einer langstreckigen Stenose (> 2 cm) im Bereich der Urethra mit gestielter Appendixschleimhaut als Bypass- oder Pouch-Methode.

## Fallbeschreibung und Patientengut

Patienten mit diesen Verletzungen kommen meistens in einem allgemeinen Schockzustand mit einer offenen perinealen Wunde, einem ausgeprägten Hämatom, einem rupturierten Rectum und Anus und einer Beckenfraktur. Die Kontamination der Wunde mit dem Stuhlgang und das Fließen des Harns verschlechtert die primäre Versorgung. Zur klassischen Behandlung gehören: Primäre Schocktherapie, Versorgung der Wunde, anatomische Korrektur im perinealen Bereich, primäre Versorgung der zerrissenen Urethra, Reparatur des Sphincter, Colostomie, Cystostomie und Stabilisierung des knöchernen Beckens. Aber aufgrund der schlechten Situation des Patienten ist eine ideale primäre Versorgung nicht möglich. Wird die Therapie nicht in der genannten Reihenfolge durchgeführt, heilt die Wunde zwar allmählich ab, jedoch mit einer Stenose, wie sie auch bei vier unserer Patienten auftrat.

Vier Kinder zwischen 3 und 11 Jahren kamen aus verschiedenen Orten des Landes mit einer rückgestauten Harnblase und einem Cystostomie-Katheter zu uns. Alle waren bereits jahrelang erfolglos mit den verschiedensten Methoden (z.B. Dilatationen, Urethrotomie, offene Operationen) behandelt worden. In den Urethrogrammen waren 4–5 cm lange Ste-


Chirurgisches Forum 1992
f. experim. u. klinische Forschung
Gall/Beger/Ungeheuer (Hrsg.)
© Springer-Verlag Berlin Heidelberg 1992

nosen zu sehen. Bei zwei Kindern war die Stenose so stark, daß sogar unter Narkose ein Metall-Katheter bimanuell nicht angelegt werden konnte.

Der erste Patient war ein 7jähriger Junge (G.N.). Er hatte vor drei Jahren einen Autounfall, eine Verletzung im perinealen Bereich und eine zerrissene Urethra. Eine 5 cm lange Stenose war bei ihm zu sehen. Er wurde zweimal operiert und einmal dilatiert, aber leider ohne Erfolg. Er kam auch mit einem Cystostomie-Katheter. Bei der Operation stellte sich heraus, daß die Appendix zu kurz war. Deswegen setzten wir dem Patienten einen Ileum-Pouch ein.

Der zweite Patient war ein 3jähriger Junge (D.A.), der wegen eines Unfalls aufgenommen woden war. Drei Monate nach der Versorgung und Operation im perinealen Bereich bekam er eine Cystostomie aufgrund einer Retention des Harns in der Harnblase. 6 Monate danach dilatierte man bei ihm die Urethra und nach weiteren 6 Monaten wurde er zu uns verlegt mit der Diagnose eines totalen Urethraverschlusses ("Cut-off") und einer 4 cm langen Stenose.

Der dritte Patient war ein 9jähriger Junge (M.D.), der aufgrund seiner proximalen Urethraruptur nach einem Unfall operiert wurde. Er kam nach einem Jahr wegen einer 5 cm langen Urethrastenose mit Cut-off zu uns. Der Patient hatte eine Colostomie.

Der vierte Patient war ein 11jähriger Junge (A.H.), der voriges Jahr aufgrund eines Unfalles mit einer Beckenfraktur, Urethradurchtrennung und Rectumruptur operiert wurde. Er kam mit einer 5 cm langen Stenose, Colostoma und Cystostoma zu uns.

## Operationsmethode

Die behandelten Kinder kann man in zwei Gruppen teilen. Zwei der Kinder hatten nur ein Cystostoma. Die anderen Kinder hatten sowohl ein Cystostoma als auch ein Colostoma. Zuerst werden alle Routinevorbereitungen getroffen, wie z.B. sämtliche Blut- und Urinuntersuchungen, Urethrographie und Dickdarmvorbereitung. Unter Vollnarkose und einer normalen Pron-Lagerung auf dem Operationstisch setzen wir eine mediane Unterbauch-Incision bis zum Os pubis und führen eine Laparotomie durch. Danach erfolgen folgende Schritte:

- Besichtigung des Coecums mit Appendix und des Mesocolons
- Befreiung des Coecums und Ileums ohne Schädigung der Gefäße im ileocöcalen Bereich
- Abtragung der Appendix mit Belassung des Mesenteriolums und der Gefäße vom Coecum
- Versenkung des Stumpfes mit Tabaksbeutel- und Z-Naht
- Das Lumen des Appendix wird desinfiziert, mit einem Kochsalztuch umwickelt und in die Bauchhöhle gelegt.

Wenn die Appendix nach Abtragung und Mobilisierung des Coecums die vordere Kante der Symphyse erreicht, wird die Operation folgendermaßen fortgesetzt:

- Die Symphyse wird gespreizt, die Blase von der rechten Seite bis zur Prostata befreit, der Defekt im Bereich der Urethra dargestellt und das fibrotische Gewebe entfernt.
- Um eine spätere Entzündung auszuschließen, wird die Appendix mit Belassung der Gefäße von der Seromuscularis abgetrennt, d.h. daß nur die Schleimhaut mit den Gefäßen übrig bleibt.

- Das deserosierte Appendix-Stück wird als Zwischenstück über einen Foleykatheter mit 5–0 Chrom Catgut End-zu-End anastomosiert.
- Eine Drainage und ein Cystostoma werden angelegt und die Symphyse, das Peritoneum und die Bauchdecke verschlossen.
- Das Becken und die Beine werden in einer 45°-Position mit einer Bandage für ca. 3 Wochen fixiert.
- Der Patient wird mit Antibiotica abgedeckt.
- Der Urethra-Katheter wird am 10. postoperativen Tag entfernt und eine Röntgenkontrolle durchgeführt, das Cystostoma wird am 14. postoperativen Tag entfernt. Wir empfehlen weitere Kontrollen nach 6 und 12 Monaten.

Wenn bei der Operation die Appendix nicht weit genug verschoben werden kann oder das Mesenteriolum abreißt, wird ein Ileum-Pouch benutzt.

## Ergebnisse

Wir beobachteten alle 4 Kinder in einem Zeitraum von 1–12 Monaten. Nach unserer Kontrolle nach einem Jahr waren alle Patienten beschwerdefrei. Außer der Naht-Insuffizienz des vierten Patienten verliefen die postoperativen Tage ohne Komplikationen. Alle Kinder zeigten eine normale Kontinenz und keinerlei Miktions- oder Erektionsstörungen.

Aufgrund unseres 100%igen Erfolges bei 3 Kindern zwischen 3 und 11 Jahren ist die deserosierte Appendix-Bypass-Methode bei einer langstreckigen Urethrastenose sehr empfehlenswert.

## Zusammenfassung

Drei Kinder (Jungen) im Alter von 3 bis 11 Jahren, die nach einem Unfall primär versorgt worden waren, kamen mit einer Stenose (ca. 3–5 cm lang) im Bereich der Urethra in unserer Klinik an. Es wurde die Appendix vom Coecum freipräpariert, danach die seromusculären Schichten von der Appendixschleimhaut entfernt und die gestielte Schleimhaut transpubisch an der Stenosestelle über einen Foleykatheter als Bypass zwischen Harnblase und Urethra mit 5–0 Chrom Catgut End-zu-End anastomosiert. Bei der Kontrolle nach einem Jahr waren die Patienten alle beschwerdefrei.

## Summary

Three boys between 3 and 11 years olf had developed a urethral stricture (3–5 cm long) after primary treatment of the underlying perineal trauma. They were admitted to our hospital for secondary treatment. The appendix was separated from the coecum and the serosa muscle layer was dissected from the mucosa of the appendix. The mucosa flap was used as a transpubic bypass between bladder and urethra. An end-to-end anastomosis was performed with 5–0 chromium catgut using an inserted Foley catheter to guide the bypass. All patients were free of symptoms after 1 year.

**Literatur**


1. Scherz HC, Kaplan GW (1990) Urol Clin North Am 17 (2):389–394
2. Al Rifaei MA, Gaafar S, Abdel Rahman M (1991) J Urol 145 (2):353–356
3. Webster GD, Ramon J (1991) J Urol 145 (4):744–748



Prof. Dr. med. V. Mehrabi, Kinderchirurgisches Zentrum, Amir Kabir Hospital, Universität Teheran, Amirabade Schomali, 1000 Teheran 15, Iran

# Klassifikation der therapierefraktären Obstipation und chirurgische Methodenwahl aufgrund colorectaler Funktionsdiagnostik

## Classification of Intractable Constipation and Surgical Procedures Based on Functional Colorectal Investigations

K.W. Ecker, T. Schmid, U. Hildebrandt und G. Feifel

Abteilung für Allgemeine Chirurgie, Abdominal- und Gefäßchirurgie, Chirurgische Universitätsklinik Homburg/Saar

## Einleitung und Problemstellung

Als therapierefraktäre Obstipation werden alle funktionellen colorectalen Störungen zusammengefaßt, bei denen die Leitsymptome "zu seltene" oder "erschwerte" Stuhlentleerung durch sinnvolle konservative Maßnahmen entweder nicht gebessert oder sogar noch verschlimmert werden. Diese unscharfe Definition ist lediglich geeignet, das Ende frustraner Behandlungsversuche anzuzeigen. Zur Planung einer chirurgischen Therapie und deren Bewertung ist dagegen die möglichst genaue Kenntnis des Funktionsschadens und dessen Schwere wünschenswert. Deswegen muß prospektiv durch geeignete Funktionsuntersuchungen präoperativ das uniform erscheinende Leiden klassifiziert und postoperativ das funktionelle Ergebnis evaluiert werden. Nur so besteht eine Chance, den Stellenwert der Chirurgie sicherer und verbindlicher zu beurteilen, als dies in retrospektiven Studien bisher möglich war [2].

## Patienten und Methode

Bei 66 konsekutiven Patienten, die von 1/86–9/91 wegen "therapierefraktärer" Obstipation einer chirurgischen Spezialsprechstunde zugewiesen wurden, wurden nach sorgfältiger Anamnese, klinischer und proktologischer Untersuchung sowie einer Colondoppelkontrastuntersuchung (KE) als Funktionsuntersuchungen eine globale Transitzeitbestimmung (KE) nach der Radiopaque-Methode [4], eine Defäkographie [3] in kinematographischer Aufzeichnungstechnik (DFK) und eine Manovolumetrie [1] in modifizierter Technik (MVM) durchgeführt. Dadurch sollte die therapierefraktäre Obstipation exakter definiert, Unterformen nach der wahrscheinlichen Pathogenese klassifiziert und die chirurgische Verfahrenswahl mit dem Ziel der Korrektur oder Ausschaltung des wahrscheinlichen pathogenetischen Faktors festgelegt werden. Das postoperative Ergebnis sollte mit den gleichen Funktionsuntersuchungen im Follow up evaluiert werden.

Chirurgisches Forum 1992
f. experim. u. klinische Forschung
Gall/Beger/Ungeheuer (Hrsg.)
© Springer-Verlag Berlin Heidelberg 1992

## Ergebnisse

### Klassifikation und primäre chirurgische Verfahrenswahl

Bei 41 Patienten (62%) waren alle 3 Funktionsuntersuchungen im Normbereich. Diese Patienten wurden dem irritablen Darmsyndrom zugeordnet und nicht operiert.

Bei 25 Patienten (38%) wurden bei einer oder mehreren Funktionsuntersuchungen pathologische Befunde erhoben. Sie wurden als prinzipiell therapierefraktär definiert und in 2 Hauptgruppen eingeteilt.

*Gruppe I:* 15 Patienten (60%) wurden als (mechanische) anorectale Obstruktion klassifiziert. Aussschlaggebend war die Defäkographie. 7 Patientinnen zeigten beim Pressen große, entleerungsbehindernde Rectocelen mit/ohne Vorderwandintussuszeption zusammen mit einem abnormen Descensus perinei. Mit Hilfe oraler Füllstoffe und insbesondere peranaler Gleitmittel konnte die Stuhlentleerung soweit erleichtert werden, daß bisher eine Operation nicht erforderlich wurde. 8 Patienten dagegen (3 Männer, 5 Frauen) hatten 2× einen vollständigen äußeren und 6× einen kompletten inneren Rectumprolaps, ebenfalls bei erheblichem Descensus perinei. Die TZB zeigte eine distale Akkumulation der Marker innerhalb einer normalen Gesamttransitzeit. Bei diesen Patienten wurde eine Rectopexie zur Rekonstruktion des Reservoirs und eine simultane Sigmaresektion zur Entlastung des Beckenbodens durchgeführt.

*Gruppe II:* 10 Patienten (40%) hatten als übereinstimmende Funktionsstörung eine extreme Verlängerung des globalen Colontransits. Sie wurden deswegen als eigentliche Obstipation infolge Transportstörung des Colons klassifiziert. Bei 3 dieser Patienten (2 Männer, 1 Frau) war durch KE und DFK ein Megacolon/-Rectum bekannt. Damit korrelierte eine herabgesetzte Compliance und verminderte bis aufgehobene Sensorik des Rectums bei der MVM. Bei 7 Patientinnen waren KE und MVM unauffällig. Sie wurden als slow transit constipation subklassifiziert. Dabei fiel bei 4 Patientinnen bei der DFK eine paradoxe Reaktion der Puborectalisschlinge beim Pressen auf (Anismus). Bei 3 Patienten dieser Gruppe steht die Operation noch aus, bei einem älteren Patienten mit Megarectum wurde wegen erheblicher Komorbidität lediglich eine Loop-Ileostomie angelegt. 6 Patienten wurden colektomiert. Die Kontinenz wurde 5× durch ileorectale Anastomose (IRA) und einmal (Megarectum) durch ileoanalen Pouch (IAP) erhalten.

### Verlauf und sekundäre chirurgische Methodenwahl

*Gruppe I:* Nach Rectopexie und Sigmaresektion stellte sich bei 2 Patienten (25%) nach einem halben bis einem Jahr postoperativ eine erneute schwere Obstipation ein. Während bei der Kontrolle MVM und DFK normal(isiert)e Befunde erhoben wurden, war jetzt der globale Colontransit erheblich verlängert. Deswegen mußte im Zeiteingriff eine Colektomie mit IRA nachgeholt werden. Danach trat wieder Beschwerdefreiheit, wie bei den übrigen Patienten der Gruppe, ein.

*Gruppe II:* Bei den 3 nicht operierten Patienten dieser Gruppe ist die Colektomie, zweimal mit IRA und einmal mit IAP (Megarectum), vorgesehen. Der Patient mit Loop-Ileostomie ist völlig beschwerdefrei. Der Patient mit ileoanalem Pouch zeigt jetzt über 3 Jahre ein konstant gutes Ergebnis mit 3–5 kontrollierten Entleerungen/Tag bei voller Kontinenz. Von den 5 Patientinnen mit IRA entwickelte eine Frau ein Jahr postoperativ erneut eine schwere Obstipation. In der DFK imponierte jetzt ein sekundäres Megarectum mit deutlich herabgesetzter Compliance und Sensorik bei der MVM. Durch Umwandlung in einen IAP konnte das Problem erneut gelöst werden.

## Diskussion und Schlußfolgerungen

Aus dem großen und heterogenen Kollektiv von Patienten mit Obstipationsbeschwerden lassen sich durch geeignete Funktionsuntersuchungen die anorectale Obstruktion bei Descensus perinei und die echte Obstipation infolge Transportstörung des Colons identifizieren und einer gezielten chirurgischen Therapie zuführen. Während im ersten Fall die Rekonstruktion der Entleerungsfunktion zusammen mit einer Entlastung des Beckenbodens im Vordergrund steht, ist im zweiten Fall die Colectomie der Regeleingriff. Dabei spielt die Untersuchung der Entleerungsfunktion, die durch Elastizitätsverlust des Rectums zusätzlich behindert sein kann, eine Rolle für die Art der Kontinenzerhaltung: IRA oder IAP. Die Bedeutung eines vergesellschafteten Anismus an sich oder für die chirurgische Verfahrenswahl kann derzeit noch nicht beurteilt werden. Überraschend und nur durch die prospektive Methodik unserer Studie zu belegen, war die Beobachtung, daß nach initial und dauerhaft erfolgreicher Behebung einer Störung aus der einen Gruppe metachron eine Störung aus der anderen Gruppe symptomatisch werden kann. Diese Feststellung könnte die Häufigkeit wiederauftretender Obstipation in retrospektiven Studien erklären [5]. Deshalb sollte die Notwendigkeit von erweiternden Zweiteingriffen a priori im chirurgischen Konzept und der Patientenaufklärung Berücksichtigung finden. Selbstverständlich sind damit die vielen offenen Fragen zur Ätiologie und Pathogenese der sich wahrscheinlich gegenseitig bedingenden Störungen im funktionellen System Colon, Rectum und Beckenboden noch keineswegs ausreichend geklärt. Die gezogenen Schlußfolgerungen müssen, auch in Anbetracht der kleinen Fallzahlen, vorläufigen Charakter behalten.

## Zusammenfassung

In einer prospektiven Studie wurden durch die Funktionsuntersuchungen Transitzeitbestimmung, Defäkographie und Manovolumetrie von 66 Patienten mit schwerer funktioneller Obstipation 25 mit prinzipiell operativ behandelten Störungen identifiziert. Davon wurden bisher 15 Patienten operiert, von denen 8 durch die Defäkographie als anorectale Obstruktion und 7 durch die Transitzeitbestimmung als eigentliche Obstipation infolge Transportstörung des Colons klassifiziert werden konnten. Während in der ersten Gruppe chirurgisch die Rekonstruktion der Entleerungsfunktion durch Rectopexie und simultane Sigmaresektion im Vordergrund stand, zielte der operative Eingriff in der zweiten Gruppe auf die Ausschaltung des transportgestörten Colons ab. Die Kontinenzerhaltung erfolgte dabei in Abhängigkeit vom Elastizitätszustand des Rectums (Manovolumetrie) durch IRA oder IAP. Durch Wiederholungsuntersuchungen im Verlauf der prospektiven Studie konnte gezeigt werden, daß in der ersten Gruppe metachron eine Transportstörung des Colons und in der zweiten Gruppe ein Elastizitätsverlust des Rectums auftreten kann, was in beiden Situationen einen erweiternden Zweiteingriff zur Funktionsverbesserung erforderlich machte. Diese Beobachtung mag die ungünstigeren Ergebnisse retrospektiver Studien zur chirurgischen Behandlung der Obstipation erklären.

## Summary

In a prospective study, 25 of 66 patients with severe constipation could be identified as having surgically treatable disorders using functional investigations such as transit time evaluation, defecography, and manovolumetry. Fifteen patients have been operated on to date; eight of these were classified as having anorectal obstruction by defecography and seven as having colonic constipation by means of transit time evaluation. Whereas in the first group the impaired evacuation had to be restored by rectopexy and simultaneous sigmoid resection, in the second group colectomy was the treatment of choice due to delayed transport of colonic contents. Continence was restored either by IRA or IAP depending on rectal sensory function. Repeated functional investigations during the prospective study demonstrated that in the first group colonic transit was sometimes delayed postoperatively, whereas in the second group rectal sensory function was sometimes impaired. In both situations, a second operation had to be undertaken in order to improve function. This observation may explain the results of some retrospective studies concerning the surgical treatment of constipation.

## Literatur

1. Akervall S, Fasth S, Nordgren S, Öresland T, Hulten L (1988) Manovolumetry: a new method for investigation of anorectal function. Gut 29:614–623
2. Braun J, Pfingsten FP, Faß J, Schumpelick V (1991) Chirurgische Therapie der chronischen Obstipation. Chirurg 62:103–107
3. Ekberg O, Nylander G, Fork F-T (1985) Defaecography. Radiol 155:45-48
4. Hinton JM, Lennard-Jones IE, Young AC (1969) A new method for studying gut transit times using radiopaque markers. Gut 29:614–623
5. Yoshioka K, Keighley MRB (1989) Clinical results of colectomy for severe constipation. Br J Surg 76:600–605

Dr. K.W. Ecker, Abteilung für Allgemeine Chirurgie, Abdominal- und Gefäßchirurgie, Chirurgische Universitätsklinik, W-6550 Homburg/Saar, Bundesrepublik Deutschland ·

# Präoperative Diagnostik perianaler Veränderungen bei Morbus Crohn. NMR-Tomographie vs. klinische Untersuchung. Eine prospektive Studie

## Preoperative Evaluation of Perianal Lesions in Crohn's Disease: A Prospective Study of NMR Tomography Versus Clinical Examination


M. Weinlich[1], M. Skalej[2], F. Makowiec[1], H. Bongers[2], M. Starlinger[1] und H.D. Becker[1]

[1]Abteilung für Allgemeine Chirurgie, Chirurgische Universitätsklinik Tüingen
[2]Radiologische Universitätsklinik Tübingen


## Zielsetzung

Perianale Fisteln bei Morbus Crohn sind oft gekennzeichnet durch komplexe Fistelsysteme und tiefliegende Abscesse, die einer klinischen Untersuchung meist schwer zugänglich sind. Erst durch eine korrekte Identifizierung der perianalen Fisteln und Abscesse wird die entsprechende Einleitung einer chirurgischen Therapie ermöglicht. In dieser prospektiven vergleichenden Studie sollte die Wertigkeit der Kernspintomographie für die Therapie solcher Veränderungen geklärt werden.

## Methodik

Bei 34 Patienten mit bekanntem Morbus Crohn wurde präoperativ eine sorgfältige klinische Untersuchung, sowie eine NMR-Tomographie von zwei unabhängigen Untersuchern durchgeführt. Die Ergebnisse wurden prospektiv auf standardisierten Erhebungsbögen dokumentiert. Die Auswertung der Bögen erfolgte von einer dritten unabhängigen Person. Standard der Auswertung war der intraoperative Befund.

## Ergebnisse

*1. Fisteln:* Bei 7 Patienten bestand Übereinstimmung zwischen dem klinischen Befund und der NMR-Tomographie. Von insgesamt 58 identifizierten Fisteln wurden 47 durch die klinische Untersuchung und 50 durch die NMR-Tomographie erkannt. In drei Fällen mit je einer klinisch festgestellten subcutanen Fistel wurden diese in der NMR-Tomographie nicht erkannt. Bei 15 Patienten wurden in der NMR-Tomographie verzweigte Fistelsysteme identifiziert.

*2. Abscesse:* Alle Abscesse, die klinisch identifiziert wurden, wurden von der NMR-Tomographie ebenfalls erkannt (n = 21). Bei 6 klinisch absceßfreien Patienten wurde in der NMR-Tomographie je ein Absceß identifiziert (= 33% aller Abscesse oder 40% aller


Chirurgisches Forum 1992
f. experim. u. klinische Forschung
Gall/Beger/Ungeheuer (Hrsg.)
© Springer-Verlag Berlin Heidelberg 1992

Patienten mit Abscessen). Der intraoperative Befund hat in jedem Fall den NMR Befund bestätigt.

## Schlußfolgerung

Die NMR-Tomographie ist eine wertvolle präoperative Untersuchung zur Abklärung von Fistelsystemen und Abscessen bei Morbus Crohn. Neben der genauen Lokalisationsdiagnostik ist die vollkommene Schmerzfreiheit, die fehlende Strahlenbelastung und der Verzicht auf Kontrastmittel hervorzuheben. Eine NMR-Tomographie bei perianalen Veränderungen des Morbus Crohn ist indiziert, da zusätzlich zur klinischen Untersuchung Fisteln und Abscesse erkannt werden können. 40% von den vorhandenen Abscessen wurden erst durch die NMR-Tomographie identifiziert und konnten operativ drainiert werden.

## Zusammenfassung

Eine korrekte Identifizierung der Anatomie und Aktivität von perianalen Fisteln und Abscessen bei Morbus Crohn ermöglicht erst die Einleitung einer entsprechenden Therapie. Bei 34 Patienten mit bekanntem Morbus Crohn wurde präoperativ eine sorgfältige klinische Untersuchung, sowie eine NMR-Tomographie durchgeführt. Von insgesamt 58 identifizierten Fisteln wurden 47 durch die klinische Untersuchung und 50 durch die NMR-Tomographie erkannt. Außer bei subcutanen Fisteln wurden durch die NMR-Tomographie mehr Fisteln erkannt als durch die klinische Untersuchung. Bei 6 klinisch absceßfreien Patienten wurde in der NMR-Tomographie je ein Absceß identifiziert (= 33% aller Abscesse oder 40% aller Patienten mit Abscessen). Der intraoperative Befund hat in jedem Fall den NMR Befund bestätigt. Eine NMR-Tomographie, die vollkommen schmerzfrei und unter Verzicht auf Kontrastmittel durchgeführt wird, ist bei perianalen Veränderungen des Morbus Crohn indiziert, da zusätzlich zur klinischen Untersuchung Fisteln und Abscesse erkannt werden können.

## Summary

Correct identification of the anatomy and activity of perianal fistulas and abscesses in Crohn's disease permit suitable surgical treatment. A preoperative clinical examination and NMR tomography were performed in 34 patients with known Crohn's disease. Out of 58 identified fistulas, 47 were found by clinical examination and 50 by NMR tomography. More fistulas were seen in NMR tomography, except subcutaneous fistulas. In 6 patients who appeared clinically free of abscesses, NMR tomography revealed abscesses (= 33% of all abscesses or 40% of all patients with abscesses). The intraoperative findings confirmed the NMR findings in each case. NMR tomography is a painless and contrast-free examination that is indicated in evaluation of perianal Crohn's disease. More fistulas and abscesses can be seen with NMR tomography than with clinical examination.

Dr. M. Weinlich, Abteilung für Allgemeine Chirurgie, Chirurgische Universitätsklinik, Hoppe-Seyler-Straße 3, W-7400 Tübingen, Bundesrepublik Deutschland

# Histochemische und Stoffwechselveränderungen nach pouch-analer Anastomose

## Histochemical and Metabolic Changes After Pouch Anal Anastomosis

G.D. Giebel

II. Lehrstuhl für Chirurgie der Universität zu Köln (Direktor: Prof. Dr. H. Troidl)

Die familiäre adenomatöse Polyposis coli und die ausgedehnte Colitis ulcerosa sind Erkrankungen, die nur die Dickdarmschleimhaut befallen und denen man weltweit mit der Proktocolektomie mit anschließender Rekonstruktion durch Dünndarmbeutel und pouch-analer Anastomose begegnet. Grundgedanke dieses Operationsverfahrens ist, die gesamte krankheitstragende Mucosa zu entfernen unter Belassen des natürlichen Afters.

Während der Operationstechnik, der postoperativen Funktion und der Patientenzufriedenheit in der Literatur große Aufmerksamkeit gewidmet wurde, sind Hinweise auf die postoperative Stoffwechselfunktion und das weitere Schicksal der Dünndarmmucosa spärlich.

## Patienten und Vorgehen

24 Patienten nach pouch-analer Anastomose fanden sich zur Untersuchung bereit. 22 Patienten hatten einen J-Pouch, zwei einen S-Pouch erhalten. Die Hälfte der Patienten litt präoperativ an einer Colitis ulcerosa, die andere Hälfte an einer Polyposis coli. Das Durchschnittsalter betrug zum Untersuchungszeitpunkt knapp 31 Jahre, elf sind Frauen. Bei der pouch-analen Anastomose war bei allen ein protektives Ileostoma angelegt worden, das im Mittel 3 Monate postoperativ verschlossen wurde. Mindestens ein Jahr nach Ileostomaverschluß (1–4,3 Jahre, Median 1,4 Jahre) fanden folgende Untersuchungen statt:

1. Die Gallensäurerückresorption und die Vitamin $B_{12}$-Resorption wurden szintigraphisch gemessen. Hierzu wurde ein Gallensäurederivat mit radioaktivem Selen gekoppelt (Selen- ($^{75}$Se-) Homotaurocholsäure, ein Analogon der Taurocholsäure mit identischem physiologischen Verhalten) zusammen mit $^{57}$Co verabreicht. Da $^{57}$Co und $^{75}$Se teils überlappende, teils unterschiedliche Energiespektren aufweisen, ist eine gleichzeitige Durchführung der Tests möglich. Es wurden Messungen 0, 1, 6, 12, 24, 48 und 72 h nach Applikation der Testdosis durchgeführt.

2. Die Pouch-Anlagen wurden an der Vorderwand, circa 2 cm oberhalb der Anastomose, dick biopsiert. Diese Biopsien wurden neben den üblichen Übersichtsfärbungen mit High-Iron-Diamine-Blau, Diastase-PAS und Acian-PAS gefärbt, um die Mucine zu differenzieren.

## Ergebnisse

Als Norm werden für die Vitamin $B_{12}$-Resorption Werte von oberhalb 10% angesehen. Dies war nur bei 6 Patienten der Fall. Die durchschnittliche Vitamin $B_{12}$-Resorption war mit 8,8% pathologisch erniedrigt, bei einem mittleren Wert von 8,25%.

Chirurgisches Forum 1992
f. experim. u. klinische Forschung
Gall/Beger/Ungeheuer (Hrsg.)
© Springer-Verlag Berlin Heidelberg 1992

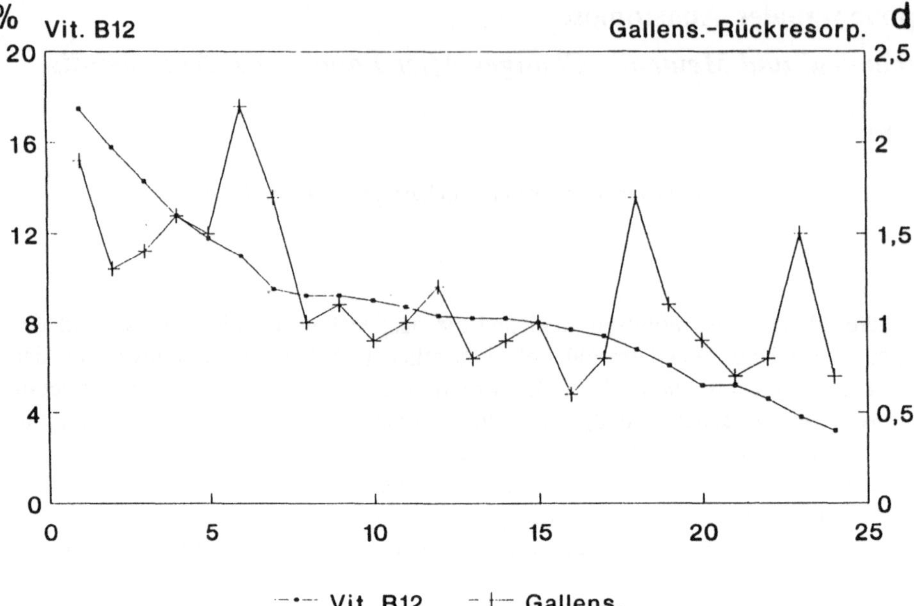



**Abb. 1.** Gezeigt werden Vitamin $B_{12}$- und Gallensäureresorption. Die Normalwerte für die Vitamin $B_{12}$-Resorption liegen bei oberhalb von 10%, für die Gallensäurerückresorption oberhalb von 2,5 Tagen

Bei der Gallensäurerückresorption werden Werte oberhalb von 2,5 Tagen als normal betrachtet. Keiner der Untersuchten lag oberhalb dieser Schwelle. Durchschnittswert war 1,16 d bei einem mittleren Wert von 1,15 d (vgl. Abb. 1).

Einheitlich in allen Biopsien ließen sich monoton eine erhebliche Vermehrung von Becherzellen, vollständiger Verlust der Zotten und Ausbildung von Krypten nachweisen. Bei zehn der zwölf Colitis ulcerosa-Kranken fand sich mindestens ein Kriterium der ursprünglichen Erkrankung. Bei zwei dieser Patienten fanden sich zwei, bei sieben Patienten alle drei Kriterien der Colitis ulcerosa: floride Entzündung mit Verlust der Becherzellen in der Tiefe der Krypten, vermehrte Regeneration und Atypien.

Die Schleimfärbungen zeigen kaum neutrale Mucine, meist ein Überwiegen der Sulfomucine. Bei 12 Patienten – 10 litten an einer Polyposis coli – traten Sialomucinexzesse auf (Tabelle 1).

## Diskussion

Die Morphologie der ehemaligen Dünndarmschleimhaut ändert sich vollständig in Dickdarmmucosa um. Wir haben die Übersichtsfärbungen der pouch-Biopsien zwei Pathologen vorgelegt und die Organdiagnose lautete: Dickdarmschleimhaut. Durch die vermehrte Ausbildung von Sulfomucinen wird in der Mucinproduktion ebenfalls das ortsständige Epithel des linken Hemicolons imitiert. Mit der Form ändern sich auch die Funktionen:

**Tabelle 1.** Bei allen Patienten trat eine Umwandlung in Dickdarmmucosa auf. Die drei Kriterien für die Colitis ulcerosa sind: 1. floride Entzündung mit Verlust der Becherzellen in der Tiefe der Krypten, 2. vermehrte Regeneration und 3. Atypien

|  |
| --- |
| Histologie |
| n = 24 |

|  |  |
| --- | --- |
| alle: | Becherzellvermehrung |
| | + Zottenverlust |
| | + Kryptenausbildung |
| | = Dickdarmmucosa |

| *Colitis ulcerosa* | *Polyposis coli* |
| --- | --- |
| n = 12 | n = 12 |
| 1× ein Kriterium | 10× Sialomucinexzesse |
| 2× zwei Kriterien | |
| 7× drei Kriterien | |
| 10× mindestens ein Kriterium | |
| 2× Sialomucinexzesse | |

Die Resorption von Vitamin $B_{12}$ und die Gallensäurerückresorption. Beides ist in diesem Patientenkollektiv erniedrigt. Korrespondierend zur verminderten Vitamin $B_{12}$-Aufnahme bestand eine leichte Anämie mit einem durchschnittlichen Hämoglobinwert von 12,1 g%, die auf die Gabe von Vitamin $B_{12}$ reagierte. Daß die bei allen Patienten unter die Norm erniedrigte Gallensäurerückresorption auch eine klinische Relevanz hat, zeigte die Senkung der chologen mitbedingten hohen Stuhlfrequenzen und Diarrhöen durch Cholestyramin (Anionenaustauschharz) um 40% [1].

Das terminale Ileum hat sich also sowohl von der Morphologie, als auch von der Funktion in Dickdarm gewandelt. Hat sich damit die ursprüngliche Idee, die gesamte krankheitstragende Mucosa zu entfernen, nicht erfüllt? Von der Histologie scheint sich eine krankheitsempfängliche Schleimhaut neu ausgebildet zu haben. Bei Colitis ulcerosa-Kranken zeigen sich die feingeweblichen Kriterien der ursprünglichen Erkrankung erneut.

Das Auftreten von Sialomucinexzessen wird als obligate Präcancerose gewertet. Sie treten in der Umgebung von Carcinomen, zwischen den Polypen bei der Polyposis coli [2] und im dysplastischen Epithel der Colitis ulcerosa auf [3].

Eine längere Erfahrung mit dem Dünndarm als Organersatz haben die Urologen, die aus Dünndarm eine Ersatzblase bilden. Diese Dünndarmkonduite entarten über die Adenom-Carcinom-Sequenz nach über 15 Jahren [4].

Ein weiterer Hinweis auf die Prädisposition für die Grundkrankheit liegt in der Ausbildung der Pouchitis: Diese Entzündung, die bis zur Entfernung des Pouches führen kann, wenn sie konsekutiv nicht beherrschbar ist, tritt nahezu ausschließlich bei Colitis-Kranken auf.

Da bei der familiären Polyposis coli und der Colitis ulcerosa eine lange Zeit zwischen Krankheitsbeginn und Carcinomentstehung vergeht, sollten nach pouch-analer Anastomose regelmäßige endoskopische Kontrollen erfolgen, die beim geringsten Verdacht auf Entartung mit Biopsien kombiniert werden sollten.

## Zusammenfassung

Bei der Polyposis coli und der ausgedehnten Colitis ulcerosa hat sich weltweit die Coloproktektomie mit anschließender Rekonstruktion durch Dünndarmbeutel und pouchanaler Anastomose durchgesetzt. Stoffwechselveränderungen und das weitere Schicksal der Schleimhaut des terminalen Ileum wurden an 24 Patienten – 12 litten an einer Polyposis, 12 an einer Colitis ulcerosa – untersucht. Es zeigte sich für die beiden typischen Stoffwechselleistungen des aboralen Dünndarmendes (i.e. Vitamin $B_{12}$-Resorption, Gallensäurerückresorption) eine erhebliche Erniedrigung, die morphologisch einer Umwandlung der ehemaligen Dünndarmmucosa in Dickdarmmucosa entsprach. In über der Hälfte der Patienten fanden sich die histologischen Kriterien der ehemaligen Erkrankung wieder. Eine Entartung der Pouch-Anlagen ist deshalb nicht ausgeschlossen.

## Summary

Proctocolectomy and reconstruction with a pouch of small intestine substituting for the rectum and pouch-anal anastomosis is the worldwide accepted treatment of choice for familial polyposis coli and severe ulcerative colitis. We studied changes of metabolism and the fate of the small bowel mucosa in 24 patients, 12 with familial polyposis and 12 with ulcerative colitis. The typical metabolic functions of the terminal ileum (i.e. vitamin $B_{12}$ absorption, bile acid reabsorption) were both significantly reduced. Morphologically, we found a complete transformation of the former small bowel mucosa into colonic mucosa. In more than half of all cases the histological criteria of the primary disease were evident. A potential for malignant transformation of the pouch must therefore be taken into consideration.

### Literatur

1. Giebel GD, Bockisch A, Dahl HD, Horch R (1989) Stoffwechselveränderungen nach pouchanaler Anastomose. Verdauungskrankheiten 7:167–170
2. Filipe MI, Mughal S, Bussey HJ (1980) Patterns of mucosa secretion in the colonic epithelium in familial polyposis. Invest Cell Pathol 3:329–343
3. Ehsanullah M, Filipe MI, Gazzard B (1982) Mucin secretion in inflammatory bowel disease: correlation with disease-activity and dysplasia. Pathology 13:547–555
4. Miersch WD, Vogel J (1989) Tumours experimentally produced in a rat model for carcinogenesis in uretersigmoidostomy. Invest Urol 3:135–142

Dr. med. G.D. Giebel, II. Lehrstuhl für Chirurgie der Universität zu Köln, Ostmerheimer Straße 200, W-5000 Köln 91, Bundesrepublik Deutschland

# Effekt von transanaler endoskopischer Mikrochirurgie (TEM) auf die Stuhlkontinenz.
## Eine prospektive Studie bei Patienten mit Rectum-Tumoren

### *Effect of Transanal Endoscopic Microsurgery (TEM) on Anal Sphincter Functions. A Prospective Study in Patients with Rectal Tumors*

E.C. Jehle, M. Kreis, M. Starlinger und H.D. Becker

Abteilung für Allgemeine Chirurgie, Chirurgische Universitätsklinik Tübingen

## Zielsetzung

Die postoperative Morbidität und Mortalität von Patienten mit Adenomen und T1-Carcinomen des Rectums sind nach transanaler endoskopischer Mikrochirurgie (TEM) im Vergleich zur konventionellen anterioren Rectumresektion deutlich vermindert. Die funktionellen Ergebnisse der TEM bezüglich der Stuhlkontinenz sind bisher jedoch nicht bekannt. Wir führten deshalb eine prospektive Studie zur Evaluierung der prä- und postoperativen Analsphincter-Funktion bei TEM-Patienten durch.

## Methodik

Bei 26 konsekutiven Patienten (12 m, 14 f, Durchschnittsalter 63 Jahre, 50–90 Jahre), die in unserer Klinik wegen eines Rectum-Adenoms oder eines T1-Carcinoms mittels TEM operiert wurden, führten wir präoperativ (prä-op) und 3 Monate postoperativ (post-op) eine recto-anale Manometrie (Multilumen-Katheter, Arndorfer-Perfusionspumpe, Statham-Drucktransducer, Synectics-AD-Converter, computerisierte Auswertung) durch. Zusätzlich wurden die Patienten in einem standardisierten Interview über kontinenz-assoziierte Symptome vor und nach der Operation befragt.

## Ergebnisse

Der maximale Kneifdruck war 3 Monate nach TEM unverändert ($142,9 \pm 58,5$ mm Hg prä-op vs. $144,5 \pm 67,9$ post-op, Mittelwert $\pm$ SD, n.s.), während der maximale Ruhedruck vermindert war ($89,2 \pm 43,6$ prä-op vs. $64,3 \pm 30,4$ post-op, $p < 0,001$). Der recto-anale Inhibitionsreflex, prä-op in allen Patienten nachzuweisen, war post-op in 14 von 26 Patienten erhalten. Die Stuhlfrequenz war 2 Wochen post-op erhöht im Vergleich zu prä-op ($2,98 \pm 1,83$ vs. $2,08 \pm 1,4$, $p < 0,01$) und blieb 3 Monate post-op erhöht ($2,38 \pm 1,49$, $p < 0,01$). Unwillkürlicher Stuhlabgang war häufiger bis zu einem Monat post-op ($p < 0,01$) und erreichte wieder prä-op Werte nach 3 Monaten post-op. 36% der Patienten benützte

Chirurgisches Forum 1992
f. experim. u. klinische Forschung
Gall/Beger/Ungeheuer (Hrsg.)
© Springer-Verlag Berlin Heidelberg 1992

prä-op Vorlagen, 80% (p < 0,01) 2 Wochen post-op und 40% (n.s.) 3 Monate post-op. Während 20% der Patienten prä-op über eine urge incontinence klagten, wurde dies von 72% 2 Wochen post-op (p < 0,01) und von 44% 3 Monate post-op (p < 0,05) angegeben. Unvollständige Stuhlentleerung wurde prä-op von 8% der Patienten, dagegen von 28% der Patienten 3 Monate post-op angegeben (p < 0,002).

## Schlußfolgerungen

Die transanale endoskopische Mikrochirurgie schwächt die Analsphincter-Funktion in der frühen postoperativen Phase. Trotz einer bleibenden postoperativen Verminderung des analen Ruhedrucks ist die Kontinenzleistung nach 3 Monaten wiederhergestellt. Die Incidenz von urge incontinence und die Stuhlfrequenz sind jedoch 3 Monate postoperativ als Ausdruck einer verminderten Rectum-Kapazität weiterhin erhöht. Der recto-anale Inhibitionsreflex bleibt, im Gegensatz zur anterioren Rectum-Resektion, in über 50% der Patienten erhalten. Wir folgern aus unserer Untersuchung, daß – neben der niedrigen postoperativen Morbidität und Mortalität – auch die funktionellen Ergebnisse nach transanaler endoskopischer Mikrochirurgie denen der anterioren Rectumresektion überlegen sind.

## Zusammenfassung

In einer prospektiven Studie wurde bei 26 Patienten die Analsphincter-Funktion vor und nach transanaler endoskopischer Mikrochirurgie (TEM) mittels Rectum-Manometrie und eines standardisierten Interviews untersucht. Die Stuhlkontinenz wird durch diese Operation in der frühen postoperativen Phase eingeschränkt, erreicht jedoch, trotz vermindertem analen Ruhedruck, nach 3 Monaten bei fast allen Patienten wieder den präoperativen Zustand. Hingegen bleiben die Stuhlfrequenz und die Incidenz von urge incontinence auch 3 Monate postoperativ erhöht.

## Summary

In 26 patients undergoing transanal endoscopic microsurgery (TEM) for rectal tumors we conducted a prospective study to assess pre- and postoperative anal sphincter function. The patients were examined using anorectal perfusion manometry and a standardized interview. Transanal endoscopic microsurgery impairs anal sphincter function in the early postoperative period. Despite a persistent decrease of anal resting pressure, continence is in general restored to preoperative levels after 3 months. The incidence of urge incontinence and the frequency of bowel movements, however, remain increased, indicating diminished rectal capacity. In contrast to anterior rectal resection, the rectoanal inhibitory reflex is preserved in more than 50% of the patients. We conclude that the functional results following transanal endoscopic microsurgery are superior to those following anterior rectal resection.

Dr. E.C. Jehle, Abteilung für Allgemeine Chirurgie, Chirurgische Universitätsklinik, Hoppe-Seyler-Straße 3, W-7400 Tübingen, Bundesrepublik Deutschland

# Erhöhung der Freiheitsgrade bei Instrumenten für die Minimal Invasive Chirurgie

## Increasing the Degrees of Freedom of Instruments in Minimally Invasive Surgery

A. Melzer[1], M.O. Schurr[1], P. Dautzenberg[2], R. Trapp[2] und G. Bueß[1]

[1]Abteilung für Allgemeinchirurgie (Leiter: Prof. Becker), Eberhard Karls-Universität, Tübingen
[2]HIT, Kernforschungszentrum Karlsruhe

## Einleitung

Die starren Faßzangen und Präparationsinstrumente [1, 2, 3], die bei chirurgischen Eingriffen in der Minimal Invasiven Chirurgie im wesentlichen zum Einsatz kommen, sind nur in zwei bis drei Freiheitsgraden innerhalb des Operationsfeldes positionierbar (Abb. 1):

1. Translation entlang der Längsachsen des Instrumentes,
2. Rotation in der Schaftlängsachse,
3. Schwenkung des Instruments. Dieser Freiheitsgrad ist von Art und Größe des Zugangs abhängig.

Die Durchführung von komplexen Manipulationen (Naht- und Ligaturtechniken) [1, 2, 3] bei Eingriffen wie Fundoplicatio oder Darmsegmentresektionen, die eine große Varianz an

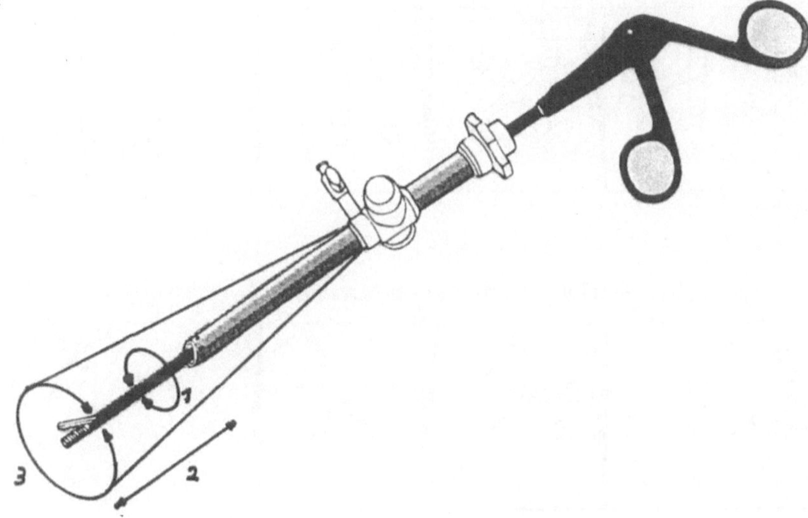


**Abb. 1.** Schematische Darstellung der Freiheitsgrade konventioneller endoskopischer Instrumente. *1* Rotation, *2* Translation, *3* Schwenkung im Zugang

Chirurgisches Forum 1992
f. experim. u. klinische Forschung
Gall/Beger/Ungeheuer (Hrsg.)
© Springer-Verlag Berlin Heidelberg 1992

Instrumentenpositionen und Bewegungen fordern, wird durch die wenigen Freiheitsgrade entscheidend beeinträchtigt.

In der Anfangsphase kerntechnischer Forschung ergaben sich der Minimal Invasiven Chirurgie vergleichbare Problemstellungen: Es mußte mit Brennelementen in radioaktiv kontaminierten Räumen hantiert werden, und der direkte manuelle Zugang war nicht möglich. Um dennoch ohne Gefährdung für den Menschen arbeiten zu können, wurden über einfache mechanisch parallel gesteuerte Direktgreifer und mechanische Master-Slave-Manipulatoren kinästhetisch angetriebene und Software gesteuerte Manipulatoren mit sieben Freiheitsgraden entwickelt (Abb. 2), [4].

Eine vergleichbare, jedoch an medizinisch-chirurgische Belange adaptierte Entwicklung für die Instrumente der minimal invasiven Chirurgie wird von uns in interdisziplinärer Kooperation mit dem Kernforschungszentrum Karlsruhe (KfK) durchgeführt.

Die gemeinsam konstruierten Funktionsmuster werden teils in KfK Werkstätten, teils in unserer eigenen vom KfK finanzierten Werkstatt gefertigt und an Phantomen aus Tiergewebe sowie in Tierversuchen erprobt.

## Zielsetzung

In einem evolutiven Konzept erfolgt die Erhöhung der Freiheitsgrade von zunächst rein mechanisch angetriebenen chirurgischen Instrumenten. Weiter sollen kinästhetische Antriebe, Sensoren für Stellung, Kraft und Momente sowie Software unterstützte Steuerungen integriert werden. Ziel ist ein intelligentes steuerbares Instrumentensystem ISIS (Abb. 2)

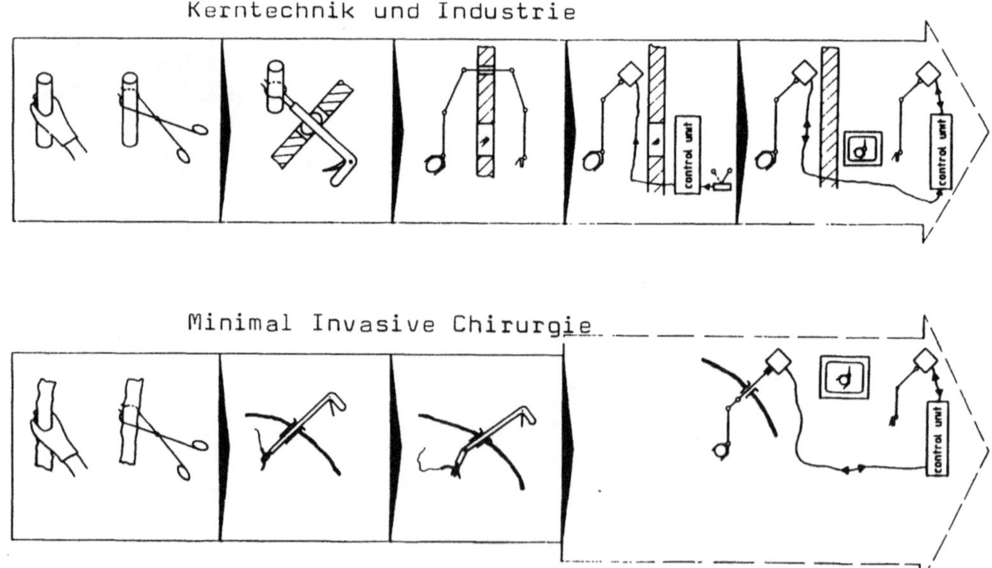


**Abb. 2.** Beziehung der Entwicklungsgeschichte der Manipulationssysteme in Kerntechnik und Industrie zu einer vergleichbaren Entwicklung in der Minimal Invasiven Chirurgie

als zentraler Bestandteil eines minimal invasiv chirurgischen Operationssystems MINOS. Basis dieser Entwicklungen sind neben Messungen der während operativer Eingriffe auftretenden Kräfte und Geschwindigkeiten genaue Arbeitsanalysen der Operationen sowie Erarbeitung der Rahmenbedingungen und sicherheitstechnischen Spezifikationen.

Zentraler Punkt der theoretischen Arbeiten ist die Definition der ethischen, medizinischen und speziell chirurgischen Anforderungen an ein Manipulationssystem.

## Methodik

In der ersten Phase der Entwicklung werden diverse Konfigurationen von Freiheitsgraden mit verschiedenen Gelenken und mechanischen Griffsteuerungen in einem modularen Konzept konstruiert und gefertigt. Modular bedeutet, daß Effektor (Arbeitsteil), Gelenke, Schaft und Handgriff mit Hilfe jeweils einheitlicher Interfaces austauschbar sind. Schaft und Arbeitsteil sollen 10 mm Außendurchmesser nicht überschreiten.

Mit diesen Instrumenten werden nun erste Erfahrungen hinsichtlich Anwendbarkeit für chirurgische Eingriffe und, um die definitive Spezifikation des späteren Instrumentensystems zu erarbeiten, meßtechnische Versuche durchgeführt.

Erste Erprobungen der Funktionsmuster und Messungen von Kräften werden in Phantomversuchen, im Pelvitrainer nach Semm und einem von uns entwickelten Phantomtorso an tierischen Geweben (Darm und Gallenblasen) durchgeführt.

Nach entsprechenden Modifikationen erfolgt die Anwendung der Prototypen in Tierversuchen, die zur Erarbeitung neuer Operationsverfahren (z.B. laparoskopische Eingriffe an Darm und Magen oder thoracoskopische Operationen) an Schafen und Schweinen durchgeführt werden.

Ein industrieller Partner konzipiert die Möglichkeiten einer Serienfertigung der neuen Instrumente.

Bestätigen sich Anwendbarkeit und Zuverlässigkeit der Instrumente in den Vorversuchen, beginnt die klinische Evaluation.

## Ergebnisse

### 1. Experimentelle Applikation

In 20 Erprobungen an Phantommodellen aus tierischem Gewebe und während sechs Tierversuchen zur laparoskopisch-rectoskopischen Sigmaresektion am Schwein wurden die ersten Funktionsmuster des steuerbaren MIC Instruments SMI getestet.

Als Ergebnis zeigte sich eine verbesserte Durchführbarkeit der Manipulation an Colon und Sigma. Insbesondere das Unterfahren von anatomischen Strukturen und Übergeben von Anschlingungen und Ligaturen sind erleichtert. Um die Einhandbedienung des Instruments zu erleichtern, werden Kinetik und Reibungsverhältnisse der Gelenksegmente optimiert sowie Servomotoren zur Positionierung des Arbeitsteils integriert (Abb. 4).

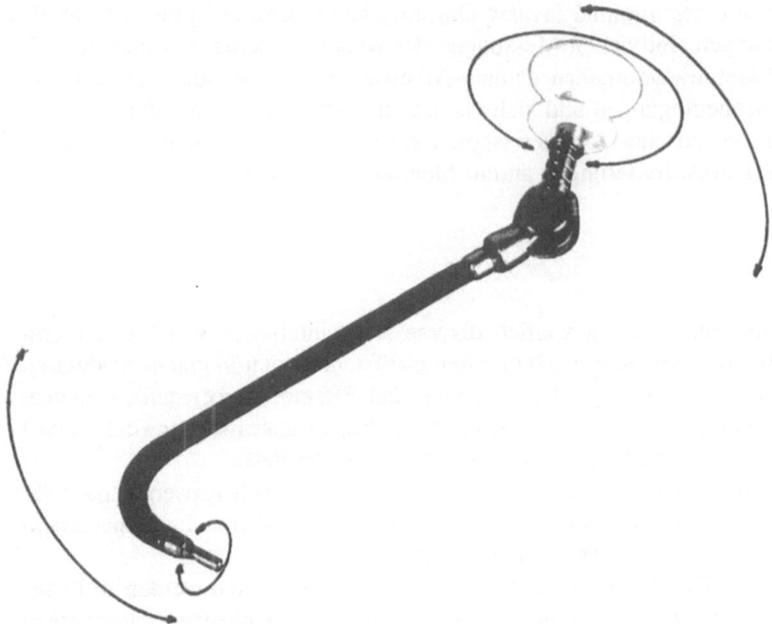

**Abb. 3.** Der erste Prototyp des steuerbaren MIC Instruments SMI. Die Bewegungen des Handgriffs: Rotation ($\pm360°$) und Schwenkung ($\pm180°$) werden mit Zügen auf das Arbeitsteil übertragen

## 2. Prototypenentwicklung

Die ersten Funktionsmuster sind einfache, über den Handgriff steuerbare Instrumentierkanäle. Die Betätigung erfolgt bei allen Modellen über in den Schaft integrierte Züge, die das gelenkig oder elastisch ausgeführte distale Ende des Kanals, vergleichbar mit einem flexiblen Endoskop, um $\pm120° - 180°$ bewegen.

Da bei Instrumentierkanälen ein passiv flexibles Instrument eingeführt werden muß, ergeben sich zusätzliche Nachteile für die Handhabung und Konstruktion. Das Arbeitsteil des Instruments ist durch Rotation nicht präzise positionierbar und eine Einhand-Bedienung ist unmöglich. Kanal und Instrument müssen isoliert und flüssigkeitsdicht ausgeführt werden.

Diese baulichen Maßnahmen bedeuten eine Verringerung der Wandstärken für Gelenke und Züge, also eine erhebliche Verminderung der mechanischen Stabilität des Instruments.

In einem weiteren Lösungsansatz wurde auf den zentralen Instrumentierkanal verzichtet und eine steuerbare Faßzange konstruiert und gefertigt.

Der distale Arbeitsteil ist durch sieben Kugelgelenke (modifizierte Segmente eines LEYLA-Retraktors) mit dem Schaft verbunden, weitere 12 Kugelgelenke verbinden in der ersten Version den Schaft mit einem speziell konstruierten Tellergriff.

Jede Bewegung des Griffs wird mit integrierten Zügen auf das distale Ende übertragen.

Die ungünstig weiten Ausschläge des Steuerungsteils konnten durch die Konstruktion eines Exzenter-Griffs weitgehend beseitigt werden (Abb. 3).

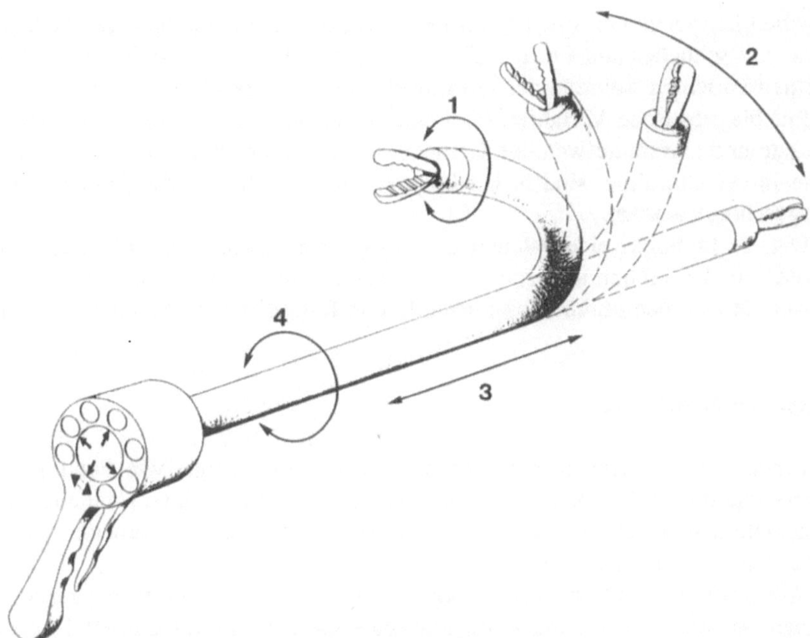

**Abb. 4.** Das steuerbare MIC Instrument SMI mit integrierten Servomotoren für den Antrieb der Bewegungen des Arbeitsteils. Freiheitsgrade: *1* Rotation des Arbeitsteils (±360°), *2* Schwenkung (±180°), *3* Translation, *4* Rotation des Instruments in Längsachse

Zusätzlich zur Schwenkung des distalen Vielgelenks um ±180° integrierten wir einen weiteren Freiheitsgrad: Mit einer flexiblen Schubstange wird gleichzeitig die Maulteilbedienung und der Antrieb der Rotation (±360°) des ganzen Maulteils ermöglicht.

Da die genannten Funktionen nur bedingt mit einer Hand zu bedienen sind, erfolgt die Integration von Servomotoren für den Antrieb der Kinetik in den Instrumentengriff (Abb. 4).

Zur Verbesserung der mechanischen Stabilität und Verringerung der Reibung der Gelenke wurden eine Vielzahl von Rotor-Stator-Elementen konstruiert, die nun hinsichtlich der mechanischen Anforderungen und einer späteren elektronisch unterstützten Steuerung geprüft werden.

## Diskussion

Grundsätzlich ist die Frage zu klären, ob technologisch aufwendige Instrumente und Geräte wie ein elektronisch gesteuertes chirurgisches Instrumentensystem sinnvoll zu rechtfertigen sind.

Laparoskopische Cholecystektomie und Appendektomie sind vergleichbar einfache, mit starren Instrumenten durchführbare Operationen. Komplexe Eingriffe wie Fundoplicatio oder Sigmaresektion erfordern Ligaturen und Nähte. Dies ist mit konventionellen starren Instrumenten nur mit sehr viel Übung in adäquat kurzer Zeit zu bewerkstelligen [1, 2, 3].

Solche Manipulationen sind mit Instrumenten, die über zusätzliche Freiheitsgrade verfügen, nicht nur schneller und für den Chirurgen komfortabler durchführbar; auch die Sicherheit für den Patienten während der Operation kann so verbessert werden.

Für diagnostische Verfahren (Computer- und Kernspintomographie) werden heute modernste und extrem aufwendige Geräte eingesetzt. Für therapeutische Verfahren, insbesondere in der Chirurgie, sind bisher bei weitem nicht die Möglichkeiten moderner Technik ausgeschöpft worden.

Die Technologie eines steuerbaren MIC Instruments muß allen Anforderungen aus ethisch-medizinischer und speziell chirurgischer Sicht genügen. Einsatz und Indikation der Geräte werden durch experimentelle und klinische Erprobungen evaluiert.


## Zusammenfassung

Die neueren Verfahren in der Minimal Invasiven Chirurgie wie Fundoplicatio oder Sigmaresektion erfordern komplexe Manipulationen. Die wenigen Freiheitsgrade – Rotation, Translation und Schwenkung – der verwendeten starren Instrumente bedeuten eine entscheidende Beeinträchtigung.

Auf Initiative und in enger Kooperation mit dem Kernforschungszentrum Karlsruhe haben wir die Entwicklung eines Manipulationssystems für die MIC begonnen: Die für chirurgische Instrumente notwendigen Freiheitsgrade und die medizinisch-chirurgischen Anforderungen an ein Manipulationssystem werden in einem evolutiven Konzept experimentell erarbeitet.

Der Handgriff des ersten Prototypen SMI erlaubt mittels integrierter Züge neben der Maulteilbetätigung die Schwenkung ($\pm 180°$) und Rotation ($\pm 360°$) des Arbeitsteils. Die experimentellen Erfahrungen in Tierversuchen ergaben die Erleichterung komplexer Manipulationen bei laparoskopischen und thoracoskopischen Interventionen.

Ziel unserer Entwicklungen ist ein intelligentes chirurgisches Instrumentensystem ISIS, das mit elektronischer Steuerung, Kraft-Momenten-Sensoren und kinästhetischen Antrieben ausgerüstet, die Möglichkeiten endoskopischer Eingriffe erweitern wird.


## Summary

The increased complexity of new interventions in minimally invasive surgery (MIS), such as fundoplication and sigmoid resection means that conventional instruments must be improved. During endoscopic suture and ligation, one of the main difficulties is the low number degrees of freedom (DOF) – rotation, translation, and motion in the access canal – that the rigid instruments.

In cooperation with the Nuclear Research Center, Karlsruhe, we have been developing a surgical robotic system, the Intelligent Surgical Instrument System (ISIS). The first prototype of the steerable MIS instrument (SMI) is a mechanically hand-controlled grasping forceps with two additional degrees of freedom: rotation ($\pm 360°$) and movement ($\pm 180°$) of the instrument tip. In initial experiments in phantoms and animals the SMI proved to be a useful enhancement for complex manipulations in laparoscopic and thoracoscopic surgery.

In order to advance the capabilities of the MIS surgeon and to improve the patient's safety, further design and construction features will include integration of servomotors for movement, sensors for force control, and electronically assisted remote control.

**Literatur**

1. Cuschieri A, Bueß G, Perissat J (im Druck) Operative manual of endoscopic surgery. Springer, Berlin Heidelberg New York Tokyo
2. Bueß G (Hrsg) (1989) Endoskopie – Von der Diagnostik bis zur neuen Chirurgie. Ärzte-Verlag
3. Semm K (1984) In: Operationslehre für endoskopische Abdominal-Chirurgie. Schattauer, S 88–112
4. Köhler GW (1981) Typenbuch der Manipulatoren. Karl Thiemig
5. Pham DT, Heginbotham WB (Hrsg) (1986) Robot grippers. Springer, Berlin Heidelberg New York Tokyo

A. Melzer, Abteilung für Allgemeine Chirurgie, Eberhard Karls-Universität, Hoppe-Seyler-Straße 3, W-7400 Tübingen, Bundesrepublik Deutschland

## Das Delay-Phänomen am Jejunum: Durchblutung und Sauerstoffversorgung vasculär isolierter Jejunalsegmente bei partieller Ischämie

*Jejunal Delay Phenomenon: Blood Flow and Oxygenation of Vascularly Isolated Jejunal Segments During Partial Ischemia*

B. Vollmar[1], O. Corleta[2], H. Habazettl[1], M.D. Menger[1], U. Kreimeier[1] und K. Meßmer[1]

[1]Institut für Chirurgische Forschung, LMU München
[2]Department of Surgery, University of Sao Paulo, Brasilien

### Einleitung

Bei plastisch-chirurgischen Eingriffen wird das Delay-Phänomen zur Erhöhung von Durchblutung und Gewebeoxygenierung [1] größerer Hauttransplantate genutzt. 10–14 Tage vor Transplantation des Hautlappens wird eine partielle Ischämie induziert, wodurch eine Verbesserung der nutritiven Versorgung des Transplantat-Gewebes erreicht werden kann. Nach vollständigem Heben des Hautlappens kann dann eine Nekrose des Transplantats aufgrund verbesserter mikrovasculärer Durchblutung und ausreichender Sauerstoffversorgung verhindert werden [1]. In experimentellen und klinischen Studien mit Verwendung von Dünndarm als Transponat zum Ösophagus- bzw. Magenersatz konnte gezeigt werden, daß am Jejunum nach zweizeitiger Durchtrennung der Mesenterialgefäße die Nekroserate des Transponats signifikant geringer ist [2]. Ziel der vorliegenden Studie war zu untersuchen, inwieweit am Dünndarm, entsprechend der Haut, ein Delay-Phänomen induziert werden kann. Diese Frage wurde an einem chronischen Kaninchenmodell unter Anwendung eines zweizeitigen Operationsverfahrens geprüft.

### Material und Methoden

Die Untersuchungen wurden an insgesamt 15 gemischtrassigen Kaninchen durchgeführt. Nach Prämedikation mit Ketamin (25 mg/kg i.m.) und Atropin (0,1 mg/kg s.c.) wurde die Narkose mit Nembutal (10 mg/kg/h i.v.) und Piritramid (0,25 mg/kg/h i.v.) fortgeführt. Anschießend erfolgte die retrograde Intubation [3] und kontrollierte Beatmung mit Sauerstoff in Luft (FiO$_2$ 21–25%, PaO$_2$ 110 mm Hg, PaCO$_2$ 35 mm Hg). Katheter in Aorta abdominalis, Vena cava superior und linkem Ventrikel dienten zur Bestimmung hämodynamischer

Chirurgisches Forum 1992
f. experim. u. klinische Forschung
Gall/Beger/Ungeheuer (Hrsg.)
© Springer-Verlag Berlin Heidelberg 1992

Parameter sowie zur Injektion von radioaktiv markierten Mikrosphären zur Beurteilung der regionalen Organdurchblutung.

Das chirurgische Vorgehen bestand aus folgenden Einzelschritten: Unter sterilen Bedingungen wurden die Tiere (n = 8, Gruppe "Delay") laparotomiert. 15 cm aboral des Treitzschen Bandes wurde ein Jejunalsegment von 30 cm Länge ausgewählt (I). Anschließend wurden die diesem Segment zugehörigen Aa. jejunales unter Erhaltung der darmnahen Gefäßarkade ligiert und durchtrennt (partielle Ischämie, s. Abb. 1). Zur Beurteilung von Durchblutung und Gewebeoxygenierung bei akuter Unterbrechung aller Gefäße wurde zusätzlich die darmnahe, proximale Gefäßarkade temporär unter Verwendung eines Gefäßclips occludiert (II). Nach Wiedereröffnen des Gefäßclips wurde das Darmsegment mit intakter darmnaher Gefäßarkade ohne weitere Therapie für 14 Tage in situ belassen. Bei identischer Narkose erfolgte eine zweite Laparotomie mit Darstellung des Jejunalsegments (III) und anschließender Ligatur und Durchtrennung der darmnahen Gefäßarkade (IV).

Zu den Zeitpunkten I–IV erfolgte die Messung der Durchblutung (RBF) und des Gewebe-Sauerstoffpartialdrucks ($PO_2$) im proximalen Drittel des Jejunalsegments (Abb. 1). Die regionale Organdurchblutung wurde mit Hilfe radioaktiv markierter Mikrosphären (Ce-141, Sr-85, Cr-51, Sc-46, Nb-95) bestimmt. Die Auswertung erfolgte unter Verwendung des Software-Programmes MIC III [4]. $5 \times 10^5 – 1 \times 10^6$ Partikel mit einem

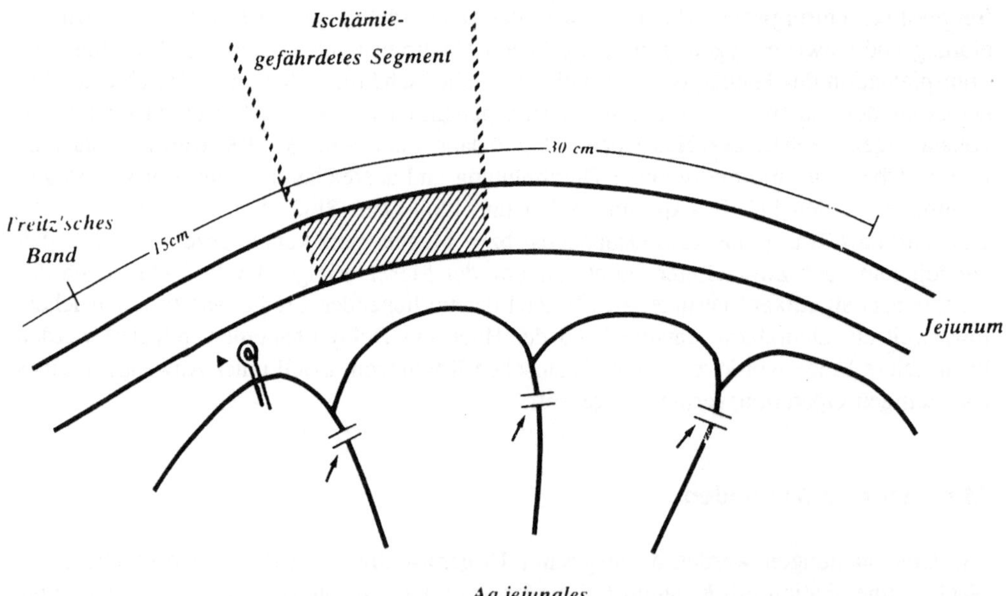


**Abb. 1.** 30 cm langes Jejunalsegment (15 cm aboral des Treitzschen Bandes). Nach Ligatur und Durchtrennung der Aa. jejunales (⟶) ist das proximale Drittel des Segments ischämiegefährdet. Zur vollständigen Unterbrechung der arteriellen Versorgung wird die darmnahe, proximale Arkade mit einem Gefäßclip occludiert (▶). Die Messung der Durchblutung und des Gewebe-$PO_2$ erfolgte im proximalen Drittel des Jejunalsegments

mittleren Durchmesser von 15 $\mu$m wurden über einen Zeitraum von 30 s in den linken Ventrikel injiziert. Gleichzeitig erfolgte die Einnahme einer arteriellen Referenzprobe mit einer Flußrate von 3 ml/min. Der Gewebe-$PO_2$ des Jejunums wurde mit Hilfe einer Platin-Mehrdrahtoberflächen-Elektrode auf der Serosa im proximalen Drittel des Jejunalsegments gemessen. Als Kontrollen dienten laparotomierte Tiere ohne Gefäßligatur (n = 7, Gruppe "Sham"). Für den statistischen Vergleich zwischen den beiden Gruppen kam der Mann-Whitney-U-Test, für wiederholte Messungen innerhalb der jeweiligen Gruppen der Wilcoxon-Test zur Anwendung.

## Ergebnisse

Die makrohämodynamischen Parameter waren zwischen beiden Operationszeitpunkten nicht signifikant unterschiedlich. Mittlerer arterieller Druck, zentralvenöser Druck, Herzfrequenz und Hämoglobingehalt des Blutes wiesen zwischen den beiden Versuchsgruppen ebenfalls keine Unterschiede auf.

Vor Ischämie betrug die Durchblutung im proximalen Drittel des Jejunalsegments unter Einschluß aller Wandschichten $82\pm12$ ml/min/100 g ("Delay", I). Nach Durchtrennung der Aa. jejunales und temporärer Occlusion der darmnahen Gefäßarkade (II) war die Durchblutung mit $27 \pm 5$ ml/min/100 g im Vergleich zum Ausgangswert um 67% erniedrigt. Im Gegensatz dazu war die Durchblutung des ischämiegefährdeten Jejunalsegments nach 14 Tagen partieller Ischämie weder vor (III) noch *nach* Durchtrennung der darmnahen Gefäßarkade (IV) signifikant erniedrigt (Tabelle 1).

**Tabelle 1.** Regionale Durchblutung (RBF in ml/min/100 g); Gewebe-Sauerstoffpartialdruck ($PO_2$ in mm Hg); Mittelwert $\pm$ SEM

|  |  | I | II | III | IV |
|---|---|---|---|---|---|
| "Delay" | RBF | $82 \pm 12$ | $27 \pm 5^{a,b}$ | $57 \pm 8$ | $56 \pm 4$ |
|  | $PO_2$ | $66 \pm 1$ | $39 \pm 3^{a,b}$ | $71 \pm 2$ | $65 \pm 1$ |
| "Sham" | RBF | $81 \pm 21$ | $69 \pm 12$ | $62 \pm 12$ | $67 \pm 10$ |
|  | $PO_2$ | $65 \pm 2$ | $62 \pm 5$ | $69 \pm 2$ | $71 \pm 4$ |

[a] $p < 0{,}05$ Gruppe "Delay" vs. Gruppe "Sham"; [b] $p < 0{,}05$ IV vs. II

Der Gewebe-$PO_2$ des ischämiegefährdeten Jejunalsegments zeigte bei akuter vollständiger Unterbindung der Gefäße (Durchtrennung der Aa. jejunales und temporäre Occlusion der darmnahen Gefäßarkade (II)) im Vergleich zu den Ausgangswerten (I) einen signifikanten Abfall auf 59%. Nach 14 Tagen partieller Ischämie (Durchtrennung der Aa. jejunales) lag der Gewebe-$PO_2$ vor und *nach* zusätzlicher Durchtrennung der darmnahen Gefäßarkade (IV) mit $71\pm2$ bzw $65\pm1$ mm Hg im Bereich der Ausgangswerte ($66\pm1$ mm Hg, Tabelle 1).

Bei den schein-operierten Versuchstieren ergaben sich keine signifikanten Unterschiede der Durchblutung und des Gewebe-$PO_2$ (Tabelle 1).

## Zusammenfassung

Die akute Ischämie nach Unterbindung der Aa. jejunales und der darmnahen Gefäßarkade führte zu einer deutlichen Beeinträchtigung der nutritiven Versorgung des proximalen Jejunalsegments. Im Gegensatz dazu wurden – analog dem Delay-Phänomen der Haut – nach 14tägiger partieller Ischämie adäquate Werte der nutritiven Durchblutung und des Gewebe-$PO_2$ auch nach vollständiger Unterbindung der Gefäße nachgewiesen. Durch Delay von 14 Tagen konnte somit die Ischämiegefährdung des proximalen Jejunalsegments verhindert werden.

Als Mechanismus für die verbesserte Durchblutung nach Delay werden sowohl Vasodilatation als auch Angiogenese aufgrund des persistierenden Ischämiereizes (partielle Ischämie) diskutiert, wobei der Vasodilatation bereits existierender Gefäße größere Bedeutung beigemessen wird [5]. Die Aufrechterhaltung der Durchblutung nach Delay am Jejunum kann als Folge einer Vasodilatation mit Umverteilung des Blutflusses zu Gunsten des ischämiegefährdeten Segments interpretiert werden.

Das Jejunum weist bei Verwendung als Interponat für den Ösophagusersatz entscheidende Vorteile im Vergleich zu Magen bzw. Colon auf, wird aber aufgrund relativ hoher Nekroserate selten verwendet. Durch Induktion des Delay-Phänomens könnte am Jejunum die Gefahr der ischämischen Darmnekrose und Nahtinsuffizienz vermindert werden, wodurch ein funktionell günstiges Interponat zur Verfügung stünde.

## Summary

Delay procedure has been shown to result in circulatory enhancement in skin flaps. According to this phenomenon, we have analyzed the effect of "delay" on regional blood flow and surface tissue $PO_2$ of jejunal segments. In eight rabbits, three consecutive vascular jejunal arteries were ligated and the marginal vascular arch was occluded (acute ischemia). Delay procedure was induced by (a) ligation of the jejunal arteries, (b) in situ maintenance of the jejunal segment for 2 weeks followed by (c) occlusion of its marginal arch. Acute ischemia markedly reduced regional blood flow and surface tissue $PO_2$ of the jejunal segment. "Delay" of the jejunal segment resulted in almost complete preservation of regional blood flow and surface tissue $PO_2$. We would therefore like to propose that jejunal delay phenomenon might be clinically applied in order to reduce ischemic complications in jejunal grafts for esophagoplasty.

## Literatur

1. Jonsson K, Hunt TK, Brennan SS, Mathes SJ (1988) Tissue oxygen measurements in delayed skin flaps: a reconsideration of the mechanisms of the delay phenomenon. Plast Reconstr Surg 82:328–335
2. Shumacker HB, Battersby S (1951) The problem of esophageal replacement by jejunum with particular reference upon circulation of staging the division of mesenteric vessels: experimental study and case report. Ann Surg 133:463–471
3. Corleta O, Habazettl H, Kreimeier U, Vollmar B Modified retrograde orotracheal intubation technique for airway access in rabbits. Eur Surg Res (in press)

4. Gross W, Schosser R, Messmer K (1990) MIC-III – an integrated software to support experiments using the radioactive microsphere technique. Commet 33:65–85
5. Velander E (1964) Vascular changes in tubed pedicles. An animal experimental study. Acta Chir Scand 322:1–11

Dr. B. Vollmar, Institut für Chirurgische Forschung, Ludwig-Maximilians-Universität, Marchioninistraße 15, W-8000 München 70, Bundesrepublik Deutschland

# Mechanismen der Freisetzung freier Sauerstoffradikale
## *Mechanisms of Generation of Oxygen Radicals*


B. Poch[1], M.H. Schoenberg[1], U. Nilsson[2], S. Magedum[1], O. Lundgren[2] und H.G. Beger[1]

[1]Abteilung für Allgemeine Chirurgie, Universität Ulm
[2]Department of Physiology, University of Göteborg, 33 Göteborg, Sweden


Patienten mit intestinaler Ischämie unterschiedlicher Genese werden zunehmend früher der klinischen Betreuung zugeführt, so daß zum einen eine erfolgreiche Behandlung ermöglicht wird, zum anderen hierdurch vermehrt schwere Reperfusionsschäden des Dünndarms beobachtet werden. Der Großteil dieser Schäden entsteht erst nach Wiederherstellung der Durchblutung. Verantwortlich hierfür ist die Entstehung von Sauerstoffradikalen (OR). Für deren Entstehung wird bislang das Hypoxanthin/Xanthinoxidase-System verantwortlich gemacht. Direkt bewirken OR eine Lipidperoxidation der Zellmembran. Indirekt führen sie zu einer Akkumulation von PMN-Leukocyten. Diese setzen nach ihrer Aktivierung wiederum OR frei. Der Nachweis von OR wurde bisher vor allem indirekt über die Stoffwechselprodukte der Lipidperoxidation geführt. Mit Hilfe des Spin-Trappers OXANOH und der Elektronenspin-Resonanztechnik ist es jetzt möglich, die Entstehung von OR in der Zelle des Gewebes direkt und quantitativ zu erfassen.

Fragestellung unserer Experimente war, wann in der Reperfusionsphase OR entstehen, welcher Anteil der OR auf die direkte Entstehung über die Xanthinoxidase zurückzuführen ist und wieviele OR indirekt durch aktivierte PMN-Leukocyten erzeugt werden. Zur Beantwortung dieser Frage hemmten wir die Xanthinoxidase mit Allopurinol. Die indirekte Entstehung von OR über PMN-Leukocyten wurde mit dem monoklonalen Antikörper IB4, durch Blockierung des für die Aktivierung verantwortlichen Glykoproteids CD11/CD18 der PMN-Leukocyten, verhindert.

## Methodik

Wir bedienten uns eines Modells der intestinalen Ischämie und Reperfusion. An Katzen wurde ein Dünndarmsegment, welches ausschließlich von der A. mesenterica superior perfundiert wurde, isoliert. Über eine Tropfenzählkammer wurde der Blutfluß im Dünndarmsegment gemessen. Nach einer Stabilisierungsphase wurde die Durchblutung des Darmes über die Arteria mesenterica superior auf 10% reduziert. Nach 1 h wurde die Gefäßklemme eröffnet und die Tiere 1 h nachbeobachtet. Konjugierte Diene (CD), als Ausdruck der Lipidperoxidation und Myeloperoxidase (MPO), als Maß der Leukocytenakkumulation, wurden im Gewebe nach 10 min und 50 min Ischämie, sowie nach 10 min, 30min und 60 min Reperfusion bestimmt. Über die OXANO·-Freisetzung, welcher der OR-Entstehung direkt proportional ist, wurden OR in der Reperfusionsphase quantitativ gemessen. Es wurden 3 Gruppen von je 5 Katzen gebildet. Die 1. Gruppe erhielt vor


Chirurgisches Forum 1992
f. experim. u. klinische Forschung
Gall/Beger/Ungeheuer (Hrsg.)
© Springer-Verlag Berlin Heidelberg 1992

Ischämie Placebo intravenös verabreicht. Die 2. Gruppe wurde mit Allopurinol (50 mg/kg KG) und die 3. Gruppe mit dem monoklonalen Antikörper IB4 (1 mg/kg KG), jeweils vor Ischämiebeginn behandelt.

## Ergebnisse

### Konjugierte Diene

In der Kontrollgruppe kommt es bereits in der Ischämiephase zu einem Anstieg der CD, welcher sich nach Reperfusionsbeginn weiter verstärkt. Nach einer Stunde Reperfusion hat sich die Konzentration der CD normalisiert. Wird Allopurinol vor Ischämiebeginn appliziert, zeigt sich sowohl in der Ischämie- als auch in der Reperfusionsphase keine signifikante Änderung der Gewebekonzentration der CD. Auch nach IB4 steigen die CD weder in der Ischämie- noch in der Reperfusionsphase an.

### Myeloperoxidase

Die unbehandelten Tiere lassen bereits in der späten Ischämiephase eine auf 150% gegenüber dem Ausgangswert erhöhte MPO-Konzentration erkennen. Unmittelbar nach Reperfusionsbeginn steigt die Aktivität auf 183% und nach 1 h Reperfusion auf 203% des Ausgangswertes. In der mit Allopurinol vorbehandelten Gruppe läßt sich über den gesamten Versuchszeitraum keine vermehrte PMN-Leukocytenakkumulation erkennen. Die mit IB4 behandelten Tiere zeigen am Ende der Ischämiephase einen Abfall der MPO auf 67%, in der frühen Reperfusionsphase einen Anstieg etwas über den Ausgangswert (112%) und in der späten Reperfusionsphase einen erneuten Abfall auf 77%.

### OXANO·-Freisetzung

In der unbehandelten Gruppe kommt es nach Reperfusionsbeginn zu einem raschen Anstieg der OXANO·-Konzentration, welche auch nach 1 h Reperfusion auf hohem Niveau konstant bleibt. Die Behandlung mit Allopurinol, bzw. mit IB4 verhindert den frühen, steilen Anstieg der OXANO·-Freisetzung und vermindert die Radikalenbildung in der späten Reperfusionsphase. Hierbei liegt in der Allopurinolgruppe die OXANO·-Konzentration deutlich niedriger als in der IB4-Gruppe. Eine vollkommene Unterdrückung der Radikalenbildung ist jedoch auch mit Allopurinol nicht zu erzielen. Die Gesamtfreisetzung unbehandelter Tiere an OXANO· während 1 h Reperfusion beträgt $27,6 \pm 5,6$ $\mu$mol/100 g Gewebe (100%). Nach Behandlung mit IB4 wird im Vergleich hierzu $15,1 \pm 4,2$ $\mu$mol/100 g Gewebe (56%) OXANO· gebildet, während in der Allopurinol-Gruppe sich immer noch eine Freisetzung von $9,1 \pm 4,5$ $\mu$mol/100 g Gewebe (33%) in der ersten Stunde der Reperfusion nachweisen läßt.

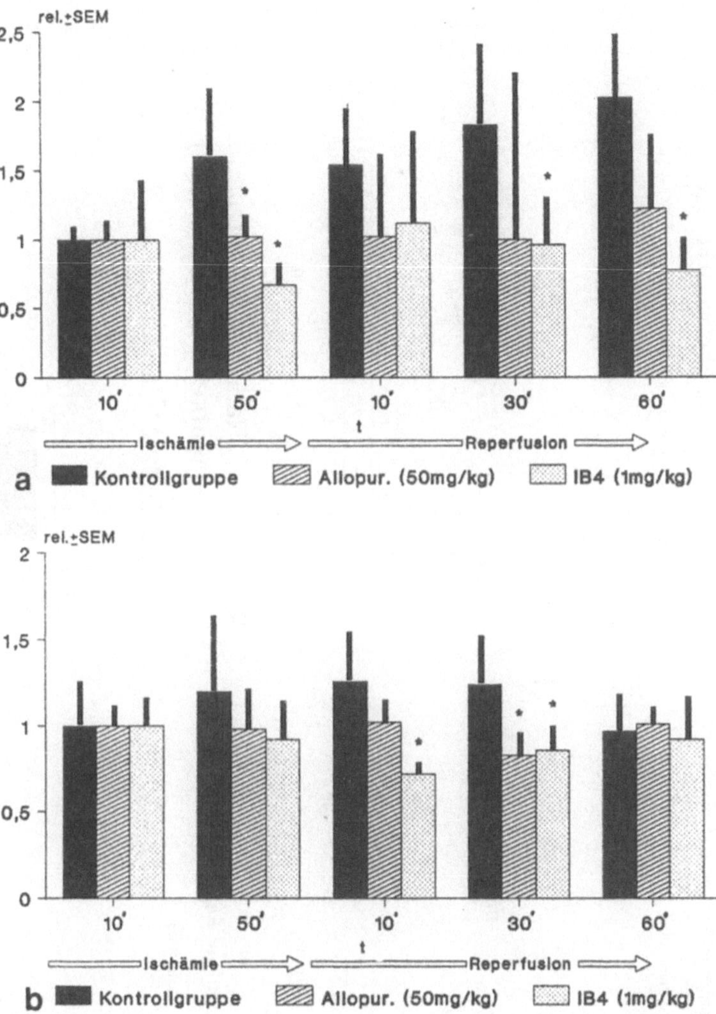



**Abb. 1 a,b.** Die Abbildung zeigt die relative Konzentration der Myeloperoxidase (a) und der konjugierten Diene (b) nach 10' und 50' Ischämie sowie nach 10', 30' und 60' Reperfusion. Neben der Kontrollgruppe sind die mit IB4 und mit Allopurinol behandelten Tiere dargestellt. (*) signifikanter Unterschied p < 0,02 gegenüber der Kontrollgruppe

# Diskussion

Wie bereits aus früheren Versuchen und Ergebnissen anderer Autoren bekannt ist, kommt es nach Ischämie und Reperfusion vor allem in der Reperfusionsphase zu einer vermehrten Lipidperoxidation und PMN-Leukocytenaktivierung als Folge der direkten OR-Wirkung. Die Behandlung mit IB4 führt zu einer Reduktion der OR-Entstehung. Durch die Behandlung mit IB4 wird die Leukocytenaktivierung und hiermit auch die OR-Entstehung vermindert. Die Behandlung mit Allopurinol läßt nach der Reperfusion keine gesteigerte

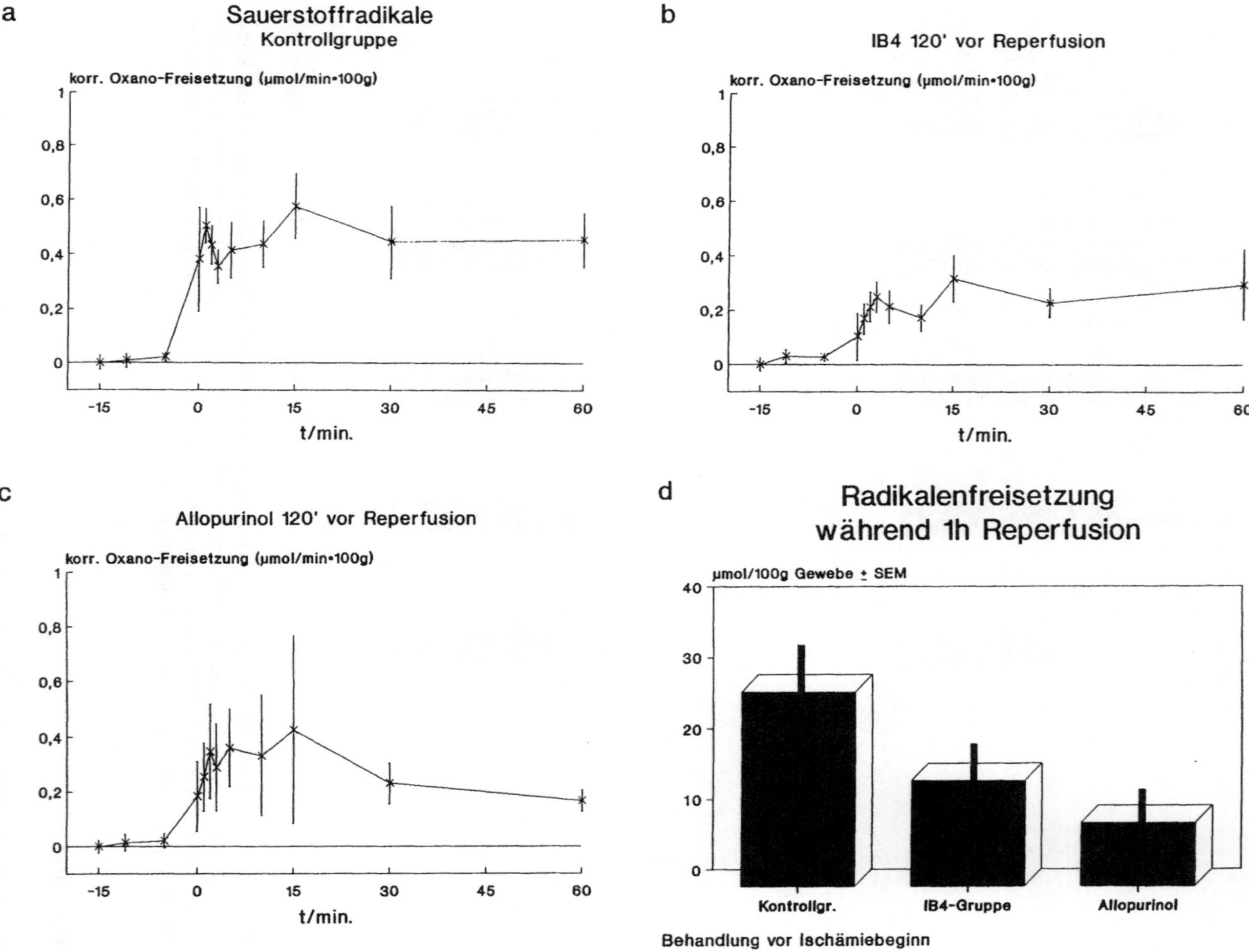



**Abb. 2.** Die Abbildung zeigt den Verlauf der OXANO˙-Freisetzung während der Reperfusionsphase in Abhängigkeit von der Zeit (**a–c**). Dargestellt ist die Kontrollgruppe, ferner die mit IB4 und mit Allopurinol behandelten Tiere. (*) signifikanter Unterschied bei p < 0,02 gegenüber der Kontrollgruppe. **d** zeigt die Gesamtfreisetzung von OXANO˙ während 1 h Reperfusion

Lipidperoxidation mehr erkennen, obwohl immer noch deutlich nachweisbar OR entstehen. Aufgrund dieser Ergebnisse läßt sich zeigen, daß die Zelle in der Lage ist, eine gewisse Konzentration von OR zu neutralisieren. Die Messung von Lipidperoxidationsprodukten kann daher nur bei einer höheren OR-Konzentration als Maß der OR-Bildung dienen.

Mindestens drei wesentliche Quellen der OR-Radikalenbildung scheinen von Bedeutung. Etwa ein Viertel der OR-Produktion war in unseren Versuchen durch eine direkte Freisetzung über das Hypoxanthin-Xanthinoxidase System zu erklären. Die indirekt bedingte Freisetzung über aktivierte PMN-Leukocyten war für die Hälfte der OR-Generation verantwortlich. Ein weiteres Viertel ist durch eine bislang nicht bekannte, von der Xanthinoxidase und von PMN-Leukocyten unabhängige OR-Quelle abhängig. Diese führte jedoch zu keiner Lipidoxidation. Möglicherweise liegt hier eine frühe, celluläre Schädigung auf mitochondrialer Ebene zu Grunde.

## Summary

We used a model of intestinal ischemia and reperfusion in cats. Fifteen cats were subjected to intestinal ischemia for 1 h and 1 h reperfusion. During intestinal ischemia and reperfusion we measured conjugated dienes and myeloperoxidase in the tissue. Furthermore radical formation was measured during reperfusion with the reduced spin label OXANOH, which is capable of reacting with short-lived oxygen radicals. Five cats were treated before ischemia with the monoclonal antibody IB4, aligned against the membrane glycoproteid CD11/CD18 of the PMN leukocytes. This antibody prevents the adhesion and subsequent activation of PMN leukocytes. In five cats allopurinol was injected before ischemia to inhibit the xanthinoxidase and to avoid the direct formation of oxygen radicals (OR). Untreated cats showed a significant and continuous increase of conjugated dienes (CD), myeloperoxidase (MPO) and OR. IB4- and allopurinol-treated cats showed no important change of MPO or CD after reperfusion. After reperfusion the liberation of OR of IB4-treated cats is decreased to 54%. Astonishingly, allopurinol reduces (33%), but does not prevent a complete reduction of OR formation. So a third, unknown source of OR seems to exist, not leading to a significant lipid peroxidation.

## Literatur

1. Beatty PG et al. (1983) Definition of a common leukocyte cell surface antigen associated with diverse cell-mediated immune functions. J Immunol 131:2913–2918
2. Nilsson UA et al. (1989) Detection of oxygen radicals during reperfusion of intestinal cells in vitro. Free Radical Biology & Medicine 6:251–259
3. Schoenberg MH et al. (1991) Involvement of neutrophils in postischemic damage to the small intestine. Gut 32:905–912

Dr. B. Poch, Abteilung für Allgemeine Chirurgie, Universität Ulm, Steinhövelstraße 9, W-7900 Ulm, Bundesrepublik Deutschland

# Stimulierte Skelettmuskelplastik zur Unterstützung der Vorhof- und Ventrikelfunktion: Experimentelle Untersuchungen

## Stimulated Skeletal Muscle to Support Atrial and Ventricular Function: Experimental Studies

R. Lange, F.-U. Sack, W. Saggau und S. Hagl

Abteilung Herzchirurgie, Chirurgische Universitätsklinik Heidelberg

Die Herztransplantation und der kurzfristige Einsatz ventriculärer Assistsysteme sind zur Zeit die einzigen chirurgischen Maßnahmen, um die Pumpfunktion des hochgradig insuffizienten Herzens zu verbessern. Die Transposition gestielter M. latissimus dorsi Lappen auf das Herz und deren Stimulation zur Unterstützung der Herzkontraktion, die Kardiomyoplastie (CMP), könnte eine weitere Alternative werden [1]. Die Verwendung stimulierter Skelettmuskulatur erscheint darüber hinaus zur funktionellen Korrektur angeborener Herzfehler denkbar.

Wir untersuchten experimentell den Effekt der CMP am suffizienten und am Modell des insuffizienten linken Ventrikels (LV), um eine Beziehung zwischen dem Grad der Funktionsverbesserung durch CMP und dem Funktionszustand des Herzens aufzustellen (Ventrikel-CMP). Am Modell der atrio-pulmonalen Konnektion untersuchten wir, ob hier eine Skelettmuskelunterstützung technisch möglich und hämodynamisch effektiv ist (Vorhof-CMP).

## Material und Methodik

I. CMP mit dem linken M. latissimus dorsi (LD) wurde bei 5 Beagle-Hunden (11-15 kg) (Gruppe I) mit intakter und bei 7 Foxhunden (15,5–17,0 kg) (Gruppe II) mit hochgradig eingeschränkter LV-Funktion durchgeführt. In Gruppe II wurde unter extracorporaler Zirkulation die Vorderwand des LV incidiert und mit einem Lascia lata Patch erweitert. Die Umwickelung des Herzens mit dem LD erfolgte in beiden Gruppen im Uhrzeigersinn. Der Muskel wurde 4 msec nach Beginn des QRS-Komplexes mit 50 Hz Burstimpulsen, mit einer Amplitude von 5–10 V über 185 msec stimuliert. Epikardiale Echokardiographie wurde bei allen Hunden mit einem Colour-Doppler Echokardiographiegerät (Aloka SSD-870) durchgeführt. Folgende hämodynamischen Parameter wurden gemessen: Aorten- und LV-Druck (AoP, LVP, LVEDP/mm Hg), LV-Druckanstiegsgeschwindigkeit (dp/dt/mm Hg×sec), aortaler Spitzenfluß (pAoP/ml) und Schlagvolumen (SV/ml). Schlagarbeit (SW/erg×10) und Schlagleistung (Watt) wurden nach folgenden Formeln berechnet:

$$SW = (AoP - LVEDP) \times SV \times 1330 \qquad und$$
$$SP = (SW \times 1000) : Austreibungszeit \times 10 \ .$$

Chirurgisches Forum 1992
f. experim. u. klinische Forschung
Gall/Beger/Ungeheuer (Hrsg.)
© Springer-Verlag Berlin Heidelberg 1992

In Gruppe II wurde nach Entwöhnung von der Herz-Lungen-Maschine eine schrittweise Volumenbelastung durchgeführt und die Messungen bei LVEDP 15, 20, 25, 30 und 40 mm Hg durchgeführt. Echokardiographisch wurde die endsystolische (ESA) und die enddiastolische (EDA) Fläche bestimmt und die prozentuale Flächenänderung nach der Formel

$$A\% = (EDA - ESA) : EDA \times 100$$

berechnet.

II. Bei 10 Foxhunden (16,2–26,0 kg) wurde unter extracorporaler Zirkulation ein klappenloses Konduit zwischen rechtem Vorhofsohr und Pulmonalarterienstamm interponiert, die Tricuspidalklappe mit einem Dacron-Patch verschlossen, eine Klappe am unteren cavo-atrialen Übergang implantiert und der rechte Vorhof mit einem Patch erweitert (Gruppe III). Durch partielle Stenosierung des Konduits wurde ein Druckgradient von 5–10 mm Hg erzeugt. Im LV (LVP, LVEDP, dp/dt), in der oberen Hohlvene (CVP), im rechten Vorhof (RAP) und in der Pulmonalarterie (PAP) wurden die Drücke (mm Hg) gemessen, das SV elektromagnetisch im Konduit. Der LD wurde am atrio-atrialen Übergang fixiert und systolensynchron nach Entwöhnung von der Herz-Lungenmaschine stimuliert.

Alle Versuche wurden am offenen Thorax unter Narkose mit Piritramid (0,4 mg/kg/h) und Phenobarbital (3 mg/kg/h) durchgeführt. Ergebnisse werden als Mittelwert ± Standardabweichung angegeben. Statistische Berechnungen erfolgten mittels t-Test für gepaarte Stichproben und Varianzanalyse (ANOVA).

## Ergebnisse

**Tabelle 1.** Hämodynamische Parameter der Gruppe I: "OFF" = ohne Muskelstimulation, "ON" = mit Muskelstimulation

| STIM | HR | AOP | LVEDP | dP/dt | pAoF | SV | SW | SP |
|------|------|------|-------|--------|------|------|------|------|
| "OFF" | 120 ± 15 | 75,6 ± 10,6 | 11,6 ± 3,7 | 1143,6 ± 134,0 | 5,4 ± 1,0 | 10,4 ± 2,5 | 0,86 ± 0,43 | 0,43 ± 0,34 |
| P | N.S. | ** | N.S. | ** | * | * | ** | ** |
| "ON" | 120 ± 15 | 93,0 ± 11,7 | 11,6 ± 3,7 | 1632,2 ± 114,6 | 6,7 ± 0,8 | 13,2 ± 3,4 | 1,48 ± 0,51 | 0,73 ± 0,34 |

* p < 0,05; ** p < 0,01 Student t-Test

*Ventrikel-CMP:* Bei allen Tieren fand sich unter LD Stimulation ein signifikanter Anstieg des Aortendrucks, des dP/dt, Schlagvolumens, -arbeit und -leistung (Tabelle 1 und 2). Unter Muskelstimulation waren die LV-Funktionskurven von LVEDP 15–40 mm Hg nach oben verschoben, allerdings war der Effekt durch CMP gering, wenn das Herz auf dem absteigenden Schenkel der Funktionskurve arbeitete (Abb. 1). Echokardiographisch fand sich ein Anstieg der A% des LV um $14,8 \pm 5,8\%$ (Gruppe I) und $39,5 \pm 15,11\%$ (Gruppe II).

**Tabelle 2.** Hämodynamische Parameter der Gruppe II: "OFF" = ohne Muskelstimulation, "ON" = mit Muskelstimulation. LVEDP 20 mm Hg

| STIM | HR | AOP | LVEDP | dP/dt | pAoF | SV | SW | SP |
|---|---|---|---|---|---|---|---|---|
| "OFF" | 156 ± 15 | 79,3 ± 9,4 | 20,0 ± | 875,0 ± 251,0 | 7,7 ± 1,6 | 12,5 ± 4,0 | 1,02 ± 0,49 | 0,65 ± 0,36 |
| P | N.S. | * | N.S. | * | * | * | * | * |
| "ON" | 156 ± 16 | 109,3 ± 14,2 | 20 ± | 1303,0 ± 384,0 | 8,0 ± 2,0 | 17,4 ± 4,0 | 2,10 ± 0,80 | 1,13 ± 0,48 |

* $p < 0,01$ Student t-Test

*Vorhof-CMP:* Am Modell der atrio-pulmonalen Konnektion ließ sich die Transposition des linken LD auf den rechten Vorhof technisch durchführen. Unter Muskelstimulation fand sich der LVP $(91,0 \pm 14,1$ mm Hg), LVEDP $(12,2 \pm 7,3$ mm Hg) und dP/dt $(1871,3 \pm 831,3$ mm Hg × sec) unverändert. CVP stieg unter Stimulation von $22,5 \pm 5,8$ auf $33,1 \pm 11,3$ mm Hg, RAP von $23,1 \pm 7,7$ auf $45,2 \pm 10,5$ mm Hg, PAP von $15,5 \pm 4,3$ auf $25,5 \pm 7,6$ mm Hg und SV von $11,4 \pm 4,7$ auf $17,2 \pm 4,3$ ml und entsprechend das Herzzeitvolumen von $1,1 \pm 0,3$ auf $1,7 \pm 0,4$ l/min (alle $p < 0,001$).

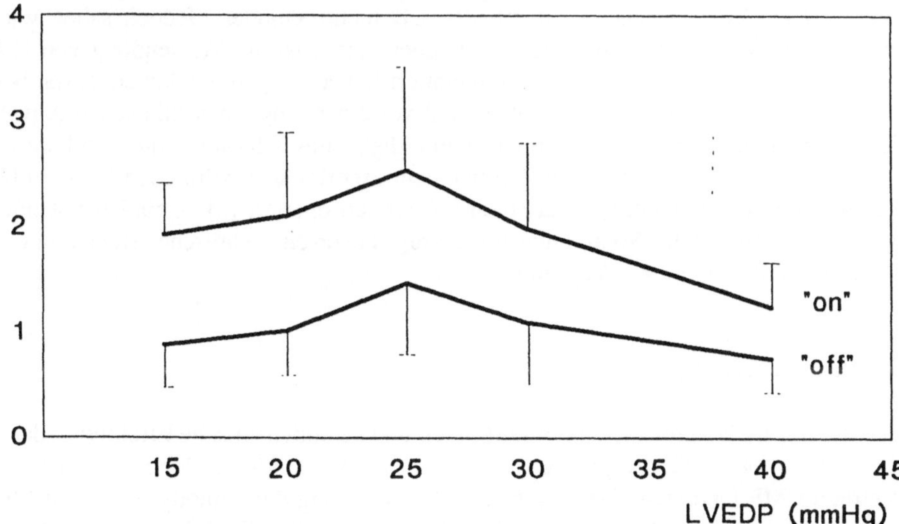


**Abb. 1.** Schlagarbeit/Stroke Work $(\text{erg} \times 10^6)$ bei Füllungsdrücken zwischen 15–40 mm Hg. *Untere Kurve* ("off") ohne Muskelstimulation, *obere Kurve* ("on") mit Muskelstimulation

## Diskussion

Die hämodynamische Effektivität der CMP ist trotz bereits erfolgter klinischer Anwendung immer noch umstritten. In der vorliegenden Studie konnte die Effektivität der CMP am intakten Hundeherzen (Gruppe I) mit den Einschränkungen des Akutversuchs unter Narkosebedingungen nachgewiesen werden. Untersuchungen zu verschiedenen technischen Aspekten der CMP, wie die Wickeltechnik, Verwendung freier Lappen oder unterschiedliche Muskelstimulationsparameter können demnach auch ohne ein häufig gefordertes [2] tierexperimentelles Insuffizienzmodell durchgeführt werden.

In der Gruppe II kam ein "chirurgisches" Insuffizienzmodell zur Anwendung, mit dem wir die Situation eines dilatierten linken Ventrikels mit einem akinetischen Areal simulierten. Die Konstruktion ventriculärer Funktionskurven zeigte, daß die Stimulation des LD einen Anstieg der Schlagarbeit und der Schlagleistung über einen weiten Bereich enddiastolischer Füllungszustände ermöglicht. Jedoch macht der Vergleich der Funktionskurven mit und ohne Muskelstimulation deutlich, daß bei besonders hochgradiger Einschränkung der Ventrikelfunktion, respektive in unserem Modell bei exzessiv hohen Füllungsdrücken, der Grad der hämodynamischen Verbesserung durch den Skelettmuskel gering ist. Dies entspricht klinischen Beobachtungen [3] und könnte für die Indikationsstellung zur CMP von entscheidender Bedeutung sein.

Das Prinzip der atrio-pulmonalen Konnektion basiert auf der generellen Verzichtbarkeit des rechten Ventrikels für eine adäquate Lungenperfusion. Dennoch zeigen Patienten, die nach dem von Fontan beschriebenen Verfahren operiert werden, besonders bei erhöhtem pulmonalen Widerstand, frühpostoperativ Symptome der Einflußstauung und des Kreislaufversagens, sowie langfristig eine deutlich eingeschränkte Belastbarkeit [4]. Wir fanden in unserem Modell der atrio-pulmonalen Konnektion mit erhöhter pulmonaler Eingangsimpedanz (Gruppe III) unter Stimulation des LD ein pulsatiles Flußprofil in der Pulmonalarterie und eine Erhöhung des Schlagvolumens, im Sinne einer "Ventrikularisierung" des rechten Vorhofs. Die Vorhoffüllung war durch den LD nicht behindert. Jedoch sahen wir einen systolischen Anstieg des Spitzen-CVP. Darüber hinaus ist die Verwendung von Klappen, wie wir sie in der unteren Hohlvene implantiert hatten, wegen des hohen Thromboembolierisikos klinisch zu vermeiden. Daher muß vor einer möglichen klinischen Anwendung die Übertragbarkeit unserer Ergebnisse in ein klappenloses System untersucht werden. Im Gegensatz zur Ventrikel-CMP, die sich in einem experimentell klinischen Stadium befindet – es wurden bereits 4 unserer Patienten erfolgreich operiert [5] –, sind somit noch umfassende experimentelle Vorarbeiten notwendig, bevor eine klinische Anwendung für die Vorhof-CMP diskutiert werden kann.

## Zusammenfassung

Tierexperimentell wurde die Durchführbarkeit und hämodynamische Effektivität der Ventrikel- und Vorhof-Kardiomyoplastie (CMP) mit dem M. latissimus dorsi untersucht. Bei der Ventrikel-CMP fand sich eine signifikante Verbesserung der hämodynamischen Meßparameter, jedoch bei höchstgradiger Einschränkung der Ventrikelfunktion nur noch eine relativ geringere Verbesserung durch den Skelettmuskel. Die Vorhof-CMP zeigte sich technisch durchführbar und hämodynamisch effektiv, jedoch sind weitere Untersuchungen notwendig, bevor eine klinische Anwendung diskutiert werden kann.

## Summary

Experimental studies were performed to investigate the applicability and efficacy of ventricular and atrial cardiomyoplasty (CMP) with the latissimus dorsi muscle. Ventricular CMP resulted in a significant hemodynamic improvement; however, with increasing impairment of ventricular function, the effect of skeletal muscle contraction declined. Atrial CMP proved to be technically feasible and hemodynamically effective; however, further experimental studies are necessary before clinical applicability may be considered.

## Literatur

1. Chachques JC, Grandjean PA, Carpentier A (1989) Latissimus dorsi dynamic cardiomyoplasty. Ann Thorac Surg 47:600–604
2. Anderson WA, Andersen JS, Acker MA, Hammond RL, Chin AJ, Douglas PS, Khalafalla AS, Salmons S, Stephenson LW (1988) Skeletal muscle grafts applied to the heart. A word of caution. Circulation 78 [Suppl III]:III-180–190
3. Chachques JC, Grandjean PA, ACAR C, Chaussende F, Bourgeois I, Carpentier A (1990) Patient management and clinical follow-up after dynamic cardiomyoplasty. 4th World Symposium on transformed skeletal muscle for cardiac assist, Palm Springs, California, Oct 3–6
4. Fontan F, Kirklin JW, Fernandez G, Costa F, Naftel DC, Tritto F, Blackstone EH (1990) Outcome after a"perfect" Fontan operation. Circulation 81:1520–1536
5. Lange R, Saggau W, Sack F-U, De Simone R, Schuler G, Brachmann J, Grunze M, Fleischer F, Hagl S (1992) Dynamische Kardiomyoplastie: Untersuchungen zur Hämodynamik und Lungenfunktion. 21 Annual Meeting of the German Society for Thoracic and Cardiovascular Surgery, Bonn, Feb. 19–22

Dr. R. Lange, Abteilung Herzchirurgie, Chirurgische Universitätsklinik, Im Neuenheimer Feld 110, W-6900 Heidelberg, Bundesrepublik Deutschland

# Experimentelle Herstellung einer Ösophagusatresie III b durch ösophagotracheale Anastomose am Minipig-Ferkel und Verschluß der ''ösophagotrachealen Fistel'' durch endoskopische Lasercoagulation (Nd:YAG-1320 nm) mit neuentwickeltem Radialstrahler

## *Experimental Construction of Esophageal Atresia by Esophagotracheal Anastomosis in Minipiglets with Laser-Endoscopic Occlusion (Nd:YAG 1320 nm) of the ''Esophagotracheal Fistula'' by a New Radial Applicator*


K. Schaarschmidt[1], U. Stratmann[2], I. Kerremanns[1], A. Heinze[3], H. Meier[4] und G.H. Willital[1]

[1]Abteilung für Kinderchirurgie, Universität Münster
[2]Anatomisches Institut, Universität Münster
[3]GSF, Zentrales Laserlaboratorium, Neuherberg
[4]Kinderchirurgische Klinik, Evangelisches Krankenhaus, Oberhausen


## Zielsetzung

Ösophagotracheale Fisteln gefährden Neugeborene durch Aspirationspneumonien [5]. Der frühzeitige endoskopische Verschluß ließe bei Frühgeborenen in schlechtem Allgemeinzustand die Ösophagusrekonstruktion auf später verschieben und bei H-Fisteln (1,4–4% der Ösophagusatresien) eine Operation vermeiden.

## Methodik

Die Narkose wurde mit Metomidat (10 mg/kg) und Azaperon (1 mg/kg) i.p. eingeleitet, dann nach Intubation mit Lachgas (0,4 l/min) und Isofluran (0,4–1%), vertieft. Nach medianer Oberbauchlaparotomie wurden die Nn. vagi vom Ösophagus abpräpariert und der distale Ösophagus doppelt ligiert. An der Magenvorderwand wurde großkurvaturwärts eine Tabaksbeutelnaht angelegt, der Magen im Zentrum der Tabaksbeutelnaht gefaßt und 2 cm caudal des Rippenbogens lateral der Medioclavicularlinie durch die Bauchwand geführt, eröffnet und mucocutan als Stoma eingenäht.

Am Hals wurde median eröffnet, die Schilddrüse nach rechts abpräpariert, Ösophagus und Trachea wurden stumpf getrennt, unter Schonung der kleinen Trachealgefäße (cave! Ödeme der Trachealschleimhaut). Der rechte Recurrens wurde mit Lupenbrille langstreckig nach rechts abpräpariert. An der linken Seite der Trachea wurde ein ovaläres Fenster excidiert, der Ösophagus oberhalb durchtrennt, das distale Ösophagussegment in Distanztechnik mit der Trachealöffnung anastomosiert, und der cervicale Ösophagusanteil wurde ausgelei-


Chirurgisches Forum 1992
f. experim. u. klinische Forschung
Gall/Beger/Ungeheuer (Hrsg.)
© Springer-Verlag Berlin Heidelberg 1992

tet. Perioperativ wurde einmalig Antibioticum i.m. verabreicht (Tardomyocel Comp. IIIR 0,1 ml/kg). Die Ferkel erhielten über das Gastrostoma nach Kotabsatz Altromin-Spezialdiät (3 bis 12 g/kg KGW) unter Zusatz von 10 g Kleie, 2 g Kraftfutter und 2 g Lactose.

Nach 14 Tagen wurde die Fistel bei 17 Ferkeln mit einem eigenen starren Laserbronchoskop (Cystoskop Nr: 27023EK, Fa. Storz, D.7200 Tuttlingen, umgebaut und mit einer Umlenkvorrichtung für die 600 $\mu$-Laserfaser versehen) über den liegenden Tubus bronchoskopiert und durch Nd:YAG-1320 nm mit 10 Watt/20 s photocoaguliert. Zur Laserbehandlung wurde ein Radialstrahler mit rein seitlicher Abstrahlung (Winkel 56,5°, Durchmesser 1,8 mm) konstruiert.

Die "Fistelpräparate" wurden nach 0, 2, 3, 4 und 8 Wochen durch Röntgendarstellung von Ösophagus und Trachea licht-/elektronenmikroskopisch untersucht.

## Ergebnisse

Die Anlage ösophagotrachealer Fisteln am Tier wurde bisher für nicht möglich gehalten [2]. Am Ferkelmodell wurde die Möglichkeit eines solchen Modells erstmals grundsätzlich bewiesen und an einem größeren Kollektiv untersucht. Die Pilotphase zur Standardisierung der Operationsmethode umfaßte 8 Tiere. Bei 17 weiteren Tieren wurde die bronchoskopische Laserocclusion der iatrogenen Fistel durchgeführt. Die Gesamtletalität von 36% (9 von 25) geht überwiegend zu Lasten der Pilotphase. Bei der Bronchoskopie verstarb das erste Tier (Vagusreiz, Herzstillstand), bei allen weiteren Ferkeln verlief die bronchoskopische Laserbehandlung komplikationslos; keines der Tiere zeigte eine postoperative

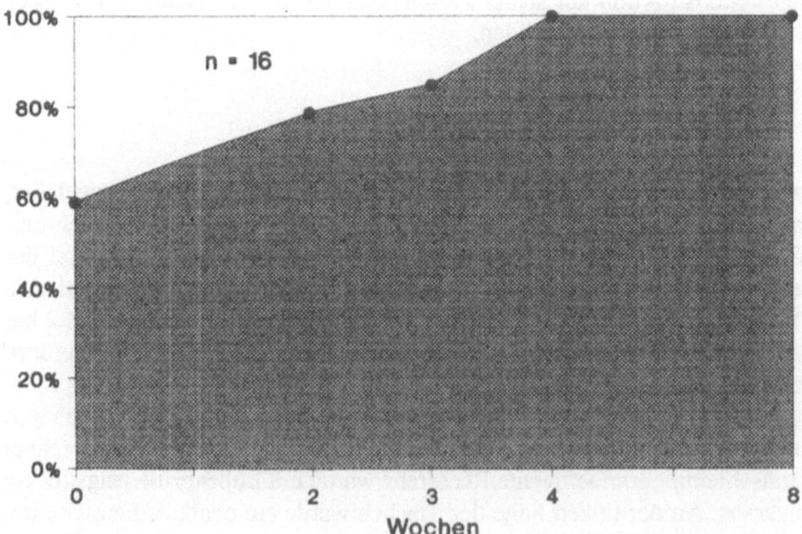



**Abb. 1.** Prozentualer Anteil der Wanddicke am Gesamtdurchmesser des Ferkelösophagus nach Lasercoagulation (Nd:YAG 1320 nm, 10 Watt/20 s) aus den Röntgenbildern von 16 Ferkelösophagi. Schon initial beträgt die Lumeneinengung 60% und nach 4 Wochen ist der 100%ige Lumenverschluß erreicht

Beeinträchtigung. Die Letalität im Hauptversuch von 5,9% (1 von 17) muß für je 2 Eingriffe in Intubationsnarkose (Operation + endoskopische Laserung) als vergleichsweise gering angesehen werden.

In keinem Fall kam es mit Radialstrahler bei 10 W/20 s des Nd:YAG 1320 nm zu einer Perforation (herkömmliche Lichtleiter und Saphirspitzen haben dagegen wegen der unvermeidlichen Positionierungsprobleme eine Perforationsrate von bis zu 12%). Der eigene Radiärstrahler hat keinen prograden Strahlungsanteil, sondern führt selbst bei Verkippung zu einer streng segmental zirkulären Coagulation, so daß das Positionierungsproblem damit praktisch eliminiert werden konnte [1, 3].

In der Röntgendarstellung fand sich sofort nach der Behandlung eine Lumeneinengung von 60%, die nach 4 und 8 Wochen auch zum histologisch kompletten Verschluß führte (Abb. 1).

Der Fistelverschluß durch Nd:YAG-Laser (1320 nm) ist am Analogiemodell möglich und sollte nun auch bei Fisteln anderer Lokalisation versucht werden.


## Zusammenfassung

Bei 25 Minipigferkeln wurden ösophagotracheale Anastomosen als Modell einer Ösophagusatresie III b angelegt und die ”ösophagotracheale Fistel” mit dem neuentwickelten Radialstrahler und Endoskopprototyp bei 17 Tieren bronchoskopisch gelasert (Nd:YAG 1320 nm, 10 Watt/20 s). Die Laserstelle wurde nach 0, 2, 3, 4 und 8 Wochen radiologisch und histologisch vermessen, war initial zu 60% stenosiert und nach 4 bzw. 8 Wochen bei allen Tieren verschlossen. Der intraluminale Laserverschluß sollte auch bei Fisteln anderer Lokalisation versucht werden.


## Summary

Esophagotracheal anastomoses were constructed in 25 minipiglets as a model of type-III esophageal atresia. The iatrogenic ”esophagotracheal fistulae” were treated by Nd:YAG laser 1320 nm using a new radial applicator and a laser bronchoscope prototype. The site of laser application was examined radiologically, by light and electron microscopy after 0, 2, 3, 4, and 8 weeks. It was occluded by 60% initially, and completely after 4 and 8 weeks in all animals. Intraluminal laser endoscopic occlusion should be tried in fistulae of other localizations.


## Literatur

1. Heinze A, Beyer W, Schaarschmidt K, Unsöld E, Willital GH (1989) Laserlichtapplikation für die endoskopische Koagulation ösophagotrachealer Fisteln beim Neugeborenen. In: Steiner R (Hrsg) Verhandlungsbericht der Deutschen Gesellschaft für Lasermedizin 1989. Erdmann Brenger, München
2. Meier H (1985) Neue Indikationen des Nd-YAG-Lasers in der Kinderchirurgie. Fortschr Med 103:829

3. Russo V, Righini G, Trigari S (1984) Side radiation optical fibers for medical applications. In: Andreoni A, Cubeddu R (eds) Porphyrins in tumor phototherapy. Plenum Press, New York
4. Schaarschmidt K, Stratmann U, Lehmann R, Willital GH, Unsöld E The rat esophagus: ultrastructural and radiological aspects of tissue response after 1320 nm Nd-YAG-laser irradiation. Exp Path (im Druck)
5. Willital GH, Nihoul-Fékété, Myers N (1990) Management of esophageal atresia – diagnosis, therapy, complications and late results. Urban und Schwarzenberg



Dr. K. Schaarschmidt, Oberarzt, Abteilung für Kinderchirurgie, Universität Münster, Albert Schweitzer-Straße 33, W-4400 Münster, Bundesrepublik Deutschland

# Ein- oder zweireihige Naht der cervicalen oesophago-gastralen Anastomose nach Oesophagektomie und Magenhochzug wegen eines Speiseröhrencarcinoms? Eine prospektiv randomisierte Studie

## One- or Two-Layer Anastomosis Following Resection of the Esophagus and Its Replacement by the Stomach? A Prospective Randomized Trial

H.-U. Zieren, J.M. Müller und H. Pichlmaier

Abteilung für Allgemeine Chirurgie, Abdominal-, Gefäß- und Thoraxchirurgie, Chirurgische Universitätsklinik der Universität zu Köln (Direktor: Prof. Dr. Dr. H. Pichlmaier)

## Zielsetzung

Die Resektion der Speiseröhre mit oder ohne Thoracotomie und ihr Ersatz durch den Magen ist heute das Standardverfahren der chirurgischen Therapie des Speiseröhrencarcinoms. Die häufigsten postoperativen Komplikationen bestehen in der Insuffizienz und der späten Stenose der oesophago-gastralen Anastomose. Diese Anastomose kann prinzipiell am Hals oder im Thorax erfolgen. Anders als thorakale Insuffizienzen heilen Insuffizienzen cervicaler Anastomosen meist ohne wesentliche Gefährdung des Patienten aus. Aus diesem Grunde bevorzugen wir beim Magenhochzug die cervicale Anastomosierung. Über die geeignetste Anastomosentechnik herrscht weitgehend Uneinigkeit. Wir verwendeten lange Zeit ausschließlich die von Akyama [1] beschriebene zweireihige Technik. Mit der zunehmenden Verbreitung der einreihigen Anastomosennaht warf sich für uns die Frage auf, ob diese Technik nicht auch bei der oesophago-gastralen Anastomose Vorteile erbringen könnte. Wir verglichen deshalb beide Methoden in einer prospektiv randomisierten Studie.

## Methodik

Die Studie wurde als offene, prospektiv randomisierte, Phase II-Studie angelegt [2]. Über einen Zeitraum von 3 Jahren wurden alle Patienten in die Studie aufgenommen, bei denen wegen eines Speiseröhrencarcinoms eine transthorakale oder transmediastinale Oesophagektomie mit Ersatz der Speiseröhre durch den Magen und Anastomose am Hals durchgeführt wurde.

Der Nachweis oder Ausschluß einer Anastomoseninsuffizienz erfolgte radiologisch durch eine Kontrastmitteldarstellung des Anastomosenbereiches mit Gastrografin am 7. postoperativen Tag. Als Anastomoseninsuffizienz wurde jeder Kontrastmittelaustritt an der Nahtstelle gewertet, unabhängig davon, ob klinisch eine Anastomoseninsuffizienz bestand oder nicht. Als Stenose definierten wir jede Einengung im Nahtbereich, die zur Erhaltung oder Wiederherstellung der Schluckfunktion eine Therapie in Form der Bougierung oder plastischen Erweiterung bedurfte.

Chirurgisches Forum 1992
f. experim. u. klinische Forschung
Gall/Beger/Ungeheuer (Hrsg.)
© Springer-Verlag Berlin Heidelberg 1992

Erwies sich ein Speiseröhrencarcinom nach Abschluß der präoperativen Diagnostik als operabel, wurde der Patient über die Studie aufgeklärt und sein schriftliches Einverständnis zur Teilnahme eingeholt. Vor der Operation wurde der einzelne Patient mittels Zufallszahlen einer der beiden Anastomosentechniken zugeteilt. Alle Anastomosen wurden mit resorbierbarem, monofilem Nahtmaterial der Stärke 4x0 (Maxon, Fa. Braun-Dexon) durchgeführt. Die zweireihige Naht wurde in der von Akayama [1] beschriebenen Technik durchgeführt: die äußere Nahtreihe erfolgte in Einzelknopftechnik und faßte an der Speiseröhre die Muscularis und die Submucosa und am Magen die Serosa und die Muscularis. Die innere Nahtreihe wurde als fortlaufende Mucosa-Submucosa-Naht durchgeführt. Die einreihige Anastomose erfolgte als fortlaufende, überwendliche Naht und faßte an der Speiseröhre und am Magen alle Wandschichten.

Quantitative Merkmale wurden mit dem t-Test für unverbundene Stichproben, Häufigkeitsverteilungen mit dem $\chi^2$-Test verglichen. Die Stenosewahrscheinlichkeit überlebender Patienten wurde nach Kaplan-Meier berechnet und mittels Log-Rank-Test verglichen. Das Signifikanzniveau wurde auf 5%, d.h. $p \leq 0,05$ festgelegt.

## Ergebnisse

In die Studie wurden 107 Patienten aufgenommen, wobei 54 Anastomosen einreihig und 53 zweireihig genäht wurden. Beide Anastomosengruppen waren in Patientenstruktur, Resektionsverfahren, Route des Magenhochzugs, Morbidität, Mortalität und onkologischer Nachbehandlung vergleichbar. 6 Patienten verstarben in der Klinik, wobei kein Zusammenhang der Todesfälle mit Anastomosenkomplikationen bestand.

### Insuffizienzen

Nach ein- und zweireihiger Naht traten jeweils 10 (18% bzw. 19%) Insuffizienzen auf. 2 Insuffizienzen nach einreihiger und 3 Insuffizienzen nach zweireihiger Naht wurden lediglich radiologisch ohne klinisches Korrelat diagnostiziert. Alle Insuffizienzen heilten unter parenteraler Ernährung nach durchschnittlich 20 ± 3 bzw. 16 ± 4 Tagen folgenlos aus. In beiden Anastomosengruppen traten nach retrosternalem Magenhochzug signifikant mehr Insuffizienzen auf als nach retromediastinalem.

### Follow-up

Zum Zeitpunkt der Auswertung lag von 92 Patienten – 47 mit einreihiger und 45 mit zweireihiger Anastomose – ein komplettes Follow-up vor. Trotz intensiver Bemühungen gingen 4 Patienten mit einreihiger und 5 Patienten mit zweireihiger Anastomose nach 22±6 bzw. 16 ± 7 Wochen aus der Verlaufsbeobachtung verloren. 24 Patienten mit einreihiger und 27 Patienten mit zweireihiger Anastomose waren nach 44±30 bzw. 40±26 Wochen an ihrem Grundleiden verstorben. 26 Patienten mit einreihiger Anastomose und 28 Patienten mit zweireihiger Anastomose leben nach 42 ± 40 bzw. 48 ± 31 Wochen.

**Stenosen**

Insgesamt mußten 42 von 101 Patienten, die die Operation überlebten, nach $11 \pm 9$ Wochen wegen Anastomosenstenosen bougiert werden. Nach einreihiger Naht wurden 13 Patienten nach $12 \pm 11$ Wochen und nach zweireihiger Naht 30 Patienten nach $10 \pm 8$ Wochen bougiert. Die unterschiedliche Stenoseincidenz ist statistisch signifikant ($p < 0{,}01$). Bei den Stenosen handelte es sich in beiden Nahtgruppen in 85% um narbige Strikturen. Narbige Stenosen traten nach einreihiger Naht signifikant seltener auf als nach zweireihiger Naht (22% vs. 48%). Bei den malignen Stenosen bestand zwischen ein- und zweireihiger Naht kein signifikanter Unterschied. Während narbige Stenosen im Durchschnitt bereits nach $9 \pm 5$ bzw. $10 \pm 6$ Wochen bougiert wurden, traten maligne Stenosen im Durchschnitt erst nach $25 \pm 16$ bzw. $21 \pm 9$ Wochen auf. Auch die Berechnung der Stenosewahrscheinlichkeit für überlebende Patienten ergab signifikant bessere Ergebnisse für einreihige Anastomosen. 6 Monate postoperativ lag die Stenosewahrscheinlichkeit für einreihige Anastomosen bei 25% und für zweireihige bei 55%. Nach diesem Zeitraum traten narbige Stenosen nur noch ausnahmsweise auf. Nach 12 Monaten lag die Bougierungsrate für einreihige Anastomosen bei 30% und für zweireihige Anastomosen bei 64%.

## Diskussion

Die oesophago-gastrale Anastomose gehört zu den komplikationsträchtigsten gastrointestinalen Anastomosen. Als Ursachen werden vor allem der fehlende Serosaüberzug der Speiseröhre und die Durchblutungsverhältnisse im Anastomosenbereich angesehen. Da kontrollierte Studien weitgehend fehlen, ist die Bewertung einzelner Anastomosentechniken aufgrund vorliegender Daten schwierig. Von verschiedenen technischen Faktoren, wie ein- oder zweireihige Naht, manuelle oder maschinelle Anastomose, Verwendung von resorbierbarem oder nicht-resorbierbarem Nahtmaterial, hatte in einer eigenen Sammelstatistik lediglich das Nahtmaterial einen signifikanten Einfluß auf die Insuffizienzraten [4]; bei Verwendung resorbierbarer Nähte lag die durchschnittliche Insuffizienzrate signifikant niedriger als bei nicht-resorbierbaren Nähten ($7 \pm 5$% vs. $11 \pm 8$%). In der vorliegenden eigenen Untersuchung waren die Insuffizienzraten ein- und zweireihiger Anastomosen mit 18 bzw. 19% nahezu identisch. Wenn auch vereinzelt geringere Insuffizienzraten cervicaler oesophago-gastraler Anastomosen mitgeteilt wurden [1, 3, 5], deckt sich unsere Rate sehr gut mit der durchschnittlichen Incidenz in der eigenen Sammelstatistik [4]. In unserer Studie traten bougierungspflichtige Stenosen nach einreihiger Naht nur halb so häufig auf wie nach zweireihiger Naht. Als Gründe vermuten wir eine geringere Gewebsischämisierung und einen geringeren Lumenverlust bei einreihiger Anastomosierung. Das ermittelte Stenoserisiko für überlebende Patienten nach einem Jahr ist auch für die einreihige Naht mit 30% relativ hoch. Der Vergleich mit publizierten Angaben ist schwierig, da die Incidenz erheblich durch die Güte des Follow-up beeinflußt wird. So verwundert es kaum, daß von Chirurgen, die einreihige cervicale Anastomosen durchführen, Stenoseraten zwischen 2% und 45% angegeben werden [3, 5]. Bei lückenloser Nachuntersuchung dürften die von uns ermittelten Raten wohl realistisch die tatsächliche Stenoseincidenz wiedergeben. Einengungen der Anastomose, die später als 6 Monate postoperativ auftreten, sind hoch verdächtig auf ein Rezidiv.

## Zusammenfassung

In einer prospektiv-randomisierten Studie wurde die einreihige Naht mit der zweireihigen Naht der cervicalen oesophago-gastralen Anastomose nach subtotaler Oesophagektomie und Magenhochzug verglichen. Nach 54 einreihigen und 53 zweireihigen Anastomosen traten Anastomoseninsuffizienzen mit 19% bzw. 18% gleich häufig auf. Nach einer mittleren Nachbeobachtungszeit von $44 \pm 13$ Wochen traten bougierungspflichtige Stenosen nach einreihiger Naht in 25% und nach zweireihiger Naht in 56% auf. Die Stenosen waren in 85% narbige Strikturen und in 15% maligne Anastomosenrezidive. Die niedrigere Incidenz narbiger Stenosen nach einreihiger Naht ist statistisch signifikant ($p < 0,01$). Bei vergleichbaren Insuffizienzraten erwies sich die einreihige Naht angesichts der um die Hälfte niedrigeren Stenoseincidenz als überlegen.

## Summary

In a prospective randomized study, one-layer anastomosis (OLA) and two-layer anastomosis (TLA) were compared following subtotal esophagectomy and gastric substitution with esophagogastric anastomosis in the neck. After 54 OLA and 53 TLA the frequency of leaks did not differ significantly (19% vs 18%). After a mean follow-up of $44 \pm 13$ weeks strictures requiring dilatation occurred in 25% of the OLA and 56% of the TLA. Of these stenoses, 85% werc fibrotic and 15% were malignant relapses at the site of anastomosis. The lower incidence of fibrotic strictures following OLA is statistically significant ($p < 0,01$). With comparable leakage rates OLA proved to be superior to TLA due to the lower incidence of fibrotic strictures.

## Literatur

1. Akyama H (1980) Surgery for carcinoma of the esophagus. Curr Probl Surg 17:54
2. Burdette WJ, Gehan EA (1970) Planing and analysis of clinical studies. Charles C Thomas Publisher, Springfield, Illinois, USA
3. Mannell A (1986) Oesophagectomy: The lesions learnt from 128 cases. Aust N Z J Surg 56:759
4. Müller JM, Erasmi H, Stelzner M, Zieren U, Pichlmaier H (1990) Surgical therapy of esophageal carcinoma. Br J Surg 77:845
5. Orringer MB (1986) Transhiatal esophagectomy without thoracotomy for carcinoma of the esophagus. Adv Surg 19:1

Dr. med. H.-U. Zieren, Abteilung für Allgemeine Chirurgie, Abdominal-, Gefäß- und Thoraxchirurgie, Chirurgische Universitätsklinik der Universität zu Köln, Joseph-Stelzmann-Straße 9, W-5000 Köln 41, Bundesrepublik Deutschland

# Phänotypische und funktionelle Analyse transplantat-infiltrierender Zellen bei Therapie mit monoklonalem Interleukin-2 Receptor-Antikörper und Ciclosporin A bei der Ratte

## Phenotypic and Functional Analysis of Graft Infiltrating Cells Following Therapy with Anti-Interleukin-2 Receptor Monoclonal Antibody and Cyclosporin A in the Rat


B. Sido[1], M. Dallman[2], Ch. Herfarth[1] und P. Morris[2]

[1]Chirurgische Universitätsklinik (Dir.: Prof. Dr. Ch. Herfarth), Heidelberg
[2]Nuffield Department of Surgery (Dir.: Prof. Dr. P. Morris), University of Oxford, England


## Einleitung

Die Idee, Alloantigen-aktivierte T-Zellen unter Aussparung nicht stimulierter Zellen des Immunsystems zu inaktivieren, hat zur Entwicklung einer Reihe monoklonaler Interleukin-2 Receptor-Antikörper (IL-2R Antikörper) geführt. Abhängig vom Epitop, an das der IL-2R Antikörper bindet, wird in vitro die MLR und die IL-2-abhängige Zellproliferation sowie in vivo im Transplantationsmodell die Alloantigen-spezifische Immunantwort unterdrückt und damit die Transplantatüberlebenszeit verlängert [2, 3].

NDS-62 ist ein monoklonaler Maus-Antikörper gegen die p55-Kette des IL-2R der Ratte, der nach MHC-inkompatibler Nierentransplantation in einem low-responder Rattenmodell ebenso wie Ciclosporin A (CsA) eine spezifische Immuntoleranz induziert (MST > 100 Tage). Während subtherapeutische Dosierungen beider Immunsuppressiva alleine verabreicht unwirksam sind, zeigt die Kombination subtherapeutischer Dosen von NDS-62 und CsA eine synergistische Wirkung mit einer Transplantatüberlebenszeit MST > 100 Tage [4, 5]. Diese Arbeit gibt durch funktionelle und phänotypische Analyse transplantat-infiltrierender Zellen zu verschiedenen Zeitpunkten nach allogener Nierentransplantation bei der Ratte Aufschluß über den Wirkungsmechanismus dieser immunsuppressiven Regime.

## Material und Methoden

*Nierentransplantation:* Sämtliche Operationen wurden in mikrochirurgischer Technik unter Narkose mit Fentanyl/Midazolam durchgeführt. Orthotope Nierentransplantationen wurden in dem voll allogenen Modell von Lewis RT-1[1] auf DA RT-1[a] mit end-zu-end Anastomose beider Nierengefäße und des Ureters durchgeführt. Die rechte Niere wurde in situ belassen, da eine passagere Urämie die celluläre Immunantwort beeinflussen würde.


Chirurgisches Forum 1992
f. experim. u. klinische Forschung
Gall/Beger/Ungeheuer (Hrsg.)
© Springer-Verlag Berlin Heidelberg 1992

*Versuchsgruppen:* In der Kontrollgruppe (Gr. 1) wurde keine Therapie durchgeführt, das Nierentransplantat akut abgestoßen. Gruppe II erhielt 10 mg/kg/Tag CsA (in Olivenöl) oral am Tag 0–9 über eine Knopfsonde appliziert. Gruppe III wurde 2700 $\mu$g/kg/Tag NDS-62 (in 0,9% NaCl) am Tag 0–9 intraperitoneal appliziert. Tiere, die eine synergistische immunsuppressive Therapie erhielten, bekamen für denselben Zeitraum 1,5 mg/kg/Tag CsA oral und 300 $\mu$g/kg/Tag NDS-62 ip. (Gr. IV).

*Versuchsprotokoll:* Mindestens zwei Tiere der Gruppen I–IV wurden jeweils an den Tagen 3, 5 und 7 euthanasiert und die transplantierte Niere entnommen. Transplantat-infiltrierende Zellen wurden unmittelbar nach deren Isolierung der funktionellen und phänotypischen Analyse unterworfen. Der IL-2-Proliferationsassay und die FACS-Analyse wurden an allen drei Tagen, die celluläre Cytotoxizität an den Tagen 3 und 5 untersucht.

*Isolierung transplantat-infiltrierender Zellen:* Die excidierten und zerkleinerten Nieren wurden bei 37°C und 5% $CO_2$ in RPMI 1640/10% FCS (Fetal Calf Serum) mit 1 mg/ml Collagenase (C-2139; Sigma) 30 min inkubiert. Eine Einzelzellsuspension wurde durch Passieren der Masse durch ein Drahtmaschennetz hergestellt und die infiltrierenden Zellen auf einen Ficollgradienten (Histopaque 1083-1; Sigma) separiert.

*Fluorescein Activated Cell Sorter (FACS) Analysis:* $5 \times 10^5$ Zellen wurden mit 50 $\mu$l monoklonalem Antikörper bei 4°C für 60 min inkubiert, zweimal gewaschen und dann mit 50 $\mu$l Fluorescein-konjugiertem anti-Maus IgG (F-0257; Sigma) für weitere 45 min bei 4°C inkubiert. Es wurden folgende Zellpopulationen analysiert: alle Leukocyten (pos. Kontrolle: MRC OX1 + OX30), MHC Class I$^+$ (F-16-4-4), MHC Class II$^+$ (MRC OX6), cytotox./suppr.-T-Zellen (MRC OX8), B-Zellen (MRC OX12), T-Helfer-Zellen und Makrophagen (W3/25 + MRC OX35), T-Zellen (MRC OX19) und IL-2R$^+$ (NDS-62).

*IL-2 Proliferationsassay:* $5 \times 10^4$ Zellen in 200 $\mu$l wurden mit verschiedenen Konzentrationen von rekombinantem IL-2 (Geschenk der Fa. Cetus, USA) bei 37°C inkubiert. Nach 20 h wurde 1 $\mu$Ci $^3$H-Thymidin zugesetzt und nach weiteren 8 h die inkorporierte Radioaktivität mit einem Flüssig-Szintillationszähler gemessen.

$^{51}$*Cr-Release Assay:* ConA-aktivierte Lewis-Lymphknotenzellen dienten als Zielzellen der allogen-spezifischen cellulären Cytotoxizität, die Maus-Myelomzellinie NS1 als Zielzelle der Natural Killer Aktivität. ConA-Blasten und NS1-Zellen wurden bei 37°C und 5% $CO_2$ 90 min lang mit 300 $\mu$Ci $^{51}$Cr markiert. $5 \times 10^3$ Targetzellen wurden zusammen mit den infiltrierenden Effektorzellen bei einer initialen Effektor/Target-Ratio von 200:1 oder 100:1 für 6 h bei 37°C und 5% $CO_2$ inkubiert. Der Anteil des als Folge der Cytolyse freigesetzten Chroms abzüglich der Spontanfreisetzung war rechnerische Grundlage der Cytotoxizität.

## Ergebnisse

*Phänotypisierung:* Die Expression des IL-2R auf infiltrierenden Zellen nimmt bei der akuten Abstoßung von 8% am Tag 3 auf 47% am Tag 7 drastisch zu. Diese wird durch NDS-62 allein und bei Kombination mit CsA in jeweils subtherapeutischer Dosierung vollständig blockiert (< 10%), durch CsA allein jedoch verzögert nach Tag 5 (18%). In der Abstoßungsgruppe spiegelt die Infiltration aktivierter Zellen eine Zunahme von T-Zellen, insbesondere cytotox./suppr. T-Zellen wider (MRC OX8$^+$ Tag 3 13%, Tag 7 59%), während CD4$^+$ Zellen im Verlauf unverändert bei 22% bleiben. Unter Therapie mit NDS-62, CsA oder Kombination beider Immunsuppressiva ist die frühe Infiltration von T-Zellen am Tag 3 unverändert, fällt jedoch unter Aussparung der CD4$^+$ Zellen deutlich gegenüber der Kontrolle am Tag 7 zurück (31–40% vs. 66% bei Abstoßung). Da dennoch MRC OX8$^+$ Zellen im Verlauf ansteigen (Tag 7: Gr. II 40%, Gr. III 38%, Gr. IV 59%), muß hier ein zunehmender Anteil an Natural Killer Zellen (MRC OX19$^-$, OX8$^+$) unter Immunsuppression angenommen werden.

*IL-2-abhängige Zellproliferation:* In allen drei immunsupprimierten Gruppen unterscheidet sich die Proliferationsaktivität infiltrierender Zellen in Gegenwart von IL-2 am Tag 3 nicht von der Abstoßungsgruppe. Während sie unter Immunsuppression bis zum Tag 7 vollständig versiegt, unter alleiniger CsA-Therapie bereits ab Tag 5, erreicht die proliferative Aktivität bei Abstoßung am Tag 5 ihr Maximum.

*Spender-spezifische celluläre Cytotoxizität und Natural Killer-Aktivität:* Alle drei immunsuppressiven Regime lassen die unspezifische NK-Aktivität mit Ausnahme der CsA-Gruppe am Tag 5 unberührt. Die Spender-spezifische celluläre Cytotoxizität wird durch NDS-62 und bei Kombinationstherapie während des gesamten Untersuchungszeitraumes unterdrückt, durch CsA in therapeutischer Dosis erst ab Tag 5. Unspezifische und spezifische Cytolyse sind bei Abstoßung am Tag 5 am ausgeprägtesten.

## Zusammenfassung

Durch frühzeitige Blockierung der IL-2 Receptor-Expression und der spenderspezifischen cellulären Cytotoxizität ist die synergistische Kombination subtherapeutischer Dosen von NDS-62 und CsA, welche alleine verabreicht unwirksam sind, ein sehr potentes immunsuppressives Regime. Durch Einsparung von CsA und damit Reduktion der Toxizität wird dieses Modell für die Klinik besonders interessant. Da die Natural Killer-Aktivität unter Immunsuppression voll erhalten bleibt, scheint diese für die Transplantatabstoßung von untergeordneter Bedeutung zu sein [1].

## Summary

The synergistic combination of subtherapeutic dosages of NDS-62 and cyclosporin A (CsA), which are ineffective when given alone, is a very potent immunosuppressive therapy due to early blocking of IL-2 receptor expression and of donor-specific cellular cytotoxicity. This regimen becomes attractive for clinical organ transplantation as deleterious side effects of CsA can be avoided. Natural killer cells do not seem to be of importance for graft rejection as NK activity is unmodified under immunosuppression [1].

## Literatur


1. Bradley JA, Mason DW, Morris PJ (1985) Evidence that rat renal allografts are rejected by cytotoxic T cells and not by nonspecific effectors. Transplant 39(2):169
2. Kupiec-Weglinski JW, Diamantenstein T, Tilney NL (1988) Interleukin 2 receptor targeted therapy – rationale and applications in organ transplantation. Transplant 46(6):785
3. Soulillou JP, Jacques Y (1989) Monoclonal anti-IL2 receptor in organ transplantation. Transplant Int 2:46
4. Tellides G, Dallman MJ, Morris PJ (1988) Mechanism of action of interleukin-2 receptor (IL-2R) monoklonal antibody (MAb) therapy: target cell depletion or inhibition of function. Trans Proc 21:997
5. Tellides G, Dallman MJ, Morris PJ (1988) Synergistic action of cyclosporine A with interleukin-2 receptor monoclonal therapy. Trans Proc 20(2):202



Dr. B. Sido, Abteilung für Allgemeinchirurgie, Chirurgische Universitätsklinik, Im Neuenheimer Feld 110, W-6900 Heidelberg 1, Bundesrepublik Deutschland

# Verminderung des Reperfusionsschadens bei Lebertransplantation durch Blockade des Prostaglandin D-Receptors in der Ratte

## Attenuation of Reperfusion Injury after Liver Transplantation by Prostaglandin D-Receptor Blockade


S. Post[1], A.P. Gonzalez[2], M. Rentsch[2], P. Palma[2] und M.D. Menger[2]

[1] Institut für Chirurgische Forschung, Ludwig-Maximilians-Universität München
[2] Chirurgische Universitätsklinik Heidelberg


## Zielsetzung

In früheren Untersuchungen konnte in der frühen Reperfusionsphase nach Lebertransplantation beim Schwein eine massive Freisetzung von Prostaglandinen (PG) und Thromboxan nachgewiesen werden [1]. Nach einer Stunde Reperfusion war sowohl im Transplantat als auch in peripheren Geweben (Skelettmuskel) die Aktivität der Schlüsselenzyme der PG-Synthese erhöht [2]. Prostaglandine der E- und I-Serie haben antiaggregatorische, vasodilatatorische und ungenau charakterisierte "cytoprotektive" Eigenschaften. Wenig ist bekannt über die biologische Bedeutung von $PGD_2$, welches von isolierten Kupfferzellen und Leberendothelien in größeren Mengen als alle anderen PG synthetisiert wird [3]. $PGD_2$ kann sowohl konstriktorisch als auch relaxierend auf glatte Muskelzellen wirken und die Thrombocytenaggregation hemmen. In der vorliegenden Untersuchung sollte der Einfluß des $PGD_2$-Receptorantagonisten BWA868C auf Mikrozirkulation und Leukocyten-Adhärenz in der transplantierten Leber mittels *in vivo* Fluorescenzmikroskopie (IVM) quantifiziert werden.

## Methodik

Bei 12 männlichen Lewis-Ratten (190–280 g) wurde in Äthernarkose eine syngene, orthotope Lebertransplantation mit arterieller Revascularisation durchgeführt [4]. Bei konstanten Konservierungsbedingungen (24 h in UW-Lösung) unterschieden sich zwei experimentelle Gruppen hinsichtlich der pharmakologischen Beeinflussung bei Reperfusion. 6 unbehandelte Tiere dienten als Kontrolle (Gruppe 1), 6 Empfängertiere (Gruppe 2) erhielten zu Beginn der anhepatischen Phase intravenös 0,2 mg/kg BWA868C (Wellcome Foundation, Beckenham, Kent, England). Unmittelbar vor Implantation wurden die Transplantate mit 10 ml Ringer-Lösung ausgespült, in Gruppe 2 unter Zusatz von 0,4 $\mu$g/ml BWA868C.

30–90 min nach Reperfusion wurde die Unterfläche des linken Leberlappens ausgelagert. Der technische Aufbau mit modifiziertem Leitz Orthoplan Mikroskop, Auflicht-Beleuchtung, hochempfindlicher Videokamera und Videoaufnahme-Einheit wurde bereits früher detailliert beschrieben [5]. Die Fluorescenz-Kontrastierung des Lebergewebes und


Chirurgisches Forum 1992
f. experim. u. klinische Forschung
Gall/Beger/Ungeheuer (Hrsg.)
© Springer-Verlag Berlin Heidelberg 1992

der cellulären Blutbestandteile erfolgte durch intravenöse Injektion von Natrium-Fluoreszein (2–4 $\mu$mol/kg) und Rhodamin G (0,1 $\mu$mol/kg).

In Einzelbild-Analyse der intravitalmikroskopischen Videoaufnahmen wurden "off-line" zum einen die Perfusionsverteilung mit relativen Anteilen nicht-perfundierter Acini und Sinusoide, zum anderen die Akkumulation von Leukocyten quantifiziert. In Sinusoiden und postsinusoidalen Venolen wurde die Zahl der Leukocyten ausgezählt, die sich bei mindestens 20 s Beobachtungszeit nicht bewegten (sog. "Sticker"), in Venolen zusätzlich der Anteil bewegter Leukocyten, die mit weniger als 30% der Zentralstromgeschwindigkeit an der Wand entlangrollten ("Roller").

Als Maß der Transplantatfunktion diente die Produktion von Galle, die während der ersten 90 min nach Reperfusion über einen Choledochus-Katheter abgeleitet und aufgefangen wurde. Der statistische Vergleich erfolgte bei der Gallesekretion mittels Wilcoxon-Test, bei den intravitalmikroskopischen Parametern mittels zweidimensionaler Varianzanalyse im "nested" Design für die Faktoren Versuchsgruppe und Einzelexperiment innerhalb der Gruppe.

## Ergebnisse

Durch Behandlung mit BWA868C wurde der Gallefluß signifikant gegenüber unbehandelten Kontrollen gesteigert (Tabelle 1), jedoch zeigte die Zahl nicht perfundierter Acini (ausgezählt wurden 50–100 Azini 90 min nach Reperfusion) keinen Unterschied. Innerhalb von 10–20 zufällig ausgewählten, perfundierten Acini wurde die sinusoidale Perfusionsrate quantifiziert. Auch hierbei konnte kein Unterschied zwischen den Gruppen nachgewiesen werden (Tabelle 1).

**Tabelle 1.** Gruppenvergleich bezüglich exkretorischer Transplantatfunktion, mikrovasculärer Perfusion und Leukocyten-Akkumulation während der ersten 90 min nach Reperfusion

|  | Gruppe 1 | Gruppe 2 | p-Wert |
|---|---|---|---|
| Gallefluß (ml/h/100 g Leber) | 0,4 ± 0,1 | 3,1 ± 1,3 | 0,014 |
| *Mikrovaskuläre Perfusion:* | | | |
| Perfundierte Acini (%) | 71,8 ± 5,1 | 74,1 ± 4,9 | n.s. |
| Perfundierte Sinusoide (%) | 72,1 ± 2,1 | 71,1 ± 1,9 | n.s. |
| *Sinusoidale Leukozytenadhärenz:* | | | |
| Periportale Sinusoide (pro mm$^2$) | 256 ± 26 | 98 ± 13 | < 0,001 |
| Mittzonale Sinusoide (pro mm$^2$) | 231 ± 18 | 129 ± 13 | < 0,001 |
| Perizentrale Sinusoide (pro mm$^2$) | 300 ± 29 | 178 ± 20 | < 0,001 |
| *Adhärenz in postsinusoidalen Venolen:* | | | |
| "Sticker" (pro mm$^2$ Endothel) | 713 ± 54 | 642 ± 72 | n.s. |
| "Roller" (% der fließenden) | 20,6 ± 1,8 | 25,1 ± 4,1 | n.s. |

(Statistik mit Wilcoxon-Test und Varianzanalyse, alle Angaben als Mittelwerte ± Standardfehler des Mittelwertes, n.s. = nicht signifikant)

Demgegenüber war die Leukocyten-Endothel-Interaktion innerhalb perfundierter Sinusoide aller drei acinärer Zonen (untersucht wurde im Zeitraum 50–80 min nach Reperfusion) signifikant reduziert. In den postsinusoidalen Venolen blieb die Zahl adhärierender und rollender Leukocyten dagegen unverändert (Tabelle 1).

## Diskussion

Durch Blockade des $PGD_2$-Receptors bei Reperfusion läßt sich die frühe exkretorische Funktion der transplantierten Leber verbessern. Da dieser Effekt nicht mit einer Verbesserung der acinären oder sinusoidalen Perfusion einhergeht, ist als Wirkmechanismus die Verhinderung einer Konstriktion afferenter vasculärer Segmente unwahrscheinlich.

Auffallend sind die unterschiedliche Wirkung des $PGD_2$-Receptorantagonisten auf die Leukocyten-Endothel Interaktion in den verschiedenen Gefäßabschnitten. Die fehlende Effektivität in postsinusoidalen Venolen spricht gegen eine allgemeine Beeinflussung leukocytärer oder endothelialer Adhärenzreceptoren durch $PGD_2$. Im Zusammenhang mit der Tatsache, daß mikrovasculäres Leberendothel und vor allem die Kupfferschen Sternzellen eine hohe Synthesekapazität für $PGD_2$ besitzen [3], läßt die selektive Minderung der leukocytären Adhärenz in Sinusoiden vermuten, daß $PGD_2$ intrasinusoidal lokal die Leukocytenadhärenz beeinflußt. Dies ist ein erster Hinweis auf mögliche funktionelle Besonderheiten der intrahepatischen Leukocyten-Endothel Interaktion, die schon auf Grund der engen räumlichen Beziehung auch eine Leukocyten-Kupfferzell Interaktion zur Folge haben durfte.

Im Einklang mit eigenen Vorergebnissen, daß intrahepatisch Prostanoide während kalter Ischämie nicht, wohl aber unmittelbar nach Reperfusion freigesetzt werden [1], konnten die Ergebnisse der vorliegenden Studie ohne Modifikation der Konservierungsbedingungen allein durch Zugabe des Receptorantagonisten bei Reperfusion erzielt werden. Während $PGE_2$ und $PGI_2$ sich als protektiv gegen eine Vielzahl verschiedener Lebernoxen erwiesen haben, kommt $PGD_2$ als Vermittler des Reperfusionsschadens nach kalter Ischämie in Betracht. Obwohl die durch BWA868C erreichte Verminderung des Reperfusionsschadens gerade im Hinblick auf die mikrovasculäre Perfusion noch nicht befriedigen kann, sollte der Zusatz eines $PGD_2$-Receptorantagonisten zu komplexeren Ausspüllösungen (z.B. "Carolina Rinse") erwogen werden.

## Zusammenfassung

Bei 12 orthotopen Lebertransplantationen an der Ratte mit Konservierung für 24 h in UW-Lösung wurde in 6 Fällen vor Reperfusion der Empfänger mit dem $PGD_2$-Receptorantagonisten BWA868C (0,2 mg/kg i.v.) vorbehandelt und diese Substanz der Ausspüllösung zugesetzt (0,4 $\mu$l/ml). Hierdurch ließ sich die Galleproduktion nach Reperfusion signifikant gegenüber unbehandelten Kontrolltieren verbessern (p = 0,01). Mittels *in vivo* Fluorescenzmikroskopie wurde eine Stunde nach Reperfusion eine signifikante Reduktion der Leukocytenadhärenz in Sinusoiden nachgewiesen. Die Leukocyten-Endothel Interaktion in postsinusoidalen Venolen blieb ebenso unbeeinflußt wie Störungen der acinären und sinusoidalen Perfusion. Endogene $PGD_2$-Freisetzung bei Reperfusion scheint an der

Vermittlung der gestörten hepatocytären exkretorischen Funktion und der intrasinusoidalen Leukocytenakkumulation nach kalter Ischämie beteiligt zu sein.

## Summary

Following cold preservation for 24 h in UW solution, 12 orthotopic liver transplantations were performed in the rat. Systemic treatment of the recipient ($n = 6$) with the $PGD_2$-receptor antagonist BWA868C (0,2 mg/kg i.v.) together with addition to the rinse solution (0,4 $\mu$l/ml) was able to improve bile production after reperfusion compared with untreated controls ($n = 6$, $p = 0.01$). Furthermore, a significant reduction of leukocyte endothelium interaction in sinusoids could be demonstrated by in vivo fluorescence microscopy 1 h after reperfusion. No differences were observed in leukocyte-endothelial interaction in postsinusoidal venules and microvascular perfusion of acini and sinusoids. Endogenous $PGD_2$ release upon reperfusion following cold ischemia seems to contribute to impaired hepatocellular excretory function and intrasinusoidal leukocyte accumulation.

## Literaturangaben

1. Post S, Goerig M, Otto G, Manner M, Senninger N, Kommerell B, Herfarth C (1990) Prostanoid release in experimental liver transplantation. Transplant 49:490–494
2. Post S, Goerig M, Otto G, Manner M, Foltis C, Hofmann W, Herfarth C (1991) Rapid increase of the activity of enzymes of eicosanoid synthesis in hepatic and extrahepatic tissues after experimental liver transplantation. Transplant 51:1058–1064
3. Kuiper J, Zijlstra FJ, Kamps JA, van Berkel TJ (1988) Identification of prostaglandin D2 as the major eicosanoid from liver endothelial and Kupffer cells. Biochim Biophys Acta 959:143–152
4. Steffen R, Ferguson DM, Krom RAF (1989) A new method for orthotopic rat liver transplantation with arterial cuff anastomosis to the recepient common hepatic artery. Transplant 48:166–168
5. Menger MD, Marzi I, Messmer K (1991) In vivo fluorescence microscopy for quantitative analysis of the hepatic microcirculation in hamsters and rats. Eur Surg Res 23:158–169

Dieses Forschungsvorhaben wurde unterstützt durch die Deutsche Forschungsgemeinschaft (He 368/7, Me 900/1-2).

Dr. med. S. Post, Chirurgische Universitätsklinik, Kirschnerstraße 1, W-6900 Heidelberg, Bundesrepublik Deutschland

# Pathobiochemie und Immunologie der direkten Lungengewebsverletzung

## Pathobiochemistry and Immunology of Direct Lung Tissue Injury


F. Gebhardt[1], M. Marzinzig[2], P. Vogel[3], J. Lenz[3], U.B. Brückner[2] und W. Hartel[1]

[1]Bundeswehrkrankenhaus Ulm
[2]Sektion Chirurgische Forschung, Chirurgische Universitätsklinik Ulm
[3]Bundeswehrzentralkrankenhaus Koblenz


Bei der Prognose mehrfachverletzter Patienten kommt der Lunge entscheidende Bedeutung zu. Neben dem Gasaustausch besteht ein Wechselspiel mit anderen Organen, vermittelt über Immunmediatoren und Stoffwechselprodukte intrapulmonaler Zellen [5].

Phagocyten und Makrophagen sind in großer Anzahl lungengewebsständig. Sie besitzen nicht nur eine Vielzahl von Receptoren, sondern setzen auch Cytokine und andere biochemische Faktoren frei, über die sie in ihrer Funktion gesteuert werden, aber auch Einfluß nehmen auf die celluläre und humorale Immunität [1, 5]. Unter diesen Mediatoren kommt den Arachidonsäuremetaboliten eine wichtige Rolle zu [3]. Kürzlich wurde in einer Studie an polytraumatisierten Patienten untersucht, welche klinische Wertigkeit unterschiedliche biochemische Faktoren besitzen [2]. Im beschriebenen Kollektiv betrug die Letalität bei Patienten mit Thoraxverletzungen etwa 23%, im Vergleich dazu ohne Lungenverletzung < 4%.

Ziel der vorliegenden Arbeit war, einen Beitrag zu liefern zur Frage, welche systemischen Auswirkungen das direkte Parenchymtrauma der Lunge als Monoverletzung hat. Aufgrund der besonderen Wichtigkeit des pulmonalen Prostaglandinstoffwechsels mit vielfältigen nachfolgenden Mediatorfunktionen, insbesondere bezüglich der pulmonalen Ödementwicklung und Vasoconstruction, wurde auf die Analyse dieser Stoffklasse das Hauptaugenmerk gerichtet.

## Methodik

Untersucht wurden 3 in ihrer Zusammensetzung vergleichbare Gruppen mit bislang insgesamt n = 55 Patienten, davon 46 männl., 9 weibl., mittl. Alter 50,8 Jahre (18–79 Jahre):

*Gruppe A* – Kontrolle: Verletzung der Thoraxwand ohne Lungengewebsbeteiligung, z.B. Bülaudrainage bei Spontanpneumothorax (n = 13).
*Gruppe B* – Lungengewebsverletzung als Folge von Operationen ohne Malignom (n = 18).
*Gruppe C* – Lungengewebsverletzung infolge lungenresezierender Operationen bei Neoplasie (n = 24).

Als Parameter für den aktuellen Immunstatus der Patienten dienten:
- die flowcytometrische Bestimmung von Lymphocytensubpopulationen (Simultest Immune Monitoring Kit Plus (IMK), Fa. Becton Dickinson)


Chirurgisches Forum 1992
f. experim. u. klinische Forschung
Gall/Beger/Ungeheuer (Hrsg.)
© Springer-Verlag Berlin Heidelberg 1992

- der Interleukin-2-Receptorspiegel (IL-2-R) (Enzymimmunoassay, Fa. T cell Sciences)
- die Konzentration von Neopterin (Radioimmunoassay, Fa. Henning) sowie
- der Immunglobuline (Nephelometrie Immunsera Behring) im Plasma.

Änderungen der Konzentration von C-reaktivem Protein (CRP: T-Antiserum. Hoffman La Roche) im Plasma wurden als Ausdruck für das Operationstrauma bewertet.

Folgende Arachidonsäurederivate wurden mittels $H^2$-RIA im zentralvenösen Blut gemessen:
- Thromboxan (TXB2)
- Die Prostaglandine (PG) Prostacyclin (als stabiler Metabolit PG-6KG$_{1\alpha}$), PGF$_{2\alpha}$ und PGM (ein stabiler Metabolit von PGF$_{2\alpha}$, wobei ein umgekehrtes Verhalten zu seinem Präkursor auf eine gestörte pulmonale Metabolisierung schließen läßt).
- Die PMN-Elastase (Testkit Fa. Merck) wurde als Marker für den Schweregrad einer pathologischen Granulocytenstimulation gewertet.

Meßzeitpunkte waren:
- Prä (–1)- und intraoperativ (0)
- sowie 1, 3 und 5 Tage nach der Operation.

*Statistik:* Veränderungen innerhalb einer Gruppe wurden bei vorliegender Normalverteilung (Varianzanalyse) mit dem t-Test analysiert. Die Gruppen wurden gegeneinander mit dem Kruskal-Wallis-Test für unabhängige Stichproben überprüft. Der $\alpha$-Fehler wurde bei einem $\beta$-Fehler von 0,2 auf 0,05 festgelegt.


## Ergebnisse

*Gruppe A:* In dieser Kontrollgruppe wurden keine entscheidenden peri- oder postoperativen Änderungen der cellulären Immunreaktion beobachtet. IL-2-R, Neopterin und Immunglobuline wiesen keine Reaktion auf das Trauma auf. Die anderen biochemischen Parameter blieben im Verlauf ebenfalls unauffällig, mit Ausnahme eines intraoperativen Anstiegs von Thromboxan und 6KF$_{1\alpha}$.

*Gruppe B:* Isolierte Verletzungen des Lungenparenchyms führten zu einem signifikanten postoperativen Abfall der Gesamtzahl der Lymphocyten im peripheren Blut. Am 5. postoperativen Tag waren die Ausgangswerte wieder erreicht.

Gleichzeitig kam es zu einer intraoperativen ($p < 0,05$) Freisetzung von Natural Killer-Zellen (NK) und einem zwar deutlichen, aber statistisch nicht signifikanten Anstieg cytotoxischer Lymphocyten (CTL).

IL-2-R und Neopterin ließen postoperativ keine spezifische Antwort erkennen. IgG und IgM fielen hingegen deutlich ab ($p < 0,01$); das CRP stieg signifikant bis auf das 6fache des Ausgangswertes an. Die Konzentrationen von Elastase und 6KF$_{1\alpha}$ zeigten bereits intraoperativ einen Anstieg, ebenso wie PGF$_{2\alpha}$ und TXB2 bei nahezu unverändertem PGM.

*Gruppe C:* Hier fand sich postoperativ ein Abfall ($p < 0,001$) der Zahl der Lymphocyten im peripheren Blut, welcher nach 5 Tagen den Ausgangswert noch nicht wieder erreicht hatte. Daneben stieg unmittelbar postoperativ das Neopterin auf mehr als das Doppelte des Ausgangswertes (p < 0,02 im Vergleich zu A und B). Der IL-2-Receptor im Serum nahm bis zum 5. postop. Tag auf mehr als 200% des Ausgangswertes zu (p < 0,05). Simultan waren die Plasmakonzentrationen der Immunglobuline, insbesondere IgG und IgM um fast 50% (p < 0,001 bzw. 0,002) erniedrigt.

Die Konzentration der Elastase stieg postoperativ deutlich an, während $PGF_{2\alpha}$- und TXB2-Konzentrationen im peripheren Blut nicht deutlich geändert waren. PGM zeigte intraoperativ einen geringen, $6KF_{1\alpha}$ jedoch einen deutlichen Anstieg.

**Tabelle 1.** Postoperative Änderungen des Immunstatus nach Thoraxtrauma

| Gruppe | | A<br>n = 13 | B<br>n = 18 | C<br>n = 24 |
|---|---|---|---|---|
| CRP | mg/dl | 0 | ++ a | ++ a |
| Neopterin | nmol/l | 0 | 0 | ++ ab |
| IL-2-R | U/ml | 0 | 0 | ++ ab |
| IgG | mg/dl | 0 | − ns | − − a |
| IgA | mg/dl | 0 | 0 | − − a |
| IgM | mg/dl | 0 | 0 | − − a |
| Lympho | %WBC | 0 | − a | − − a |
| Ratio (T3/T4) | | 0 | − ns | − ns |

CRP = C-reaktives Protein; IL-2-R = Interleukin-2-Receptor; IgG, IgA, IgM = Immunglobulin G-A-M; Lympho = Lymphocyten in % weißer Blutkörperchen (WBC); Ratio T3/T4 = Verhältnis T-Helfer- zu T-Suppressorzellen; 0 = keine Änderung; −,− − = Abfall der Werte; +,++ = Anstieg; a = signifikante Änderung innerhalb der Gruppe im Vergleich zum Ausgangswert; b = signifikant im Vergleich zu Gruppe A und B; ns = nicht signifikant.

**Tabelle 2.** Intraoperativer Verlauf biochemischer Parameter

| Tage | | −1 | 0<br>I | 0<br>II | 1 | 3 |
|---|---|---|---|---|---|---|
| TXB2 | A | 60 | 109 | 510 | 144 | 85 |
| pg/ml | B | 81 | 237 | 904 | 148 | 148 |
| | C | 67 | 112 | 241 a | 123 | 112 |
| $6KF_{1\alpha}$ | A | 60 | 455 | 295 a | 60 | 60 |
| pg/ml | B | 60 | 460 | 431 | 60 | 60 |
| | C | 60 | 329 | 685 a | 60 | 60 |
| PMN-El | A | 47 | − | 78 a | 57 | 55 |
| µg/l | B | 42 | 33 | 128 | 59 | 44 |
| | C | 36 | 33 | 50 | 81 a | 54 |

Werte jeweils als Mittelwert; TXB2 = Thromboxan B2; $6KF_{1\alpha}$ = Prostaglandin 6-Keto-F1α; PMN-El = polymorphkernige neutrophile Granulocyten Elastase; a = signifikant zum Ausgangswert; I bzw. II = Blutentnahme bei Eröffnen des Thorax bzw. Verschluß

## Interpretation und Schlußfolgerung

Die vorliegenden Untersuchungen beweisen, daß sich die direkte Verletzung von Lungengewebe (im Rahmen von Thoraxoperationen) systemisch auswirkt. Dies wird über Mediatoren vermittelt. Beide, celluläre und humorale Abwehrlage werden supprimiert. Bei Tumoroperationen kommt es zu einer ausgeprägten Aktivierung der Makrophagen, was durch den Anstieg des Neopterins klar bewiesen ist.

Gleichzeitig findet eine Verschiebung des Gleichgewichtes zwischen den wichtigsten Arachidonsäurederivaten im peripheren Blut statt, welche als balancierte Gegenspieler Gefäßtonus und Permeabilität intrapulmonal und peripher-systemisch beeinflussen. Darüber hinaus gelten sie als Mediatoren für die Auslösung und/oder den Unterhalt schockspezifischer Reaktionen. Der Nachweis erhöhter Konzentrationen von Prostaglandinen im peripheren Blut ist wahrscheinlich überwiegend die Folge einer unzureichenden Inaktivierung bei gleichzeitig gesteigerter Produktion. Da die PG der E- und F-Reihe zu über 90% in der Lunge inaktiviert werden, muß aus deren Anstieg auf eine verminderte Rate der pulmonalen Metabolisierung geschlossen werden [4].

Hierdurch wird die Lungenfunktion mit Sicherheit beeinflußt; möglicherweise liegt auch eine gewisse prognostische Bedeutung dahinter, jedoch ist dies zur Zeit noch nicht abschließend interpretierbar.

In den hier dargelegten Verläufen in der Gruppe C, teilweise auch in der Gruppe B, spiegeln sich durchaus auch Befunde von polytraumatisierten Patienten wider; die Lungenverletzung kann daher als zentrale Rolle für das posttraumatische Geschehen nach Mehrfachverletzung nicht außer Acht gelassen werden. Die hier aufgezeigten Zusammenhänge ermöglichen somit ein besseres Verständnis der Pathophysiologie der Lunge im Rahmen des operativen Traumas und ergänzen darüberhinaus die These der Lungenverletzung beim Polytrauma.

## Zusammenfassung

Ziel dieser Studie war, die Auswirkungen des chirurgischen Lungentraumas auf das Immunsystem und auf biochemische Parameter (gemessen im peripheren Blut) zu untersuchen. In der Kontrollgruppe A – Thoraxtrauma ohne Lungenverletzung – wurden keinerlei Änderungen der immunrelevanten Subpopulationen der Lymphocyten sowie der Serumspiegel von Immunglobulinen, IL-2-Receptor, Neopterin sowie der Prostaglandine beobachtet. Die Verletzung von Lungengewebe (Gruppe B), insbesondere bei Lungentumoren (Gruppe C) führt zu einem signifikanten perioperativen Immundefizit sowohl cellulär als auch humoral. Der intraoperative Nachweis von Prostaglandinen im peripheren Blut läßt auf eine gestörte Rate der pulmonalen Metabolisierung schließen. Die Ergebnisse unterstreichen die (prognostische) Bedeutung des Lungengewebstraumas auf den postoperativen Verlauf.

## Summary

The purpose of the study was to elucidate the relevance of surgically induced lung tissue injury to the immunological and biochemical response, as evaluated in peripheral blood samples.

Group A patients – controls – with thoracic injury, but no lung tissue damage revealed no change in peripheral blood lymphocyte subtypes or in serum levels of immunoglobulins, neopterine, soluble interleukin-2 receptors and prostaglandines. Lung tissue injury (group B) especially lung tumors (group C), however, resulted in a significant perioperative cellular and humoral immune deficiency. Intraoperative prostaglandin serum levels increased, reflecting a reduced pulmonal metabolic degradation capacity. These findings emphasize the central role of lung tissue damage on the outcome after thoracic trauma.

## Literatur

1. Antoniacci AC (1986) Immune dysfunction and immunomodulation following trauma. In: Gallin JI, Fauci AS (eds) Advances in host defense mechanisms, vol 6. Raven Press, New York, pp 81–109
2. Nast-Kolb D, Jochum M, Waydhas Ch, Schweiberer L (1991) Die klinische Wertigkeit biochemischer Faktoren beim Polytrauma. Hefte Unfallheilkd 215. Springer, Berlin Heidelberg New York Tokyo
3. Ninnemann JL (1989) Prostaglandines and leukotrienes in monocyte/T-cell functions in stress and trauma. In: Faist E, Ninnemann J, Green D (eds) Immune consequences of trauma, shock and sepsis. Springer, Berlin Heidelberg New York Tokyo, pp 279–284
4. Oettinger W, Berger D, Beger HG (1987) The clinical significance of prostaglandins and thromboxane as mediators of septic shock. Klin Wochenschr 65:61–68
5. Sibille Y, Reynolds HY (1990) Macrophages and polymorphonuclear neutrophils in lung defense and injury. Am Rev Respir Dis 141:471–501

Dr. F. Gebhard, Chirurgische Abteilung, Bundeswehrkrankenhaus Ulm, Oberer Eselsberg, W-7900 Ulm, Bundesrepublik Deutschland

# Physikalische, mikrobiologische, biomechanische und biologische Untersuchungen zur Desinfektion allogener Knochentransplantate durch Thermoinkubation bei 80°C

## Physical, Microbiological, Biomechanical, and Biological Investigations into Disinfection of Allogeneic Bone Transplants by Incubation at 80°C


H. Knaepler[1], T. v. Garrel[1], H.M. Seipp[2] und R. Ascherl[3]

[1]Klinik für Unfallchirurgie, Philipps-Universität Marburg
[2]Institut für Hygiene, Justus-Liebig-Universität Giessen
[3]Orthopädische Klinik, Technische Universität München


Die allogene Knochentransplantation ist eine weltweit verbreitete Operationsmethode zur Füllung ossärer Defekte. Nach eigenen Erhebungen werden in der Bundesrepublik Deutschland ohne Berücksichtigung der neuen Bundesländer pro Jahr ca. 10 000 bis 20 000 derartige Transplantationen durchgeführt [2].

Durch die Möglichkeit der Übertragung bakterieller und viraler Krankheitserreger mit dem allogenen Transplant, trotz korrekter Spender bzw. Transplantatuntersuchungen, ist die Logistik des bobe-banking deutlich erschwert [1]. Insbesondere die zunehmende HIV-Incidenz und die sich daraus ergebenden medizinischen wie juristischen Probleme in der Transplantationschirurgie, führen zu einer verstärkten Suche nach Alternativen zur allogenen Knochentransplantation.

Die im Folgenden beschriebenen Untersuchungen sollen prüfen, inwieweit thermisch desinfizierter Knochen im Experiment wie in der klinischen Anwendung eine Möglichkeit darstellt, allogenen Knochen ohne die damit verbundenen Risiken der Übertragung von Krankheitserregern als biologisches Transplantat einzusetzen.

## Material und Methode

### 1. Untersuchungen zur Wärmeübertragung im spongiösen Knochen

Zur Überprüfung der homogenen Erhitzung des Transplantates bis zum Knochenkern ist die Kenntnis der thermischen Relaxationszeit notwendig. Zur Ermittlung dieser Erwärmungskurven wurden 20 Spongiosazylinder mit 4 Durchmessern von 10 bis 30 mm auf 60°C und 80°C erhitzt und die Kerntemperatur durch einen zentralen Thermofühler gemessen.

### 2. Nachweis der thermischen Erregerinaktivierung im Knochen

Unter der Kenntnis der Thermolabilität vegetativer Erreger [4] wurden als Bioindikatoren in 55 mm lange und 30 mm breite humane Spongiosazylinder in eine 4 mm Bohrung Staphylococcus aureus (ATCC 6538) und Staphylococcus faecalis (ATCC 6057) eingebracht


Chirurgisches Forum 1992
f. experim. u. klinische Forschung
Gall/Beger/Ungeheuer (Hrsg.)
© Springer-Verlag Berlin Heidelberg 1992

und der Bohrkanal danach verschlossen. Entsprechend der Versuchsanordnung unter 1. wurden diese inkubiert und danach die Reisolierungsversuche durchgeführt.

## 3. Untersuchungen zur biomechanischen Festigkeit der Spongiosatransplantate im Kompressions- und Ausreißversuch

Untersucht wurden die biomechanischen Auswirkungen unterschiedlicher thermischer Behandlungsverfahren auf den Knochen durch Druck- und Zugversuche mittels einer Universalprüfmaschine. Im Zugversuch wurden 6 mm Spongiosaschrauben (32 mm Länge) in Spongiosablöcke (32 × 50 × 25 mm) eingeschraubt und unter Aufzeichnung der Maximalkraftwerte ausgerissen.

## 4. Untersuchungen zum Einbauverhalten thermisch behandelter Tibiasegmente im Tierversuch

Als Versuchsmodell dienten 60 Lewisratten, denen ein 7 mm langes Tibiasegment entnommen wurde. Nach Durchführung der thermischen Behandlung wurden diese orthotop replantiert und durch intramedulläre K-Drahtosteosynthese stabilisiert. Nach drei Monaten wurden die Tiere geopfert und die Replantate makroskopisch und mikroskopisch durch zwei Untersucher semiquantitativ ausgewertet.

## 5. Übertragung der experimentellen Untersuchungen für die klinische Anwendung (Knochenbanktechnik)

Zur Umsetzung der thermischen Knochendesinfektion für die klinische Anwendung wurde auf der Grundlage der experimentellen Ergebnisse eine Meß- und Regeleinheit konstruiert, die eine genaue kontrollierbare Inkubation auch größerer Knochenblöcke ermöglichte.

Zur Überprüfung wurden mit Staphylokokken kontaminierte Hüftköpfe mit 80°C thermoinkubiert und danach das Wasserbad mikrobiologisch auf bakterielle Erreger untersucht.

## Ergebnisse

### 1. Wärmeübertragung im spongiösen Knochen

Der zeitabhängige Wärmedurchgang im spongiösen Menschenknochen zeigte eine exponentielle Funktion (Abb. 1).

Aus den Wertepaaren wurde eine Funktionsgleichung erstellt, mit der auch für größere Durchmesser die Erwärmungszeiten approximierbar sind:

$$y = 4,22 \times x^{1,87}$$

(y = Zeit in Sekunden, x = Durchmesser

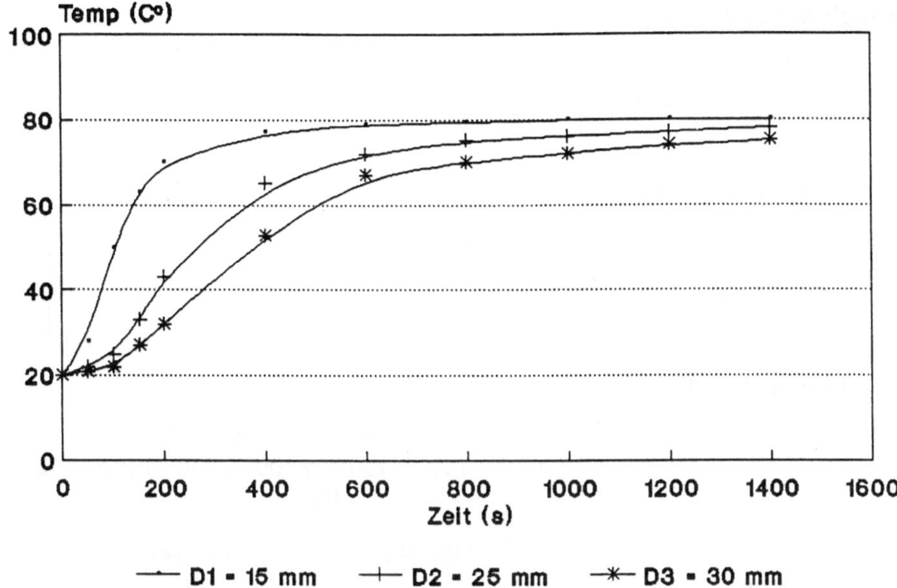



**Abb. 1.** Wärmedurchgangskurven für humane Spongiosablöcke bei 80°C in Abhängigkeit von der Schichtdicke

## 2. Desinfektion spongiöser Knochenblöcke durch Erwärmung

Nach der Erhitzung der Spongiosablöcke auf 80°C ließ sich in keinem der entnommenen Läppchen mit Bioindikatoren ein positiver Keimnachweis führen. Eine Erwärmung auf 70°C zeigte hingegen bei allen 20 Kontrollen eine Reisolierung der Keime.

## 3. Druck- und Ausreißversuche thermisch behandelter Spongiosablöcke

Bei Temperaturen über 80°C zeigte sich eine signifikante Abnahme der Stabilität der Knochenblöcke, die bei den autoklavierten Präparaten am stärksten war (Abb. 2).

## 4. Untersuchungen zum Einbauverhalten thermisch behandelter Tibiasegmente im Rattenmodell

Es zeigten sich deutliche Qualitätsunterschiede im Einbauverhalten der verschiedenen Gruppen, wobei die gekochten und autoklavierten Transplantate die schlechteste Biodynamik zeigten (Abb. 3).

## 5. Klinische Übertragung der experimentellen Ergebnisse (bone banking)

Von 6/91 bis 12/91 wurden bei 21 Patienten allogene Knochentransplantate nach Desinfektion mit dem neu entwickelten Thermoinkubator TIO2 transplantiert. Obwohl bisher keine Komplikationen auftraten, ist der Beobachtungszeitraum zu kurz und die Fallzahl zu niedrig, um eine Beurteilung abgeben zu können.

## Spongiosabehandlung

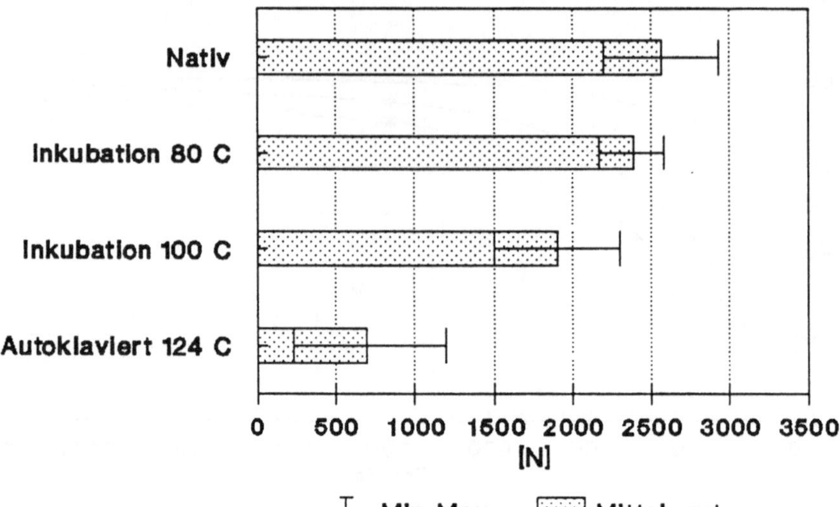


**Abb. 2.** Ergebnisse des Schraubenausreißversuchs an thermisch behandelten Spongiosazylindern (Maximalkraftwerke)

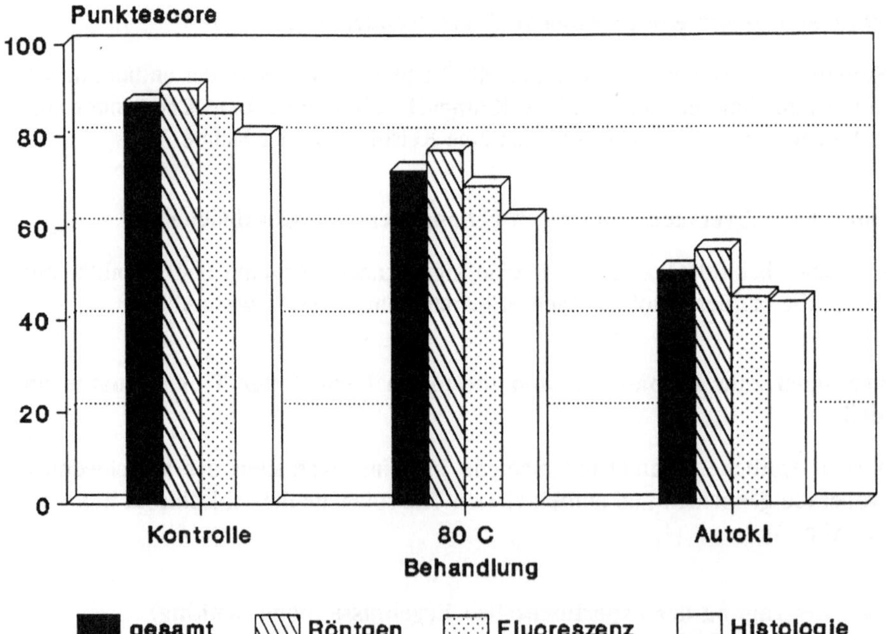


**Abb. 3.** Quantifizierung der makro- und mikromorphologischen Befunde der Transplantateinheilung im Tierversuch

Bei den mit vegetativen Keimen kontaminierten Hüftköpfen konnte nach Desinfektion im Thermoinkubator kein Keim mehr angezüchtet werden.

## Diskussion

Zur Vermeidung der Krankheitserregerübertragung mit dem allogenen Knochentransplantat stehen prinzipiell chemische oder physikalische Desinfektions- bzw. Sterilisationsmethoden zur Verfügung.

Bei der chemischen Behandlung besteht einerseits das Problem der mangelnden Diffusion des Agens durch den Knochen, andererseits darf das Desinfektionsmittel nicht toxisch oder cancerogen sein.

In eigenen Versuchen konnten wir nachweisen, daß beispielsweise Äthanol bei Spongiosascheiben über 3 mm Schichtdicke bei 24 stündiger Einwirkzeit zu keiner HIV Inaktivierung führt [3].

Die Knochensterilisation durch ionisierende Strahlen ist erst ab einer Dosis von 25 kGy möglich. Diese hohen Strahlendosen sind jedoch nur in Industrieanlagen zu erzeugen, so daß die Logistik des bone-banking unter Erhalt der Kühlkette sehr schwierig umsetzbar ist.

Die thermische Behandlung allogener Knochentransplantate beschränkte sich bisher im wesentlichen auf die Autoklavierung. Einbußen in der Biomechanik und der biologischen Qualität des Transplantates mußten dabei jedoch, wie auch hier experimentell gezeigt wurde, in Kauf genommen werden.

Unter der Voraussetzung der "sterilen" Entnahme der Knochentransplantate im Operationssaal ist jedoch eine Sterilisation des Transplantates nicht notwendig, da nur vegetative Erreger in Betracht kommen. Diese haben eine Abtötungstemperatur von 80°C [4]. Die hier vorgelegten Ergebnisse zeigen eine deutliche Überlegenheit des mit 80°C desinfizierten Transplantates gegenüber dem autoklavierten sterilisierten Knochen. Bei der bekannten Wärmelabilität von HIV, das bei einer Temperatur von 60°C innerhalb weniger Sekunden inaktiviert wird, ist auch eine AIDS-Übertragung nach der Thermodesinfektion ausgeschlossen [5]. Lediglich die hitzebeständigeren Hepatitisviren müssen durch die serologische Untersuchung des Spenders ausgeschlossen werden.

Mit dem thermisch desinfizierten allogenen Knochen steht demnach eine Alternative zum herkömmlichen kryokonservierten Transplantat zur Verfügung, das die Übertragung von Krankheitserregern und die damit verbundenen medizinischen wie forensischen Probleme weitgehend ausschließt.

## Zusammenfassung

Zur thermischen Desinfektion allogener Knochentransplantate wurden physikalische Untersuchungen zur Wärmeleitfähigkeit spongiösen Knochens durchgeführt. Unter Verwendung der so ermittelten Daten konnte der Nachweis geführt werden, daß vegetative Keime bei 80°C auch im Knochenblock abgetötet werden. Das thermisch desinfizierte Transplantat zeigte sowohl hinsichtlich seiner biomechanischen Wertigkeit, wie seines Einbauverhaltens im Tierexperiment und in der klinischen Anwendung deutliche Vorteile gegenüber den autoklavierten Präparaten. Auf der Grundlage dieser Experimente wurde ein Inkubationsgerät zur thermischen Desinfektion von Knochentransplantaten entwickelt.

## Summary

Thermal disinfection of allogeneic bone transplants was investigated in physical experiments on the thermal conductivity of cancellous bone. Microbiological investigations demonstrated that at 80°C all vegetative germs in an allogeneic bone block can be inactivated. The cancellous bone block that was treated with heat (80°C) showed a clear advantage in biomechanical stability and ingrowth behavior in an animal experiment compared with autoclaved transplants. On the basis of these experiments, an apparatus for the thermal incubation of allogeneic bone blocks was developed and tested in a first clinical series.

## Literatur

1. American Association of Tissue Banks (1990) Standards for tissue banking. Am Assoc Tissue Banks, Arlington, VA
2. Knaepler H, Laubach S, Gotzen L (1990) Die Knochenbank - ein standardisiertes Verfahren? Chirurg 61:833–836
3. Knaepler H, Koch F, Haas H, Püschel HU, Bugany II (1990) Untersuchungen zur Knochensterilisation und Knochendesinfektion. Aktuelle Probleme in Chirurgie und Orthopädie 34:127–131
4. Wallhäuser G (1987) Praxis der Sterilisation-Desinfektion-Konservierung. Thieme, Stuttgart
5. Zeichhardt H, Scheiermann N, Speicher G, Deinhardt D (1987) Stabilität und Inaktivierung des HIV. Bundesgesundhbl 30:172–177

Priv.-Doz. Dr. H. Knaepler, Klinik für Unfallchirurgie, Philipps-Universität Marburg, W-3550 Marburg/Lahn, Bundesrepublik Deutschland

# Wirkung von Kohlenstoffaser-, Epoxidharz- und Titanstäuben auf mononucleäre Blutleukocyten und Makrophagen des Menschen in vitro

*Effect of Powdered Carbon Fibre, Epoxy Resin and Titanium on Human Immune-Competent Cells in Vitro*

S. Johann, A. Liebendörfer und G. Blümel

Institut für Experimentelle Chirurgie, Technische Universität München

## Einleitung

Abriebstäube werden regelmäßig im umgebenden Gewebe von Endoprothesen beobachtet. Auch bei sogenannten gut verträglichen Biomaterialien sind histologisch Veränderungen, wie Infiltration von Lymphocyten und Makrophagen, nachzuweisen. Da über den Einfluß von Abriebstäuben auf Viabilität und Funktion genannter Zellpopulationen nur wenig bekannt ist, wurden in der vorliegenden Arbeit drei Biomaterialien in ihrer Wirkung auf immunkompetente Zellen in vitro vergleichend untersucht.

## Material und Methoden

Als Testmaterialien wurden Partikel aus Kohlenstoffasern (KF), Epoxidharz (EH), Titan (commercial pure Titan, cpTi) und Latex (LA; Polysciences, St. Goar) mit einem mittleren Durchmesser von 1–6 $\mu$m verwendet. KF und EH wurden freundlicherweise von MAN Technologie GmbH Deutschland überlassen, cpTi wurde von Hr. G.H. Buchhorn, Göttingen, zur Verfügung gestellt. Die Materialien wurden vor der Zugabe zur Zellkultur mittels Limulus-Amöbocytenlysat-Test (Coatest; Kabi, München) auf ihren Gehalt an Endotoxin getestet.

Mononucleäre Blutleukocyten (MNL) wurden über Ficoll-Dichtegradienten gewonnen und in einer Konzentration von $1 \times 10^6$ Zellen/ml in 24-Lochplatten eingesät. Die verwendeten Medien setzten sich aus PRMI 1640 mit 10% FKS und 1% Penicillin mit Streptomycin, 1% Na-Pyruvat und 1% Glutamat zusammen. Die Vitalität wurde mittels Trypanblau-Färbung bestimmt. Nach Zugabe der Partikel (100 $\mu$g bzw. 400 $\mu$g/ml) wurden die Lymphocyten bei 37°C 48 h inkubiert. Anschließend wurden die Zellen aliquotiert und in dreifach-Ansätze auf 96-Lochplatten überführt.

Die mitochondriale Enzymaktivität wurde durch Reduktion von Methylthiazol-Tetrazoliumbromid (MTT; Sigma, Deisenhofen) zu Formazan bestimmt (Mosmann 1983). Hierzu wurden 10 $\mu$l MTT-Stammlösung (5 mg/ml) in jede Vertiefung pipettiert, 4 h inkubiert und die gebildeten Formazankristalle durch Zugabe von 200 $\mu$l 0,04 N HCl gelöst. Die Messung der optischen Dichte erfolgte mittels Plattenphotometer bei 570 nm.

Chirurgisches Forum 1992
f. experim. u. klinische Forschung
Gall/Beger/Ungeheuer (Hrsg.)
© Springer-Verlag Berlin Heidelberg 1992

Die Lymphoblastogenese wurde nach Zugabe von 0,01 $\mu$Ci radioaktiv markiertem Thymidin (Amersham, Braunschweig) je Probe für 20 h mittels Flüssigszintillationszähler gemessen.

Adhärent wachsende MNL (Makrophagen, Mph) wurden 8 Tage nach Inkulturnahme durch Schütteln von der Unterlage abgelöst und die Reinheit anhand morphologischer Kennzeichen im Phasenkontrastmikroskop beurteilt. Die Zellen wurden in einer Dichte von $1 \times 10^6$/ml ausgesät und mit den Testpartikeln für 48 h inkubiert. Zur mikroskopischen Beurteilung wurden die Mph nach der Methode von Pappenheim gefärbt. Das für Mph verwendete Medium wurde mit 10% Humanserum aufgewertet.

Der Gehalt am LDH im Überstand, ein Maß für die Zellaktivität bzw. Zellschädigung, wurde photometrisch bestimmt (Monotest a; Boehringer, Mannheim).

Als Kontrollen wurden in allen Testsystemen die jeweiligen Kulturmedien verwendet.

Die statistische Auswertung erfolgte mit Hilfe des Duncan-Tests.

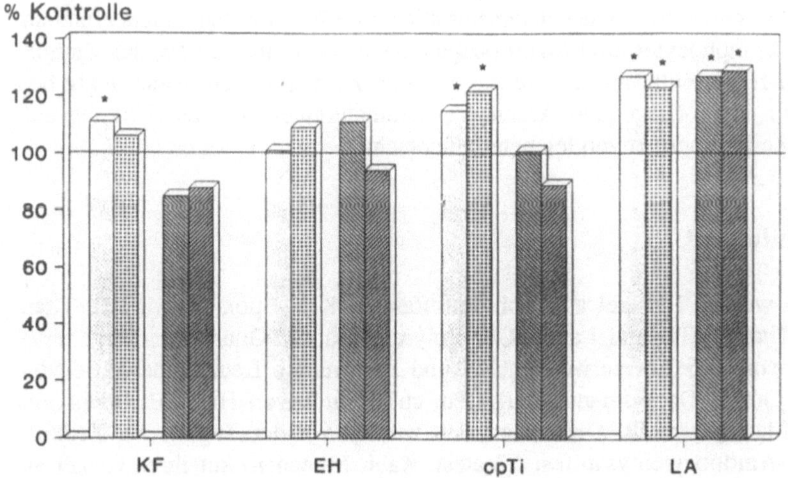

**Abb. 1.** Vergleich zwischen MTT-Test und $^3$H-Thymidineinbau. Als 100% wurden Proben mit Kulturmedium gesetzt.

- MTT-Test mit 100 $\mu$g/ml
- MTT-Test mit 400 $\mu$g/ml; n = 11
- Thymidineinbau mit 100 $\mu$g/ml
- Thymidineinbau mit 400 $\mu$g/ml; n = 9
- * signifikant für das Niveau $\alpha = 0,05$

## Ergebnisse

Mit dem gewählten Limulus-Amöbocytenlysat-Test lag der Endotoxingehalt aller Proben unter der Nachweisgrenze. Die Vitalität der MNL betrug regelmäßig mehr als 97%.

Die Umsetzung von MTT zu Formazan wurde durch KF, cpTi und Latex in niedriger Konzentration (100 $\mu$g), zusätzlich durch EH in hoher Konzentration (400 $\mu$g) gesteigert

(Abb. 1). Hingegen ergab die Kostimulierung mit PHA in beiden Staubkonzentrationen Werte vergleichbar der Mediumkontrolle.

Die lymphocytäre DNS-Syntheseleistung konnte durch KF allein sowie in Kostimulierung mit PHA vermindert werden. EH und cpTi führten in niedriger Konzentration zu leichter Erhöhung, in hoher Konzentration zu geringer Hemmung der Lymphoblastogenese. Latex steigerte die Thymidineinbaurate signifikant (Abb. 1).

Die Reinheit der Mph-Kulturen war regelmäßig größer als 85%. Die morphologische Beurteilung der Mph im Lichtmikroskop nach Pappenheim-Färbung zeigte Zellen mit großen Mengen an phagocytierten Partikeln bei gleichzeitig intakter Innenstruktur. Riesenzellen und ausgeprägte Pseudopodienbildung konnten beobachtet werden.

Die LDH-Konzentration der Mph war ausschließlich nach 24 h und Inkubation mit EH gegenüber der Medium-Kontrolle erhöht (Abb. 2).

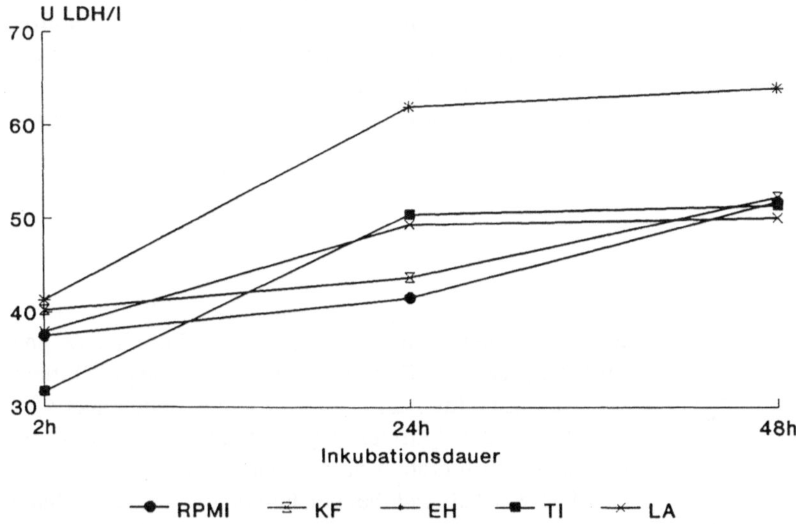


**Abb. 2.** Freisetzung von Lactatdehydrogenase aus kultivierten Makrophagen

## Diskussion

Die Ergebnisse zeigen, daß die getesteten Biomaterialien zu einer Beeinflussung immunkompetenter Zellen führen.

So bewirken KF und in hoher Konzentration auch cpTi in der nicht-stimulierten sowie der unspezifisch stimulierten Lymphocytenkultur eine Suppression der Lymphoblastogenese. Gleiche Resultate erzielten Pizzoferrato et al. (1985), die einen geringen Abfall des [3]H-Thymidineinbaus nach Inkubation von Lymphocyten mit Titan und rostfreiem Stahl in particulärer Form beobachteten. Auch bei anderen Biomaterialien (Molybdän, Cobalt, Nickel, Graphit, Silicium u.a.) konnten reduzierte DNS-Synthesen in der Lymphocytenkultur nachgewiesen werden (Weber 1981; Pizzoferrato et al. 1985).

Der in dieser Arbeit benutzte MTT-Test zur Bestimmung der mitochondrialen Aktivität der Lymphocyten führt bei KF, cpTi und Latex zu z.T. signifikanten Steigerungen des gemessenen Parameters. Somit kann keine Korrelation zwischen $^3$H-Thymidineinbau und Formazanbildung hergestellt werden. In der Zelle gehen der DNS-Synthese, die frühestens 16 h nach der Induktion im Thymidintest nachweisbar ist, energieverbrauchende Syntheseprozesse für die Vermehrung cellulärer Bausteine, Enzyme und energiereicher Prozesse voraus. Die Veränderungen der Mitochondrienaktivität und Lymphocytentransformation treten somit unabhängig voneinander auf und sollten dazu führen, die Bezeichnung "Proliferationstest" kritischer einzusetzen.

EH verursacht die Freisetzung von LDH aus Makrophagen, welches in Verbindung mit ebenfalls durchgeführten lichtoptischen Untersuchungen auf Aktivierung, nicht auf Schädigung der Makrophagen schließen läßt. Widersprüchliche Ergebnisse beschreibt Rae, der murine Peritonealmakrophagen mit particulärem Titan inkubiert und entweder keine (1975) oder aber auch eine Steigerung der LDH-Freisetzung beobachten konnte (1986).

Das als Kontrollsubstanz gewählte Latex erfüllt lediglich bezüglich der fehlenden Toxizität (nahezu identischer Verlauf der LDH-Freisetzung von Mediumkontrolle und Latex) seinen Anspruch als inertes Material. In der Bestimmung der Lymphocytenproliferation und der Mitochondrienaktivität führt Latex zu signifikanter Steigerung beider Parameter.

Die Ergebnisse dieser Untersuchungen zeigen, daß aufgrund der zum Teil sehr starken Beeinflussung der verwendeten Partikel auf immunkompetente Zellen neue Biomaterielien vor ihrem Einsatz an Mensch und Tier in der Zellkultur getestet werden können und müssen.


## Zusammenfassung

Drei in der Chirurgie verwendete Prothesenmaterialien – Kohlenfaser, Epoxidharz und Titan – wurden in particulärer Form bezüglich ihres Einflusses auf mononucleäre Blutleukocyten und Makrophagen in vitro getestet. Eine Inkubation dieser Biomaterialien über 48 h führte zu einer Stimulierung der mitochondrialen Aktivität der Lymphocyten. Gleichzeitig wurde eine Verminderung der Lymphocytenproliferation durch hohe Partikelkonzentrationen beobachtet. Die Freisetzung der LDH war lediglich bei der Inkubation mit Epoxidharz nach 24 h signifikant erhöht.


## Summary

Three commonly used biomaterials – carbon fiber, epoxy resin and titanium – were investigated for their effect on peripheral blood mononuclear lymphocytes and macrophages in vitro. The incubation of these biomaterials with lymphocytes for 48 h led to an increase in mitochondrial activity in lymphocytes. In addition to this, incubation with a high amount of dust showed decreasing lymphocyte proliferation. Of the particles tested, only epoxy resin led to a significant increase in lactate dehydrogenase release after 24 h of incubation.


## Literatur

1. Mosmann T (1983) J Immunol Methods 65:55–63
2. Pizzoferrato A, Vespucci A, Ciapetti G, Stea S (1985) Biomaterials 6:346–351

3. Rae T (1975) J Bone Joint Surg [Br] 57:444–450
4. Rae T (1986) Biomaterials 7:30–36
5. Weber U (1981) Kohlenstoff als Implantatwerkstoffe in der Hüftgelenksendoprothetik. Thieme, Stuttgart

Dr. S. Johann, Institut für Experimentelle Chirurgie, Technische Universität München, Ismaninger Straße 22, W-8000 München 80, Bundesrepublik Deutschland

---

## Szintigraphische und immunhistochemische Untersuchungen mit Antimyosin-Antikörpern zur Diagnose akuter Abstoßungsreaktionen nach Herztransplantation

*Scintigraphic and Immunhistochemical Studies with Antimyosin Antibodies for Detection of Acute Rejection After Heart Transplantation*

M. Engelhardt[1], A. Schütz[1], M. Breuer[2], U. Brandl[1], B. Reichart[1] und B.M. Kemkes[1]

[1]Herzchirurgische Klinik, Klinikum Großhadern, München
[2]Pathologisches Institut, Klinikum Großhadern, München

### Einleitung

Trotz zahlreicher Bemühungen um zuverlässige nichtinvasive Verfahren in der Diagnostik akuter Abstoßungsreaktionen (AR) nach Herztransplantation (HTx) konnte sich bislang keine Methode in der Routinediagnostik etablieren. Die meisten dieser Verfahren basieren auf einem indirekten Nachweis morphologischer und funktioneller Veränderungen während der Transplantatreaktion. Die $^{111}$Indium-Antimyosin-Szintigraphie (AMS) ermöglicht hingegen den direkten Nachweis von myocytären Schäden. Ziel dieser Studie war es, die Zuverlässigkeit der Diagnostik mit dem Antimyosin-Antikörper szintigraphisch zu untersuchen und immunhistochemisch zu validieren.

### Material und Methoden

Bei 18 Mischlingshunden wurde in Intubationsnarkose eine rechts-cervicale Herztransplantation vorgenommen [1]. Die Aorta und die A. pulmonalis wurden mit der rechten A. carotis bzw. der V. jugularis in Rautentechnik end-zu-seit anastomosiert. Die Vv. cavae sowie die Vv. pulmonales wurden ligiert. Die Versuchstiere erhielten ab dem ersten postoperativen Tag eine immunsuppressive Therapie mit Azathioprin (1 mg/kg/Tag), Methylprednisolon (0,2 mg/kg/Tag) und Cyclosporin A (Vollblutspiegel: 500–700 ng/ml). Bei 6 Tieren wurde die Abstoßungsreaktion zusätzlich mit Methylprednisolon (125 mg für 3 Tage) therapiert. Im Rahmen der myokardialen Schädigung kommt es zu einer erhöhten Permeabilität der Zellmembran. Diese ermöglicht einem gegen die schweren Ketten des kardialen Myosins gerichteten Antimyosin-Antikörper die Bindung an das kontraktile Pro-

Chirurgisches Forum 1992
f. experim. u. klinische Forschung
Gall/Beger/Ungeheuer (Hrsg.)
© Springer-Verlag Berlin Heidelberg 1992

tein. Die Injektion des Antimyosins erfolgte während verschiedener Schweregrade der AR. Die $F_{(ab)}$-Fragmente dieses monoklonalen Antikörper (AK) der Maus (R11 D10; Myoscint, Centocor, Leiden, NL) wurden zuvor über DTPA mit einem Gammastrahler [111]Indium (In) markiert. Die Aktivität lag zwischen 30–40 MBq. Die Aufnahmen (n = 19) wurden 48 h nach der Injektion in SPECT-Technik durchgeführt. Die festgelegten Energiepeaks lagen bei 173 keV und 247keV mit einem 20% window. Für die Aufnahmezeit von 20 min lagen die Tiere in Injektionsnarkose. Die Auswertung erfolgte in der "region of interest" (ROI)-Technik. Eine Quantifizierung der Ergebnisse war durch die Bildung eines Herz/Lungen (H/L)-Quotienten möglich [2], gebildet durch die counts/pixel der Herz- und Lungen-ROI. Als Referenzmerhode diente die transmurale Myokardbiopsie (Biopty-Cut; Bard, Covington, GA, USA). Diese wurden täglich aus wechselnden Arealen beider Ventrikel entnommen, HE-gefärbt und entsprechend der Billingham-Klassifizierung (B: 0–3) befundet. Die H/L-Quotienten wurden mit den entsprechenden Tagesbefunden der Biopsien verglichen. Bei 6 weiteren Untersuchungen erfolgte die Antikörperapplikation während der Abstoßungstherapie. Zur immunhistochemischen Untersuchung wurden im Zeitraum zwischen 2 h und 72 h nach Antimyosininjektion in kurzen Abständen zusätzliche transmurale Stanzbiopsien aus dem linken Ventrikel entnommen. Das Gewebe wurde kryofixiert (−72°C), geschnitten und mit der indirekten Peroxydasemethode gefärbt. Anschließend wurden Ausmaß und Lokalisation der Antikörperakkumulation lichtmikroskopisch beurteilt.

## Ergebnisse

Die Antimyosin-Szintigraphie ließ bereits visuell eine deutlich höhere Aktivität der Herzen mit AR gegenüber den abstoßungsfreien Transplantaten erkennen. Ein H/L-Quotient von > 1,9 wurde retrospektiv als Grenzwert einer AR definiert. Mit diesem Kriterium konnten 14 von 15 Transplantatreaktionen diagnostiziert werden. Daraus ergab sich eine Sensitivität von 93%. Darüberhinaus konnte eine enge Korrelation (r = 0,92) zwischen dem Grad der AR und der Höhe des H/L-Quotienten ermittelt werden (Abb. 1). Eine milde Abstoßungsreaktion war demnach durch einen durchschnittlichen H/L-Quotienen von $2,1 \pm 0,2$, eine mäßige AR durch einen deutlich höheren Wert von $3,1 \pm 0,3$ und eine schwere AR durch einen Quotienten von $3,5 \pm 0,3$ gekennzeichnet (p < 0,01). Diese szintigraphischen Ergebnisse wurden durch die immunhistochemischen Untersuchungen bestätigt. Hierbei zeigte sich, daß mit zunehmendem Schweregrad der AR nicht nur die Menge an gebundenem Antimyosin zunahm, sondern auch, daß es zu einer jeweils typischen Lokalisation der Antikörper im Herzgewebe kam. Während im blanden Myokard keine Antikörper nachzuweisen waren, fanden sich bei milder AR *inter*celluläre, bei mäßiger AR zusätzlich *intra*celluläre und bei schwerer AR auffallende perinucleäre Anreicherungen der AK (p < 0,001) (Abb. 2). Mit Hilfe der in definierten Zeitabständen entnommenen Biopsien konnte das Maximum der AK-Akkumulation im Bereich zwischen 20 h und 72 h post injectionem nachgewiesen werden. Bei den 6 zusätzlichen Aufnahmen während gleichzeitiger hochdosierter Cortisontherapie konnte die enge Korrelation zwischen AR-Grad und H/L-Quotient nicht gefunden werden. In 3 Fällen kam es zu einer deutlichen Suppression des H/L-Quotienten. Auch diese Befunde ließen sich mit der Immunhistochemie nachvollziehen. In Übereinstimmung mit den Szintigraphien zeigte sich eine deutlich geringere AK-Anreicherung im Myokard.

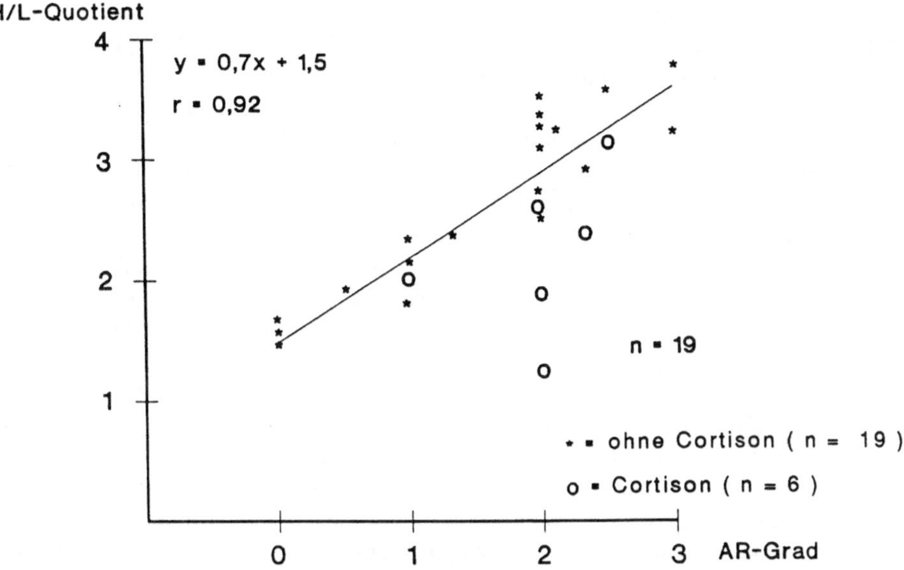



**Abb. 1.** Enge Korrelation zwischen H/L-Quotient und AR-Grad. Deutlicher Sensitivitätsverlust durch hochdosiertes Cortison

| n = 12 | 1 | 2 | 3 | 4 | 5 | 6 | 7 | 8 | 9 | 10 | 11 | 12 |
|---|---|---|---|---|---|---|---|---|---|---|---|---|
| AR-Grad | 0 | 0 | 0 | 1 | 2 | 2 | 2 | 2 | 2 | 3 | 3 | 3 |
| H/L-Quotient | 1,7 | 1,9 | 2,3 | 2,2 | 2,5 | 3,1 | 3,3 | 3,3 | 3,5 | 3,2 | 3,6 | 3,8 |
| Immunhistologie paramembranös | − | − | + | + | + | + | + | + | + | + | + | + |
| intracellulär | − | − | − | − | + | + | + | + | + | + | + | + |
| perinukleär | − | − | − | − | − | − | − | − | − | − | + | + |

**Abb. 2.** Signifikante Übereinstimmung zwischen AR-Grad, H/L-Quotient und Antikörperlokalisation

## Diskussion

Im Gegensatz zu den meisten nichtinvasiven Techniken der AR-Diagnostik, die einen Myokardschaden nur indirekt über den Funktionsverlust oder Änderungen der Morphologie identifizieren, erlaubt die Antimyosin-Szintigraphie einen direkten Nachweis myocytärer Defekte. Khaw et al. konnten belegen, daß es nach Schädigung des Myokards nicht nur einen Auswärtsstrom intracellulärer Stoffe aus den Monocyten gibt, sondern, daß umgekehrt auch Makromoleküle – z.B. Antikörperfragmente – durch dieMembrandefekte hindurch in die Zelle gelangen können. Sie konnten ferner zeigen, daß sich der gegen das kardiale Myosin gerichtete Antikörper nur in geschädigten Zellen, nicht jedoch im gesunden Myokard anreichert [3]. Die vorliegende Studie demonstriert, daß auch abstoßungsbedingte Myokardschäden zu einer signifikanten Bindung des Antimyosins führen. In Abhängigkeit vom Grad der Schädigung variieren sowohl Ausmaß, als auch Lokalisation der AK-Anreicherung im Herzgewebe. Damit war eine Graduierung des H/L-Quotienten entsprechend der pathologisch-histologischen Klassifikation der AR möglich. Zusammen mit der hohen Sensitivität erlaubte diese eine zuverlässige Abstoßungsdiagnostik. Hervorzuheben ist, daß wir, im Gegensatz zu anderen Autoren [4], auch bei milder Abstoßungsreaktion eine höhere Aktivität über dem Transplantat nachweisen konnten. Offensichtlich kommt es bereits bei milder AR zu einem geringen Membrandefekt, der einen Kontakt zwischen intracellulärem Myosin und dem Antimyosin ermöglicht, noch bevor der AK in die Zelle eindringt. Immunhistochemisch stellte sich dieses Phänomen als intercelluläre Anfärbung dar. Eine milde AR muß zwar nicht obligat therapiert werden, die Hälfte dieser Transplantatreaktionen entwickelt sich aber zu mäßiger und/oder schwerer AR [5]. Daher wäre diese Beobachtung von besonderem klinischen Interesse, da die AMS nichtinvasiv, schon frühzeitig auf eine beginnende Transplantatabstoßung hinweist. Das in klinischen Untersuchungen [5] beobachtete falsch negative Uptake der AMS unter hochdosierter Cortisontherapie konnte auch in dieser experimentellen Arbeit nachvollzogen werden. Eine gleichzeitige Abstoßungstherapie mit hochdosiertem Cortison kann somit die Zuverlässigkeit und Aussagekraft der Antimyosin-Szintigraphie einschränken.

## Zusammenfassung

An 18 Mischlingshunden wurde eine rechts-cervicale HTx vorgenommen. 48 h nach Injektion von $^{111}$In-Antimyosin erfolgte die Szintigraphie in SPECT-Technik. Die durch ROI-Technik ermittelten H/L-Quotienten korrelierten eng mit den AR-Graden, gewonnen durch tägliche Stanzbiopsien. Eine milde AR entsprach einem H/L-Quotienten von 2,1, eine mäßige AR einem Wert von 3,1 und eine schwere AR einem Quotienten von 3,5. Bei einem Grenzwert für den H/L-Quotienten von 1,9 ergab sich eine Sensitivität von 93%. Diese Korrelation wurde während einer gleichzeitigen hochdosierten Cortisontherapie deutlich abgeschwächt. Immunhistochemische Untersuchungen mit der indirekten Peroxidasefärbung demonstrierten eine gute Übereinstimmung zwischen AR-Grad und AK-Lokalisation im Myokard. Bei milder AR akkumulierten die AK intercellulär, bei mäßiger AR zusätzlich intracellulär und bei schwerer AR perinucleär. Diese Studie belegt, daß die $^{111}$In-Antimyosin-

Szintigraphie ein geeignetes Verfahren zum Nachweis einer Abstoßungsreaktion darstellt. Sie erlaubt neben einer zuverlässigen, nichtinvasiven AR-Diagnostik auch eine Beurteilung des Schweregrades.

## Summary

18 mongrel dogs underwent right cervical heart transplantation. Scintigraphy using the SPECT technique was carried out 48 h after injection of [111]In-antimyosin. The H/L ratio, calculated by the ROI technique, correlated well with the AR grade obtained by daily punch biopsies. Mild AR was characterized by a H/L ratio of 2.1, moderate AR by a ratio of 3.1, and severe AR by a value of 3.5. With a H/L ratio of 1.9 as the criterion for AR, a sensitivity of 93% was calculated. During highdose corticosteroid therapy this correlation decreased. The antibody localization depended strongly on the grade of rejection, as could be shown by immunohistological studies with indirect peroxidase staining. The antibody accumulation was localized intercellularly during mild AR and intracellularly during moderate AR. Severe AR led to perinuclear staining. [111]In-antimyosin scintigraphy seems to be feasible for the detection of rejection. This method represents a reliable noninvasive technique for diagnosis and grading of acute cardiac rejection.

## Literatur

1. Schütz A, Breuer M, Engelhardt M, Brandl U, Hammer C, Kamkes BM (1991) Comparison of acute rejection in sensitized ("Domino") and unsensitized donor hearts following heterotopic transplantation. Texas Heart Inst J 18:286–292
2. Carrio I, Berna L, Ballester M, Estorch M, Obrador D, Cladellas M, Abadal L, Ginjaume M (1988) Indium-111 antimyosin scintigraphy to assess myocardial damage in patients with suspected myocarditis and cardiac rejection. J Nucl Med 29:1893–1900
3. Khaw BA, Fallon JT, Beller GA, Haber E (1979) Specificity of localization of myosin-specific antibody fragments in experimental myocardial infarction. Circulation 60:1527–1531
4. Addonizio LJ, Michler RE, Marboe C, Esser PE, Johnson LL, Seldin DW, Gersony WM, Alderson PO, Rose EA, Cannon PJ (1987) Imaging of cardiac allograft rejection in dogs using indium-111 monoclonal antimyosin Fab. J Am Coll Cardiol 9:555–564
5. Schütz A, Fritsch S, Kemkes BM, Kugler C, Angermann C, Spes C, Anthuber M, Weiler A, Wenke K, Gokel JM (1990) Antimyosin monoclonal antibodies for early detection of cardiac allograft rejection. J Heart Transplant 9:654–661

M. Engelhardt, Herzchirurgische Klinik, Klinikum Großhadern, Universität München, Marchioninistraße 15, W-8000 München 70, Bundesrepublik Deutschland

# Neurotensinfreisetzung nach syngener und allogener Dünndarmtransplantation an der Ratte

## Neurotensin Release Following Syngeneic and Allogeneic Small-Bowel Transplantation in Rats

R. Schlemminger, M. Bredt, R. Nustede und A. Schafmayer

Klinik und Poliklinik für Allgemeinchirurgie, Zentrum Chirurgie, Universitätskliniken Göttingen

## Einleitung

Ein dauerhafter Erfolg nach Dünndarmtransplantation hat neben der Beherrschung immunologischer Probleme auch die Aufrechterhaltung oder Wiederherstellung physiologischer Funktionen wie Resorption oder Hormonsekretion zur Voraussetzung. Durch Cyclosporintherapie läßt sich die Abstoßung auch unter stark allogenen Bedingungen an der Ratte erfolgreich beherrschen [1]. In der Literatur wird bisher hinsichtlich der wichtigsten Stoffwechselparameter keine Funktionseinschränkung nach Transplantation beschrieben [1]. Über die Freisetzung gastrointestinaler Hormone nach Dünndarmtransplantation ist wenig bekannt. Ziel der vorliegenden Arbeit war es, den möglichen Einfluß der Transplantation unter syngenen und allogenen Bedingungen im Hinblick auf die endokrine Funktion zu untersuchen. Als Parameter diente die Freisetzung von Neurotensin. Zum einen wird dieses Peptidhormon in Zellen gebildet, die vorwiegend im Dünndarm lokalisiert sind, zum anderen konnte die fettstimulierte Neurotensinfreisetzung an der Ratte bereits nachgewiesen werden [2].

## Material und Methode

Männliche Lewis- und Brown Norway-Ratten mit einem mittleren Gewicht von 300 g wurden für alle Experimente benutzt und in folgende Gruppen eingeteilt, die jeweils 5 Tiere umfaßten:
Gruppe 1: Kontrollgruppe, bestehend aus nicht operierten Tieren.
Gruppe 2: Nicht operierte Tiere mit Cyclosporintherapie.
Gruppe 3: Syngene Transplantation mit Cyclosporintherapie (LEW ⟶ LEW)
Gruppe 4: Syngene Transplantation (LEW ⟶ LEW)
Gruppe 5: Allogene Transplantation mit Cyclosporintherapie (BN ⟶ LEW)

### Operatives Vorgehen

Alle Operationen wurden unter Äthernarkose durchgeführt. Die Dünndarmtransplantation wurde als orthotope Einschrittoperation mit portocavaler venöser Anastomose durchgeführt. Beim Spendertier wurde der Dünndarm vom Treitzschen Band bis 0,5 cm oral der Bau-

Chirurgisches Forum 1992
f. experim. u. klinische Forschung
Gall/Beger/Ungeheuer (Hrsg.)
© Springer-Verlag Berlin Heidelberg 1992

hinschen Klappe entnommen. Der Gefäßstiel bestand aus der A. mesenterica superior mit einem kurzen aortalen Cuff sowie der Vena portae.

Beim Empfängertier erfolgte der Anschluß des Transplantates durch zwei End-zu-Seit-Anastomosen an die infrarenale Aorta bzw. Vena cava. Anschließend wurde der Dünndarm des Empfängers in gleicher Sitzung vom Treitzschen Band bis 0,5 cm oral der Bauhinschen Klappe entfernt. Das Transplantat wurde durch zwei End-zu-End-Anastomosen in die Passage eingefügt.

## Postoperatives Vorgehen

Postoperativ erhielten die Tiere für 6 Tage bilanzierte Flüssignahrung (Survimed, Fa. Fresenius, FRG) und Wasser ad libitum. Ab 7. Tag wurde normales Futter verabreicht. Klinischer Aspekt und Gewicht wurden täglich kontrolliert.

## Cyclosporintherapie

Cyclosporin (Fa. Sandoz) wurde vom Operationstag an in einer Dosierung von 15 mg/kg KG, gelöst in Olivenöl, verabreicht, für die ersten 2 Tage i.m., dann s.c.. Cyclosporinplasmaspiegel wurden regelmäßig kontrolliert.

## Messungen

Am 10. postoperativen Tag wurde den Tieren in Narkose ein zentraler Venenkatheter in der von Harms und Ojeda beschriebenen Technik eingelegt [3]. Am Tag darauf wurden die nüchternen Tiere wach mittels einer Schlundsonde mit 3 ml einer 20%igen Fettlösung (Lipofundin, Fa. Braun Melsungen, FRG) gefüttert.

Zentrale Blutentnahmen erfolgten in regelmäßigen Intervallen über 1 h. NT-Plasmaspiegel wurden durch RIA ermittelt.

## Ergebnisse

Die NT-Plasmaspiegel (pg/ml) sowie die integrierten Werte ($pg \times ml^{-1} \times 60\ min^{-1}$) sind in Tabelle 1 dargestellt. In Gruppe 1 und 2 (keine Operation) steigt die NT-Konzentration von einem Basalwert von 8 pg/ml auf einen Spitzenwert von 24 bzw. 34 pg/ml nach 15 min, um dann auf Werte um 15 pg/ml abzusinken. Die transplantierten Tiere weisen deutlich erhöhte Basalwerte auf. Der Spitzenwert wird ebenfalls nach 15 min erreicht. Wie in der Kontrollgruppe kommt es über 60 min auch zu einem Abfall der NT-Spiegel, die absoluten Werte sind im Vergleich zur Kontrollgruppe jedoch deutlich höher. Bei den integrierten Hormonwerten fällt auf, daß nach alleiniger Cyclosporingabe ohne Transplantation der Hormonausstoß im Vergleich zur Kontrollgruppe etwa auf das Dreifache erhöht ist. Nach alleiniger Transplantation ohne immunsuppressive Therapie findet sich ebenfalls ein fast dreifach höherer Hormonausstoß. Die höchste Hormonfreisetzung wird nach allogener Transplantation unter CSA-Therapie beobachtet.

**Tabelle 1.** Neurotensin-Plasmaspiegel (pg/ml) und integrierte Hormonwerte ($pg \times ml^{-1} \times 60\ min^{-1}$) nach Wachfütterung mit Fettlösung

| | Basalwert | | | | | Integrale |
| --- | --- | --- | --- | --- | --- | --- |
| | −24 h | 0 min | 15 min | 30 min | 60 min | |
| Kontrollgruppe keine OP., kein CSA | 15,3 ± 8,0 | 8,9 ± 4,2 | 24,8 ± 8,0 | 19,3 ± 4,8 | 13,9 ± 3,5 | 379 |
| keine OP., CSA | 4,8 ± 2,0 | 8,1 ± 2,0 | 34,1 ± 5,5 | 32,4 ± 1,3 | 16,9 ± 0,8 | 1153 |
| Gruppe 3 syngene Tx, kein CSA | 13,3 ± 4,9 | 13,2 ± 6,1 | 38,4 ± 9,9 | 35,9 ± 7,3 | 28,9 ± 4,8 | 1119 |
| Gruppe 4 syngene Tx, CSA | 7,5 ± 4,5 | 15,9 ± 7,4 | 50,9 ± 10,0 | 30,0 ± 1,5 | 26,3 ± 8,2 | 1219 |
| Gruppe 5 allogene Tx, CSA | 7,8 ± 3,2 | 15,9 ± 1,4 | 41,2 ± 3,9 | 40,4 ± 11,6 | 37,7 ± 5,13 | 1468 |

## Diskussion

Die vorliegenden Ergebnisse deuten darauf hin, daß die Fett-stimulierte Neurotensinfreisetzung nach syngener und allogener Dünndarmtransplantation an der Ratte nicht eingeschränkt ist. In der vorliegenden Versuchsreihe wurde die orthotope Einschritt-Technik gewählt, um eine Schleimhautatrophie auszuschließen, wie sie in der Zweischritt-Technik erwartet werden muß [4]. Die Messungen erfolgten am 11. postoperativen Tag, also zu einem Zeitpunkt, an dem das Transplantat aufgrund der akuten Abstoßung maximal gefährdet ist. Unbehandelte Tiere sterben bei dieser Stammkombination (BN ⟶ LEW) zu 100% zwischen dem 8. und 12. Tag [1]. Es gingen nur Tiere in die Studie ein, die aufgrund eines ausreichend langen Beobachtungszeitraumes (28 Tage) die akute Abstoßung sicher überwunden hatten, nicht an postoperativen oder technischen Komplikationen verstarben. Auffällig ist ferner die hohe Hormonfreisetzung nach alleiniger CSA-Therapie ohne Transplantation. Als mögliche Ursachen wären eine direkte Wirkung auf die endokrine Zelle, auf die exokrine Pankreasfunktion oder auf die Darmmotilität denkbar. Nach alleiniger syngener Transplantation ohne CSA-Therapie zeigt sich ebenfalls eine deutlich erhöhte Hormonfreisetzung im Vergleich zum nicht operierten Tier. Auch hier muß eine veränderte Darmmotilität entweder durch den relativ frühen postoperativen Zeitpunkt der Messung oder durch einen möglichen Effekt der Denervierung diskutiert werden [5]. Weitere Untersuchungen zur endokrinen Funktion nach experimenteller Dünndarmtransplantation einerseits hinsichtlich der Beobachtung weiterer physiologisch relevanter Peptide, andererseits hinsichtlich des Langzeitverlaufes erscheinen notwendig.

## Zusammenfassung

Nach Dünndarmtransplantation an der Ratte kommt es nicht zu einer Einschränkung der Fett-stimulierten Neurotensinfreisetzung sowohl unter syngenen als auch unter allogenen Bedingungen, sofern die Abstoßung durch Cyclosporintherapie erfolgreich beherrscht wird. Sowohl nach alleiniger Cyclosporintherapie ohne Transplantation als auch nach syngener Transplantation kommt es zu einer 3fach höheren Neurotensinfreisetzung im Vergleich zu Kontrolltieren. Die höchste Neurotensinfreisetzung wird nach allogener Transplantation unter Cyclosporintherapie beobachtet. Die Messungen wurden am 11. Tag nach der Transplantation durchgeführt. Als Ursache für die erhöhte Hormonfreisetzung müssen vorwiegend Motilitätsveränderungen diskutiert werden.

## Summary

Fat-stimulated neurotensin (NT) release is not impaired after syngeneic and allogeneic small-bowel transplantation (SBT) in the rat when allograft rejection can be prevented by cyclosporine (CSA) therapy. Compared with unoperated, untreated controls, NT release is higher after CSA therapy alone and after syngeneic SBT. The highest NT plasma levels and integrated values can be found after allogeneic SBT and CSA administration. All measurements were performed on the 11th day after transplantation. Changes of small-bowel motility may be one reason for the elevated NT release after transplantation or CSA therapy.

## Literatur


1. Schraut WH, Lee KKW (1986) Long-term survival of orthotopic small-bowel allografts using cyclosporin A. In: Deltz E, Thiede A, Hamelmann H (eds) Small-Bowel Transplantation. Springer, Berlin Heidelberg New York Tokyo
2. Ferris CF, Hammer RA, Leemann SE (1981) Elevation of plasma neurotensin during lipid perfusion of rats small intestine. Peptides 2:263–266
3. Harms PG, Ojeda SR (1974) A rapid and simple procedure for chronic cannulation of the rats jugular veni. J Appl Physiol 36:391–392
4. Deltz E, Gebhardt JH, Preissner CH, Schroeder P, Hausmann ML, Kaiserling E, Müller-Hermelisch HK, Thiede A (1987) Distribution of gastrointestinal hormones in the adaptive response after small bowel transplantation. Gut 28:217–220
5. Ballinger WF, Christy MG, Ashley WB (1962) Autotransplantation of the small intestine. The effect of denervation. Surgery 52:151–163



Dr. med. R. Schlemminger, Klinik und Poliklinik für Allgemeinchirurgie, Zentrum Chirurgie, Universität Göttingen, Robert-Koch-Straße 40, W-3400 Göttingen, Bundesrepublik Deutschland

# Abstoßung nach allogener Dünndarmtransplantation: Therapie mit FK 506 und RS 61443

## Rejection Reaction After Allogeneic Small Bowel Transplantation Therapy with FK 506 and RS 61443


M.J. Stangl[1], C. Grab[2], T. Fischer[2], H. Mebert[2], M. Weiß[3] und C. Hammer[2]

[1]Chirurgische Klinik, Klinikum Großhadern, LMU München (Direktor: Prof. Dr. F.W. Schildberg)
[2]Institut für Chirurgische Forschung, LMU München (Direktor: Prof. Dr. K. Meßmer)
[3]Institut für Pathologie, LMU München (Direktor: Prof. Dr. U. Löhrs)


## Einleitung

Die Dünndarmtransplantation befindet sich klinisch derzeit noch in einem experimentellen Stadium. Durch das Fehlen darmspezifischer Serummarker beruht die Abstoßungsdiagnostik derzeit auf Mucosabiopsien und der klinischen Symptomatik. Mucosabiopsien sind wegen der ungleichmäßigen lymphocytären Infiltration und des Beginns der Abstoßung in den Krypten zur histologischen Abstoßungsdiagnostik nur bedingt geeignet [1]. Unspezifische klinische Symptome wie Schmerz oder Fieber können zum Zeitpunkt der Diagnosestellung eines Abstoßungsprozesses bereits Zeichen einer weit fortgeschrittenen Zerstörung des Transplantats darstellen. Um eine Abstoßung auch in diesem späten Stadium therapieren zu können, werden besonders starke Immunsuppressiva benötigt. Zwei neue Substanzen, FK 506 und RS 61443, gaben in experimentellen Studien eine starke immunsuppressive Wirkung gezeigt [2, 3]. FK 506, ein Makrolid Lacton, inhibiert die Freisetzung von Il-2, Il-4, Il-5, $\gamma$-Interferon und Tumornekrosefaktor-$\alpha$ aus stimulierten T-Zellen. RS 61443, ein Morpholinoethylester der Mycophenolsäure, inhibiert die Inosin-Monophosphat-Dehydrogenase und die Guanosin-Monophosphat-Synthetase und verhindert dadurch die "de novo" Purinsynthese von T- und B-Zellen. Da diese Zellen nicht in der Lage sind, die Purinsynthese über einen sogenannten "salvage pathway" durchzuführen, wird die Proliferation stimulierter T- und B-Zellen durch RS 61443 gehemmt.

Wir haben die Wirkung von FK 506 und RS 61443 in einem Abstoßungsmodell der mikrochirurgischen Dünndarmtransplantation an Ratten untersucht und die Empfängertiere mit Hilfe eines cytoimmunologischen Monitorings (CIM) und der Feinnadelaspirationscytologie (FNB) überwacht.

## Material und Methoden

### Versuchstiere und mikrochirurgische Transplantation

Als Spendertiere dienten in allen Gruppen Ratten des BN (RT $1^n$) Stammes, als Empfänger LEW (RT $1^l$) Ratten. Bei den Spendertieren wurde der gesamte Dünndarm an seinem


Chirurgisches Forum 1992
f. experim. u. klinische Forschung
Gall/Beger/Ungeheuer (Hrsg.)
© Springer-Verlag Berlin Heidelberg 1992

Gefäßstiel explantiert. Die Anastomosierung der Gefäße erfolgte mit der Aorta abdominalis und der Vena cava inferior des Empfängers. Der native Dünndarm des Empfängers wurde entfernt und das Transplantat mit 2 End-zu-End Anastomosen in gastrointestinale Kontinuität gebracht. Die Milz des Empfängertieres wurde durch eine Incision in der seitlichen Bauchwand subcutan verlagert.

## Cytoimmunologisches Monitoring (CIM)

Mononucleäre Zellen aus dem venösen Blut wurde mit Hilfe eines Ficoll-Gradienten isoliert. Das Zellkonzentrat wurde mit einer Cytozentrifuge auf Objektträger aufgebracht und mit May-Grünwald-Giemsa gefärbt. Unter dem Lichtmikroskop erfolgte dann die Differenzierung in Lymphocyten, aktivierte Lymphocyten, Lymphoblasten, große granulierte Lymphocyten, Plasmazellen und Monocyten.

## Feinnadelaspirationscytologie (FNB)

Die subcutan verlagerte Milz der Empfängertiere wurde vor Transplantation des Darmes und postoperativ am 6., 9., 13. und 16. Tag mit einer 23G Nadel punktiert. Das Aspirat wurde dann entsprechend den Zellen aus dem venösen Blut (siehe CIM) untersucht.

## Experimentelle Gruppen

Alle Versuchstiere erhielten eine Basisimmunsuppression mit Cyclosporin A (10 mg/kg KG) bis zum 5. postoperativen Tag. In den Gruppen 2–4 wurde von 13.–15. postoperativen Tag eine Rescuetherapie mit entweder CyA, FK 506 oder RS 61443 durchgeführt (Tabelle 1).

**Tabelle 1**

| Versuchsgruppen | Basisimmunsuppression (0. ⟶ 5. POP) | | Rescuetherapie (13. ⟶ 15. POP) | |
|---|---|---|---|---|
| Gruppe 1 (n = 13) | CyA | 10 mg/kg KG | keine | |
| Gruppe 2 (n = 11) | CyA | 10 mg/kg KG | CyA | 10 mg/kg KG |
| Gruppe 3 (n = 9) | CyA | 10 mg/kg KG | FK 506 | 2 mg/kg KG |
| Gruppe 4 (n = 9) | CyA | 10 mg/kg KG | RS 61443 | 40 mg/kg KG |

## Ergebnisse

### Transplantatüberleben und klinischer Verlauf

Versuchstiere, die keine Rescuetherapie bzw. Cyclosporin A vom 13.–15. postoperativen Tag (Gruppe 1, 2) erhielten, verstarben nach massivem Gewichtsverlust an einer Abstoßungsreaktion. Alle Tiere, die mit FK 506 oder RS 61443 vom 13.–15. postoperativen

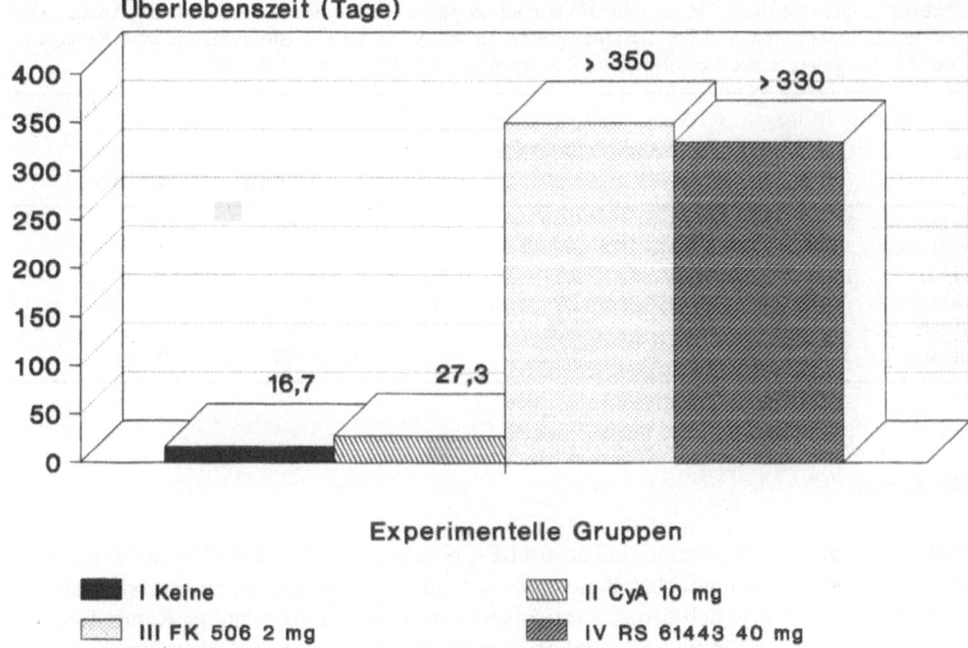



**Abb. 1.** Rescuetherapie vom 13.–15. postoperativen Tag

Tag (Gruppe 3, 4) behandelt wurden, zeigten nach einem Gewichtsverlust zwischen dem 10. unnd 20. Tag ein normales Wachstum und überlebten länger als 330 Tage (siehe Abb. 1).

## Pathohistologie

Als Ausdruck einer fortgeschrittenen Abstoßungsreaktion zeigten die histologischen Untersuchungen der Transplantate am 13. postop. Tag eine massive lymphocytäre Infiltration in die Lamina propria und eine Verkürzung und Abstumpfung der Villi. In den mesenterialen Lymphknoten fand sich eine folliculäre Hyperplasie und eine Sinushistiocytose. Biopsien am 25. bzw. 36. postoperativen Tag in den Gruppen 3 und 4 zeigten eine Erholung des Darmes mit normaler Architektur und beinahe völligem Rückgang des Infiltrates.

## CIM und FNB

Das CIM und die FNB ergaben am 6., 9. und 13. postoperativen Tag eine Zunahme der Lymphoblasten sowie einen Anstieg der aktivierten Lymphocyten. Die übrigen Zellzahlen veränderten sich gegenüber den Ausgangswerten von Kontrolltieren nicht. Nach erfolgreicher Therapie mit FK 506 bzw. RS 61443 ergaben sich im CIM und in der FNB Zellzahlen vergleichbar mit nicht transplantierten Tieren (s. Tabelle 2).

**Tabelle 2.** Ergebnisse des CIM und der FNB nach allogener Dünndarmtransplantation. Anstieg der aktivierten Lymphocyten und der Lymphoblasten am 6., 9. und 13. postoperativen Tag. Rückgang auf die Ausgangswerte nach erfolgreicher Therapie mit FK 506 bzw. RS 61443

| POD | 0.<br>CIM/FNB | 6.<br>CIM/FNB | 9.<br>CIM/FNB | 13.<br>CIM/FNB | 16.<br>FK 506<br>CIM/FNB | 16.<br>RS 61443<br>CIM/FNB |
|---|---|---|---|---|---|---|
| Lymphoc. | 60/82 | 40/52 | 39/49 | 40/57 | 52/72 | 56/72 |
| Lymphobl. | 0/0 | 1/3 | 4/7 | 1/3 | 0/0 | 0/0 |
| LGL | 16/1 | 7/1 | 8/1 | 8/1 | 28/7 | 13/1 |
| act. Ly. | 2/3 | 8/7 | 11/9 | 12/11 | 3/3 | 2/3 |
| Plasmac. | 1/1 | 0/1 | 1/2 | 1/4 | 0/1 | 1/1 |
| Monoc. | 21/9 | 38/1 | 33/12 | 36/11 | 16/12 | 26/9 |

## Diskussion

Unsere Versuche haben gezeigt, daß sowohl FK 506 als auch RS 61443 in der Lage sind, eine bereits fortgeschrittene Abstoßung eines Dünndarmtransplantates zu reversieren. CyA hingegen verzögert lediglich den Abstoßungsprozeß ohne eine vollständige Remission. Mit Hilfe von CIM und FNB war es möglich, sowohl das Einsetzen der Abstoßungsreaktion als auch die erfolgreiche Rescuetherapie in den lymphatischen Kompartmenten und dem peripheren Blut des Empfängers nachzuweisen. In unseren Experimenten sahen wir lediglich in der mit RS 61443 behandelten Gruppe Nebenwirkungen im Sinne von Infektion und Gewichtsverlust zwischen dem 30. und 45. postoperativen Tag. Alle Tiere konnten jedoch erfolgreich antibiotisch behandelt werden. FK 506 und RS 61443 zeigen in unserem Modell jedes für sich eine bedeutend größere immunsuppressive Potenz, als sie mit Hilfe einer Kombinationstherapie von CyA, Azathioprin und Cortison in der experimentellen Dünndarmtransplantation erreicht werden kann [4].

Mit Einführung von FK 506 in die klinische Dünndarmtransplantation scheint die Therapie des Kurzdarmsyndroms mit Hilfe der allogenen Darmtransplantation in greifbare Nähe gerückt zu sein [5].

## Zusammenfassung

FK 605 und RS 61443 sind in der Lage, eine fortgeschrittene Abstoßungsreaktion nach allogener Dünndarmtransplantation zu reversieren. Das cytoimmunologische Monitoring (CIM) stellt eine sensitive Methode zur Überwachung von Dünndarmtransplantationsempfängern dar.

## Summary

FK 506 and RS 61443 are able to reverse an advanced small bowel allograft rejection. Graft monitoring via activated mononuclear cells in the peripheral blood (CIM) is a sensitive and feasible method.

**Literatur**

1. Schmid T, Oberhuber G, Koroszi G, Klima G, Margreiter R (1989) Histologic pattern of small bowel allograft rejection in the rat. Mucosal biopsies do not provide sufficient information. Gastroenterol 96(6):1529–32
2. Stangl MJ, Lee KKW, Starzl T, Land W, Schraut WH (1990) Spezifische Toleranzinduktion nach allogener Dünndarmtransplantation mit dem Immunsuppressivum FK 506. Langenbecks Arch Chir [Suppl]. Springer, Berlin Heidelberg New York Tokyo, S 323–326
3. Morris RE, Hoyt EG, Murphy MP, Eugui EM, Allison AC (1990) Mycophenolic acid morpholinoethylester (RS 61443) is a new immunosuppressant that prevents and halts heart allograft rejection by selective inhibition of T- and B-cell purine synthesis. Transplant Proc Vol 22, No 4:1659–1662
4. Shimazu R, Raju S, Fujiwara H, Grogan JB (1989) Experimental small bowel transplantation: alternative strategies for graft prolongation. J Pediatr Surg 24(12):1253–7
5. Todo S, Tzakis A, Fung J, Abu-Elmagd K, Reyes J, Van Thiel D, Starzl T (1991) Clinical small bowel transplantation under FK 506. First International Congress on FK 506. Pittsburgh, PA, August 21–24

Dr. M.J. Stangl, Chirurgische Klinik und Poliklinik, Klinikum Großhadern,
Ludwig Maximilians-Universität München, Marchioninistraße 15, W-8000 München 70,
Bundesrepublik Deutschland

# Zur Resorption von Cyclosporin und den Einfluß auf den Glucose-Metabolismus nach Pankreastransplantation

## *The Resorption of Cyclosporin and its Influence on Glucose Metabolism After Pancreas Transplantation*


G. Florack[1], F. Abousaidy[1], J. Kowolik[1], P. Bottermann[3] und W. Erhardt[2]

[1]Chirurgische Klinik und Poliklinik (Direktor: Prof. Dr. J.R. Siewert), Technische Universität München
[2]Institut für Experimentelle Chirurgie (Direktor: Prof. Dr. G. Blümel), Technische Universität München
[3]II. Medizinische Klinik (Direktor: Prof. Dr. M. Classen), Technische Universität München


## Einleitung

Cyclosporin (CyA) als potentes immunsuppressives Präparat hat zur verbesserten Erfolgsrate in der klinischen Pankreastransplantation beigetragen. Es sind jedoch einige toxische Nebeneffekte von CyA bekannt, die vor allem die Funktion von Niere und Leber beeinträchtigen.

In der vorliegenden Studie wird der Einfluß der exokrinen Pankreassekretion auf die Resorption von Cyclosporin bei Hunden nach partieller oder totaler Pankreatektomie, gefolgt von segmentaler Pankreastransplantation, untersucht. Weiterhin wird geprüft, ob die Cyclosporinverabreichung eine Störung des Glucose-Metabolismus bei den Empfängertieren hervorruft.

## Material und Methodik

Die heterotope segmentale Pankreasautotransplantation (Pankreasschwanz) mit vasculärem Anschluß an die Iliacalgefäße wurde bei 10 Hunden durchgeführt. Das Restpankreas entlang des Duodenums wurde excidiert und verworfen. Durch Anastomosierung des Transplantats mit der Blase (PxTx-B; n = 5 Hunde) oder mit einer nach Y-Roux ausgeschalteten Jejunumschlinge (PxTx-J; n = 5) wurde das exokrine Pankreassekret abgeleitet. Bei anderen Tieren wurde eine partielle Pankreatektomie durchgeführt mit in situ belassenen Pankreassegmenten. Diese verliefen entweder entlang des Duodenums (PPx-D; n = 4) mit Erhalt des normalen exokrinen Sekretionsweges, oder der linksseitige Pankreasschwanz wurde belassen und der Ductus pancreaticus mit Prolamin (Ethibloc) verschlossen (PPx-E; n = 4). Die Größe dieser Pankreasanteile betrug etwa 40% der ursprünglichen Pankreasmenge und war damit äquivalent den autotransplantierten Pankreata. Bei diesen Experimenten wurde die endokrine Funktion in Abhängigkeit von Transplantatlokalisation und unterschiedlicher Behandlung der exokrinen Sekretion untersucht. 5 Tiere mit einem intakten Gesamtpankreas dienten zur Kontrolle.


Chirurgisches Forum 1992
f. experim. u. klinische Forschung
Gall/Beger/Ungeheuer (Hrsg.)
© Springer-Verlag Berlin Heidelberg 1992

Drei Monate nach der initialen Operation waren noch alle Hunde normoglykäm.

Während 10 Tagen wurde den Tieren CyA (25 mg/kg/Tag) oral verabreicht, ohne daß exokrine Enzyme während dieser Phase zugeführt wurden. Damit konnte der Einfluß von Pankreasgangbehandlung (Drainage versus Occlusionsbehandlung) und Lokalisation der exokrinen Sekretion (Duodenum versus Jejunum und Blase) auf die CyA-Resorption überprüft werden.

CyA-24-Stunden Talspiegel wurden täglich mit einem Standard Radio-Immun-Assay im Gesamtblut bestimmt. Intravenöse Glucosetoleranztests (IVGTT) wurden vor Beginn und nach Abschluß der CyA-Behandlung durchgeführt. Die endokrine Funktionalität ist ersichtlich aus den K-Werten (Abfall der Plasma-Glucose Konzentration, kalkuliert über 30 min, ausgedrückt als Logarithmusfunktion) und dem Insulin- und Glucagonausstoß nach i.v.-Glucosestimulation.

## Ergebnisse

Bei dem vorliegenden experimentellen Modell hatten Hunde mit occludiertem Ductus pancreaticus (PPx-E) oder Ductusdrainage zur Blase (PxTx-B) keine intestinale exokrine Sekretion. Entsprechend dem Versuchsprotokoll erfolgte keine orale Substitution von Pankreasenzymen. Um eine Mangelernährung der Tiere zu vermeiden, wurde das Futter mit einer kommerziell erhältlichen Lösung, die Peptide, Aminosäuren, Kohlehydrate und Mineralien enthielt, angereichert. Alle Hunde machten während der Versuche einen gesunden Eindruck.

Die CyA-Spiegel waren am höchsten bei den Kontrolltieren (1220–1580 ng/ml) und bei Hunden mit einer reduzierten Pankreasmasse, aber erhaltener exokriner Sekretion zum Duodenum (PPx-D; 800–1390 ng/ml). CyA-Spiegel waren signifikant niedriger in allen anderen Gruppen (270–620 ng/ml), dies als Nachweis, daß die CyA-Resorption hauptsächlich im Duodenum und oberen Intestinaltrakt erfolgt.

**Tabelle 1.** Endokrine Pankreasfunktion vor und nach 10-tägiger oraler Cyclosporin (CyA) Gabe (25 mg/kg/Tag) bei Kontrolltieren und bei Hunden nach heterotoper segmentaler Pankreastransplantation (PxTx) oder nach partieller Pankreatektomie (PPx)

| Experimentelle Gruppen | IVGTT-K-Werte (%) | | Spitzen-Insulin-Spiegel ($\mu$U/ml) | |
|---|---|---|---|---|
| | vor CyA | nach CyA | vor CyA | nach CyA |
| I Kontrollen | $-3,27 \pm 0,31$ | $-2,47 \pm 0,73$ | $60,5 \pm 12,6$ | $51,4 \pm 6,7$ |
| II PxTx-B | $-2,48 \pm 0,36$ | $-2,24 \pm 0,39$ | $51,8 \pm 8,0$ | $27,0 \pm 3,5$ |
| III PxTx-J | $-2,93 \pm 0,26$ | $-2,58 \pm 0,30$ | $51,2 \pm 11,2$ | $40,3 \pm 7,2$ |
| IV PPx-D | $-2,86 \pm 0,50$ | $-1,70 \pm 0,34$ | $71,8 \pm 36,7$ | $48,1 \pm 13,7$ |
| V PPx-E | $-1,71 \pm 0,09$ | $-1,30 \pm 0,07$ | $26,8 \pm 4,3$ | $22,1 \pm 3,3$ |

Trotz dieser Tatsache kam es beim intravenösen Glucosetoleranz-Test bei den Hunden aller experimentellen Gruppen nach nur 10-tägiger CyA-Verabreichung zu einem Anstieg der Glucosespiegel bzw. zu einem verzögerten Abfall der Glucosekurven (Abb. 1 A,B) und zu einer signifikanten Reduktion der Insulin- (Abb. 2 A,B) und Glucagonfreisetzung.

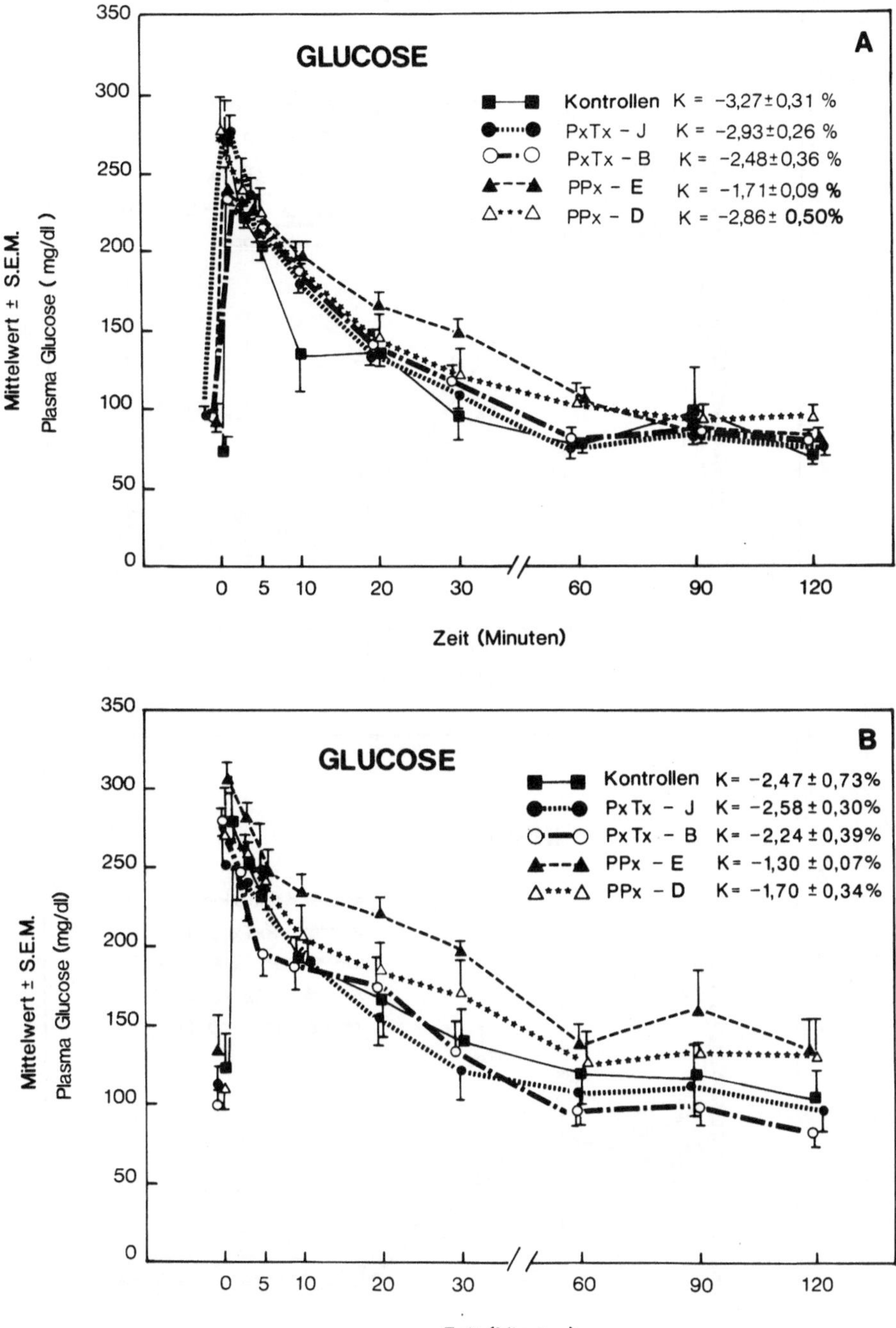



**Abb. 1 A,B.** IVGTT-Glucose Werte bei Hunden nach Pankreastransplantation (*PxTx*) oder nach partieller Pankreatektomie (*PPx*) mit in situ belassenen Pankreassegmenten. **A** vor und **B** nach 10 Tagen oraler CyA Verabreichung (25 mg/kg/Tag)

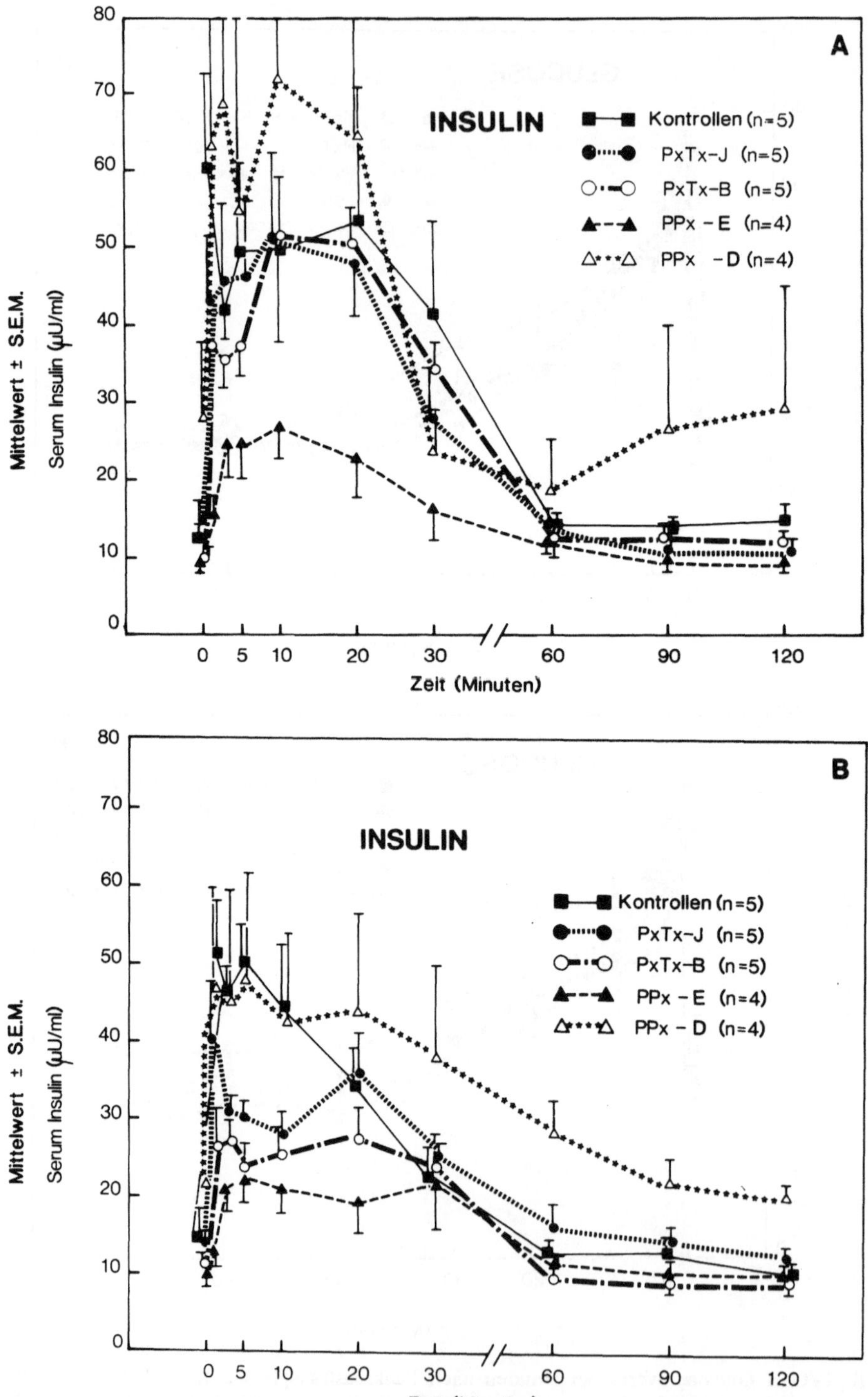



**Abb. 2 A,B.** IVGTT-Insulin Werte bei Hunden nach Pankreastransplantation (*PxTx*) oder nach partieller Pankreatektomie (*PPx*) mit in situ belassenen Pankreassegmenten. **A** vor und **B** nach 10 Tagen oraler CyA-Verabreichung (25 mg/kg/Tag)

IVGTT-K-Werte zeigten Veränderungen in allen Gruppen, unabhängig von der vorliegenden Pankreasmasse oder der Behandlung des Ductus pancreaticus und dem Drainageweg des exokrinen Pankreassekretes. Eine vergleichende Gegenüberstellung der K-Werte und der Spitzeninsulinspiegel vor und nach CyA-Verabreichung zeigt die Tabelle 1.

## Diskussion

Die erhaltene exokrine Pankreassekretion ins Duodenum (Gruppe I, Kontrollen und Gruppe IV, PPx-D) ist entscheidend für eine adäquate CyA-Resorption. Folglich resultiert die kurzzeitige hochdosierte orale CyA-Verabreichung in der ausgeprägtesten Störung der endokrinen Funktion bei diesen beiden Gruppen, aber negative Effekte von CyA auf den Glucose-Metabolismus können auch bei allen Hunden der anderen Gruppen beobachtet werden.

Die Störung der endokrinen Funktion nach CyA-Gabe mag dosisabhängig sein. Die in unserer Studie vorgenommene Dosierung ist ähnlich der häufig von anderen Untersuchern verabreichten CyA-Menge bei Hunden nach Pankreasallotransplantation. Auf die nachteilige Wirkung von CyA auf den Glucose-Metabolismus wurde bereits in anderen Untersuchungen hingewiesen [1], aber es konnte sowohl experimentell als auch klinisch gezeigt werden, daß dieser Effekt nach Absetzen oder Reduktion von CyA bei Empfängern von Pankreastransplantaten reversibel ist [2, 3].

Unsere Ergebnisse bestätigen diese Mitteilungen. Sie zeigen weiterhin, daß selbst bei niedriger Resorptionsrate (Gruppen: PxTx-B; PxTx-J; PPx-E) bereits eine kurzzeitige hochdosierte CyA-Gabe ausreichend ist, um die endokrine Pankreasfunktion zu beeinträchtigen. Eine Theorie besagt, daß CyA die Prednisolon-Clearance senkt und dadurch ein steroidvermittelter diabetogener Effekt resultiert [4].

Unsere Untersuchungen belegen, daß auch ohne Interaktion mit anderen immunsuppressiven Präparaten Cyclosporin allein eine toxische Wirkung auf die alpha- und beta-Zellen beim Hund ausübt, was zu einer Störung der Glucosetoleranz bei Pankreastransplantatempfängern führt.

In der klinischen Pankreastransplantation muß deshalb trotz nachgewiesener immunologischer Vorzüge von Cyclosporin die Gefahr einer CyA-induzierten Inselzellschädigung bedacht werden.

## Zusammenfassung

Der Einfluß der exokrinen Pankreassekretion auf die Resorption von Cyclosporin (CyA) wurde bei Hunden nach partieller oder totaler Pankreatektomie mit nachfolgender Pankreastransplantation untersucht. Über 10 Tage wurde CyA (25 mg/kg/Tag) oral verabreicht. Die exokrine Pankreassekretion ins Duodenum war entscheidend für eine adäquate CyA-Resorption (800–1580 ng/ml), während bei Pankreassegmenten mit exokriner Drainage ins Jejunum, in die Blase oder nach Occlusion des Ductus pancreaticus die CyA-Spiegel signifikant niedriger waren (270–620 ng/ml). Die endokrine Pankreasfunktion wurde durch intravenöse Glucosetoleranztests überprüft. Bereits die kurzzeitige orale CyA-Gabe führte zur Störung des Glucose-Metabolismus bei allen Hunden der experimentellen Gruppen, ein Hinweis auf die Inselzelltoxicität von CyA.

## Summary

The influence of exocrine pancreatic secretion on the resorption of cyclosporine (CyA) was investigated in dogs after partial or total pancreatectomy followed by pancreas transplantation. CyA was administered orally for 10 days (25 mg/kg per day). The pancreatic secretion into the duodenum was important for adequate CyA resorption (800–1580 ng/ml); in contrast, CyA levels were significantly lower (270–620 ng/ml) in pancreatic segments with exocrine drainage directed to the jejunum, into the bladder, or after occlusion of the pancreatic duct. The endocrine pancreatic function was monitored by intravenous glucose tolerance tests. Just short-term oral CyA administration caused the deterioration of glucose metabolism in all dogs of the experimental groups, indicating the islet-cell toxicity of CyA.

## Literatur

1. Garvin PJ, Niehoff M, Staggenborg J (1988) Transplant 45:1027–1031
2. van Schilfgaarde R, van der Burg MPM, van Suylichem PTR et al. (1986) Transplant Proc 18:1175–1176
3. Engfeldt P, Tydén G, Gunnarsson R et al. (1986) Transplant Proc 18:65–66
4. Tydén G, Brattström C, Gunnarsson R et al. (1987) Transplant Proc 19:2294–2296

Priv.-Doz. Dr. G. Florack, Chirurgische Klinik und Poliklinik, Technische Universität München, Klinikum rechts der Isar, Ismaninger Straße 22, W-8000 München 80, Bundesrepublik Deutschland

# Kombinierte Transplantation von Niere und Langerhansschen Inseln bei der Ratte: Die Bedeutung von MHC-Klasse II Antigenen für die Transplantatimmunogenität*

## Combined Transplantation of Kidney and Islets of Langerhans in the Rat: The Role of MHC Class II Antigens for the Immunogenicity of the Grafts

W.F.A. Hiller, P. Vogt, B. Steiniger und J. Klempnauer

Klinik für Abdominal- und Transplantationschirurgie, Medizinische Hochschule Hannover (Leiter: Prof. Dr. R. Pichlmayr)

Die Immunogenität eines Transplantats ist abhängig von Art und Umfang der Histoinkompatibilität zwischen Spender und Empfänger, wobei Antigene des Haupthistokompatibilitätskomplexes (MHC), insbesondere MHC-Klasse II Moleküle, einen besonders starken Stimulus zur Induktion von Abstoßungsreaktionen darstellen. Darüber hinaus finden sich organspezifische Muster der Immunantwort auf ein Transplantat. Bei der kombinierten Transplantation unterschiedlicher Organe besteht eine komplexe immunologische Situation, in der Interaktionen zwischen den Immunreaktionen stattfinden können. An einem genetisch definierten Modell der individuellen und kombinierten Transplantation von Niere und Langerhansschen Inseln an der Ratte haben wir untersucht, welchen Einfluß MHC Klasse II Antigene auf die Immunogenität des individuellen Transplantats haben, und in wieweit eine donorspezifische Nierentransplantation das Überleben Langerhansscher Inseln beeinflußt.

## Tiere, Material und Methoden

Die Versuche wurden an 8 bis 12 Wochen alten ingezüchteten männlichen Ratten durchgeführt. Alle Transplantationen erfolgten in der Stammkombination LEW.1R6 auf LEW.1R4, bei isolierter Disparität von MHC-Klasse II Antigenen, welche vom RT1.B/D Genlocus codiert werden. Nieren wurden in mikrochirurgischer Technik heterotop mit end-zu-seit Anastomosen von Spenderaorta bzw. V. cava inferior an die infrarenale Aorta bzw. V. cava inferior des Empfängers transplantiert. Die Harnableitung wurde mittels end-zu-end Uretero-Ureterostomie wiederhergestellt (Gruppe I, n = 6). Bei allen Empfängern isolierter Nierentransplantate wurde zum Zeitpunkt der Transplantation eine bilaterale Eigennephrektomie durchgeführt.

3 Tage vor Transplantation isolierter Langerhansscher Inseln wurde bei den Transplantatempfängern ein chemischer Diabetes mellitus durch einmalige intravenöse Gabe von Streptozotocin (55 mg/kg KG) induziert. Langerhanssche Inseln wurden durch intraductale Collagenaseapplikation (Worthington Typ IV CLS), 20 minütige Inkubation im Wasserbad

---

* Mit Unterstützung der Deutschen Forschungsgemeinschaft (Hi 391/2-1 und Pi 48/11-2).

Chirurgisches Forum 1992
f. experim. u. klinische Forschung
Gall/Beger/Ungeheuer (Hrsg.)
© Springer-Verlag Berlin Heidelberg 1992

(38°C) und anschließende Trennung im Ficoll-Dichtegradienten isoliert. 1800 Inseln von drei Spendertieren wurden unter einem Stereomikroskop handverlesen und bei je 6 Tieren unter die linke Nierenkapsel injiziert (Gruppe II). Empfänger kombinierter Nieren- und Inseltransplantate wurden unilateral nephrektomiert. Die Inseln wurden synchron entweder unter die verbliebene Empfängerniere (Gruppe III, n = 6) oder unter die Transplantatniere (Gruppe IV, n = 6) injiziert. In einer weiteren Versuchsserie wurde untersucht, welche Bedeutung nicht-endokrinem Pankreasgewebe für die Immunogenität Langerhansscher Inseln zukommt. Hierzu wurde synchron zur Inseltransplantation unter die linke Nierenkapsel die gleiche Menge Kollagenase-digestierten spenderspezifischen nicht-endokrinen Pankreasgewebes unter die rechte Nierenkapsel implantiert (Gruppe V, n = 6).

Die Funktion von Inseltransplantaten wurde durch tägliche Bestimmungen von nichtnüchtern Serumglucosespiegeln und Gewicht über 100 Tage kontrolliert. Transplantatabstoßung wurde definiert als ein Ansteigen der Serumglucose über 14 mmol/l. Als Zeitpunkt einer Nierenabstoßung wurde das Auftreten einer irreversiblen Urämie definiert. Die funktionell gewonnenen Ergebnisse wurden stets histologisch verifiziert. Bei kombinierten Insel-Nierentransplantaten erfolgte die Beurteilung einer stattgehabten Nierenabstoßung histologisch 3 Tage nach funktionellem Nachweis einer abgelaufenen Abstoßung der Inseltransplantate, bzw. am Versuchsende.


## Ergebnisse (Tabelle 1)

Während alle RT1.B/D inkompatiblen Nierentransplantate innerhalb von 13 Tagen abgestoßen wurden, überlebten Inseltransplantate signifikant länger (Median 69 Tage, $p < 0{,}05$). Histologisch fanden sich nach 100 Tagen jedoch auch bei funktionierenden Transplantaten Zeichen einer chronischen Abstoßung mit cellulären Infiltraten. Cotransplantation nicht endokrinen Pankreasgewebes führte zu einer Beschleunigung der Abstoßung von Inseltransplantaten auf durchschnittlich 17,5 Tage ($p < 0{,}05$). Wurden bei synchroner Insel-Nierentransplantation reine Inselpräparationen unter die Kapsel einer verbliebenen Eigenniere transplantiert, so war deren Überlebensdauer nicht unterschiedlich zu der bei alleiniger Inseltransplantation. Wurden Langerhanssche Inseln unter die Transplantatniere implantiert, so waren die Empfänger bereits nach durchschnittlich 13 Tagen wieder diabetisch. Die Nierentransplantate beider Versuchsgruppen waren zum Zeitpunkt der histologischen Untersuchung alle abgestoßen.


**Tabelle 1.** Abstoßungszeiten nach Transplantation RT.1B/D (MHC-Klasse II) inkompatibler Organe (Tage)

| Gruppe | Transplantationsmodus | | Median |
|---|---|---|---|
| I | Niere solo | 9, 10, 12 × 3, 13 | 12 |
| II | Inseln solo | 22, 33, 38, > 100 × 3 | 69 |
| III | kombiniert: Inseln unter Empfängerniere | 18, 22, 32, 77, > 100 × 2 | 54,5[a] |
| IV | kombiniert: Inseln unter Transplantatniere | 10, 11, 12, 14, 17, 18 | 13[b] |
| V | Inseln + non-endokrines Pankreasgewebe | 15 × 2, 17, 18 × 2, 22 | 17,5 |

[a] $p < 0{,}05$ vs. Gruppen I, IV, V; [b] $p < 0{,}05$ vs. Gruppen II, III

## Diskussion

Bei der Organtransplantation stellen MHC-Klasse II Moleküle des Spenders einen starken Stimulus zur Erkennung nicht-körpereigenen Gewebes dar. Hierbei wirken sie als stimulierende Determinanten der CD4+ T-Helferzellen [1]. Die Expression von MHC-Klasse II Antigenen des Transplantats ist hierbei ein dynamischer, organspezifischer Prozeß. Im Pankreas sind sie unter bestimmten Voraussetzungen auf acinären und ductalen Zellen nachzuweisen, ebenso wie auf Lymphocyten und großen Gefäßen. Selbst bei akuten Abstoßungsreaktionen kommt es auf den endokrinen Zellen Langerhansscher Inseln jedoch nicht zur Expression von Klasse II Antigenen [2]. Sie sind nur auf den interstitiellen dendritischen Zellen der Inseln nachweisbar. Dies spiegelt sich in einer im Vergleich zu anderen Organen wie Niere oder Herz [3] deutlich verminderten Immunogenität MHC-Klasse II differenter Inseln wider.

Trotz Abstoßung einer synchron transplantierten Niere kann die Immunantwort gegen Inseln unbeeinflußt bleiben, wenn eine räumliche Distanz zwischen beiden Transplantaten gegeben ist. Der frühzeitige Funktionsverlust von unter der Transplantatniere befindlichen Inseln könnte eine Konsequenz einer durch die Abstoßung der Niere bedingten hohen lokalen Konzentration immunkompetenter Zellen sein, welche auch zur Abstoßung der Inseln führt. Er kann jedoch auch infolge einer durch die Abstoßung der Niere bedingten Ischämie im Bereich der Kapselgefäße auftreten, bei der die Inseln selbst nicht Ziel der Immunantwort sind.

Im Gegensatz zu Nierentransplantaten beschleunigt die synchrone Transplantation nicht-endokrinen Pankreasgewebes auch bei räumlicher Distanz zu den Inseln deren Abstoßung. Der diesem Phänomen zugrunde liegende Mechanismus ist noch ungeklärt. Untersuchungen von Wright [4] und Markmann ]5] legen jedoch nahe, daß die von MHC Klasse II Molekülen induzierten Abstoßungsreaktionen gegen Langerhanssche Inseln wesentlich von der Präsenz Klasse II exprimierender antigen-präsentierender Zellen des lymphatischen Systems abhängen. Möglicherweise stellt der hohe Anteil lymphatischen Gewebes bei nicht-endokrinem Pankreas, nicht aber bei Nierentransplantaten, einen besonders starken Stimulus zur Produktion spezifischer immunkompetenter Zellen dar. Es ist jedoch auch möglich, daß gemeinsame organspezifische Epitope auf nicht-endokrinem Pankreas und auf den Inseln, nicht aber auf Parenchymzellen der Nieren vorhanden sind, welche sowohl als auslösender Faktor als auch als Angriffspunkt des efferenten Schenkels der Immunantwort des Empfängers fungieren.

## Zusammenfassung

Am Modell der Organtransplantation bei rekombinanten Ratten führt eine isolierte Inkompatibilität von MHC Klasse II Antigenen zu einer frühzeitigen Abstoßung von Nierentransplantaten, nicht aber von Langerhansschen Inseln. Eine spenderspezifische Nierentransplantation hat bei räumlicher Distanz beider Transplantate keinen Einfluß auf das Überleben synchron transplantierter isolierter Langerhansscher Inseln. Unter der Transplantatnierenkapsel implantierte Inseln werden hingegen innerhalb desselben Zeitraumes funktionsunfähig wie die Nierentransplantate. Während die Immunantwort des Empfängers auf Langerhanssche Inseln also unabhängig von der Abstoßungsreaktion gegen ein Nierentransplantat verlaufen kann, induziert eine synchrone Transplantation nicht-endokrinen Pankreasgewebes stets eine frühzeitige Abstoßung der Inseln.

## Summary

In a model of organ transplantation in recombinant rats, an isolated incompatibility in MHC class II antigens leads to early rejection of kidney grafts but not of isolated islets of Langerhans. Donor-specific kidney transplantation does not influence survival of simultaneously transplanted isolated islets when the two grafts are separate from each other. Islets implanted underneath the capsule of the grafted kidney, in contrast, undergo loss of function within the same time period as kidney transplants. Whereas the recipient's immune response to isolated islets may be independent of concurrent rejection of isolated islets, synchronous transplantation of non-endocrine pancreatic tissue induces early rejection of the islets.

## Literatur

1. Bach FH, Bach ML, Sondel PM (1976) Differential function of major histocompatibility complex antigens in T-lymphocyte activation. Nature 259:273–281
2. Steiniger B, Klempnauer J, Wonigeit K (1985) Altered distribution of class I and class II MHC antigens during acute pancreas allograft rejection in the rat. Transplant 40 (3):234–239
3. Klempnauer J, Steiniger B, Lück R, Günther E (1989) Genetic control of rat heart allograft rejection: effect of different MHC and non-MHC incompatibilities. Immunogenetics 30:81–88
4. Kover K, Moore WV (1990) Expression of class I antigen on neonatal rat islets by interferon and tumor necrosis factor: lack of correlation of expression of class II antigen and allograft rejection. Transplant Proc 22:853–854
5. Markmann J, Lo D, Naji A, Palmiter R, Brinster R, Heber-Katz E (1988) Antigen presenting function of class II MHC expressing beta cells. Nature 336:476–479

Dr. med. W.F.A. Hiller, Klinik für Abdominal- und Transplantationschirurgie, Medizinische Hochschule Hannover, Konstanty-Gutschow-Straße 8, W-3000 Hannover 61, Bundesrepublik Deutschland

# Der Effekt von lokal appliziertem Transforming Growth Factor $\beta2$ auf das Überleben von Nierenallotransplantaten beim Hund

## The Effect of Local Therapy with Transforming Growth Factor $\beta2$ on Dog Kidney Allograft Survival

B. Conrad, R. Schlumpf, M. Decurtius, G.K. Uhlschmid und F. Largiadér

Forschungsabteilung und Klinik für Viszeralchirurgie, Departement Chirurgie, Universitätsspital Zürich

## Zielsetzung

Die Proliferation und Differenzierung von Säugetierzellen unterliegen einer Kontrolle durch extracelluläre Signale. Zu diesen gehört eine Gruppe von Polypeptiden, welche heute als Cytokine bezeichnet wird. Die meisten Cytokine sind pleiotrop und haben eine Vielzahl biologischer Aktivitäten. Beim Menschen kommt das Peptid Transforming Growth Factor beta (TGF-$\beta$) in drei Isoformen vor, TGF-$\beta$1, -2 und -3. TGF-$\beta$ spielt eine einzigartige Rolle bei der Bildung, Umformung und Zerstörung der extracellulären Matrix. Zudem weist die Substanz ein immunoregulatorisches Spektrum mit potenter Beeinflussung von Immunfunktionen in vitro und in vivo auf, welches wir uns in diesem Experiment zunutze gemacht haben. TGF-$\beta$ hemmt die Ausbildung gewisser Faktoren der Zelloberfläche (FC$_\varepsilon$ Receptor II, MHC Klasse II, IL-2 p55 Receptor), vermindert die Bildung anderer Cytokine (TNF-$\alpha$, IFN-$\gamma$), blockiert die Proliferation von Thymocyten, T- und B-Zellen sowie von Stammzellen der Blutbildung; die Ausformung von sogenannten Effektor-Zellen wie cytotoxischen T-Lymphocyten, Makrophagen und Natural Killer-Zellen wird gleichermaßen behindert wie die IgM/IgG-Synthese [1]. Die Resultate bei der Anwendung von TGF-$\beta$ bei allogener [2] und xenogener [3] Pankreas-Inseltransplantation legen den Schluß nahe, daß der Hauptwirkungsmechanismus von TGF-$\beta$ in diesen Transplantationsmodellen eine Hemmung der Antigen-Präsentation beinhaltet. In einem dieser Versuche [3] wurde TGF-$\beta$ ex vivo als Vorbehandlung (graft pretreatment), d.h. Behandlung der Inseln vor Transplantation ohne Therapie des Empfängers, im anderen [2] als tägliche Gabe am Transplantatempfänger eingesetzt. Beide Behandlungsarten erwiesen sich als erfolgreich. Das Konzept der lokalen Transplantat-Behandlung beruht auf experimentellen Erkenntnissen, welche zeigen, daß die Immun-Antwort bei Allograft-Abstoßung lokal, d.h. im Transplantat, reguliert wird [4] und entsprechend die regionale der systemischen Immunosuppression überlegen ist. Hinzu kommt der Vorteil der geringeren systemischen Nebenwirkungen, da die Dosierung bei lokaler Applikation tiefer gehalten werden kann. Unser Experiment zielte darauf, an einer Auszuchtpopulation (Hunde) die Wirkung des Cytokins TGF-$\beta$2, bei lokaler Anwendung, an einem vascularisierten Allograft zu untersuchen. Die regionale Therapie mit TGF-$\beta$ drängte sich auf, weil die Substanz äußerst kurz wirksam ist (t 1/2 1,5 min) und bei systemischer Gabe im therapeutischen Bereich Nebenwirkungen zu erwarten gewesen wären. Im Unterschied zur konventionellen Immunosuppression wollten wir eine Reduktion der

Chirurgisches Forum 1992
f. experim. u. klinische Forschung
Gall/Beger/Ungeheuer (Hrsg.)
© Springer-Verlag Berlin Heidelberg 1992

Transplantat-Immunogenität durch Beeinflussung des lokalen Abstoßungsgeschehens erreichen, ohne die Abwehrlage des gesamten Individuums entscheidend zu schwächen.


## Methodik

Bei 10 Bastard-Hunden haben wir die Wirkung des lokal in das Transplantat verabreichten Cytokins TGF-$\beta$2 auf das Überleben von Nierenallotransplantaten geprüft. Tiere:
10 Bastard-Hunde mit einem Körpergewicht von 20–28 kg wurden als Spender wie als
Empfänger eingesetzt. Die Paare wurden aufgrund der durchgeführten MLC ausgewählt.
Dabei wurden Hunde mit maximaler gegenseitiger Stimulation im MLC kombiniert (mittlerer Stimulationsindex = 30). Die linke Spenderniere wurde über eine mediane Laparotomie
entfernt und mit etwa 200 ml UW-Lösung (4°C) perfundiert. Unmittelbar danach erfolgte
die Transplantation der linken Niere ins rechte kleine Becken des Empfängers, dabei wurde
ein arterieller Perfusionskatheter in die Transplantatarterie eingepflanzt. Diese Methodik
wurde bei Gruber [5] beschrieben; anstelle der von ihm benutzten implantierbaren Infusionspumpe haben wir einen Catheter Access Port Nr. 8501, Medtronic Inc., USA, unter die
rechte Brustwand eingesetzt. Unmittelbar nach Revascularisation des Transplantates wurde
Furosemid 2 mg/kg i.v. verabreicht. Nach Transplantation wurde abschließend die rechte
Niere des Spenders entfernt. Euthanasie: Bei einem Kreatinin-Anstieg > 1000 $\mu$mol/l oder
schlechtem Allgemeinzustand. Der Tag, an dem das Kreatinin 1000 $\mu$mol/l überstieg, wurde
als Endpunkt definiert. Biopsiekontrollen erfolgten unter sonographischer Führung mit 18
G Nadeln nach Otto am 7. p.o. Tag oder bei Abschluß. Autopsien wurden bei allen Hunden
durchgeführt. Die Nieren, Lungen und visceralen Organe wurden histologisch verarbeitet.

*Therapie:* TGF-$\beta$ (10 $\mu$g/ml), von Sandoz AG, Basel, zur Verfügung gestellt, wurde in
Phosphat-Puffer mit 0,1% BSA (bovine serum albumin) gelöst. TGF-$\beta$2 wurde erstmals
nach Revascularisation und dann täglich über den Catheter Access Port verabreicht. Vor
und nach TGF-$\beta$2 Therapie Spülen des Katheters mit jeweils 1,5 ml Liquemin (500 U/ml
Liquemin Hoffman La Roche, Basel). Zwei Nieren wurden durch ex vivo Transplantatper-
fusion vorbehandelt: Injektion von 4 ml TGF-$\beta$2 in die Nierenarterie, nachdem zuvor die
Nierenvene und danach die Arterie abgeklemmt worden war. Die Klemmen wurden bis
Fertigstellung der Anastomosen belassen.

*Gruppeneinteilung:* Gruppe I (n = 4) keine Behandlung; Gruppe II (n = 2) 40 $\mu$g TGF-$\beta$2
ex vivo Transplantatperfusion; Gruppe III (n = 4) tägliche Behandlung mit TGF-$\beta$2 über
10 Tage mit 10, 20 und 40 $\mu$g TGF-$\beta$2. Tägliche Blutentnahmen zur hämatologischen
und laborchemischen Bestimmung des differenzierten Blutbildes, Kreatinins, Harnstoffs,
Blutzuckers und der Elektrolyte. Urinstatus einmal wöchentlich.

*Histologie:* Das Gewebe wurde für die lichtoptische Untersuchung in 10% Formalin fixiert, in Paraffin gebettet und zu 6 $\mu$m großen Scheiben verarbeitet. Anfärbung mit HE.
Einteilung der cellulären Abstoßung in Grad 0–4. Grad 0: Minimale celluläre Infiltration, keine wesentlichen Parenchymveränderungen. Grad 4: Massive celluläre Infiltration,
Parenchymveränderung Nekrosen umfassend.

## Ergebnisse

Siehe Tabelle 1 und Abb. 1. Die täglich lokale Therapie mit TGF-$\beta$2 (Gruppe III) führte zu einem verlängerten Transplantatüberleben gegenüber den Kontrollen (Gruppe I). Dieser Effekt war dosisabhängig. Bei den täglich behandelten Tieren demonstriert auch die geringere histologische Abstoßungsreaktion die Wirkung von TGF-$\beta$2. In der höchsten Dosierung (40 $\mu$g) blieb das Serum-Kreatinin über fast zwei Wochen im Normbereich. Bei den niedrigeren Dosierungen stieg das Kreatinin gegenüber den Kontrollen verzögert an. Die Vorbehandlung durch ex vivo Transplantatperfusion mit TGF-$\beta$2 hatte in der geprüften Dosierung keinen Effekt. Systemische Nebenwirkungen wurden nicht festgestellt. Auch 40 $\mu$g TGF-$\beta$2/die führten zu keiner faßbaren Knochenmark-Depression; dies bestätigten sowohl das normale Blutbild als auch die blande Knochenmark-Biopsie. An anderen Organen wie Leber, Milz und Lunge waren keine lichtoptischen Veränderungen, v.a. keine Fibrosen, festzustellen (potentielle Nebenwirkung).

**Tabelle 1**

| GRUPPENEINTEILUNG UND RESULTATE | | | |
|---|---|---|---|
| GRUPPEN | BEHANDLUNG | ABSTOSSUNGS-GRAD 0-4 | TPL-ÜBERLEBEN TAGE |
| GRUPPE I (n = 4) | keine | 4 | 6,6,7,8 |
| GRUPPE II (n = 2) | 40 microg TGF beta 2 ex vivo Transplantat Perfusion | 4 | 8, 8 |
| GRUPPE III (n = 4) | 10*, 20, 40# microg TGF beta 2 täglich lokal | 0 | 11*, 13, 16, 15# |

## Zusammenfassung

Die tägliche lokale intraarterielle Therapie mit TGF-$\beta$2 über 10 Tage zeigt einen dosisabhängigen Effekt auf das Überleben von Nierenallotransplantaten beim Hund. Diese Wirkung hält solange, wie die Therapie dauert, an und wird zusätzlich durch eine verminderte histologische Abstoßungsreaktion dokumentiert. Die alleinige Transplantatperfusion ex vivo mit TGF-$\beta$2 zeigt keinen Effekt. Systemische Nebenwirkungen werden nicht beobachtet.

## Summary

Local TGF-$\beta$2 therapy administered daily into the renal period shows a clear-cut and dose-dependent effect on dog kidney allograft survival. Pretreatment revealed to be ineffective. The effect shown was confirmed histologically by a lesser degree of rejection in the treated animals. Systemic side effects were not detected.

Serum Kreatinin (micromol/l)
1400
1200
1000
800
600
400
200
0
Tage p.o.
GRUPPE III
TÄGLICHE
THERAPIE
1200
Serum Kreatinin (micromol/l)
1000
800
600
400
200
0
Tage p.o.
GRUPPE II
EX VIVO
THERAPIE
1200
Serum Kreatinin (micromol/l)
1000
800
600
400
200
0
Tage p.o.
GRUPPE I
KONTROL-
LEN

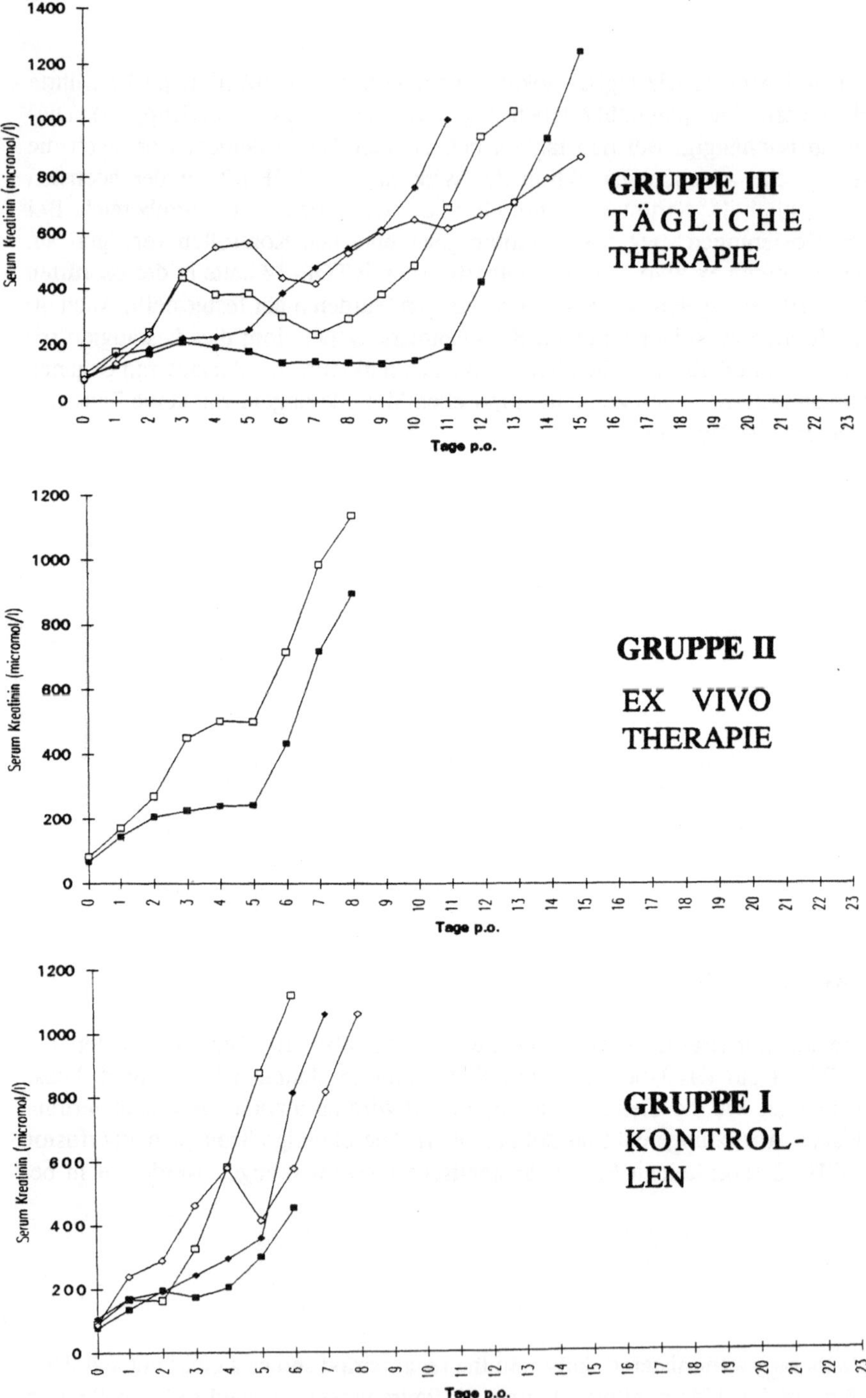

Abb. 1

## Literatur


1. Palladino MA, Morris RE, Starnes HF et al. (1990) The transforming growth factor $\beta$: A new family of immunoregulatory molecules. Ann NY Acad Sci 593:181–187
2. Gill RG (1991) Transforming growth factor beta prevents islet allograft rejection. Transplant Proc 23:747–748
3. Carel JC, Schreiber RD, Falqui L, Lacy PE (1990) Transforming growth factor beta decreases the immunogenicity of rat islet xenografts (rat to mouse) and prevents rejection in association with treatment of the recipient with a monoclonal antibody to interferon gamma. Proc Natl Acad Sci USA 87:1591–1595
4. Ruers TJM, Buurman WA, Van Boxtel CJ, Van Der Linden CJ, Kootstra G (1987) Immuno-histological observations in rat kidney allografts after local steroid administration. J Exp Med 166:1205–1220
5. Gruber SA, Cipolle RJ, Canafax DM et al. (1988) An implantable pump for intrarenal infusion of immunosuppressants in a canine autotransplant model. Pharm Res 5:781–785



Dr. B. Conrad, Forschungsabteilung und Klinik für Viszeralchirurgie, Departement Chirurgie, Universitätsspital, CH-8091 Zürich, Schweiz

# Glycin verhindert Hydroxylradikal-, Ca$^{++}$- und Phospholipase A2-induzierten Reperfusionsschaden in der Nierenkonservierung

## Glycine Prevents Hydroxyl Radical, Ca$^{++}$, and Phospholipase A2 Induced Reperfusion Injury in Renal Preservation


M. Schilling[1], G. Den Butter[2], B. Tilton[2], J.H. Southard[2] und F.O. Belzer[2]

[1]Chirurgische Klinik II, Universität Ulm
[2]Department of Surgery, University of Wisconsin, Madison


Mit Einführung der UW-Lösung in die Transplantationschirurgie konnte die Konservierungszeit insbesondere für Leber und Pankreas sowohl im experimentellen als auch im klinischen Bereich deutlich verlängert werden. Eine der wesentlichsten Komponenten der UW-Lösung scheint der intracelluläre Sauerstoffradikalscavenger Glutathion (GSH) in seiner reduzierten Form zu sein [1]. In wässrigen Lösungen verliert GSH durch Autooxidation jedoch schnell seine Reduktions- und somit Wirkungsfähigkeit [2] und führt als oxidiertes Glutathion (GSSG) in der Lebertransplantation zu einem vermehrten primären Transplantatversagen [2]. Des weiteren wird GSH vor Aufnahme ins Cytosol durch die membranständige g-Glutamyl-transpeptidase und eine unspezifische intracelluläre Dipeptidase in seine Bestandteile Glutamin, Cystein und Glycin (Gly) zerlegt und intracellulär unter ATP-Verbrauch zum funktionsfähigen Tripeptid resynthetisiert. Dieser endogene Resyntheseprozeß scheint bei cold storage Bedingungen (niedrige Temperaturen und Anoxie) thermodynamisch äußerst unwahrscheinlich. Während der protektive Effekt von reduziertem GSH in Organkonservierungslösungen am Transplantationsmodell zweifelsfrei nachgewiesen ist, bleibt der molekulare Mechanismus dieser Protektion weiterhin ungeklärt. Von Gly, der C-terminalen Aminosäure des GSH hingegen ist bekannt, daß sie Hepatocyten sowie isolierte proximale Nierentubuli gegen Hypoxie und eine Reihe von Toxinen wie CCCLP, Adriamycin, Quabain möglicherweise durch einen unspezifischen membranstabilisierenden Effekt schützt [3]. In vorliegender Studie wurde zuerst am cellulären Modell untersucht, ob Gly Nieren gegen induzierte Ischämie- und Reperfusionsschäden schützt. Im anschließenden Nierentransplantationsmodell wurde versucht, GSH in der UW-Lösung durch Gly zu ersetzen.

## Material und Methoden

Im Teil I wurden New Zealand Kaninchen verwendet. In Pentobarbitalnarkose wurden nach Tracheotomie und medianer Laparotomie beide Nieren über die Aorta mit der Testlösung (Krebs Henseleit Puffer, KHB ± 10 mM Gly) geflusht. Corticale Nierensclices (cNS) wurden mit einem Staddie-Riggs-microtome angefertigt und bei 4°C für 0–72 h in der Testlösung konserviert. Nach Konservierung wurden die cNS für 2 h bei 37°C in KHB ±


Chirurgisches Forum 1992
f. experim. u. klinische Forschung
Gall / Beger / Ungeheuer (Hrsg.)
© Springer-Verlag Berlin Heidelberg 1992

10 mM Gly inkubiert/reperfundiert. In separaten Experimenten wurden 20 $\mu$M A23187, 10 mM tert-butyl-Hydroperoxid sowie 10 U PLA2/g WW zum Reperfusionsmedium hinzugefügt. Am Ende der Konservierungs- und Reperfusionsphase wurden LDH release ins Medium sowie ATP und Zellödem der cNS mittels Standardmethoden gemessen.

Teil 2: Mongrel Hunde wurden mit Pentobarbital narkotisiert und mit $O_2$-Halothan ventiliert. Die linke Niere wurde über eine mediane Laparotomie freigelegt und nach Absetzen der Nierengefäße ex situ mit 150–200 ml 4°C kalter Testlösung (A komplette UW-Lösung, B UW ohne GSH, C UW ohne GSH mit 15 mM Gly) mit einem Druck von 80 cm Wassersäule geflushed und anschließend in der Testlösung bei 4°C für 72 h gelagert. Nach Transplantation der Niere in die rechte Fossa iliaca in Standardtechnik wurden tägliche Serumkreatininspiegel sowie Empfängerüberleben festgehalten.

## Ergebnisse

Die Ergebnisse sind in Tabelle 1, 2, 3 und Abb. 1 zusammengefaßt. Membranen von cNS werden mit zunehmender Konservierungszeit als Zeichen des kalten Ischämieschadens instabil und verlieren LDH linear zur Konservierungszeit (Tabelle 1, Kontrolle). 10 mM Gly reduziert diese Membranpermeabilität nach mehr als 24 h Konservierungszeit, nicht jedoch während kurzer Konservierungsphasen (Tabelle 1). Während der Reperfusionsphase stabilisieren 10 mM Gly die Membranen und führen zu einem signifikant verringerten

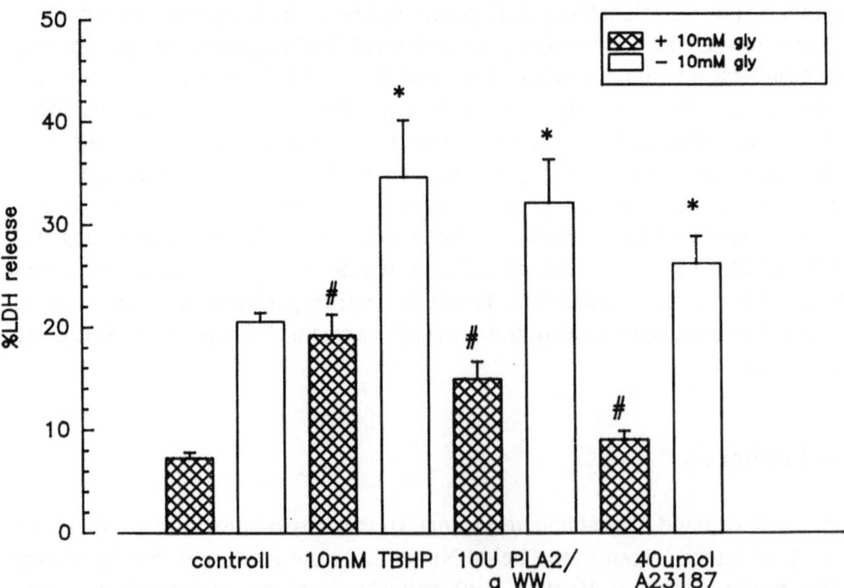



**Abb. 2.** LDH release von corticalen Kaninchennierenslices ins Reperfusionsmedium. Konservierung in KHB für 24 h bei 4°C. Reperfusion im Wasserbad in KHB ± 10 mM Glycin (Kontrolle oder Addition von 10 mM tertbutyl-Hydroperoxid, 10 U Phospholipase A2 oder 40 $\mu$mol A23187) bei 37°C für 2 h

LDH leakage für die gegebenen Konservierungszeitpunkte. Zellödem sowie oxidative Phosphorylierung gemessen als ATP-Produktion bleiben durch die Zugabe von Gly in die Konservierungs- oder Reperfusionslösung unbeeinflußt. Weinberg [4] und Marsh [5] haben an hypoxischen Nierentubuluszellen bzw. kalt ischämischen Hepatocyten eine ähnliche Stabilisierung von Zellmembranen durch Gly gesehen und führen diese auf eine Stabilisierung der Phospholipid-Peptid-Interaktion zurück [4]. In anschließenden Experimenten wurden cNS definierten, mit Reperfusionsschäden assoziierten Noxen ausgesetzt (Abb. 1). CNS, die über 24 h in KHB konserviert werden, verlieren während der Reperfusionsphase 20,5% LDH, durch Protektion der cNS mit 10 mM Gly läßt sich das LDH leakage auf 9,1% verringern. Werden cNS-Membranen mittels TBHP peroxidiert, so verlieren Slices während der Reperfusionsphase 34,6% LDH. Induktion von Reperfusionsschaden mittels PLA2 bzw. A23187 führt zu einer Membraninstabilität mit 32,1% resp. 26,1% LDH leakage. 10 mM Gly während der Reperfusionsphase führen zu einem signifikant verringerten, durch TBHP, PLA2 oder A23187 induzierten Membranleakage aus cNS. Mit kompletter UW-Lösung konservierte Nieren zeigen nach 72 h Konservierungszeit eine gute Transplantatfunktion mit 100% Überleben und einem $Krea_{max}$ von 4,0 mg/dl. Lösung B (UW-GSH) führt zu einer deutlich verschlechterten Transplantatfunktion mit einem auf 50% verringerten Transplantatüberleben. Der Zusatz von 10 mM Gly verbessert sowohl die Transplantatfunktion ($Krea_{max}$: 5,7 mg/dl) als auch das Transplantatüberleben im Vergleich zu Gruppe B.

**Tabelle 1.** 10 mM Glycin in Konservierungslösung: LDH release ($\pm$ SE) nach Konservierung

| Konservierungszeit | 2 h | 24 h | 48 h | 72 h |
|---|---|---|---|---|
| Kontrolle | 15,8 (0,4) | 18,8 (2,3) | 36,7 (5,3) | 53,2 (7,8) |
| + 10 mM Glycin | 18,7 (0,5) | 22,3 (1,4) | 31,3 (3,0) | 46,8 (9,0) |

**Tabelle 2.** 10 mM Glycin in Reperfusionslösung: LDH release ($\pm$ SE) nach Reperfusion

| Konservierungszeit | 24 h | 48 h | 72 h |
|---|---|---|---|
| Kontrolle | 21,0 (1,0) | 25,4 (2,1) | 20,8 (1,7) |
| + 10 mM Glycin | 7,2 (0,7) | 8,1 (1,0) | 8,9 (1,5) |

**Tabelle 3.** Kreatininverlauf ($\pm$ SE) und Empfängerüberleben (in Klammern)

| POp. Tag | 1 | 3 | 7 | 10 |
|---|---|---|---|---|
| A: | $3,4 \pm 0,3$ (6/6) | $4,0 \pm 0,6$ (6/6) | $3,6 \pm 0,2$ (6/6) | $2,1 \pm 0,1$ (6/6) |
| B: | $4,5 \pm 0,3$ (4/4) | $6,9 \pm 1,7$ (3/4) | $6,7 \pm 2,1$ (2/4) | $6,5 \pm 2,1$ (2/4) |
| C: | $4,5 \pm 0,2$ (5/5) | $5,7 \pm 0,7$ (5/5) | $4,5 \pm 0,7$ (5/5) | $3,1 \pm 0,6$ (5/5) |

## Zusammenfassung

An corticalen Kaninchennierenslices sowie im Nierentransplantationsmodell am Hund wurde der cytoprotektive Effekt von Glycin untersucht. 10 mM Glycin in der Konservierungslösung als auch in der Reperfusionslösung schützten Zellmembranen vor Hydroxylradikal-, Phospholipase A2- sowie $Ca^{++}$-induziertem LDH leakage. Im Nierentransplantationsmodell wurde die essentielle Bedeutung von reduziertem GSH für Transplantatüberleben und -funktion bestätigt. Die cytoprotektiven Effekte von Glycin zeigen sich im Transplantationsmodell darin, daß sich Glutathion ohne Einbuße von Transplantatfunktion oder Transplantatüberleben ersetzen läßt.

## Summary

We investigated the cytoprotective effects of glycine in a cortical kidney slice model and in a renal transplant model in dogs. The addition of 10 mM glycine to the storage or reperfusion medium protected rabbit renal cortical slices against hydroxyl radical, phospholipase A2 and $Ca^{++}$ associated reperfusion injury. The omission of GSH from the UW solution results in an increased primary non-function rate with compensated renal failure and decreased transplant survival. The addition of glycine ameliorates the deleterious effects of GSH omission and improves kidney function as well as transplant survival.

### literatur

1. Boudjema K, Van Gulik TM, Lindell S, Vreugdenhil PS, Southard KJ, Belzer FO (1990) Effect of oxidized and reduced glutathione in liver preservation. Transplant 50:948–951
2. Astier A, Paul M (1989) Instability of reduced glutathione in commercial Belzer and storage solution. Lancet 2:556
3. Weinberg JM, Davis JA, Abaruza M, Smith RK, Kunkel R (1990) Quabain induced lethal proximal tubule cell injury is prevented by glycine. Am J Physiol 258:F346–F355
4. Marsh DC, Hjelmhaug JA, Vreugdenhil PK, Belzer FO, Southard JH (1991) Glycine prevention of cold ischemia injury in isolated hepatocytes. Cryobiology 28:105–109

Dr. M. Schilling, Chirurgische Klinik II, Universität Ulm, Steinhövelstraße 9, W-7900 Ulm, Bundesrepublik Deutschland

# Allopurinol: Untersuchungen über Wirkungsweise und Effizienz zum Schutz der ischämisch konservierten Rattenleber in der Reoxygenierung

## *Allopurinol: Studies on the Mode of Action and Efficacy in Protecting the Ischemically Preserved Rat Liver upon Reoxygenation*

T. Minor und W. Isselhard

Institut für experimentelle Medizin der Universität zu Köln

## Einleitung

Die ischämische Gewebsschädigung ist gekennzeichnet durch einen raschen Abbau der energiereichen Adeninnucleotide über Adenosin zum Hypoxanthin. Dessen weitere Verstoffwechselung zu Xanthin und Harnsäure wird katalysiert durch das Enzym Xanthinoxidase (XO), welches als Cosubstrat Sauerstoff benötigt, aus dem unter der Reaktion quasi als Nebenprodukt radikalische Hydroxylionen gebildet werden. Die mögliche pathogenetische Bedeutung dieser Reaktion für die postischämische Schädigung vieler Organe in der Reperfusion ist seit längerem bekannt, und die schützende Wirkung einer Blockierung der XO durch Allopurinol wurde betont. Gleichwohl zeigen sich widersprüchliche Ergebnisse: Einerseits wird Allopurinol eine stoffwechselunabhängige direkte radikalinaktivierende Wirkung zugesprochen [1] oder seine günstigen Eigenschaften auf eine bessere Konservierung der Substrate zur Adeninnucleotidresynthese zurückgeführt [2]. Andererseits wurde die Bedeutung freier Radikale sowie insbesondere die Schlüsselrolle der XO-Reaktion in jüngerer Zeit am Modell der isolierten Rattenleber wieder in Frage gestellt [3]. In der vorliegenden Studie sollte nun erstens die prinzipielle Bedeutung des Sauerstoffs für die postischämische Leberschädigung untersucht werden, sowie zweitens deren mögliche Beeinflussung durch Allopurinol in einem Versuchsansatz eruiert werden, der durch substratfreie aerobe bzw. anaerobe Gas-Persufflation der isolierten Leber die Einwirkungen des postischämisch zugeführten Sauerstoffs isoliert beurteilen läßt.

## Methodik

Lebern männlicher Wistar Ratten (200–250 g; freier Zugang zu Futter und Wasser) wurden excidiert und via Vena portae mit 10 ml Ringerlösung und anschließend mit 10 ml Euro-Collins Lösung (ECL) blutleer gespült. Daraufhin erfolgte die Lagerung des Organs für 60 min bei 37°C in Krebs-Henseleit Lösung (KHL) und weitere 60 min bei 4°C in ECL. Die Behandlung mit Allopurinol (AL) bestand in einer Bolusapplikation (50 mg/kg i.v.) 10 min vor der Ischämie sowie im Zusatz von AL (1 mmol/l) zur ECL. Unbehandelte Lebern dienten zur Kontrolle (K).

Chirurgisches Forum 1992
f. experim. u. klinische Forschung
Gall/Beger/Ungeheuer (Hrsg.)
© Springer-Verlag Berlin Heidelberg 1992

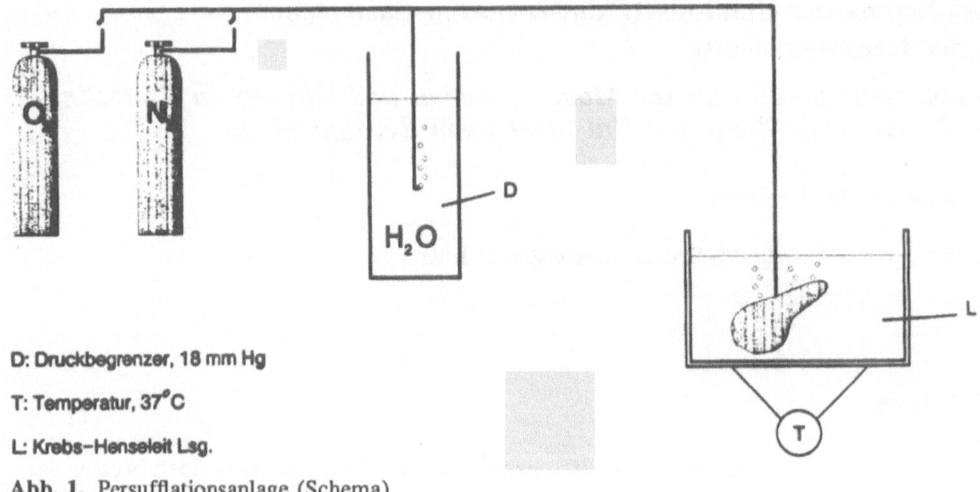



D: Druckbegrenzer, 18 mm Hg

T: Temperatur, 37°C

L: Krebs-Henseleit Lsg.

**Abb. 1.** Persufflationsanlage (Schema)

Anschließend wurden die Lebern entweder zur Erfassung des endischämischen Stoffwechselstatus biochemisch untersucht oder zuvor mit Gas persuffliert bzw. reperfundiert.

Persufflation (Abb. 1): Die Lebern wurden retrograd über die V. cava infrahepatica für 30 min mit $O_2$ oder $N_2$ unter einem Druck von 18 mm Hg persuffliert. V. portae und V. cava suprahepatica wurden ligiert; das Gas konnte durch kleine Nadelstiche an der Leberperipherie entweichen. Die Organe befanden sich während dieser Periode in 37°C warmer KHL. Anschließend wurden die Lebern mit genau 20 ml Ringerlösung, deren $O_2$-Partialdruck in den $N_2$-Experimenten unter 14 mm Hg gehalten wurde, ausgespült und das Effluat auf Enzymgehalt untersucht.

Für die Stoffwechseluntersuchungen wurden die Lebern zu Ende der jeweiligen Versuchsphase in flüssigem Stickstoff schockgefroren. Adeninnucleotide wurden nach üblicher Aufbereitung vermittels enzymatischer Tests analysiert. Das Ausmaß radikalvermittelter Gewebeperoxidation wurde durch den Gehalt Thiobarbitursäure-reaktiver Substanzen (TRS) in colorimetrischer Reaktion approximiert [4]. Die Enzymbestimmungen im Effluat erfolgten mit Hilfe kommerzieller Kits der Fa. Boehringer, Mannheim.

## Ergebnisse und Diskussion

Die Ergebnisse der einzelnen Versuchsgruppen sind in Tabelle 1 zusammengefaßt. Aus den Reperfusionsversuchen geht hervor, daß AL eine potente Schutzwirkung für die postischämische Leber besitzt, wobei Zellintegrität (beurteilt durch Lipidperoxidation und Enzymverlust), wie auch Energiehaushalt des Lebergewebes deutlich gegenüber unbehandelten Organen verbessert werden.

Die Persufflationsversuche zeigen den potentiell toxischen Charakter des Sauerstoffs nach Ischämie, indem Enzymverlust und Gewebeperoxidation der unbehandelten Lebern durch anoxische Persufflation signifikant reduziert werden. Die signifikant geringeren TRS-Spiegel unter AL dokumentieren die spezifisch antioxidative Wirkung der Substanz, zu deren genauerem Mechanismus folgendes gesagt werden kann: Der verminderte Abbau der Adeninnucleotide während der Ischämie spricht für eine retrograde Produkthemmung der katabolen Reaktionskette (Guldberg-Waage Effekt) durch die Blockierung der XO. Ebenso ist der erhöhte Nucleotidgehalt $O_2$-persufflierter Lebern am ehesten als Ausdruck einer besseren Verfügbarkeit von zur Resynthese rekrutierbaren Metaboliten zu verstehen. Unter gleichen Versuchsbedingungen führt die isolierte Abwehr freier Radikale durch das spezifische Enzym Superoxiddismutase nur zu vergleichbar geringem Enzymverlust, nicht jedoch zu einer Restitution der energiereichen Phosphate [5]. Es läßt sich folgern, daß AL die ischämische Leber durch Blockierung der XO vor übermäßigem Nucleotidabbau sowie in der Reperfusionsphase vor XO-vermittelter Schädigung durch reaktive $O_2$-Species zu schützen vermag. Eine radikalinaktivierende Eigenwirkung von AL kann zusätzlich eine Rolle spielen, kommt jedoch als alleiniger Mechanismus nicht in Betracht.

**Tabelle 1.** Ergebnisse nach ischämischer Lagerung (60 min bei 37°C und 60 min bei 4°C) = I, sowie nach anschließender Reperfusion (45 min) = R bzw. Gaspersufflation (30 min) mit Sauerstoff = $O_2$ oder Stickstoff = $N_2$. K, Kontrollgruppe; AL, Allopurinol

| | | ATP ($\mu$mol/g) | SAN ($\mu$mol/g) | TRS (nmol/g) | GPT (U/l) | GLDH (U/l) |
|---|---|---|---|---|---|---|
| I : | K | 0,31 $\pm$ 0,14 | 7,39 $\pm$ 0,36 | 743 $\pm$ 109 | | |
| | AL | 0,31 $\pm$ 0,16 | 8,17 $\pm$ 0,19[b] | 604 $\pm$ 231 | | |
| R : | K | 3,82 $\pm$ 1,04 | 8,16 $\pm$ 0,64 | 1131 $\pm$ 323 | 20 $\pm$ 8 | 1,7 $\pm$ 0,4 |
| | AL | 5,06 $\pm$ 0,97[a] | 9,28 $\pm$ 1,03 | 812 $\pm$ 179[a] | 8 $\pm$ 2[b] | 0,8 $\pm$ 0,2[b] |
| $O_2$ : | K | 1,79 $\pm$ 0,92 | 7,38 $\pm$ 0,87 | 1437 $\pm$ 290 | 519 $\pm$ 220 | 13,0 $\pm$ 6,7 |
| | AL | 2,96 $\pm$ 0,65[a] | 8,97 $\pm$ 0,51[b] | 1021 $\pm$ 348[a] | 167 $\pm$ 114[b] | 2,7 $\pm$ 1,1[b] |
| $N_2$ : | K | 0,57 $\pm$ 0,26 | 6,67 $\pm$ 0,52 | 523 $\pm$ 124[e] | 165 $\pm$ 33[d] | 4,9 $\pm$ 0,5[c] |
| | AL | 0,31 $\pm$ 0,13 | 7,02 $\pm$ 1,14 | 585 $\pm$ 206 | 183 $\pm$ 67 | 4,7 $\pm$ 1,3 |

[a, b] : p < 0,05, 0,01, 0,001 AL vs. K
[c, d, e] : p < 0,05, 0,01, 0,001 $N_2$ vs. $O_2$

## Zusammenfassung

Am Modell der isolierten Rattenleber konnte durch postischämische Gas-Persufflation mit $O_2$ bzw. $N_2$ der potentiell toxische Effekt des Sauerstoffs in der Reoxygenierungsphase dokumentiert werden. Vorbehandlung mit Allopurinol (50 mg/kg i.v. 10 min vor Ischämie + 1 mmol/l in der Flushlösung) führte zu einer signifikanten Minderung der Organschädigung nach $O_2$-Persufflation sowie auch nach Reperfusion postischämischer Lebern, zeigte jedoch keine Wirkung bei Persufflation mit $N_2$.

## Summary

In an isolated rat liver preparation the potentially toxic effect of oxygen upon reoxygenation could be documented by means of postischemic gaseous persufflation with $O_2$ or $N_2$.

Pretreatment with allopurinol (50 mg/kg i.v. 10 min prior to ischemia + 1 mmol/l in the flush solution) resulted in a significant reduction of the organ damage after $O_2$ persufflation as well as after reperfusion of postischemic livers, but had no effect upon persufflation with $N_2$.

## Literatur


1. Peterson DA, Kelly B, Gerrard JM (1983) Allopurinol can act as an electron transfer agent. Is this relevant during reperfusion injury? Biochem Biophys Res Commun 137:76–79
2. Karwinski W, Drange A, Farstad M, Ulvik R, Soreide O (1990) 60 min normothermic liver ischemia in rats: Allopurinol improves energy status and bile flow during reperfusion. Eur Surg Res 22:27–33
3. Metzger J, Dore SP, Lauterburg BH (1988) Oxidant stress during reperfusion of ischemic liver: No evidence for a role of xanthine oxidase. Hepatology 8:580–84
4. Liedke AJ, Mahar CQ, Ytremus K, Mjos OD (1984) Estimates of free radical production in rat and swine hearts; method and application of measuring malonedialdehyde levels in fresh and frozen myocardium. Basic Res Cardiol 79:512–18
5. Kunz GM (1992) Über die Bedeutung radikalischen Sauerstoffs im Postischämiesyndrom der Leber. Dis Köln



Dr. med. T. Minor und Prof. Dr. med. W. Isselhard, Institut für Experimentelle Medizin der Universität zu Köln, Robert-Koch-Straße 10, W-5000 Köln 41, Bundesrepublik Deutschland

# Vergleich der in vitro Mitoseraten und der -Zellkinetik von portalvenösen Endothelzellen nach Hypothermie und Hypoxie in Leberkonservierungslösungen

## Comparison of Mitosis Rate and Kinetics of Vascular Endothelial Cells after Hypoxia and Hypothermia in UW, HTK- and Eurocollins Preservation Solution

J. Gerlach und P. Neuhaus

Chirurgische Klinik, Universitätsklinikum Rudolf Virchow, Freie Universität Berlin

## Einleitung

Mit Einführung neuerer Lösungen zur Organkonservierung, wie der Histidin-Tryptophan-Ketoglutarat (HTK)-Lösung um Bretschneider und der University of Wisconsin (UW)-Lösung um Belzer, sind bis 24 h Konservierungszeit bei der klinischen Lebertransplantation möglich. Erfahrungen aus allen Transplantationszentren zeigen jedoch, daß auch nach wesentlich kürzerer Konservierungszeit Störungen der Transplantatfunktion bis zur initialen Nichtfunktion auftreten können.

Die einzelnen Zellpopulationen der Leber werden unter Konservierung und Reperfusion unterschiedlich alteriert. Kakizoe [1] hat anhand von humanem Biopsiematerial von Lebern unter Lebertransplantationen massive Schädigungen an Endothelzellen (EZ) nachweisen können, während Hepatocyten nur gering verändert waren. Dabei zeigte sich ein Lösen der Endothelzellen aus dem Gefäß mit frei flottierenden Zellen im Sinusoidallumen. Die Gruppen im McKeown und um Lemasters zeigten in der Rattenleber eine signifikant frühere Schädigung der Sinusendothelien unter kalter Ischämie im Vergleich zur Hepatocytenschädigung. Arbeiten von Marzi et al. und Caldwell-Kenkell et al. zeigten, daß eine Schädigung besonders unter der Reperfusion nach der Konservierung auftritt und daß auch in dieser Phase Endothelzellen im Vergleich zu Hepatocyten eher alteriert werden.

Konservierungseffekte auf das für Reparaturmechanismen der Gefäße wesentliche Cytoskelett von Endothelzellen wurden bisher von verschiedenen Gruppen an fixierten Zellen dargestellt. Parameter von Reparaturleistungen, welche an lebenden Zellen erfaßt werden sollen, lassen sich durch Vitalmikroskopie ohne Rückwirkungen durch die Untersuchungsmethodik selbst darstellen.

In der vorliegenden Studie wurden ausgewählte Reparaturleistungen in vitro an Endothelzellkulturen untersucht: Teilungsraten der Zellen, ihre Migration in zellfreie Areale und ihre Zellkinetik in Monolayern. Dabei interessierte besonders die Frage, welcher der Parameter nach einem Inkubationsprotokoll mit Hypoxie, Hypothermie und Reoxygenierung frühzeitig reagiert und somit als Meßgröße zur Verbesserung von Konservierungskonzepten hinsichtlich der Endothelschädigung und speziell vasculären Reparaturmechanismen nach Transplantation dienen kann.

Chirurgisches Forum 1992
f. experim. u. klinische Forschung
Gall/Beger/Ungeheuer (Hrsg.)
© Springer-Verlag Berlin Heidelberg 1992

## Methoden

### Zellisolation

Gefäßendothelzellen wurden aus der Vena porta von 20 kg schweren männlichen Hausschweinen durch Kombination von enzymatischem Anlösen durch Collagenase (Sigma, Deisenhofen, FRG) und mechanischem Abschaben [2] isoliert. Die Kultur erfolgte unter Standardbedingungen in Medium 199 mit Antibioticazusatz und 10% foetalem Kälberserum (Biochrom, Berlin, FRG).

### Untersuchungsmodell

In Studien zu Konservierungsschäden an Nichtparenchymzellen der Leber wurde das Modell DeGroot [3] mit in vitro Hypothermie und steuerbarer Anoxie/Reoxygenierung für Untersuchungen an Endothelzellkulturen adaptiert, wobei eine kontinuierliche morphologische Darstellung des Zellverhaltens ermöglicht wurde. Durch Verwendung eines modifizierten Inkubators (Heraeus, Berlin, FRG) mit $N_2$, $CO_2$ und $O_2$ Begasung (Dräger, Lübeck, FRG) wurden die Phasen der Hypothermie und Hypoxie/Reoxygenierung zuverlässig steuerbar. Zur Anwendung kam nach einer Standardkulturphase unter 37°C mit Zellen der 2. Passage eine Hypothermie mit 4°C unter $N_2$ und $CO_2$ Begasung sowie anschließender Phase unter Standardbedingungen. Unter Hypothermie wurden die Zellen keiner kontinuierlichen Beleuchtung ausgesetzt. Zu Beginn der Hypothermiephase erfolgte ein Mediumwechsel mit den Konservierungslösungen. Mit der Reoxygenierungsphase erfolgte ein Mediumwechsel mit 37°C temperiertem Medium, welches zuvor mit 21% $O_2$ äquilibriert wurde.

### Konservierungslösungen

Als Medien für die Konservierungsphase wurden verwendet: Euro-Collins-Lösung (Fresenius, FRG), University of Wisconsin-Lösung (Du Pont, F), HTK-Bretschneider-Lösung (Köhler Chemie, FRG) sowie Natriumchloridlösung 0,9% (Fresenius, FRG).

### Bildanalytik

Für Studien von morphologisch faßbaren Reparaturleistungen von Endothelzellen in vitro wurde eine Zeitrafferdarstellung in kontinuierlicher Videomikroskopie etabliert. Zur Aufnahme wurde eine lichtempfindliche PAL-Chipkamera (Hitachi KP 160, Rodgau, FRG) verwendet, welche mittels eines Adapters mit einem Phasenkontrast-Inversmikroskop (Zeiss, Oberkochen, FRG) verbunden wurde. Mikroskop und Kamera wurden so dimensioniert, daß sie in den modifizierten Inkubator aufgestellt werden können. Die zu untersuchenden Sequenzen wurden auf Videoband (System S-VHS, Panasonic AG 6720, Hamburg, FRG) in Echtheit und in Zeitraffertechnik aufgezeichnet. Da die Videokamera, verglichen mit dem menschlichen Auge und konventionellem Filmmaterial, außerordentlich lichtstark ist, konnte die Untersuchung mit minimaler Chipbeleuchtungsstärke von 0,05 Lux durchgeführt werden. Dies läßt bei den gegebenen Bedingungen keine Rückwirkungen auf die Zellkulturen durch Strahlungswärme erwarten.

**Parameter**

Dargestellt wurde die Zellablösung in % der Zellzahl vor dem Konservierungsprotokoll bzw. vor Reoxygenierung, die Viabilität verbliebener Zellen in % der Zellzahl vor dem Konservierungsprotokoll, bzw. vor Reoxygenierung, Mitosen (Mittel, Verteilung in n/h, bzw. n/T), Zellgeschwindigkeiten (Mittel, Verteilung un $\mu$m/h) sowie Richtungswechsel der Zellen (Mittel, Verteilung in n/h, unter Angabe der Winkelgrade). Biochemische Untersuchungen waren dabei über den gesamten Versuchsablauf an den lebenden Zellen zusätzlich möglich.

**Ergebnisse**

Die Zellablöseraten der Konservierungskulturen unterschieden sich eindrucksvoll von den Standardkulturen und innerhalb der Konservierungsgruppen. Die Viabilität im Trypanblautest entsprach der Zellablöserate. Die Mitoserate der nichtabgelösten Zellen war unter Standardbedingungen 11 ± 3%/h, unter Konservierungsbedingungen 0%, in der ersten Stunde nach Reoxygenierung 0% und zeigte erst nach mehr als 6 h ein deutliches Ansprechen auf die Konservierungsbehandlung (Tabelle 1). Als Parameter der Zellmigration zeigte die Zellgeschwindigkeit signifikante Unterschiede in den Konservierungslösungsgruppen erstmals 1 h nach Reoxygenierung (Tabelle 1). Entsprechend der Zellgeschwindigkeit reagierte die Häufigkeit der Wechsel der Zellbewegungsrichtung. In der Phase 1 h nach Reoxygenierung bis 6 h nach Reoxygenierung reagierte die Zellmigration signifikant auf die Konservierungslösungen, nach 6 h zeigte sich eine Korrelation mit der Mitoserate der überlebenden Zellen der Kulturen.

Die Ergebnisse für HTK-Lösung, UW- und EC-Lösung sind in Tabelle 1 angegeben.

**Tabelle 1**

| Medium für Hypothermie/Anoxie | Kontr. | UW | HTK | Eur.C. | NaCl |
|---|---|---|---|---|---|
| Zellablöserate (%/h) | 0,6 | | | | |
| Zellablöserate (% vor/nach Anoxie) | | 6 ± 2 | 65 ± 3 | 46 ± 8 | 35 ± 6 |
| Mitoserate | 11 ± 3 | | | | |
| Mitoserate 1 h post Reoxygenierung (%/h) | | 0 | 0 | 0 | 0 |
| Mitoserate 3 h post Reoxygenierung (%/h) | | 0 | 0 | 0 | 0 |
| Mitoserate 6 h post Reoxygenierung (%/h) | | 5 ± 1 | 4 ± 1 | 0 | 3 ± 1 |
| Mitoserate 24h post Reoxygenierung (%/h) | | 20 ± 4 | 20 ± 1 | 12 ± 3 | 22 ± 5 |
| Zellmigration | 59 ± 5 | | | | |
| Zellmigration 1 h post Reoxygenierung ($\mu$m/h) | | 10 ± 6 | 5 ± 6 | 0 | 6 ± 2 |
| Zellmigration 3 h post Reoxygenierung ($\mu$m/h) | | 48 ± 8 | 16 ± 9 | 14 ± 3 | 8 ± 2 |
| Zellmigration 6 h post Reoxygenierung ($\mu$m/h) | | 52 ± 9 | 341 ± 8 | 18 ± 6 | 20 ± 4 |
| Zellmigration 24h post Reoxygenierung ($\mu$m/h) | | 54 ± 7 | 45 ± 9 | 22 ± 5 | 56 ± 11 |

Als unerwartetes Ergebnis zeigte sich das Zellverhalten nach Konservierung in isotoner NaCl-Lösung. Die Zellen dieser Gruppe zeigten im Vergleich mit Eurocollins-Lösung auch nach 24 h Konservierung noch Überlebensraten von über 60% und erholten sich vergleichbar mit der Gruppe der UW-Lösung im Verlauf von zwei Tagen bis zur Ausbildung eines homogenen Monolayers.

## Diskussion

Eine weitere Verbesserung der Konservierung von Lebern vor der Transplantation hinsichtlich der Organqualität und der Konservierungszeit würde eine Erweiterung der Spenderkriterien und der intensiveren Nutzung der potentiell verfügbaren Spenderorgane ermöglichen. Hier wurden von verschiedenen Arbeitsgruppen Ansatzpunkte zur weiteren Verbesserung der Perfusionskonzepte und zur pharmakologischen Ischämieprotektion diskutiert.

Schäden am Gefäßsystem der Leber, die erst nach Transplantation auftreten, könnten Folge von Endothelzellmembranalterationen unter Konservierung und Reperfusion sein, die mit Empfängerblutkontakt eine Aktivierung von immunologisch kompetenten Zellen mit Endothelzerstörung induzieren könnten. Im Zusammenhang mit der initialen Nichtfunktion von transplantierten Lebern sind hier Leistungen von Endothelzellen zu Reparaturen im vasculären System der Organe von besonderem Interesse.

Die Kultivierung von isolierten Zellen der Leber in vitro bietet eine standardisiert durchzuführende Methode zur modellmäßigen Erfassung von Konservierungsschäden wie auch zur Erfassung von Wirkungen pharmakologischer Ansätze zur Verbesserung der Konservierung. Eine selektive Kultur von einzelnen Populationen der Leberzellen ermöglicht die isolierte Darstellung von Konservierungsschäden z.B. auf Hepatocyten und Gefäßendothelien. So wurden in Konservierungsstudien von De Groot und Viebahn Hepatocyten in einem Modell der in vitro Hypothermie mit steuerbarer Anoxie und Reoxygenierung untersucht, welches eine Darstellung des Zellverhaltens z.B. anhand von Farbstofftests bis auf die Ebene der Einzelzelle ermöglicht [4]. Diese Arbeiten haben ein Modell etabliert, mit dem selektive Untersuchungen zu Konservierungseffekten an isolierten Leberzellen möglich sind, und in welchem die Bedingungen zu Hypothermie, Hypoxie und Reperfusion steuerbar sind.

Die untersuchten Parameter Mitoserate und Zellmigration erscheinen neben der Viabilität und der Ablöserate geeignet, Aussagen in in vitro Modellen zum Vergleich der Wirkung verschiedener Konservierungskonzepte auf EZ zu geben. Hinsichtlich der Aussagen zu Gefäßreparaturleistungen sind neben der Mitoserate die EZ-Kinetik mit Zellgeschwindigkeiten und Bewegungsverlaufsbeschreibungen von Interesse. Beide Parameter reagieren wesentlich schneller, 1 h post Reoxygenierung, im Vergleich zur Mitoserate, 6 h post Reoxygenierung, auf die in vitro Konservierungsbehandlung.

Die vorgestellte Methodik erfüllt bisher die Kriterien:

- Vermeidung von Einflußgrößen durch OP-Technik und Organperfusion ganzer Organe und Ausschluß von Interaktionen durch Blutzellen im Tierversuch
- Möglichkeit reproduzierbarer und steuerbarer Hypothermie und Hypoxie sowie Reoxygenierung
- Untersuchungsmethodik selektiv für einzelne Zellpopulation der Leber
- Möglichkeit zur morphologisch faßbaren Aussagen über Schädigung des Endothels sowie über Aussagen zur Gefäßreparatur unter und nach Konservierungsbehandlung
- Aussagen zur Morphologie lebender Zellen und Untersuchungsmethodik bis auf die Ebene der Einzelzelle
- Modell für Langzeituntersuchungen sowie für Screeninguntersuchungen an größeren Reihen
- Möglichkeit von Sequenzanalysen als auch von Endpunktanalysen

– Möglichkeit des kontinuierlichen Zugangs für biochemische und morphologische Messungen.

Sie dürfte sich durch Anwendung einer computergestützten Analytik, mit der durch Verwendung einer lichtempfindlichen Videotechnik mit rechnergestützter, originärer Bildverarbeitung eine weitgehend rückwirkungsfreie on-line Untersuchung ermöglicht wird, weiterentwickeln und standardisieren lassen.

## Zusammenfassung

Leistungen von Endothelzellen (EZ) der Leber zur Reparatur kleinerer Endothelzellläsionen nach Organkonservierung und Reperfusion sind morphologisch in vitro nicht zu erfassen. Zwei Parameter von EZ-Reparaturleistungen wurden in vitro mittels Zeitraffervideomikroskopie an primären Kulturen aus portalvenösen EZ von Schweinelebern nach 24 h Hypothermie und Hypoxie in UW-Lösung, HTK-Lösung, Eurocollinslösung und in isotoner Kochsalzlösung untersucht. Zellmitoseraten und Zellmigrationen.

Die Mitoserate der nichtabgelösten Zellen war unter Standardbedingungen 11 ± 3%/h, unter Konservierungsbedingungen 0%, in der ersten Stunde nach Reoxygenierung 0% und zeigte erst nach mehr als 6 h ein deutliches Ansprechen auf die Konservierungsbehandlung. Die Zellgeschwindigkeit wie auch die Zahl der Zellichtungswechsel zeigte signifikante Unterschiede in den Konservierungslösungsgruppen erstmals eine Stunde nach Reoxygenierung.

Die untersuchten Parameter Viabilität, Mitoseraten und Ablöseraten erscheinen geeignet, Aussagen zum Vergleich der Wirkung verschiedener Konservierungskonzepte auf EZ zu geben. Hinsichtlich der Aussagen zu Gefäßreparaturleistungen sind neben der Mitoserate die EZ-Kinetik mit Zellgeschwindigkeiten und Bewegungsverlaufsbeschreibung von Interesse. Beide Parameter reagieren wesentlich schneller (nach 1 Beide Parameter reagieren wesentlich schneller (nach 1 h post Reoxygenierung) im Vergleich zur Mitoserate (nach 6 h post Reoxygenierung) auf die in vitro Konservierungsbehandlung.

## Summary

Performances of endothelial cells in the microvascular system of organs (EC), i.e., the differentiated vascular repair mechanism during and after organ preservation for transplantation, are not directly accessible for morphologic studies. Two parameters of EC kinetics as an in vitro model to access preservation effects on microvascular repair were examined by time-lapse video analysis after a protocol of hypothermia, hypoxia, and reoxygenation: cell mitosis rate and cell migration.

The cell mitosis rate of the attached cells was under standard conditions 11 ± 3%/h. During anoxia, this rate was 0%, 1 h after reoxygenation 0%. Mitoses were detectable starting 6 h after reoxygenation. As a parameter for cell migration, cell speed reduced to 0 $\mu$m/h under preservation, but reacts 1 h after reoxygenation to the preservation solutions. Cell detachment rate, cell mitosis rate, and cell kinetics are interesting parameters for investigations on vascular repair. Cell speed and changes of cell directions react faster than mitosis rate during a protocol of investigations.

## Literatur

1. Kakizoe S, Yanaga K, Starzl TE, Demetris J (1990) Evaluation of protocol before transplantation and after reperfusion biopsies from human orthotopic liver allograts: Considerations of preservation and early immunological injury. Hepatology 11/6:932–941
2. Gerlach J, Westmeyer K, Schauwecker HH, Kreusel KMK, Bücherl ESB (1989) Isolation of endothelial cells for investigations on hybrid prostheses. Int J Artif Org 12/12:805–810
3. De Groot H, Brecht M (1991) Reoxygenation injury in rat hepatocytes: Mediation by O2/H2O2 liberated by sources other than xanthine oxidase. Biol Chem Hoppe Seiler 372:35–41
4. Viebahn R, De Groot H, Lauchart W, Becker HD (1990) Primary hepatocyte culture – a model for the study of liver preservation. Transpl Proc 22/2:511–512

Dr. J. Gerlach, AG Experimentelle Chirurgie, Universitätsklinikum Rudolf Virchow, Forschungshaus, Spandauer Damm 130, 1000 Berlin 19, Bundesrepublik Deutschland

# Die Leberkonservierung mit Belzer Lösung kann durch erhöhten Fluß des Konservierungsmediums im arteriellen System verbessert werden

## Liver Preservation with Belzer Solution Can Be Improved by Increasing Flow Rates of Preservation Solution in the Arterial System


G. Blumhardt[1], M. Meissler[2], P. Baer[2], R. Steffen[1], P. Lemmens[1] und P. Neuhaus[1]

[1]Chirurgische Klinik, Universitätsklinikum Rudolf Virchow, Freie Universität Berlin
[2]Experimentelle Chirurgie, Universitätsklinikum Rudolf Virchow, Freie Universität Berlin


## Zielsetzung

Mit Einführung der Belzer Lösung (UW-Lösung) konnte die Qualität der Leberkonservierung ganz wesentlich verbessert werden [1]. Für die klinische Organentnahme wird geschätzt, daß unter den Bedingungen der in situ Schwerkraftperfusion mit UW-Lösung in der Leberarterie das Konservierungsmedium eine Flußrate von 20–25% des normalen arteriellen Blutflusses erreicht. Bislang ist nicht geklärt, ob durch diese relativ niedrige Flußrate in der Leberarterie eine optimale Leberkonservierung gewährleistet ist. Im Rahmen einer tierexperimentellen Studie wurde geprüft, ob durch Erhöhung der Flußrate des Konservierungsmediums in der Leberarterie von 50 ml/min (entsprechend 20–25% des regulären arteriellen Blutflusses) auf 150 ml/min (etwa 75% des regulären arteriellen Blutflusses) eine weitere Verbesserung der Leberkonservierung möglich ist.

## Methodik

Bei Schweinen der Deutschen Landrasse (Gewicht 22–36 kg) wurde in intravenös geführter Intubationsnarkose (Thiopental, Pancuronium) und kontrollierter Beatmung mit einem Lachgas-Sauerstoffgemisch die Hepatektomie vorgenommen. Die Lebern wurden dazu in situ über die Pfortader mit 1000 ml UW-Lösung von +4°C mit einem Druck von 20 cm $H_2O$ gespült. Gleichzeitig wurde die Arteria hepatica communis kanüliert und die Leber je nach Größe darüber mit 400–600 ml UW-Lösung, ebenfalls von +4°C, perfundiert. In Gruppe I (niedriger Fluß, n = 6) betrug bei einer Flußrate von 50 ml/min die Perfusionsdauer 8–12 min. In Gruppe II (hoher Fluß, n = 6) wurde bei einer erhöhten Flußrate von 150 ml/min die Perfusionsdauer auf 3–4 min verkürzt. Nach Entnahme wurden die Organe (Gewicht 570–1050 g) für 24 h bei +4°C in UW-Lösung aufbewahrt. Nach 24 h kalter Ischämie erfolgte die isolierte extracorporale Perfusion der Organe in einer speziellen Perfusionsapparatur, welche im Detail bereits beschrieben wurde [2]. Die Organe wurden bei 38°C mit Vollblut eines sogenannten "Perfusortieres" über Leberarterie und Pfortader 4 h reperfundiert. Die Perfusion der extracorporalen Leber wurde über druckbegrenzte Rollerpumpen gesteuert. Der Perfusionsdruck der Leberarterie wurde auf 80 mmHg begrenzt, in der Pfortader betrug der Perfusionsdruck 10 mmHg. Nach Abschluß der Per-


Chirurgisches Forum 1992
f. experim. u. klinische Forschung
Gall/Beger/Ungeheuer (Hrsg.)
© Springer-Verlag Berlin Heidelberg 1992

fusion wurden die Organe nochmals gewogen. Zur Beurteilung von Leberfunktion und Organkonservierung wurden folgende Parameter untersucht:

*1. Verlauf der SGOT.* Blutproben vom Effluat und stündlich aus der Leberarterie abgenommen.

*2. Galleproduktion.* Der Gallengang wurde kanüliert, die ausgeschiedene Galle in einem Meßzylinder gesammelt und stündlich gemessen.

*3. Sauerstoffverbrauch.* Der Gesamtsauerstoffverbrauch der Leber wurde 15, 30, 60, 120, 180 und 240 min nach Reperfusion aus der Summe des arteriellen und portalen Verbrauchs berechnet.

*4. ICG-Test (Indocyaningrün).* Als quantitativer Leberfunktionstest wurden beim Spendertier nach Narkosebeginn 0,5 mg/kg ICG intravenös injiziert und calorimetrisch (805 nm) die Halbwertszeit der Farbstoffelimination im Serum bestimmt. Eine analoge Bestimmung wurde an der extracorporal perfundierten Leber vorgenommen. Aus dem Vergleich der Halbwertszeiten vor und nach Konservierung konnte der Funktionsverlust (%) errechnet werden.

*5. Organgewicht.* Das Organgewicht wurde nach Hepatektomie und am Ende der vierstündigen Reperfusionsphase bestimmt.

*6. Statistik.* Der Wilcoxon Rangsummentest wurde zur statistischen Prüfung eingesetzt.

## Ergebnisse

*1. Verlauf der Serumtransaminasen.* Die gemessenen Werte der SGOT lagen in der Gruppe II (hoher Fluß) konstant niedriger, wobei ab der zweiten Stunde nach Reperfusion statistisches Signifikanzniveau ($p < 0,05$) erreicht wurde. Nach 4 h Reperfusion wurde für SGOT in Gruppe I (niedriger Fluß) ein Mittelwert von 517 U/l ($\pm 160$) errechnet, in Gruppe II (hoher Fluß) lag dieser bei 294 U/l ($\pm 146$).

*2. Galleproduktion.* Der Mittelwert der stündlichen Galleproduktion war in Gruppe II (10,3–18,4 ml Galle/1000 g Leber/h) signifikant höher als in Gruppe I (3,3–6,7 ml Galle/1000 g Leber/h). Die Galleproduktion nach Konservierung mit hohem arteriellen Fluß erreichte während des Versuches die drei- bis vierfache Menge der Kontrollgruppe. Die tendenzielle Abnahme der Galleproduktion wurde in beiden Gruppen beobachtet und ist am ehesten auf die Depletion von Gallensäuren bei fehlendem enterohepatischen Kreislauf in diesem Modell zurückzuführen. In beiden Gruppen war die Galle von normaler Farbe und Viscosität.

*3. Sauerstoffverbrauch.* Der Sauerstoffverbrauch der extracorporal perfundierten Leber war in Gruppe II (2,71–3,45 ml $O_2$/min/100 g Leber) im Mittel durchweg höher als in Gruppe I (1,89–2,30 ml $O_2$/min/100 g Leber). Signifikant erhöht ($p < 0,05$) war der Sauerstoff-

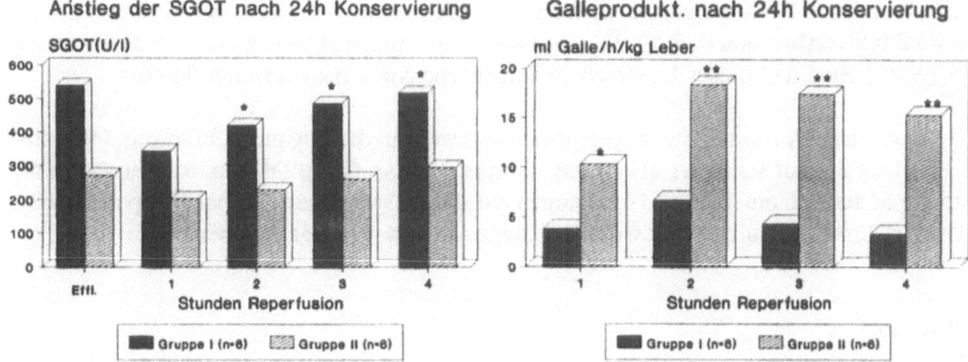



**Abb. 1.** Verlauf der SGOT und Galleproduktion bei extracorporaler Leberperfusion nach 24-stündiger kalter Ischämie. Initiale Organkonservierung durch UW-Lösung mit niedrigem Fluß (Gruppe I) und hohem Fluß (Gruppe II) des Konservierungsmediums in der Leberarterie

verbrauch 15 min nach Reperfusion und 4 h nach Reperfusion. Während in Gruppe I nach 60 min Reperfusionszeit eine leichte Abnahme des Sauerstoffverbrauchs zu beobachten war, zeigte sich in Gruppe II eine leicht steigende Tendenz als Ausdruck einer rascheren Erholung der Leber von der Ischämie- bzw. Reperfusionsschädigung.

**Tabelle 1.** Verlauf der SGOT, Galleproduktion und Sauerstoffverbrauch bei extracorporaler Leberperfusion nach 24-stündiger kalter Ischämie. Initiale Organkonservierung durch UW-Lösung mit niedrigem Fluß (Gruppe I) und hohem Fluß (Gruppe II) des Konservierungsmediums in der Leberarterie

| | Gruppe I (n = 6) (niedriger Fluß) | Gruppe II (n = 6) (hoher Fluß) | |
|---|---|---|---|
| **Verlauf von SGOT (U/l)** | | | |
| Effluat | 540 (± 82) | 272 (± 212) | n.s. |
| 1.h Reperf. | 343 (± 156) | 203 (± 72) | n.s. |
| 2.h Reperf. | 419 (± 137) | 229 (± 80) | p < 0,05 |
| 3.h Reperf. | 485 (± 143) | 261 (± 100) | p < 0,05 |
| 4.h Reperf. | 517 (± 160) | 294 (± 146) | p < 0,05 |
| **Galleproduktion (ml/h/1000 g Leber)** | | | |
| 1.h Reperf. | 3,8 (± 2,6) | 10,3 (± 4,9) | p < 0,05 |
| 2.h Reperf. | 6,7 (± 1,5) | 18,4 (± 7,6) | p < 0,01 |
| 3.h Reperf. | 4,3 (± 1,4) | 17,4 (± 7,4) | p < 0,01 |
| 4.h Reperf. | 3,3 (± 1,4) | 15,3 (± 5,3) | p < 0,01 |
| **Sauerstoffverbrauch (ml $O_2$/min/100 g Leber)** | | | |
| 15' Reperf. | 2,30 (± 0,69) | 3,45 (± 0,84) | p < 0,05 |
| 30' Reperf. | 2,56 (± 0,90) | 2,92 (± 0,63) | n.s. |
| 60' Reperf. | 2,02 (± 0,58) | 2,71 (± 0,81) | n.s. |
| 180' Reperf. | 1,90 (± 0,47) | 2,71 (± 0,82) | n.s. |
| 240' Reperf. | 1,89 (± 0,57) | 2,92 (± 0,99) | p < 0,05 |

Wilcoxon Rangsummentest (n.s. = nicht signifikant)

*4. ICG-Test.* Nach 24-stündiger kalter Ischämie ist es bei den Organen der Gruppe I zu einem Funktionsverlust von 43% (±21) gekommen, in Gruppe II betrug der Funktionsverlust 20% (±20), ohne daß dieser Unterschied statistische Signifikanz erreicht hätte.

*5. Organgewicht.* Am Ende der Reperfusionsphase waren die Organe aus Gruppe I (niedriger Fluß) signifikant schwerer als die der Gruppe II (p < 0,05). Die Gewichtszunahme in Gruppe I belief sich auf 16% (±14) bezogen auf das Ausgangsgewicht nach Hepatektomie. In Gruppe II war es zu einer Gewichtszunahme von 3% (±3) gekommen.

## Diskussion

Der hauptsächliche Fortschritt der UW-Lösung beruht in der verbesserten Konservierung des Gefäßendothels [3] und daraus resultierender Verbesserung der Mikrozirkulation. Im Vergleich zur früher gebräuchlichen Euro-Collins Lösung weist die UW-Lösung bei −4°C eine höhere Viscosität auf. Infolge dieser hohen Viscosität ist möglicherweise der Fluß des Konservierungsmediums im arteriellen System bei hohem Gefäßwiderstand für eine vollständige Endothelprotektion nicht ausreichend. Unsere experimentellen Daten deuten darauf hin, daß durch vermehrten Fluß von UW-Lösung in der Leberarterie die Konservierung verbessert werden kann. Es ist jedoch offensichtlich, daß der Konservierung und Protektion des arteriellen Gefäßendothels zur Vermeidung von Mikrozirkulationsstörungen eine wesentliche Bedeutung beikommt. Die Notwendigkeit der simultanen Perfusion von Arterie und Pfortader für eine möglichst optimale Leberkonservierung ist bereits von Otte [4] mit anderen Konservierungsmedien mitgeteilt worden. Den vorliegenden tierexperimentellen Ergebnissen mit UW-Lösung könnte eine klinische Bedeutung beikommen. Durch entsprechende Maßnahmen bei der klinischen Mehrfachorganentnahme zur Erhöhung der Flußrate des Konservierungsmediums in der Arterie wäre möglicherweise die Konservierung von Leber und eventuell auch die der Nieren weiter zu verbessern.

## Zusammenfassung

Im Modell der extracorporalen Schweineleberperfusion wurde der Einfluß hoher und niedriger Flußraten von UW-Lösung in der Leberarterie auf die Qualität der Leberkonservierung untersucht. In Gruppe I betrug der Fluß des Konservierungsmediums 20–25% (50 ml/min) des physiologischen arteriellen Blutflusses und entspricht dem klinischen Vorgehen bei der in-situ Schwerkraftperfusion. In Gruppe II wurde die Flußrate auf 75% (150 ml/min) des physiologischen arteriellen Blutflusses erhöht. Nach einer kalten Ischämie von 24 h und extracorporaler Reperfusion konnte in Gruppe II eine signifikante Verbesserung der Leberfunktion gemessen an Enzymanstieg, Galleproduktion, Sauerstoffverbrauch und Ödembildung erreicht werden.

## Summary

In a model of extracorporeal pig liver perfusion, the effect of low and high flow rates of UW solution in the hepatic artery was studied. In group I, corresponding to clinical practice with in situ gravity perfusion, the flow rate of preservation solution was limited to 20%–25% (50 ml/min) of regular arterial hepatic blood flow. In group II the flow rate of UW solution was increased to 75% (150 ml/min). Increased arterial flow of UW solution resulted in significantly improved liver function after 24 h cold ischemia and extracorporeal reperfusion with respect to enzyme elevation, bile production, oxygen consumption, and formation of edema.

## Literatur


1. Kalayoglu M, Sollinger HW, Stratta RJ et al. (1988) Extended preservation of the liver for clinical transplantation. Lancet 2:617
2. Neuhaus P, Neuhaus R, Vonnahme F, Pichlmayr R (1983) Verbesserte Möglichkeiten des temporären Leberersatzes durch ein neues Konzept der extracorporalen Leberperfusion. Langenbecks Arch Chir [Suppl] 359:223
3. Belzer FO, Kalayoglu M, D'Alessandro AM et al. (1990) Organ preservation: Experience with university of Wisconsin solution and plans for the future. Clin Transplantation 4:73
4. Otte JB, Lambotte L, Squiffflet LP et al. (1973) Successful orthotopic transplantation of the canine liver after prolonged preservation by initial perfusion and cold storage. Eur Surg Res 5:273



Dr. G. Blumhardt, Chirurgische Klinik, Universitätsklinikum Rudolf Virchow,
Freie Universität Berlin, Augustenburger Platz 1, 1000 Berlin 65,
Bundesrepublik Deutschland

# Einfluß verschiedener kardioplegischer Lösungen auf den kontinuierlich gemessenen myokardialen Sauerstoffpartialdruck*

## *Influence of Different Cardioplegic Solutions on Continuously Measured Myocardial Oxygen Pressure*

H.O. Vetter[1], G. Nollert[1], K. Martin[1], W. Schmidt[2], P. Tassani[2] und B. Reichart[1]

[1]Herzchirurgische Klinik, Ludwig Maximilians-Universität, Klinikum Großhadern, München
[2]Institut für Anästhesiologie, Ludwig Maximilians-Universität, Klinikum Großhadern, München

## Zielsetzung

Sauerstoffangebot und Sauerstoffverbrauch des Herzens bestimmen den myokardialen Sauerstoffpartialdruck ($mPO_2$). Die Verwendung von Blutkardioplegie (BKP) zeigte in verschiedenen experimentellen und klinischen Studien deutliche Vorteile gegenüber kristalloider Kardioplegie (KKP) [3]. Mit Hilfe des kontinuierlich gemessenen $mPO_2$ sollte untersucht werden, ob während coronarer Bypassoperationen Unterschiede gemessen werden.

## Patienten und Methoden

60 Patienten vor elektiver coronarer Bypassoperation wurden prospektiv randomisiert für die Verwendung von BKP (n = 28) oder KKP nach Kirklin (n = 32). Das mittlere Lebensalter betrug in der BKP-Gruppe $63,1 \pm 8,5$ Jahre und in der KKP-Gruppe $60,7 \pm 11,0$ Jahre (n.s.). Die Applikation der kardioplegischen Lösungen erfolgte nach Anschluß des Patienten an die Herz-Lungen-Maschine über einen sog. Needlevent in die Aortenwurzel. Für die Anwendung der Blutkardioplegie wurde das Protokoll von Buckberg angewandt [2]. Hierbei wird die Lösung mit Blut aus dem Oxygenator der Herz-Lungen-Maschine im Verhältnis 1:4 vermischt. Die Lösung zur BKP setzt sich wie folgt zusammen: *Lösung I:* 200 ml THAM (0,3 mol/l), 50 ml Citrat-Phosphat-Dextrose, 250 ml Glucose 5%, 250 ml Glutamat/Aspartat-Lösung und 60 ml Kaliumchlorid (2 mEq/ml). *Lösung II* unterschied sich lediglich in einer niedrigeren Kaliumkonzentration (40 ml) und wurde zur multiplen Reinfusion alle 20 min und zur warmen Reperfusion vor Öffnen der Aortenklemme (sog. "hot shot") verwendet [1].

---

* Diese Untersuchung erfolgte mit Unterstützung durch die Walter-Schulz-Stiftung, München.

Chirurgisches Forum 1992
f. experim. u. klinische Forschung
Gall/Beger/Ungeheuer (Hrsg.)
© Springer-Verlag Berlin Heidelberg 1992

**Tabelle 1.** Hämodynamik

| | | Ruhe | Stunden nach EKZ | | | | | | |
| --- | --- | --- | --- | --- | --- | --- | --- | --- | --- |
| | | | 0,5 | 1 | 2 | 4 | 8 | 12 | 24 |
| HF (S/min) | B | 59 ± 9 | 93 ± 15 | 93 ± 14 | 93 ± 14 | 96 ± 13 | 94 ± 13 | 93 ± 14 | 88 ± 12 |
| | K | 62 ± 11 | 97 ± 17 | 97 ± 16 | 96 ± 15 | 98 ± 18 | 95 ± 14 | 98 ± 16 | 91 ± 14 |
| MAP (mm Hg) | B | 83 ± 9 | 78 ± 13 | 79 ± 12 | 87 ± 14 | 81 ± 12 | 77 ± 6 | 74 ± 7 | 81 ± 9 |
| | K | 87 ± 12 | 80 ± 12 | 88 ± 13 | 89 ± 16 | 84 ± 12 | 79 ± 9 | 78 ± 10 | 82 ± 9 |
| CI ($l/min/m^2$) | B | 2,3 ± 0,5 | 3,4 ± 0,9 * | 3,4 ± 0,6 * | 2,8 ± 0,6 | 3,0 ± 0,8 | 3,2 ± 0,8 | 3,2 ± 0,7 | 3,1 ± 0,8 |
| | K | 2,3 ± 0,4 | 2,8 ± 0,7 | 2,6 ± 0,6 | 2,7 ± 0,8 | 2,8 ± 0,7 | 2,9 ± 0,7 | 3,2 ± 0,8 | 2,9 ± 0,5 |
| LVSAI ($g \times m/m^2$) | B | 43,8 ± 10,6 | 40,4 ± 13,2 * | 39,6 ± 10,5 | 36,3 ± 9,8 | 35,2 ± 10,4 | 35,8 ± 9,8 | 35,1 ± 8,1 | 38,7 ± 8,1 |
| | K | 43,8 ± 11,4 | 32,4 ± 10,4 | 32,7 ± 8,8 | 33,6 ± 10,7 | 33,8 ± 10,6 | 33,0 ± 8,7 | 34,8 ± 10,6 | 36,3 ± 9,9 |
| RSVAI ($g \times m/m^2$) | B | 8,9 ± 3,7 | 8,8 ± 3,9 * | 9,2 ± 2,9 * | 7,0 ± 2,5 | 8,1 ± 3,1 | 8,7 ± 3,3 | 8,6 ± 2,3 | 7,8 ± 2,4 |
| | K | 8,9 ± 3,4 | 5,6 ± 2,5 | 5,9 ± 2,6 | 6,4 ± 3,0 | 7,3 ± 2,9 | 8,3 ± 4,7 | 8,0 ± 2,7 | 7,7 ± 2,9 |

Mittelwerte ± SD; * p < 0,05; *B* = Blutkardioplegie, *K* = kristalloide Kardioplegie, *EKZ* = extracorporale Zirkulation, *HF* = Herzfrequenz, *MAP* = mittlerer arterieller Druck, *CI* = Cardiac Index, *LVSAI* = linksventriculärer Schlagarbeitsindex, *RVSAI* = rechtsventriculärer Schlagarbeitsindex

Nach medianer Sternotomie wurde bei einem Teil dieser Patienten in der rechtsventriculären Vorderwand eine flexible polarographische Sauerstoffelektrode (Clark-Typ, Fa. Shiley) mit einem Durchmesser von 0,55 mm intramural plaziert und an ein computergesteuertes Meßgerät (Licox, Fa. GMSmbH) angeschlossen. Eine Temperatursonde wurde ca. 1 cm entfernt ebenfalls intramural plaziert. Die Messung wurde erst kurz vor dem Thoraxverschluß beendet. Folgende Parameter wurden intra- und postoperativ bestimmt: Arterieller Druck (AP), zentraler Venendruck (ZVD), über einen Swan-Ganz-Katheter der Pulmonalarteriendruck (PAP), pulmonal-capillärer Verschlußdruck (PCWP), Herzzeitvolumen (HZV), arterielle und gemischtvenöse Sättigung sowie das Elektrokardiogramm (EKG). Die Messungen erfolgten in Ruhe, nach Thoracotomie, 0,5, 1, 2, 3, 4, 8, 12 und 24 h nach Ende der extracorporalen Zirkulation. An Laborparametern wurden postoperativ nach 6, 12 und 24 h die CK und CK-MB Werte bestimmt.

Für die statistische Auswertung wurden die Mittelwerte (x) und die Standardabweichung (SD) berechnet. Zur Berechnung der Signifikanzen kam der T-Test zur Anwendung.

## Ergebnisse

Die wichtigsten hämodynamischen Parameter sind in Tabelle 1 aufgelistet. In der Initialphase nach Ende der extracorporalen Zirkulation, nach 0,5 und nach 1 h, fand sich ein im Durchschnitt signifikant höherer Cardiac Index in der BKP-Gruppe. Ebenso waren in dieser Gruppe der LVSAI und der RVSAI in dieser Zeitspanne signifikant höher. Der Verbrauch an Catecholaminen war zu den Meßzeitpunkten in beiden Gruppen vergleichbar. In beiden Gruppen wurde bei jeweils 5 Patienten intermittierend eine passagere ventriculäre Stimulation erforderlich. Die übrigen gemessenen Parameter, wie ZVD, PCWP und PAP zeigten keine Unterschiede zwischen der Verwendung von BKP und KKP.

Tabelle 2 zeigt die entscheidenden Meßwerte des kontinuierlich gemessenen $mPO_2$. Vor Beginn der Myokardischämie am offenen Thorax unter Narkosebedingungen betrug der gemessene Ausgangswert bei BKP-Patienten $32,7 \pm 3,6$ mmHg und bei KKP-Patienten $32,8 \pm 3,4$ mmHg. Als niedrigster gemessener Wert während Myokardischämie wurde in der BKP-Gruppe ein im Mittel um 13% höherer $mPO_2$ ermittelt; dieser Unterschied war jedoch nicht signifikant. Die mittlere Bypasszeit betrug für die BKP-Gruppe $83,9 \pm 26,3$ min und für die KKP-Gruppe $78,3 \pm 20,3$ min und die Aortenabklemmzeit bei BKP betrug $52,0 \pm 16,8$ min und bei KKP $45,3 \pm 12,8$ min.

**Tabelle 2.** Myokardialer Sauerstoffpartialdruck (mmHg)

| Meßzeitpunkt: | Ruhe | Myokardischämie | | Aorta auf | Reperfusion |
|---|---|---|---|---|---|
| | | nach 5 min | niedr. Wert | nach 5 min | |
| BKP n = 10 | $32,7 \pm 3,6$ | $9,5 \pm 3,7$ | $2,6 \pm 1,8$ | $20,1 \pm 12,4$ | $27,9 \pm 11,9$ |
| KKP n = 7 | $32,8 \pm 3,4$ | $9,4 \pm 3,9$ | $2,3 \pm 1,9$ | $27,1 \pm 13,4$ | $29,1 \pm 12,4$ |

Mittelwerte $\pm$ SD

Die Originalregistrierung einer $mPO_2$-Messung in der rechtsventriculären Vorderwand eines 60jährigen Patienten mit einer Dreigefäßerkrankung des angiographischen Schweregrades III–IV ist in Abb. 1 dargestellt. Die jeweilige Reinfusion von – in diesem Falle

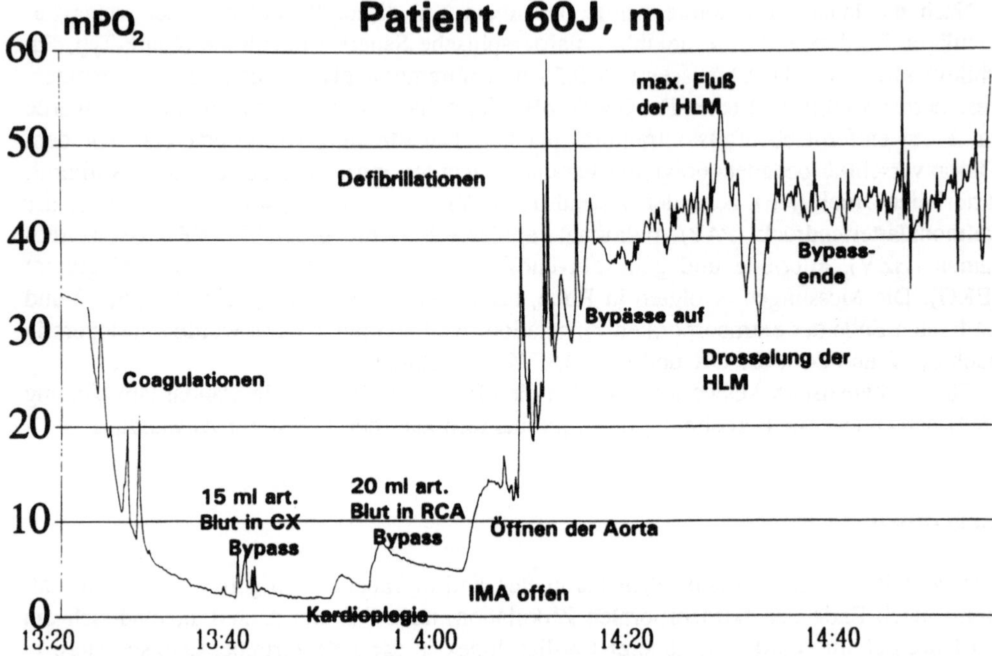


**Abb. 1.** Originalregistrierung einer Messung des myokardialen Sauerstoffpartialdruckes ($mPO_2$) während coronarer Bypassoperation. Erläuterungen s. Text. *HLM* Herz-Lungen-Maschine, *IMA* Arteria mammaria interna

– BKP zeigt eine kurzzeitige Erhöhung des $mPO_2$ und danach einen mehr oder weniger steilen Abfall. Die Steilheit dieser abfallenden Kurve erschien bei Verwendung von Kirklin-Kardioplegie größer sein. Diese Beobachtung konnte jedoch aufgrund der geringen Patientenzahl nicht statistisch gesichert werden.

## Schlußfolgerung

Die gemessenen $mPO_2$-Werte in Ruhe sind mit Werten aus der Literatur vergleichbar [4]. Die Ergebnisse zeigen, daß eine kontinuierliche Messung des $mPO_2$ unter Operationsbedingungen auch am schlagenden Herzen möglich ist. Der direkte Operationserfolg, ein verbessertes Sauerstoffangebot im Versorgungsgebiet des Bypasses, ließ sich nicht aus einem einzigen $mPO_2$-Wert bestimmen. Hinweise auf die Güte der kardioplegischen Lösung im Sinne einer Reduktion des Sauerstoffmetabolismus konnte anhand der Meßergebnisse indirekt während Reinfusion beobachtet werden. Bei bereits in der BKP-Gruppe höheren Minimalwerten während Myokardischämie fand sich bei Reinfusion von KKP ein steilerer Abfall des $mPO_2$ als bei BKP. Die $mPO_2$-Sonde erwies sich als sehr sensitiv für geringe Änderungen auch im unteren Meßbereich.

## Zusammenfassung

60 Patienten vor coronarer Bypassoperation wurden randomisiert auf zwei Gruppen aufgeteilt: 28 Patienten erhielten Blutkardioplegie (BKP) nach Buckberg und 32 Patienten kristalloide Kardioplegie (KKP) nach Kirklin. Alle hämodynamischen Parameter einschließlich Herzzeitvolumina und CK/CK-MB wurden bis 24 h postoperativ gemessen. Zusätzlich wurde bei 17 Patienten kontinuierlich mittels einer flexiblen Elektrode (Clark-Typ) der intramyokardiale Sauerstoffpartialdruck ($mPO_2$) gemessen. Die Ergebnisse zeigen, daß in der BKP-Gruppe in der Frühphase nach Ende der extracorporalen Zirkulation der Cardiac Index sowie die rechts- und linksventriculäre Schlagarbeit signifikant erhöht sind. Der Verlauf der $mPO_2$-Messung war in beiden Gruppen nicht signifikant unterschiedlich. Es zeigten sich jedoch qualitative Unterschiede, die auf eine bessere Myokardprotektion während BKP schließen lassen.

## Summary

Sixty patients scheduled for coronary artery bypass surgery were randomized into two groups: 28 received blood cardioplegia (BCP) following Buckberg and in 32 crystalloid cardioplegic solution (CCP) following Kirklin was used. All hemodynamic parameters including cardiac output and CK/CK-MB were measured frequently for a period of 24 h postoperatively. Additionally, in 17 patients intramyocardial oxygen pressure ($mPO_2$) was measured by a flexible electrode (Clark type) placed in the right ventricular myocardium. The results showed a significantly increased cardiac index and right and left ventricular stroke work in the BCP group early after termination of extracorporeal circulation. Continuous $mPO_2$ measurement did not significantly vary between the two groups. However, qualitative differences were noticed suggesting better myocardial protection during BCP.

## Literatur

1. Allen BS, Rosenkranz ER, Buckberg GD, Davtyan H, Laks H, Drinkwater DC (1989) Studies on prolonged acute regional ischemia. VI. Myocardial infarction with left ventricular power failure: A medical/surgical emergency requiring urgent revascularization with maximal protection of remote muscle. J Thorac Cardiovasc Surg 98:691–703
2. Buckberg GD (1987) Strategies and logic of cardioplegic delivery to prevent, avoid, and reverse ischemic and reperfusion damage. J Thorac Cardiovasc Surg 93:127–139
3. Fremes SE, Christakis GT, Weisel RD, Mickle DA, Madonik MM, Ivanov J, Harding R, Seawright SJ, Houle S, McLaughlin PR, Baird RJ (1984) A clinical trial of blood and crystalloid cardioplegia. J Thorac Cardiovasc Surg 88:726–741
4. Gardner TJ, Brantigan JW, Perna AM, Bender HW, Brawley RK, Gott VL (1971) Intramyocardial gas tension in the human heart during coronary artery saphenous vein bypass. J Thorac Cardiovasc Surg 62:844

Dr. med. H.O. Vetter, Herzchirurgische Klinik, Klinikum Großhadern, Marchioninistraße 15, W-8000 München 70, Bundesrepublik Deutschland

# Regulation und immunmodulatorische Gegenregulation der proinflammatorischen Cytokinkaskade nach operativen Eingriffen am offenen Herzen

## *Regulation and Immunomodulatory Counterregulation of the Proinflammatory Cytokine Cascade Following Open Heart Surgery*


E. Faist[1], A. Markewitz[2], S. Endres[3], L. Hültner[4], S. Lang[1] und F.W. Schildberg[1]

[1]Chirurgische Klinik, Klinikum Großhadern, LMU München
[2]Herzchirurgische Klinik, Klinikum Großhadern, LMU München
[3]Medizinische Klinik, Klinikum Innenstadt, LMU München
[4]Gesellschaft für Strahlenforschung, München (GSF)


Herzchirurgische Eingriffe unter extracorporaler Zirkulation induzieren eine deutliche Dysregulation der Immunabwehr, insbesondere der spezifischen zellvermittelten Immunität (CMI), und parallel dazu kommt es zu einer systemischen, hyperinflammatorischen Immunantwortreaktion.. Diese Immunantwort nennen wir Akutphasenreaktion, sie wird vermittelt durch eine Reihe von Mediatorsystemen, insbesondere durch die proinflammatorische Cytokincascade (Interleukin-1 (IL-1), Tumornekrosefaktor $\alpha$ (TNF-$\alpha$), Interleukin-6 (IL-6)), und ist in ihrer Intensität proportional zum Traumaausmaß. Die Dysregulation der CMI nach mechanischem Trauma wird repräsentiert durch die Dissoziierung der integrierten Monocyten (MO)/T-Lymphocyten Interaktion [1].

Diese Störung wird getragen einerseits durch eine Minderrepräsentation der T-Helferzellpopulation und andererseits durch eine Überrepräsentation von suppressoraktiven Prostaglandin $E_2$ ($PGE_2$) synthetisierenden MO.

Entsprechend diesen mechanistischen Überlegungen entwickelten wir einen perioperativen immunaugmentatorischen Therapieansatz mit der dualen Zielsetzung: 1. Hemmung der monocytären Negativregulation und 2. Verstärkung der Vorwärtsregulation.

Ziel der hier beschriebenen Studie war die Untersuchung der postoperativen Akutphasenreaktion mittels Charakterisierung der Synthesemuster der proinflammatorischen Cytokine IL-1$\beta$, IL-6 und TNF-$\alpha$ sowie die mögliche Beeinflussung dieser Cytokinsynthese durch pharmakologische Intervention.

## Patienten und Methoden

Vom 01.11.1989 bis 31.10.1990 wurden 60 Patienten (45 Männer, 15 Frauen, Durchschnittsalter 63±7 Jahre) untersucht. Alle Patienten hatten eine erworbene oder kongenitale Herzerkrankung und mußten sich einer Operation am offenen Herzen unter extracorporaler Zirkulation unterziehen. Bei 14 Patienten wurde ein Klappenersatz, bei 46 Patienten ein coronarer Bypass durchgeführt.


Chirurgisches Forum 1992
f. experim. u. klinische Forschung
Gall/Beger/Ungeheuer (Hrsg.)
© Springer-Verlag Berlin Heidelberg 1992

## Untersuchungsprotokoll

Für diese prospektiv randomisierte Studie wurden die Patienten in 3 Gruppen (n = 20) unterteilt: Patienten der Gruppe A (PA) erhielten am OP-Tag unmittelbar postoperativ 100 mg i.v. Indomethacin (Confortid, Dumex, Dänemark) und 3 × 50 mg täglich bis einschließlich Tag 5 postoperativ. Patienten der Gruppe B (PB) erhielten neben der Indomethacintherapie zusätzlich 50 mg Thymopentin (TP-5) (Timunox, Cilag, Deutschland), 2 h präoperativ, sowie am 2. und am 4. postoperativen Tag. Patienten der Gruppe C (PC) repräsentierten die Kontrollgruppe und erhielten neben der konventionellen postoperativen Intensivtherapie keine Zusatzmedikation. Alter, Grundkrankheit und Ausmaß des operativen Traumas waren in allen 3 Gruppen gut vergleichbar.

Die immunologischen Untersuchungen der Patienten wurden 2mal präoperativ (Aufnahmetag und Operationstag) durchgeführt, es wurde jedoch nur ein repräsentativer Durchschnittswert (D-2) angegeben. Die weiteren Untersuchungen erfolgten an den postoperativen Tagen D1, D3, D5 und D7.

Die Separierung der mononucleären Leukocyten (PBMC's) erfolgte aus 30mal heparinisiertem, venösen Blut durch Schichtung über den Separationsgradienten Ficoll Hypaque. Nach mehrfacher Reinigung und Vitalitätsprüfung wurden die Zellkulturen auf entsprechende PBMC-Konzentrationen eingestellt.

## Bestimmung der UL-6 Synthese

Die Generierung der IL-6 Synthese erfolgte durch Stimulation der Zellkulturen ($5 \times 10^6$/ml, PBMC) mit hochgereinigtem LPS aus Corynbacterium parvum (Wellcome, London, UK) in einer Endkonzentration von 1 $\mu$g/ml. Die Inkubation der Zellkulturen (37°C und 5% $CO_2$) wurde nach 24 h terminiert, und die Überstände sodann bis zur Weiterverwendung bei −80°C gelagert. Die IL-6 Synthese wurde bestimmt unter der Verwendung der MTT-Methode wie anderswo [2] ausführlich beschrieben. Als Zielzelle des Bioassays verwendeten wir die murine Hybridomzellinie 7TD1, welche nur in IL-6 haltigem Medium proliferieren kann. Die IL-6 Synthese wurde in U/ml angegeben.

## Bestimmung der IL-1$\beta$ und TNF-$\alpha$ Synthese

Die monocytäre IL-1$\beta$ und TNF-$\alpha$ Produktion wurde generiert durch Stimulierung von glasadhärenten Monocyten mit LPS unter den oben beschriebenen Kulturbedingungen. Nach 24stündiger Inkubation wurden die Zellüberstände geerntet und bei −80°C bis zur Weiterverwendung eingefroren. Die Messung der Monokinsyntheserate für beide Mediatoren erfolgte radioimmunologisch nach dem Sandwich-Prinzip. Die Menge des radioaktiv markierten IL-1$\beta$ respektive TNF-$\alpha$ in den Patientenproben wurden mit einer in gleicher Weise behandelten Standardprobe mit definierter Monokinkonzentration verglichen. Die Quantifizierung erfolgte in ng/ml und wurde für eine Zellzahl von $1 \times 10^6$ MO angegeben.

## Resultate

Die IL-1$\beta$ Synthese in LPS stimulierten Zellkulturen war deutlich vermindert in PC mit einem Tiefpunkt an D1 ($0,28 \pm 0,06$ ng/ml vs. $0,46 \pm 0,1$ ng/ml präoperativ) (Abb. 1). Die

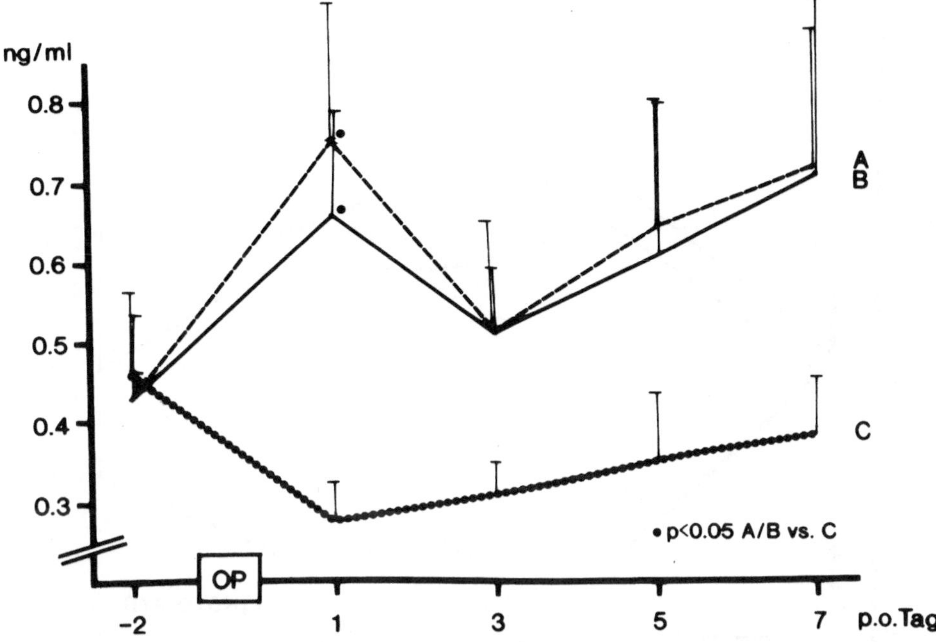



**Abb. 1.** Veränderungen der in vitro IL-1$\beta$ Synthese, berechnet für $1 \times 10^6$ MO an konsekutiven Tagen nach Trauma. Die Indices kennzeichnen Werte, welche im Vergleich zwischen den Gruppen A/B versus C signifikant unterschiedlich sind (p < 0,05)

Gabe von Indomethacin (PA) oder die kombinierte Therapie mit TP-5 (PB) resultierte in einem deutlichen Anstieg der IL-1 Synthese mit einem Maximalwert an D1 von $0,75\pm0,17$ ng/ml (PA) respektive $0,66 \pm 0,14$ ng/ml (PB) vs. $0,43 \pm 0,12$ ng/ml präoperativ. Die IL-1 Syntheserate an D3 lag dann wieder innerhalb des präoperativen Ausgangswertes, um dann nochmals bis D7 auf $0,71 \pm 0,17$ ng/ml (PA) respektive $0,70 \pm 0,22$ ng/ml (PB) anzusteigen. Ein hochsignifikanter Unterschied der IL-1$\beta$ Synthese im Vergleich von PC vs. PA/PB konnte an D1 gezeigt werden (p < 0,05).

Die TNF Synthese der Zellkulturen von PC zeigten einen deutlichen Abfall an D1 ($0,54\pm0,15$ ng/ml gegenüber dem präoperativen Ausgangswert $0,99\pm0,24$ ng/ml) (Abb. 2). Diese deutliche Suppression der TNF Synthese persistierte bis D5, um dann an D7 auf $0,71 \pm 0,17$ ng/ml anzusteigen. Im Gegensatz dazu resultierte die Stimulation der Monocytenkulturen von PA und PB in einer sofortigen Synthesesteigerung an D1 mit Werten von $1,29 \pm 0,3$ ng/ml (PA), respektive $1,40 \pm 0,3$ ng/ml (PB). In den Zellkulturen von PA sahen wir eine allmähliche Verminderung der TNF Synthese, welche schließlich D7 ($0,95 \pm 0,17$ ng/ml) den präoperativen Ausgangswertbereich erreicht. Das Syntheseniveau in PB persistierte bis D7 ($1,25 \pm 0,32$ ng/ml) mit deutlich erhöhten Synthesewerten gegenüber D-2 (p < 0,05).

Die Synthesemuster der LPS induzierten IL-6 Synthese differierten deutlich von denen für IL-1$\beta$ und TNF. In allen Kollektiven sahen wir einen substantiellen Anstieg der IL-6 Synthese in der posttraumatischen Phase (Abb. 3). Die maximalen Synthesewerte wurden erreicht an D3 mit $4024 \pm 165$ U/ml gegenüber dem Ausgangswert $2107 \pm 113$ U/ml (PA),

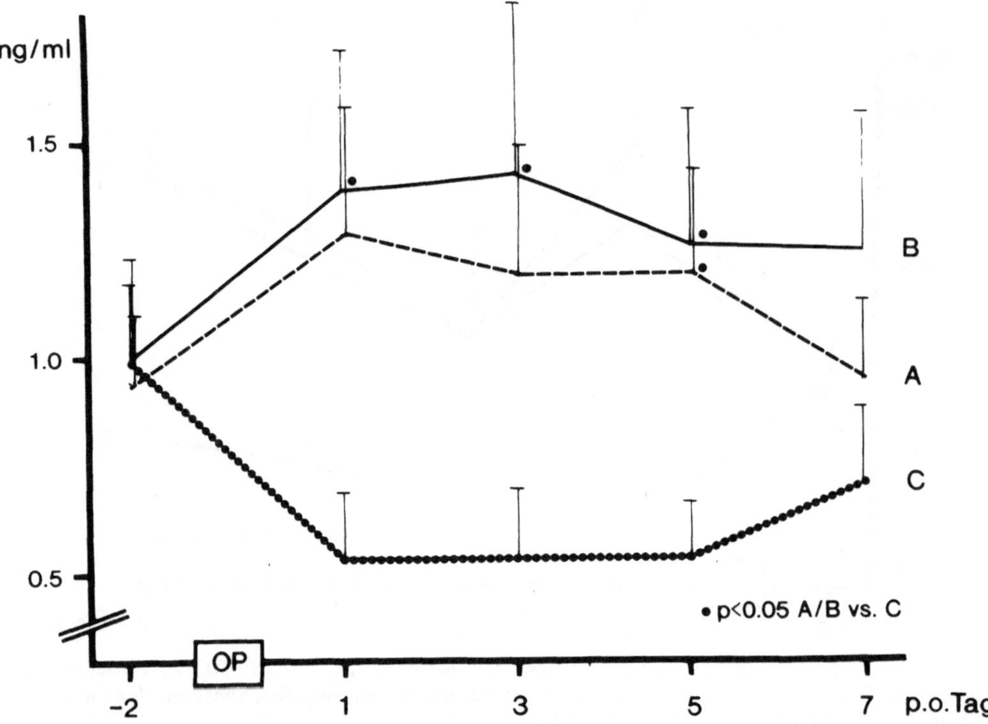



**Abb. 2.** Veränderungen der in vitro TNF Synthese berechnet für $1 \times 10^6$ an konsekutiven Tagen nach Trauma. Die Indices kennzeichnen Werte, welche im Vergleich zwischen den Gruppen A/B versus C signifikant unterschiedlich sind (p < 0,05)

mit $3508 \pm 217$ U/ml gegenüber $1533 \pm 63$ U/ml (PC) und mit $2852 \pm 188$ U/ml gegenüber $1125 \pm 74$ U/ml (PB). Die Synthesewerte an D7 waren in allen 3 Kollektiven noch deutlich über dem präoperativen Niveau – $3440 \pm 147$ U/ml (PA), $2207 \pm 226$ U/ml (PB) und $2943 \pm 201$ U/ml (PC). Wird die Veränderung der Syntheserate prozentual kalkuliert, so sehen wir gegenüber dem Ausgangswert von 100% für PC an D3 die höchste Steigerung mit $311 \pm 40,0\%$. An D7 zeigen die PB Kulturen die niedrigste Steigerung ($205 \pm 36,6\%$), gefolgt von PA ($224 \pm 40,2\%$) und PC ($242 \pm 39,8\%$).

## Diskussion

Die Zellkulturen der Kontrollgruppe (PC) waren postoperativ deutlich weniger für TNF und IL-1$\beta$ stimulierbar als von PA und PB. Die Syntheseprofile von PA und PB waren für beide Monokine weitgehend parallel.

Die IL-6 Synthese der PC-Kulturen zeigte an allen postoperativen Tagen die höchste prozentuale Steigerung gegenüber dem Ausgangswert und war immer über den Werten von PA und PB, welche jedoch ebenfalls kontinuierlich über ihrem individuellen präoperativen Niveau lagen. Diese Ergebnisse zeigen die Effektivität der postoperativen Cyklooxygenasein-

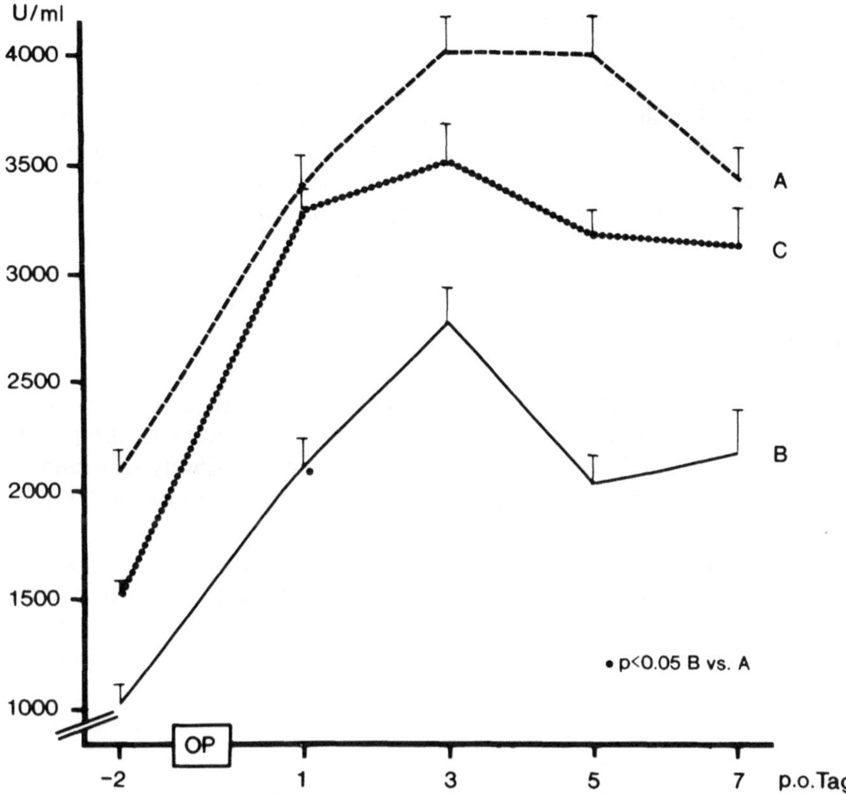



**Abb. 3.** Veränderungen der in vitro IL-6 Synthese an konsekutiven Tagen nach Trauma. Die Indices kennzeichnen Werte, welche sich im Vergleich zwischen den Gruppen B versus C signifikant unterscheiden (p < 0,05)

hibition durch eine signifikant verbesserte IL-1- und TNF-Synthese gegenüber der Kontrollgruppe. Die Kombinationsbehandlung mit der biotechnologisch hergestellten Moietät von Thymopoietin verstärkte die Indomethacinwirkung partiell [3]. Die IL-6 Sekretion wurde unter der Kombinationsbehandlung abgeschwächt. Durch diese Studie werden tierexperimentelle Arbeiten bestätigt, welche den negativen Feedback-Mechanismus von immunreaktivem $PGE_2$ auf die proinflammatorischen Monokine IL-1 und TNF bewiesen. Es konnte mit diesen Untersuchungen gezeigt werden, daß durch den simultanen Einsatz von T-Zellprotektion und Cyclooxygenaseinhibition eine deutliche Abschwächung sowohl der posttraumatischen Immundysfunktion als auch der -Hyperinflammation erreicht werden kann [5].

## Zusammenfassung

In einer prospektiven, randomisierten Studie wurde die postoperative Akutphasenreaktion unter extracorporaler Zirkulation durch Charakterisierung der Synthesemuster der proinflammatorischen Cytokine IL-1$\beta$, TNF und IL-6 sowie die Beeinflussung dieser Synthesemuster durch pharmakologische Intervention mit Indomethacin (TP-5) und/oder Thymopentin untersucht.

Die postoperative Depression der Synthese von IL-1$\beta$ einerseits, sowie die Synthesesteigerung von IL-6 andererseits in der Kontrollgruppe konnte mit Hilfe der eingesetzten Immunmodulatoren gegenreguliert werden. Diese Untersuchung konnte zeigen, daß der simultane Einsatz von T-Zellprotektion und Cyclooxygenaseinhibition zu einer deutlichen Abschwächung von posttraumatischer Immundysfunktion und -Hyperinflammation beitragen kann.

## Summary

In a prospective randomized study, the postoperative acute phase reaction under extracorporeal circulation, via characterization of the synthesis patterns of the proinflammatory cytokines IL-1$\beta$, and IL-6, was scrutinized, as was the possibility of manipulating these synthesis patterns via pharmacologic intervention, using indomethacin (TP-5) and/or thymopentin.

The postoperative depression of the synthesis of IL-1$\beta$ and TNF on the one hand and the synthesis increment of IL-6 on the other could be counterregulated with the administration of these immunomodulators. It could be demonstrated that the simultaneous targeting on T-cell protection and on cyclooxygenase inhibition can contribute to an essential alleviation of post-traumatic immunodysfunction and hypcrinflammation.

## Literatur

1. Faist E, Ertel W, Mewes A (1989) Trauma-induced alterations of the lymphokine cascade. In: Faist E, Nunnemann JL, Green D (eds) The immune consequences of trauma, shock and sepsis – mechanisms and therapeutic approaches. Springer, Berlin Heidelberg New York Tokyo, pp 79–84
2. Mosmann T (1983) Rapid colorimetric assay for cellular growth and survival: Application to proliferation and cytotoxicity assays. J Immunol Methods 65:55
3. Maghsudi M, Miller C (1984) The immunomodulatory effect of TP 5 and indomethacin in burn-induced hypoimmunity. J Surg Res 37:133–138
4. Ertel W, Morrison MH, Ayala A et al. (1991) Blockade of prostaglandin production increases cachectin synthesis and prevents depression of macrophage function after hemorrhagic shock. Ann Surg 213:77–83
5. Faist E, Markewitz A, Fuchs D et al. (1991) Immunomodulatory therapy with thymopentic and indometacin. Successful restoration of interleukin-2 synthesis in patients undergoing major surgery. Ann Surg 1,214:264–275

OA Priv.-Doz. Dr. E. Faist, Chirurgische Klinik und Poliklinik, Klinikum Großhadern, Ludwig Maximilians-Universität, Marchioninistraße 15, W-8000 München 70, Bundesrepublik Deutschland

# Das freie Muskeltransplantat
## als neuer Weg der Myokardrevaskularisation –
## Eine tierexperimentelle Studie*
### A Free Skeletal Muscle Graft as a New Method for Myocardial Revascularization: An Experimental Study in the Dog

M. Beyer[1], H. Hoffer[1], T. Eggeling[2], S. Mierdl[1] und A. Hannekum[1]

[1] Sektion Herzchirurgie, Universitätsklinik Ulm
[2] Abt. Kardiologie, Universitätsklinik Ulm

## Einleitung

Gestielte oder freie Muskellappen sind ein bewährtes plastisch-chirurgisches Vorgehen in der Deckung größerer und schlecht heilender Gewebsdefekte. Das Einsprossen von Capillaren seitens des Muskeltransplantates in ein minderperfundiertes Gewebsareal fördert die Bildung von Granulationsgewebe und führt zur Ausheilung des Gewebsdefektes. Bei der Kardiomyoplastie, der Transplantation des gestielten Latissimus dorsi zur Stützung der Pumpfunktion kardiomyopathischer Herzen, wurde als Nebenbefund eine Einsprossung von Capillaren seitens des transplantierten Muskels ins Myokard beschrieben [2, 4, 5]. Inwieweit diese Neogefäße persistieren und ob sie zu einer Myokardrevascularisation beitragen können, haben wir am Hundeherz nach Transplantation eines freien Skelettmuskellappens untersucht. Um einen Gewebsdefekt unter dem Transplantat zu provozieren, wurde bei den Tieren ein Vorderwandinfarkt induziert. 4–20 Wochen nach Muskeltransplantation wurden die Herzen mittels Gefäßausgüssen sowie histologisch und elektronenmikroskopisch untersucht.

## Material und Methoden

Bei 20 Mischlingshunden (FBI, Fa- Thomae, Biberach a.d. Riß), Alter 8–11 Jahre, Gewicht 28–32 kg, wurde unter Halothan-Gasnarkose ein selektiver Myokardinfarkt der Vorderwand induziert. Dazu wurden über einen percutan eingeführten und selektiv im Ramus interventricularis anterior (RIVA) plazierten 5.2 F Judkins-Katheter Sephadex-Mikrosphären (20–50 $\mu$m) injiziert. Das genaue Vorgehen ist in einer anderen Arbeit ausführlich beschrieben [1]. 4 Wochen nach Infarkterzeugung wurden 9 Hunde nach Nembutal-Narkose median sternotomiert und der Musculus pectoralis sinister als freies Muskeltransplantat dem Infarktareal aufgelegt. Die Fixierung erfolgte mit einigen Perikardhaltenähten. Die arterielle Versorgung des Muskellappens wurde durch Mikroanastomose mit der rechtsseitigen Arteria mammaria interna sichergestellt, der venöse Abfluß ins rechte Atrium geleitet. Bei

* Förderung durch die Deutsche Herzhilfe e.V.

Chirurgisches Forum 1992
f. experim. u. klinische Forschung
Gall/Beger/Ungeheuer (Hrsg.)
© Springer-Verlag Berlin Heidelberg 1992

5 Hunden wurde nach 4–20 Wochen ein zweifarbiges Gefäßausgußpräparat des Stromgebietes der den Muskellappen versorgenden IMA und dem Coronarsystem hergestellt, wie in einer anderen Arbeit beschrieben [3]. Bei 4 weiteren Hunden wurden Proben aus der Grenzzone Myokard-Muskeltransplantat entnommen und für elektronenmikroskopische und histologische Untersuchungen aufgearbeitet.

Bei allen Hunden wurde die den Muskellappen versorgende IMA sowie deren Abstromgebiet 4–6 Wochen postoperativ einmalig angiographisch untersucht.

## Resultate

Bei allen Hunden zeigten die angiographischen Untersuchungen, daß die IMA nicht thrombosiert. Der denervierte Muskellappen war bindegewebig umgebaut, aber fest mit dem Myokard verwachsen. Die Gefäßausgüsse zeigten, daß sich der transplantierte Muskellappen in einen Gefäßschwamm umgewandelt hatte, von dem eine Vielzahl neuer Gefäße tief in das unterliegende Infarktgebiet eingesproßt waren. Diese Neogefäße ließen sich auch im gesunden Myokard nachweisen. Die lichtmikroskopischen Untersuchungen zeigten den Übertritt von Capillaren seitens des Muskellappens ins Myokard. Die Elektronenmikroskopie ergab eine neoangiographische Aktivität auch noch 20 Wochen postoperativ.

## Diskussion

Die Ergebnisse unserer Studie bestätigen, daß es nach Transplantation eines freien Skelettmuskellappens auf das vorher infarzierte Myokard zur Ausbildung von extra-intrakardialen Gefäßanastomosen beim Hund kommt.

Es ist somit anzunehmen, daß ein freier, auf das Myokard transplantierter Muskellappen eine funktionelle Perfusionsverbesserung induzieren kann. Das Gefäßnetz des Muskellappens dient als Verteilersystem des via Arteria mammaria interna zugeleiteten Blutstromes. Dabei scheint die durch Denervierung bedingte Atrophie der Skelettmuskelfasern zusammen mit einer via Arteria mammaria erfolgenden überproportionalen Blutzufuhr nicht nur die Ausbildung der Gefäßmatrix im Sinne eines Gefäßschwammes zu favorisieren, sondern gleichzeitig auch ein erhebliches neoangiogenetisches Potential zu induzieren. Obwohl wir über den funktionellen Wert eines derartigen extra-intrakardialen Kreislaufes noch keine quantitativen Aussagen bezüglich der Myokardperfusion treffen können, meinen wir, daß die Vielzahl der einsprossenden Gefäße sowie deren Persistenz und das licht- und elektronenmikroskopisch belegte Fortschreiten der Neoangiogenese auch 20 Wochen nach Transplantation, die Wertigkeit der Operationsmethode belegen. Damit ist das beschriebene Operationsverfahren zumindest in allen Fällen der nicht bypassfähigen mikro-angiopathischen coronaren Herzerkrankung als alternativ-therapeutisches Operationsverfahren in Erwägung zu ziehen.

## Zusammenfassung

Die Transplantation eines freien oder gestielten Muskellappens zur Deckung schlecht heilender Gewebsdefekte ist eine bewährte plastisch-chirurgische Methode. Wir haben anhand von 20 Hunden untersucht, ob ein freier Skelettmuskel wesentlich zur Durchblutung eines ischämischen Myokards beitragen kann. Zunächst wurde durch Injektion von Sephadex-Mikrosphären selektiv in den Ramus interventricularis anterior (RIVA) ein kleinfleckiger Vorderwandinfarkt erzeugt. 4 Wochen später wurde in Nembutal-Narkose der Musculus pectoralis als freies Skelettmuskeltransplantat auf das Infarktareal aufgelegt. Die arterielle Versorgung des Transplantates wurde durch eine End-zu-End-Anastomose mit der Arteria mammaria interna gewährleistet, während der venöse Abfluß in den rechten Vorhof geleitet wurde. Nach 4 Wochen wurde die Offenheit der Gefäßanastomose angiographisch überprüft.

9 Tiere haben den gesamten Versuchsablauf überlebt. 4–20 Wochen später wurde das Herz entnommen und mittels Infusion einer zweifarbigen mikrovasalen Ausgußpräparation das Stromgebiet des Muskellappentransplantates blau, das Coronarsystem rot dargestellt. Das Ausgußpräparat, histologische und elektronenmikroskopische Untersuchungen zeigten die Unwandlung des transplantierten Muskellappens in einen Gefäßschwamm, die Muskelfasern waren z.T. bindegewebig ersetzt. Zahlreiche Neogefäße waren diffus nicht nur in das Infarktareal eingewachsen, sondern ließen sich auch im gesunden Myokard nachweisen.

Damit erscheint eine Myokardrevascularisation, insbesondere für alle Formen der nicht bypassfähigen coronaren Herzerkrankung, mittels Transplantation eines freien Muskellappens möglich.


## Summary

The grafting of a free or predicles muscle flap is often adopted in plastic surgery in order to induce the healing process in a major tissue defect. In 20 dogs, we investigated whether a free skeletal muscle graft can ameliorate the perfusion of an ischemic myocardium.

By injection of Sephadex microspheres into the left anterior descending artery following the Judkins technique we produced in the dogs a nontransmural infarction of the anterior wall of the heart. Four weeks later in the nembutal-anesthetized dogs a free skeletal muscle flap was transplanted onto the infarction area after a median sternotomy. The microvascular anastomosis was performed with the internal mammary artery (IMA). Venous flow was directed into the right atrium. Four weeks later the patency of the anastomosis was studied showing patency in all animals. The animals were then sacrificed 4–20 weeks later and their hearts were injected with a two-colored microcorrosion-cast resin or studied for light and electron microscopy.

The two-colored microcorrosion cast showed that the muscle flap had been transformed into a fit capillary network. Many vessels crossing the border zone between the muscle flap and the underlying myocardium penetrated the zone of myocardial infarction and extended even further into the healthy myocardium.

Thus, myocardial revascularization, for example in the patient unsuited for direct coronary artery surgery, may be achieved by transplantation of a free skeletal muscle flap onto the heart.

**Literatur**


1. Beyer M, Eggeling T, Hoffer H, Mierdl S, Beyer U, Hannekum A (1992) Experimental selective myocardial infarction in the dog without open-chest-surgery. Res Exp Med (im Druck)
2. Goldberg NH, Gaines WE, McLaughlin JS, Moulton AL (1986) "Microvascular Myocardioplasty"in biomechanical cardiac assist. In: Ray C, Chiu J (eds) Cardiomyoplasty and muscle powered devices. Futura Publishing Company, Mount Kisco, New York
3. Kogel H, Amselgruber W, Frösch D, Mohr W, Cyba-Altunbay S (1989) New techniques of analyzing the healing process of artificial vascular grafts, transmural vascularization and endothelialization. Res Exp Med 189:61–68
4. Mannion JD, Mangno MG, Buckmann PD, Dimeo F, Bowers M, Long B (1991) Acute muscle stimulation after latissimus dorsi cardiomyoplasty, increases collateral blood flow from skeletal muscle to chronic ischemic myocardium. XVIII Congress of the European Society for Artificial Organs, Vienna
5. McGovern I (1988) Persönliche Mitteilung. 2nd Congress of Cardiomyoplasty, Lafayette



Dr. med. M. Beyer, Sektion Herzchirurgie, Universitätsklinik Ulm, Steinhövelstraße 9, W-7900 Ulm-Safranberg, Bundesrepublik Deutschland

# Neuartiges implantierbares Meßsystem zum postoperativen Monitoring kleinlumiger Gefäßanastomosen

## New Implantable Ultrasonic Doppler Probe System For Monitoring Small Vessel Anastomosis


M. Laß, F. Oertel, A. Welz und A. Hannekum

Sektion Herzchirurgie, Universität Ulm


## Einleitung

Obwohl sich der aortocoronare Venenbypass als operative Behandlung der obstruktiven Coronargefäßerkrankung längst etabliert hat, sind nach wie vor grundlegende Fragen ungelöst. Ein ungeklärtes Hauptproblem beim chirurgischen Vorgehen an diesen kleinen und kleinsten Grfäßen ist der frühe postoperative Verschluß. Bisherige Daten aus intraoperativen Messungen lassen darauf schließen, daß nur eine suffiziente Blutflußmenge und Flußgeschwindigkeit durch den angelegten Bypass eine Langzeitdurchgängigkeit gewährleisten. Hämodynamische Untersuchungen am aortocoronaren Bypassgefäß beschränken sich bisher jedoch nur auf die intraoperative Anwendung. Wegen methodischer Limitationen ist über die postoperative hämodynamische Funktion im Bypassgefäß und damit über die Pathomechanismen des postoperativen Frühverschlusses nur wenig bekannt. Diskutiert werden hier Thrombosen, frühpostoperative Vernarbungen im Anastomosenbereich sowie konkurrierende Blutflüsse im angeschlossenen Coronarsystem, die wiederum zu einer Verlangsamung des Blutflusses im Bypassgefäß führen.

## Material und Methoden

Im Rahmen eines experimentellen Pilotprojektes entwickelten wir eine bis zur Streichholzkopfgröße miniaturisierte Ultraschallmeßsonde, die aufgrund ihrer Größe und ihrer Form zur temporären Implantation selbst an kleinsten Gefäßen und Gefäßanastomosen geeignet war. Bei diesem Prototyp eines Ultraschall-Transducers befindet sich in einem Winkel von 60° an der länglich ausgezogenen Spitze ein 20 MHZ piezo-elektrischer Kristall. Dieser Kristall und die elektrischen Verbindungen werden umgeben von einem Gehäuse aus Kunstharz. Als Kabel findet ein dünnlumiges, abgeschirmtes Diodenkabel Verwendung.

*Beschreibung des Doppler-Flußmeßgerätes:* Bei dem zero-cross gepulsten Dopplergerät, das in der Studie gebraucht wurde, handelt es sich um ein handelsübliches Dopplergerät, das mit einer Ultraschallfrequenz von 20 MHZ arbeitet. Durch Fixierung verschieden tiefer Meßpunkte kann so ein kleinlumiges Gefäß in 0,1-mm-Schritten von Gefäßwand zu Gefäßwand durchgemessen werden.


Chirurgisches Forum 1992
f. experim. u. klinische Forschung
Gall/Beger/Ungeheuer (Hrsg.)
© Springer-Verlag Berlin Heidelberg 1992

Die Anwendbarkeit des Systems prüften wir anfänglich am simulierten Flußmodell. Ein geschlossenes Kreislaufsystem wurde gefüllt mit einer Magnesium-Wasser-Suspension, später mit Blut aus verfallenen Konserven. Mittels einer angeschlossenen Pumpe ließen sich beliebige Flußgeschwindigkeiten im Modell simulieren. Als Meßstrecke diente ein unbrauchbares Stück humaner Vene, auf der die Ultraschallmeßsonde mittels Naht fixiert war.

Nachdem die Anwendbarkeit der Sonde unter Modellbedingungen klar gezeigt werden konnte, implantierten wir intraoperativ zur Gewinnung erster intra- und postoperativer Daten die Sonden auf insgesamt 10 aortocoronare Venenbypässe.

## Ergebnisse

Entsprechend den Gesetzmäßigkeiten des Ultraschalles ließ sich durch Anwendung der Dopplergleichung die Abhängigkeit zwischen dem über der Sonde gemessenen Dopplersignal und dem vorgegebenen Fluß in der Meßstrecke des beschriebenen Kreislaufmodells klar zeigen. Die Dopplershiftfrequenz in KHz zeigte eine lineare Abhängigkeit zur Flußgeschwindigkeit (Velocity, cm/s). Die Messungen wurden von zwei unabhängigen Untersuchern über einen Zeitraum von 10 s durchgeführt. Die ermittelten Ergebnisse des jeweils anderen wurden dem Untersucher nicht bekanntgegeben. Die Erstimplantationen wurden 3 cm aortenanastomosennah durchgeführt. In der Position des optimalen Dopplersignales wurden die Sondenköpfe mittels Fibrinkleber fixiert und das Meßkabel durch eine kleine getrennte Hautincision ausgeleitet. Die Extraktionen der Sonden wurden anfänglich nur unter Sicht am noch offenen Thorax durchgeführt. Somit konnte kontrolliert werden, daß durch die Sondenentfernung die Position und der Verlauf des Bypasses nicht verändert wurden.

Bei insgesamt 10 Patienten führten wir nach Sondenimplantation bis zum 3. postoperativen Tage in 8-stündigem Abstand postoperativ ein Monitoring eines angelegten Bypasses durch. Alle Sonden konnten am 3. postoperativen Tage problemlos entfernt werden.

## Diskussion

Wegen des fehlenden diagnostischen Zugriffes blieben bisher frühpostoperative hämodynamische Gesetzmäßigkeiten im aortocoronaren Venenbypass ebenso unerforscht wie die Pathomechanismen von veränderten Blutflüssen im Graft.

Erste methodische Ansätze zur Untersuchung postoperativer Bypassflüsse und hämodynamischer Messungen fand Marcus [3] in der Benutzung videodensitometrischer Methoden in Verbindung mit Transmissions-Tomographie. Da diese beiden Techniken ein aufwendiges, hochtechnisiertes Instrumentarium benötigen, ist diese Methode zum postoperativen Monitoring nicht geeignet. Wir entwickelten daher eine implantierbare miniaturisierte Dopplersonde, um so einen kontinuierlichen diagnostischen Zugriff zu den hämodynamischen Daten im aortocoronaren Venenbypass zu erreichen.

Die Anwendbarkeit der Methode ist abhängig von der Position und dem Winkel zwischen Dopplersonde und zu messendem Blutfluß. In Anwendung der Prinzipien des Dopplereffektes ist die korrekte Position der Sonde dann erreicht, wenn ein optimales Flußsignal abgeleitet werden kann.

Die Anwendbarkeit der Methodik ließ sich im simulierten Flußmodell an einer unbrauchbaren humanen Vene erwartungsgemäß problemlos nachweisen. Der gemessene Dopplershift zeigte eine lineare Abhängigkeit zu dem durch eine Pumpe vorgegebenen Fluß im Kreislaufmodell.

Durch die ersten intraoperativen Implantationen ließen sich bis zur Entfernung der Sonden am 3. postoperativen Tage über das Flußsignal hämodynamische Untersuchungen an den kleinlumigen Gefäßen problemlos durchführen.

Aus unseren ersten Ergebnissen können wir schließen, daß unsere miniaturisierte, temporär implantierbare Dopplersonde zusammen mit dem 20 MHZ gepulsten Dopplergerät eine hochsensitive und reproduzierbare Bedside-Methode zum postoperativen Langzeitmonitoring des aortocoronaren Bypassflusses ist. Selbstverständlich lassen sich diese hämodynamischen Messungen auch an anderen klein- und kleinstlumigen Gefäßen und an Anastomosen problemlos durchführen. Das weitere Ziel wird es sein, über pharmakologische und physiologische Studien das therapeutische Schema für Patienten mit occludierenden Erkrankungen an kleinsten Gefäßen weiter zu verbessern.

## Zusammenfassung

Über hämodynamische Verhältnisse und Pathomechanismen in kleinen und kleinstlumigen Gefäßen und Gefäßumleitungen ist bisher nur wenig bekannt. Eine einfache, wiederholt anwendbare Bedside-Monitoring-Methode gibt es bisher nicht. Wir entwickelten eine miniaturisierte, implantierbare Dopplersonde in Verbindung mit einem 20 MHZ gepulsten Dopplersystem. Am Kreislaufmodell konnte die Anwendbarkeit entsprechend den Dopplergesetzmäßigkeiten klar gezeigt werden. Die intraoperative Implantation der Sonden am aortocoronaren Venenbypass erbrachte bis zur Sondenentfernung am 3. postoperativen Tag einen wiederholbaren diagnostischen Zugriff zu den Flußparametern im Graft. Wir zeigten, daß die implantierbare Dopplersonde eine sensitive Monitoring-Methode für aortocoronare Bypassgefäße in der postoperativen Phase ist.

## Summary

Only few data are known concerning hemodynamic parameters and pathomechanisms of small vessels and bypass grafts. There is no easy-to-use bedside method for monitoring. We developed a miniaturized implantable doppler probe linked to a 20 MH pulsed doppler system. In a circulation model we could show the accuracy of this method. Intraoperative use of these probes implanted on bypass grafts gave a diagnostic link to velocity parameters of the graft up to the time of replacing the probes on the third postoperative day. We conclude that the implantable pulsed doppler microprobe is a sensitive bedside method for monitoring aortocoronary bypass graft flow in the postoperative period.

**Literatur**


1. Bousseau D, Payen D, Laborde F (1985) Effects of PEEP on human postoperative bypass graft flow. Anesthesiol [Suppl] 63:A518
2. Furnse A, Klop EH, Brawley RK (1972) Hemodynamics of aortocoronary artery bypass. Ann Thorac Surg 14:282
3. Marcus ML (1983) The coronary circulaton in health and disease. McGraw-Hill, New York
4. Peronneau PA, Bournat JP, Bugnon A (1974) Theoretical and practical aspect of pulsed doppler flowmetry. In: Renemann RS (ed) Cardiovascular applications of ultrasound. New York



Dr. med. M. Laß, Sektion Herzchirurgie, Universität Ulm, Steinhövelstraße 9, W-7900 Ulm, Bundesrepublik Deutschland

# Der Einfluß des Streifentransplantates auf die Hämodynamik im arteriellen System

## Hemodynamic Effects of Patch Plastic in the Arterial System


R. Schmidt, M. Walter und H. Erasmi

Klinik und Poliklinik für Chirurgie der Universität zu Köln (Direktor: Prof. Dr. Dr. H. Pichlmaier)


## Einleitung und Fragestellung

Seit der Erstbeschreibung des Streifentransplantates durch Carrel 1906 [1] und Weiterentwicklung der Methode durch Senning, Crawford, Beall, Ellis und DeBakey [2] ist dieses Rekonstruktionsverfahren fester Bestandteil der gefäßchirurgischen Technik geworden. Zunächst angewandt zur Implantation von Nierenarterien, dann zur Korrektur von Defekten an Aorta und Arteria carotis, ist die Patchplastik heute ein bewährtes Verfahren zur Vermeidung nahtbedingter Stenosen an kleinkalibrigen Gefäßen nach Trauma, Längsarteriotomie oder Anastomosierung. Zusätzlich kann ein Streifentransplantat die Ausflußbahn – wie etwa bei Korrektur arteriosklerotischer Veränderungen der Arteria profunda femoris – verbessern oder aber eine Lumenverkleinerung als Folge überschießender Reparaturvorgänge nach Thrombendarteriektomie kompensieren.

Als Streifentransplantat verwandt werden autologe Vene, prothetisches Material, autologe Arterie nach Ersatz durch Prothesenmaterial oder aber ein thrombendarteriektomiertes autologes Arteriensegment.

In einer tierexperimentellen Studie sollte der Einfluß des Streifentransplantates auf die Hämodynamik im arteriellen System mit Hilfe der Dopplersonographie untersucht werden.

## Material und Methode

Bei 11 Schweinen unterschiedlichen Alters mit einem Körpergewicht zwischen 23 kg und 30 kg wurde in orotrachealer Intubationsnarkose in einem registrierten und genehmigten Tierversuch[1] eine Arteriotomie der Aorta abdominalis im infrarenalen Abschnitt mit einem Streifentransplantat aus heterologem Prothesenmaterial verschlossen. Der Patch wies eine definierte Größe auf und führte bei einer konstanten Länge von 2 cm nach Einnaht mit einem nicht resorbierbaren Nahrmaterial der Stärke 6-0 zu einer Lumenerweiterung der originären Strombahn von 20% bis 100% in Stufen von jeweils 20%. Die Ermittlung des Erweiterungsgrades erfolgte über Umfangsmessungen der Aorta, wobei nach 12 Messungen unter Elimination der 2 größten und 2 kleinsten Umfangswerte der Mittelwert zur Berechnung der Patchbreite unter Beachtung der mittleren Gefäßwandstärke der Aorta von $1,25 \pm 0,1$ mm diente.

---

[1] Die Tierversuche wurden unter dem AZ.: 26.203 c-K 28 genehmigt.


Chirurgisches Forum 1992
f. experim. u. klinische Forschung
Gall/Beger/Ungeheuer (Hrsg.)
© Springer-Verlag Berlin Heidelberg 1992

414

Zur Kontrolle wurde sowohl der Gefäßumfang nach Einnaht des Streifentransplantates erneut gemessen und der Erweiterungsgrad rechnerisch überprüft als auch nach Entnahme der Aorta abdominalis das Gefäß mit einem künstlichen Hartgips unter einem Druck von 120 mm Hg ausgegossen und die angefertigten Serienschnitte planimetrisch ausgewertet.

Die dopplersonographischen Messungen (VASOSCAN) erfolgten an festgelegten Punkten jeweils 1 cm und 3 cm proximal und distal des Streifentransplantates sowie an der proximalen und distalen Nahtstelle und in Patchmitte. Bei 4 Messungen an jedem der Meßpunkte vor und nach Patcheinnaht unter Registrierung der systolischen Maximalfrequenz und der Spektralverbreiterung konnten insgesamt 616 Messungen durchgeführt und ausgewertet werden.

Die statistische Auswertung der Daten erfolgte auf einer Großrechenanlage (CYBER 72) mit Hilfe eines linearen Modells nach Bloedhorn[1] auf der Grundlage der partiell hierarchischen Kovarianzanalyse für die systolischen Maximalfrequenzen. Bedingungen für dieses feste Modell war eine normal verteilte Zufallsvariable und ein normal verteilter Restfehler. Zum Vergleich der Spektralverbreiterung an den einzelnen Meßpunkten wurde der Mann-Whitney-Wilcoxon-Test herangezogen.


## Ergebnisse

Nach Einnaht der Streifentransplantate imponierten die über 20%igen Lumenerweiterungen als sackförmige Aneurysmen, die in ihren Ausdehnungen der Patchgröße entsprachen. Dies ließ sich ebenfalls angiographisch dokumentieren. Nur die Gefäße mit einer Lumenerweiterung von 20% wiesen eine geringgradige bikonvexe Aufweitung der dargestellten Strombahn auf.

Die Auswertung der dopplersonographischen Ergebnisse zeigte bei den Gefäßen mit 20%iger Lumenerweiterung ein fast gleichmäßiges Strömungsprofil, das als gleichbleibende laminare Strömung aufgefaßt werden werden mußte. Mit Zunahme des Erweiterungsgrades trat eine Erhöhung der systolischen Maximalfrequenz als Zeichen der Zunahme der Blutströmungsgeschwindigkeit an der proximalen und distalen Naht des Streifentransplantates auf, während in Patchmitte entsprechend dem Hagen-Poiseuille-Gesetz eine Herabsetzung der Strömungsgeschwindigkeit mit Auftreten von "Turbulenzen" beobachtet werden konnte (Abb. 1).

Diese "Turbulenzen" oder Verwirbelungen setzten sich bei den höchstgradigen Lumenerweiterungen distalwärts über die Nahtstelle des Streifentransplantates hinaus in der originären Strombahn fort.

Das unterschiedliche Verhalten der systolischen Maximalfrequenz als Ausdruck der Blutströmungsgeschwindigkeit war bei den höhergradigen Lumenerweiterungen im Vergleich zur 20%igen Lumenerweiterung signifikant ($p < 0,05$) bezogen auf den gesamten Kurvenverlauf und hochsignifikant unterschiedlich ($p < 0,001$) für die einzelnen Meßstellen. Auch der Vergleich der Spektrumbreite als Ausdruck der lokalen "Turbulenzen" war bezogen auf die jeweiligen Erweiterungsgrade signifikant ($p < 0,05$) unterschiedlich.

---

[1] Die Auswertung erfolgte im Institut für Medizinische Dokumentation und Statistik der Universität zu Köln (Direktor: Prof. Dr. P. Bauer).

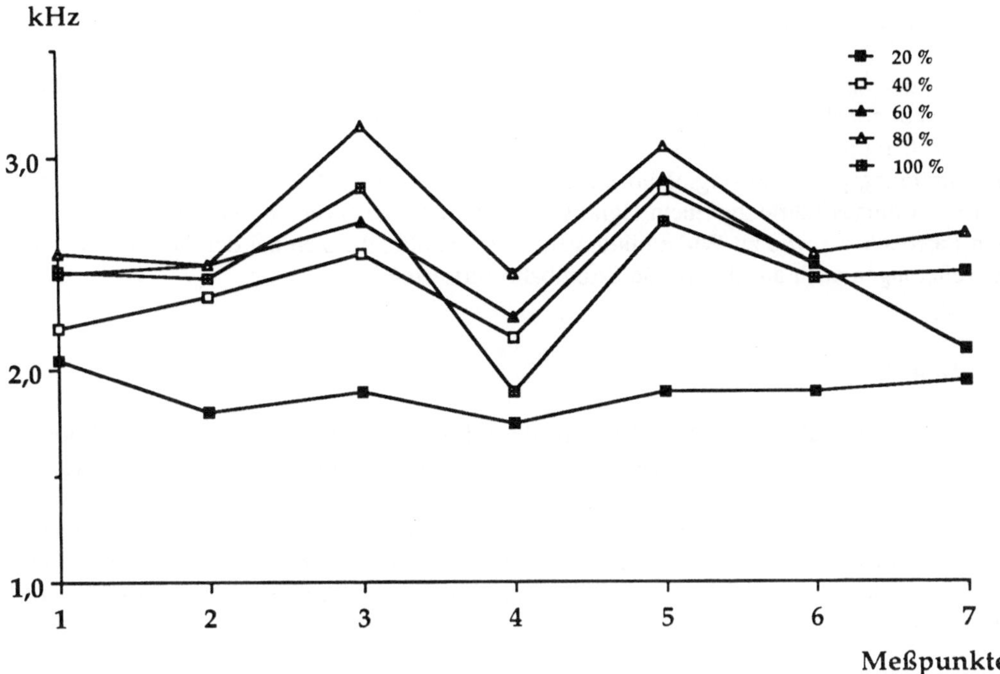



**Abb. 1.** Systolische Maximalfrequenzen über der Aorta abdominalis nach Streifentransplantat mit Erweiterung des Lumens von 20–100% (Mittelwerte)

## Diskussion

Während die Länge des Streifentransplantates von der Länge der Arteriotomie oder aber der Anatomie der Ausflußbahn abhängig ist, bleibt die Patchbreite und die dadurch erzielte Lumenerweiterung dem "hämodynamischen Verständnis" des Operateurs überlassen. Vorschlägen, die Patchbreite so zu wählen, daß sie etwa ein Drittel der Circumferenz der Arterie betragen soll [3] oder eine Lumenerweiterung von 20% anzustreben ist [4], stehen zahlreiche klinische Arbeiten gegenüber, die auf die Nachteile einer Patchplastik hinweisen; durch die unphysiologische Erweiterung des Gefäßes träten Turbulenzen, Wandthrombosen und aneurysmatische Erweiterungen auf.

Die dopplersonographischen Messungen lassen erkennen, daß mit einer 20%igen Lumenerweiterung das Strömungsverhalten der originären Strombahn weitgehend erhalten bleibt. Jede Zunahme des Gefäßquerschnitts über dieses Maß hinaus führt zu einer Zunahme der Strömungsgeschwindigkeit an den Nahtstellen sowie zu Wirbelbildungen in Patchmitte, die dopplersonographisch teilweise an der Änderung der Spektrumbreite, teilweise aber auch am zusätzlichen Auftreten von Rückflußkomponenten zu erkennen war. Somit lassen sich jene Strömungskomponenten nachweisen, die durch Scherbelastungen und Wirbelbildungen mit Auftreten von Rezirkulationszonen Grundlage der Diskussion um die Atherogenese mit Endothelläsionen und Thrombenbildung sind [5].

Nur ein Streifentransplantat kann als hämodynamisch günstig angesehen werden, das nach Einnaht zu einer Lumenerweiterung von maximal 20% führt.

## Zusammenfassung

In einer tierexperimentellen Studie wurde durch Einnaht eines Streifentransplantates in die Aorta abdominalis eine Lumenerweiterung von 20–100% in 20% Schritten erzielt. Die dopplersonographischen Untersuchungen zeigten, daß nur bei 20%iger Lumenerweiterung das Strömungsprofil der originären Strombahn erhalten blieb. Jede Erweiterung über diesen Grad hinaus führte zu einem signifikanten Anstieg der Strömungsgeschwindigkeit an den Patchenden sowie zu Wirbelbildungen in Patchmitte, die sich bei den höchstgradigen Erweiterungen auch auf die distale Strombahn fortsetzen.

## Summary

In an experimental study patch plastic of the infrarenal segment of the abdominal aorta was performed in order to increase the luminal diameter from 20% to 100% in steps of 20%. Doppler spectrum analysis showed the flow profile of the original vessel only if the dilatation was up to 20%. Any dilatation of more than 20% led to a significant increase in flow velocity at the proximal and distal end of the patch. There was also turbulent flow in the middle of the dilated segment that continued in the distal vessel in cases of severe dilatation.

## Literatur

1. Carrel A, Guthrie CC (1906) Anastomosis of blood vessels by the patching method and transplantation of the kidney. J Amer Med Ass 47:1648
2. May R, Mitteregger F (1968) Der rechteckige Patch. Akt Chirurgie 4:221
3. Sperling M, Schilling H (1965) End-zu-End Anastomosen englumiger Gefäße. Langenbecks Arch Klin Chir 309:286–295
4. Gyurkó GY (1966) Experimental reconstruction of arteries by patch-graft angioplasty. Acta Chir Academ Scient Hung 7(1):99–109
5. Schmid-Schönbein H (1983) Erinnerung an Alexander Naumann: Sekundärströmungen, wandernde Staupunkte und lokale Wirbel als Ursache von Wandschädigung bei der Entstehung der Atherosklerose. Arzneim-Forsch/Drug Res 33(II):1391–1398

Priv.-Doz. Dr. med. R. Schmidt, Klinik und Poliklinik für Chirurgie der Universität zu Köln, Joseph-Stelzmann-Straße 9, W-5000 Köln 41, Bundesrepublik Deutschland

# Belastungsuntersuchungen konventioneller, laserunterstützter und ausschließlich gelaserter mikrovasculärer Anastomosen

## Tensile and Bursting Strength Studies of Small Blood Vessels after Conventional, Experimental $CO_2$-Laser Assisted, and Pure $CO_2$-Laser Anastomosis

W. Knopp[1], G. Dasbach[2], W. Marek[3], B. Viss[3], G. Muhr[1] und K.-M. Müller[2]

[1]Chirurgische Klinik und Poliklinik (Dir.: Prof. Dr. G. Muhr), Berufsgenossenschaftliche Krankenanstalten "Bergmannsheil", Universitätsklinik Bochum
[2]Institut für Pathologie (Dir.: Prof. Dr. K.-M. Müller), Berufsgenossenschaftliche Krankenanstalten "Bergmannsheil", Universitätsklinik Bochum
[3]Berufsgenossenschaftliches Institut für Arbeitsmedizin (Dir.: Prof. Dr. X. Baur), Bochum

## Zielsetzung

Ziel der Untersuchung war es, die Druckbelastung und die Reißfestigkeit laserunterstützter und ausschließlich gelaserter mikrovasculärer Anastomosen im Vergleich zur konventionellen mikrochirurgischen Nahtanastomose zu vergleichen.

## Methodik

Es wurden nach Querdurchtrennung der A. carotis weiblicher Wistar-Ratten End zu End Anastomosen in drei Techniken hergestellt. Bei der laserunterstützten Technik wurden die querdurchtrennten Schnittränder mit drei Haltefäden adaptiert und die dazwischenliegenden Segmente mit einem $CO_2$-Laser "verklebt". Bei der ausschließlich gelaserten Anastomose wurden diese drei Haltefäden nach der "Gewebeverklebung" wieder entfernt. Die Nahtanastomosen wurden in konventioneller Technik mit 8 bis 10 Einzelknopfnähten durchgeführt. Die Leistung des Laserstrahls betrug bei den laserunterstützten Anastomosen 200 mW bei einem Focusdurchmesser von 0,41 mm (Leistungsdichte 154 $W/cm^2$). Bei den ausschließlich gelaserten Anastomosen wurde ein Laserstrahl mit einer Leistung von 100 mW und einem Focusdurchmesser von 0,39 mm (Leistungsdichte 85 $W/cm^2$) eingesetzt. Die Laserzeit betrug bei den laserunterstützten Anastomosen $8,3\pm0,7$ s, wohingegen bei der ausschließlich gelaserten Anastomose die Zeitspanne der Lasereinwirkung $12,8\pm0,7$ s betrug. Der Vergleich der Lasereinwirkung muß jedoch anhand der Energiedichte erfolgen. Die Energiedichte betrug bei den laserunterstützten Anastomosen $1279\pm110$ $J/cm^2$ und bei den ausschließlich gelaserten Anastomosen $1088\pm85$ $J/cm^2$. Die verwandten Energiedichten zeigten keinen statistisch signifikanten Unterschied ($p > 0,1$). Diese Arterienanastomosen wurden sofort wie nach zwei und sieben Tagen Druckbelastungsuntersuchungen ausgesetzt. Die einzelnen Gruppen bestanden aus jeweils sechs Tieren. Reißfestigkeitsuntersuchungen erfolgten sofort sowie nach zwei, sieben und 90 Tagen bei jeweils sechs Tieren. Bei der

Chirurgisches Forum 1992
f. experim. u. klinische Forschung
Gall/Beger/Ungeheuer (Hrsg.)
© Springer-Verlag Berlin Heidelberg 1992

laserunterstützten und konventionellen Nahttechnik erfolgten bilaterale Versuche. Von 103 operierten Tieren verstarben 14 Tiere an Gefäßrupturen ausschließlich gelaserter Anastomosen und 5 Tiere aufgrund einer Pneumonie. Es konnten somit 126 Anastomosen von 84 Tieren ausgewertet werden. Die Narkose wurde mit Ketamin, Xylazin und Atropin durchgeführt.

## Ergebnisse der Belastungsuntersuchungen

*Druckbelastungen:* Die Druckkurven zeigen im wesentlichen zwei typische Verläufe (Flow 10 ml/h). In einem Fall kommt es nach einem kontinuierlichen Druckanstieg beim Erreichen des Berstdrucks zu einer nahezu vollständigen Zerreißung der Anastomose mit deutlichem Druckabfall. Im anderen Fall tritt über ein kleines Anastomosenleck Ringerlösung in das umgebende Weichgewebe aus. Dies führt zu einer Abflachung des kontinuierlichen Druckanstieges. Nach einem kleinen Druckabfall bildet sich ein Plateau aus. Dieses Plateau zeigt, daß die Ringerlösung in gleicher Menge über das Anastomosenleck austritt, in der sie über den Mikrokatheter injiziert wird. Die *konventionellen Arterienanastomosen* zeigen in allen Fällen bei Druckbelastungen von über 600 mm Hg nach Fertigstellung der Anastomose als auch nach zwei und sieben Tagen kein Anastomosenleck. Die *laserunterstützten Arterienanastomosen* können nach Fertigstellung einer durchschnittlichen Druckbelastung von 444 ± 75 mm Hg standhalten. Der geringe Abfall der durchschnittlichen Druckbelastungsfähigkeit auf 433 ± 43 mm Hg am zweiten Tag ist statistisch nicht signifikant (p > 0,1). Die ausschließlich gelaserten Arterienanastomosen zeigen sofort eine durchschnittliche Druckbelastungsfähigkeit von nur 195 ± 75 mm Hg. Der geringe Abfall auf 180 ± 75 mm Hg am zweiten Tag ist ebenfalls statistisch nicht signifikant (p > 0,1). Beide Anastomosengruppen erreichen nach sieben Tagen, wie die konventionelle Nahtanastomose, eine Druckbelastungsfähigkeit von über 600 mm Hg. Die ausschließlich gelaserten Arterienanastomosen zeigen jedoch im Vergleich zu den laserunterstützten Arterienanastomosen signifikant geringere Druckbelastungswerte innerhalb der ersten beiden Tage (p < 0,01). Die durchschnittliche Druckbelastungsfähigkeit von isoliert gelaserten Arterienanastomosen zeigt nach Fertigstellung der Gefäßverbindung sowie nach einer Versuchsdauer von 2 Tagen Werte an, die nur wenig über dem physiologischen Bereich liegen.

*Reißfestigkeitsuntersuchungen:* Die maximale Reißfestigkeit *konventioneller Arterienanastomosen* liegt über 70 g. Nach Fertigstellung der Arterienanastomosen beträgt sie 76 ± 5 g. Nach einer Versuchsdauer von zwei Tagen beläuft sich der Wert auf 76 ± 4 g und nach einer Versuchsdauer von sieben Tagen auf 74 ± 5 g. Nach 90 Tagen ist eine maximale Reißfestigkeit von 70 ± 4 g festzustellen. Die maximalen Reißfestigkeitswerte bei verschiedener Versuchsdauer zeigen keine statistisch signifikanten Unterschiede (p > 0,1). Die *laserunterstützten Arterienanastomosen* zeigen nach einer anfänglichen Reißfestigkeit von 28 ± 3 g einen geringen, jedoch statistisch nicht signifikanten (p > 0,1) Abfall auf 23 ± 4 g am zweiten Tag. Nach sieben Tagen zeigen diese Arterienanastomosen einen statistisch signifikanten Anstieg (p < 0,05) der Reißfestigkeit auf 45 ± 5 g. Nach einer Versuchsdauer von 90 Tagen ist bei einer Reißfestigkeit von 58 ± 4 g ein signifikanter Unterschied zur konventionellen Arterienanastomose nicht mehr festzustellen. Die *ausschließlich gelaserten Arterienanastomosen* sind sehr rupturgefährdet. Nach Fertigstellung der

Anastomosen kann nur eine Reißfestigkeit von $11 \pm 2$ g festgestellt werden. Nach zwei Tagen reißen die Anastomosen ebenfalls schon bei dem niedrigen Durchschnittswert von $11 \pm 2$ g. Nach sieben Tagen zeigt sich eine signifikant ($p < 0,01$) verbesserte Reißfestigkeit von $30 \pm 3$ g. Innerhalb der ersten sieben Tage zeigen die ausschließlich gelaserten Arterienanastomosen somit eine signifikant ($p < 0,05$) verringerte Reißfestigkeit im Vergleich zu den laserunterstützten Arterienanastomosen. Nach 90 Tagen sind die Werte ebenfalls angeglichen.

## Zusammenfassung

Konventionelle, laserunterstützte und ausschließlich gelaserte mikrovasculäre End zu End Anastomosen der A. carotis weiblicher Wistar-Ratten (103 Tiere) wurden hinsichtlich ihrer Druckbelastungsfähigkeit und ihrer Reißfestigkeit verglichen. Die laserunterstützten Arterienanastomosen können bereits sofort nach der Adaptation der Schnittränder Druckbelastungen oberhalb physiologischer Druckwerte standhalten. Nach sieben Tagen erreicht die Druckbelastungsfähigkeit bereits, wie bei den konventionellen Arterienanastomosen, einen Wert von über 600 mm Hg. Die Ergebnisse dieser Untersuchungen weisen jedoch nach, daß die Schnittrandadaptation bei ausschließlicher "Verschweißung" physiologischen Druckbelastungen nicht mit Sicherheit widerstehen kann. Laserunterstützte Arterienanastomosen sind sofort nach Vereinigung der Schnittränder ausreichend reißfest. Die ausschließlich gelaserten Anastomosen reißen sofort nach Fertigstellung im anastomosierten Bereich schon bei geringen Zugbelastungen. Die hohe Rate der Gefäßrupturen verdeutlicht die unzureichende Reißfestigkeit nach alleiniger "Gewebeverklebung". Die laserunterstützte Anastomose kann hingegen in der mikrovasculären Chirurgie eine wichtige Rolle einnehmen.

## Summary

Conventional, laser-assisted anastomoses and pure laser anastomoses were compared regarding their tensile and bursting strength in an experimental model with 103 Wistar rats. Microsurgical end-to-end anastomoses were carried out on the carotid artery. Laser-assisted anastomoses have the ability to withstand higher than physiologic pressures. After 7 days, these anastomoses reached the same bursting strength as conventional anastomoses ($> 600$ mmHg). Pure laser anastomoses cannot withstand physiologic pressures. The tensile strength of laser-assisted anastomoses is sufficiently high, but then had lower tensile strengths than suture controls. Pure laser-assisted anastomoses ruptured at low tensile strengths. The high rate of anastomotic bleeding from pure laser anastomoses also demonstrates that tissue welding alone without stay sutures is not sufficient. Laser-assisted anastomoses, by contrast, can play an important part in microvascular surgery.

## Literatur

Basu S, Wand S, Robertazzi R, Jacobowitz I, Acinapura AJ, Cunningham JN Jr, Grubbs PE, Rose D (1988) In vitro bursting strength studies of laser-welded tissue and comparison with conventional anastomosis. J Vasc Surg 7:420–422

Neblett CR, Morris JR, Thomsen S (1986) Laser-assisted microsurgical anastomosis. Neurosurgery 19:914–934

Serure A, Withers EH, Thomsen S, Morris J (1983) Comparison of carbon dioxide laser assisted microvascular anastomosis conventional microvascular sutured anastomosis. Surg Forum 34:634–636

Wang S, Grubbs PE Jr, Basu S, Robertazzi RR, Jacobowitz IJ, Cunnungham JN Jr, Thomsen S, Rose DM (1988) EFfect of blood bonding on bursting strength of laser-assisted microvascular anastomoses. Microsurgery 9:10–13

Priv.-Doz. Dr. W. Knopp, Chirurgische Universitätsklinik, Berufsgenossenschaftliche Krankenanstalten "Bergmannsheil",Universitätsklinik, Gilsingstraße 14, W-4630 Bochum 1, Bundesrepublik Deutschland

## Auswirkungen von Heparin, Protamin und Heparin-Protamin auf die Leukocyten-Endothel-Interaktion in vivo

*Effects of Heparin, Protamine, and Heparin-Protamine on the Leukocyte-Endothelium Interaction In Vivo*

V. Martinek[1], H. Habazettl[1] und P. Conzen[2]

[1]Institut für Chirurgische Forschung, Klinikum Großhadern, Ludwig Maximilians-Universität München
[2]Institut für Anästhesiologie, Klinikum Großhadern, Ludwig Maximilians-Universität München

### Einleitung

Die in der Gefäß- und Herzchirurgie häufig erforderliche Antagonisierung von Heparin durch Protamin führt mit einer Incidenz von 2–5% zu Nebenwirkungen, wie Bronchoconstriction, massive pulmonale Hypertension und systemische Hypotension, die im Extremfall im lebensbedrohlichen Kreislaufversagen enden können [1]. In human- und tierexperimentellen Studien wurde nach Protamingabe regelmäßig eine ausgeprägte transiente Leukocytopenie beobachtet, weshalb eine kausale Rolle der Leukocyten am Mechanismus des Heparin/Protamin-Effekts diskutiert wird [2]. Als Ursache der passageren Leukopenie wird eine durch gesteigerte Leukocyten-Endothel-Interaktion bedingte Sequestrierung der Leukocyten in postcapillären Venolen angenommen. Ziel dieser Untersuchung war, mittels intravitaler Video-Fluorescenzmikroskopie in postcapillären Venolen des quergestreiften Hautmuskels der Hamsterrückenhaut die Effekte von Heparin, Protamin und Heparin/Protamin auf die Kinetik der Leukocyten-Endothel-Interaktion zu charakterisieren.

### Methodik

Die Experimente wurden an männlichen syrischen Goldhamstern nach Implantation einer transparenten Rückenhautkammer [3]und je eines venösen und arteriellen Katheters in i.p. Nembutalnarkose (1,5 ml/kg) durchgeführt. Es wurden drei Versuchsgruppen gebildet: die Tiere der Gruppe 1 (n = 10) erhielten statt Testsubstanzen äquivalente Mengen physiologischer Kochsalzlösung, den Tieren der Gruppe 2 (n = 9) wurde Heparin (250 E/kg, i.v.) und 4 min später Protamin (4 mg/kg, i.v.) injiziert, den Tieren der Gruppe 3 (n = 9) Protamin (4 mg/kg, i.v.) ohne vorherige Heparingabe. Über den arteriellen Katheter wurden vor und 2, 5, 15 und 25 min nach Protamingabe 100 $\mu$l arterielles Blut zur Bestimmung der

Chirurgisches Forum 1992
f. experim. u. klinische Forschung
Gall/Beger/Ungeheuer (Hrsg.)
© Springer-Verlag Berlin Heidelberg 1992

systemischen Leukocytenzahl abgenommen und der arterielle Mitteldruck kontinuierlich registriert.

Isologe Erythrocyten wurden in vitro mit FITC markiert und vor dem Versuch i.v. (0,10 ml, Hkt 10%) injiziert. Die Leukocyten wurden in vivo durch wiederholte intravenöse Bolus-Injektionen von Rhodamin 6G (0,15 ml, 0,04%) gefärbt.

Mit Hilfe eines Fluorescenzmikroskops mit adaptiertem Fluorescenzauflicht-Illuminator (Leitz, Wetzlar) und zwei verschiedenen Filterblöcken (L3 und N2.1, Leitz, Wetzlar) wurden insgesamt neun (vor Heparin, vor Protamin, 0,5, 2, 4,5, 7,5, 10, 13 und 23 min nach Protamin) jeweils 80 s dauernde Videosequenzen von einer identischen postcapillären Venole in der Hamster-Rückenhaut aufgezeichnet. Die mikroskopischen Bilder wurden mit einer SIT-Kamera aufgenommen, auf Videoband gespeichert und off-line ausgewertet. Durch den L3-Filterblock wurden jeweils während der ersten und letzten 10 s jeder Videoaufnahme die FITC-markierten Erythrocyten visualisiert und die Erythrocytenfließgeschwindigkeit $v_e$ [$\mu$m/s] mittels Bild-zu-Bild Analyse bestimmt. Die Leukocyten wurden während der mittleren 60 s jeder Videoaufnahme über das N2.1-Filtersystem visualisiert; im Beobachtungszeitraum t [s] wurden die Leukocytenzahl $N_l$, die Leukocytengeschwindigkeit $v_l$ [$\mu$m/s] und der Durchmesser der Venole d [$\mu$m] bestimmt. Aus dem absoluten Leukocytenflux $\tilde{N}_l = N_l/t$ [1/s] und aus dem Blutfluß $Q_b = v_{ery} \times \pi \times d^2/4$ wurde der flußkorrigierte Leukocytenflux $\tilde{N}_q = N_l/Q_b$ [1/$\mu$l] berechnet. Für jeden erfaßten Leukocyten wurde der Adhäsionskoeffizient $AQ = (v_e - v_l)/v_e$ bestimmt; entsprechend dem aktuellen Koeffizienten wurden die Leukocyten in nicht-adhärente (AQ = 0,0–0,5), "Rollers" (AQ = 0,6–0,9) und "Stickers" (AQ = 1,0) eingeteilt.


## Ergebnisse

In der Kontrollgruppe wurden im Versuchsverlauf keine signifikanten Veränderungen der untersuchten Parameter beobachtet.

Der Durchmesser der postcapillären Venolen ($43,7 \pm 3,0$ $\mu$m) änderte sich während des Versuchsverlaufs weder in der Kontroll- noch in den Versuchsgruppen signifikant. Der arterielle Mitteldruck stieg in den Gruppen 2 und 3 zwei Minuten nach Protamin von $101 \pm 6$ mm Hg bzw. $100 \pm 7$ mm Hg um jeweils 20% an und fiel 2 min später wieder auf das Ausgangsniveau zurück; dabei kam es zu einem kurzfristigen Anstieg der Erythrocytenfließgeschwindigkeit um 25%.

Wie in früheren Untersuchungen [1, 2] löste Protamin eine passagere systemische Leukocytopenie aus. Die Zahl der Leukocyten nahm 2 min nach der Protamingabe in den Gruppen 2 und 3 von $5383 \pm 527$ 1/$\mu$l bzw. $5429 \pm 515$ 1/$\mu$l auf $1801 \pm 272$ 1/$\mu$l bzw. $1764 \pm 138$ 1/$\mu$l ab; 15 min nach der Protamininjektion unterschieden sich die Leukocytenzahlen in beiden Gruppen nicht mehr von den Ausgangswerten.

Zeitgleich zur systemischen Leukopenie erfolgte in den postcapillären Venolen eine vorübergehende Abnahme des flußkorrigierten Leukocytenfluxes; dieser war in Gruppe 2 zu den Zeitpunkten 1, 2 und 5 min nach Protamingabe auf $31 \pm 4\%$, $23 \pm 5\%$ und $40 \pm 6\%$ des Ausgangswertes vermindert; in der Gruppe 3 nahm der flußkorrigierte Leukocytenflux zu den gleichen Zeitpunkten auf $40 \pm 7\%$, $24 \pm 6\%$ und $32 \pm 5\%$ des Ausgangswertes ab. In beiden Gruppen stieg der flußkorrigierte Leukocytenflux 10 bis 15 min nach Protamingabe wieder auf den jeweiligen Ausgangswert an.

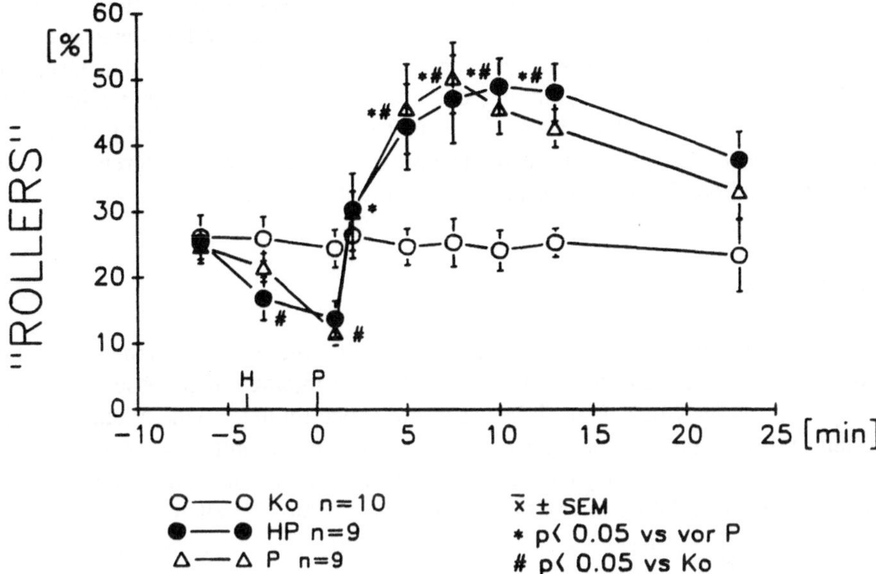



**Abb. 1.** Veränderungen des prozentualen Anteils der "Rollers" an den Leukocyten in postcapillären Venolen des quergestreiften Muskels nach i.v. Injektion von Heparin (*H*) und Protamin (*P*)

Der Anteil temporär interagierender Leukocyten nahm nach Heparingabe in der Gruppe 2 um 50% ab und war unmittelbar nach der Protamingabe auch in der Gruppe 3 erniedrigt; 5 bis 10 min nach Protamininjektion war der Anteil "Rollers" in beiden Gruppen auf etwa das Doppelte des Ausgangswertes erhöht (Abb. 1).

Die Anzahl adhärenter Leukocyten nahm nach Heparingabe in der Gruppe 2 von $44 \pm 34$ pro mm$^2$ auf Werte nahe Null ab. Unmittelbar nach Protamingabe (1 bis 2 min) änderte sich die Anzahl der "Stickers" in den Gruppen 2 und 3 nicht. Erst 7,5 min nach Protamin kam es in diesen Gruppen zu einem signifikanten Anstieg der Anzahl der "Stickers" auf etwa das 3fache des Ausgangswerts.

## Diskussion

Die nach Heparinisierung der Tiere in den Venolen beobachtete kurzfristige Abnahme rollender und adhärenter Leukocyten wird auf den Effekt der Sulfatgruppen des Heparins und anderer sulfatierter Polysaccharide auf das Endothel zurückgeführt [4].

Protamin führte zur transienten, etwa 5 min anhaltenden Elimination der Leukocyten sowohl aus dem systemischen Blutkreislauf als auch aus den postcapillären Venolen des quergestreiften Hautmuskels. In diesem Zeitraum wurden auch die oben angesprochenen pulmonalen Nebenwirkungen beobachtet [1]. Daraus läßt sich schließen, daß Protamin innerhalb von Sekunden eine Aktivierung der Leukocyten und deren Interaktion mit dem Endothel vermutlich in der Lunge auslöst und eine vorübergehende Sequestrierung der Leukocyten in diesem Organ verursacht. 5 bis 10 min nach Protamingabe erschienen diese

Leukocyten wieder im peripheren Kreislauf. Der hohe Anteil an "Rollers" und "Stickers" zu diesem Zeitpunkt deutet auf eine Aktivierung der rekrutierten Leukocyten hin. Aus den vergleichbaren Änderungen des Verhaltens der Leukocyten in den Gruppen 2 und 3 schließen wir, daß die Aktivierung der Leukocyten durch Protamin allein ebenso wie durch Heparin/Protamin-Komplexe verursacht sein kann. Die vorübergehend gesteigerte Leukocyten-Endothel-Interaktion könnte durch die Adhäsionsreceptoren der Leukocyten (Integrine) und des Endothels (Selektine) vermittelt werden [5].

## Zusammenfassung

Mit Hilfe der intravitalen Fluorescenzmikroskopie wurde an 28 Hamstern mit Rückenhautkammer die Kinetik der Leukocyten-Endothel-Interaktion in postcapillären Venolen des quergestreiften Muskels nach Heparin und Protamin untersucht. Während Heparin das Rollen und die Adhäsion der Leukocyten vermindert, kommt es nach Protamin zu einer Sequestrierung der Leukocyten, vermutlich in der Lunge, mit nachfolgender Steigerung der Leukocyten-Endothel-Interaktion in den untersuchten Venolen.

## Summary

In 28 hamsters with skin fold chamber preparation we investigated the kinetics of the leukocyte-endothelium interaction in postcapillary venules of skin striated muscle induced by heparin and protamine by using intravital fluorescence microscopy. While heparin decreased the rolling and adhesion of leukocytes, protamine induced a sequestration of leukocytes presumably in the lungs, which was followed by an increase of leukocyte-endothelium interaction in the analyzed venules.

## Literatur

1. Hobbhahn J, Habazettl H, Conzen P, Peter K (1991) Komplikationen durch Protamin, Teil 1. Anaesthesist 40:365–374
2. Morel DR, Lowenstein E, Nguyenduy T, Robinson DR, Repine JE, Chenoweth DE, Zapol WM (1988) Acute pulmonary vasoconstriction and thromboxan release during protamine reversal of heparin anticoagulation in awake sheep. Circ Res 62:905–915
3. Endrich B, Asaishi K, Götz A, Messmer K (1980) Technical report – A new chamber technique for microvascular studies in unanaesthetized hamsters. Res Exp Med 177:125–134
4. Tangelder GJ, Arfors KE (1991) Inhibition of leukocyte rolling in venules by protamine and sulfated polysaccharides. Blood 77:1565–1571
5. Osborn L (1990) Leukocyte adhesion to endothelium in inflammation. Cell 62:3–6

Dr. V. Martinek, Institut für Chirurgische Forschung, Klinikum Großhadern,
Ludwig Maximilians-Universität, Marchioninistraße 15, W-8000 München 70,
Bundesrepublik Deutschland

# Histamin als Streßhormon: Nachweis eines neuen Freisetzungsweges im perioperativen Zeitraum

## Histamine as a Stress Hormone: Demonstration of a New Release Pathway with Relevance in the Perioperative Period

B. Stinner[1], Ch. Hasse[1], W. Lorenz[2], M. Koller[2], C. Opper[3] und M. Rothmund[1]

[1]Klinik für Allgemeinchirurgie, Philipps-Universität Marburg
[2]Institut für Theoretische Chirurgie, Philipps-Universität Marburg
[3]Institut für Physiologische Chemie, Philipps-Universität Marburg

## Einleitung

Über die hohen Incidenzen von Histaminfreisetzung bei Patienten während der Narkoseeinleitung, Operationsvorbereitung und während des eigentlichen chirurgischen Eingriffs (50–75%) ist in zwei umfangreichen prospektiven Studien an allgemeinchirurgischen Patienten bereits berichtet worden [1, 5]. In diesem Zusammenhang konnte nachgewiesen werden, daß es sich bei den hierbei erhöhten Plasmahistaminspiegeln nicht um normale, gewissermaßen physiologische Schwankungen handelte, sondern um echte ereignisbezogene Freisetzungen des Mediators. Dabei konnten grundsätzlich zwei Freisetzungsmechanismen als gesichert gelten: Die direkte Hormonfreisetzung nach Gabe eines einzelnen Medikamentes und die Histaminfreisetzung durch das spezifische Gewebstrauma während unterschiedlicher Operationsphasen [4].

Damit ließ sich aber nicht erklären, warum bei Patienten unter Ruhebedingungen auf Normalstation ein initial gemessener basaler Histaminwert von ca. 300 pg/ml Plasma bei repetitiver Bestimmung innerhalb von 60 min einem reproduzierbaren, kontinuierlichen Abfall bis auf weniger als 100 pg/ml unterlag. Ähnliche überraschende Ergebnisse wurden bei einer vergleichenden Untersuchung verschiedener Patientengruppen vor Endoskopie erhalten, bei denen offensichtlich nicht die unterschiedliche Grunderkrankung, sondern die Erwartung der Endoskopie erhöhte Histaminspiegel auslöste [4].

All dies legte den Verdacht nahe, daß neben den beiden erstgenannten Wegen zur Histaminfreisetzung ein dritter Mechanismus im präoperativen Zeitraum und während der Operation vorkommen könnte: Die Histaminfreisetzung durch den perioperativen Streß.

## Methodik

Zur Klärung dieser Frage wurde eine prospektive Beobachtungsstudie an 12 Patienten (Geschlecht: 8 m, 4 w; Alter: Median 58 Jahre, Spannweite 42–84 Jahre) durchgeführt. Als Streßmodell wurde die routinemäßige Ösophagogastroduodenoskopie (ÖGD) ohne Prämedikation gewählt. Von dieser Maßnahme ist bekannt, daß sie bei der Mehrzahl der

Chirurgisches Forum 1992
f. experim. u. klinische Forschung
Gall/Beger/Ungeheuer (Hrsg.)
© Springer-Verlag Berlin Heidelberg 1992

426

Patienten mit Angst und einer erheblichen sympathischen Reaktion einhergeht. Eingeschlossen wurden Patienten, die sich einer elektiven Gastroskopie bei Cholelithiasis bzw. unklaren Oberbauchbeschwerden unterzogen, ausgeschlossen waren Blutungsnotfälle und Patienten bei interventionell operativer Endoskopie.

Zu definierten Zeitpunkten (unmittelbar nach Anlage des peripheren Zuganges, nach 10 min Ruhe, nach Ankündigung der Gastroskopie vor dem Transport in den Untersuchungsraum, am tiefsten Punkt der Gastroskopie, nach Ende der Gastroskopie und nach weiteren 30 min Ruhe) wurden bei diesen Patienten die Herzfrequenz gemessen (Online-EKG), sowie Blutproben zur Bestimmung von Plasmaadrenalin und Noradrenalin – als anerkannte klassische Streßhormone – und zur Bestimmung des Plasmahistaminspiegels entnommen. Bei den Katecholaminen wurde auf eine unmittelbare Bestimmung nach Anlage des peripheren Zuganges verzichtet, da aus methodischen Gründen zu diesem Zeitpunkt immer mit einem erhöhten Wert zu rechnen ist. Die Katecholamine wurden mit der HPLC-Technik (elektrochemischer Detektor), das Plasmahistamin fluoroenzymatisch bestimmt. Die Angst der Patienten vor und nach der Endoskopie wurde psychometrisch mit einer 2-Schritt-Ringskala in einer Modifikation der Methode nach Andrews quantifiziert.

Für die deskriptive Statistik wurden Median und Spannweite (Bereiche) berechnet. Die Unterschiede ordinaler Daten aus zwei Stichproben wurden mit dem Mann-Whitney-Test statistisch überprüft (Signifikanz $p \leq 0,05$).


## Ergebnisse

Wie von Lanius et al. [3] belegt, konnte auch in dieser Studie psychometrisch eine deutliche Angstreaktion der Patienten vor der Endoskopie nachgewiesen und damit das Modell als zur Streßinduktion zuverlässig überprüft werden. Als Ausdruck dieser Streßreaktion zeigten während der Endoskopie die Herzfrequenz, der Plasmaadrenalinspiegel (Anstieg auf das Dreifache) und das Plasmanoradrenalin im Medium einen signifikanten Anstieg (Tabelle 1). Alle drei Parameter kehrten nach Abschluß der Endoskopie und weiteren 30 min Ruhe zu ihren Ausgangwerten zurück (Abb. 1). Hierbei überschritten die Plasmaadrenalinwerte bei weitem die als Normalwert angegebene obere Grenze von 0,04 ng/ml [2].

In gleicher Weise wie Angstskala, Herzfrequenz und Katecholamine verhielten sich die Plasmahistaminspiegel. Sie stiegen von initial 0,25 ng/ml signifikant auf 0,65 ng/ml bereits *vor* der Untersuchung, aber nach Ankündigung ihres Beginns, und erreichten dann 0,86 ng/ml am tiefsten Punkt der Endoskopie. Nach 30 min Erholungsphase fand sich wieder ein deutlicher Rückgang der erhöhten Spiegel, wobei der Ausgangswert nicht ganz erreicht wurde. Alle diese Parameter zeigten den Verlauf einer klassischen Bateman-Funktion (Abb. 2).

Bei einem bemerkenswerten Extremfall konnte bei extremer Angst, aber unauffälligen Ruhewerten für Katecholamine und Herzfrequenz, die größte Tachykardie (von 73 auf 108 Schläge/min), der größte Adrenalin- (0,086 auf 0,132 ng/ml) und Noradrenalinanstieg (0,240 auf 0,607 ng/ml) gemeinsam mit einem extremen Histaminanstieg von 0,18 auf 13,29 ng/ml(!) gemessen werden, Werte, wie sie sonst nur im anaphylaktischen Schock beobachtet werden können [4].

**Tabelle 1.** Mediane und Spannweiten für Herzfrequenz (Schläge/min), Plasmaadrenalin (ng/ml) und Noradrenalin (ng/ml) sowie Plasmahistamin (ng/ml) zu den einzelnen Entnahmezeitpunkten

|  | Herzfrequenz | Adrenalin | Noradrenalin | Histamin |
|---|---|---|---|---|
| **Zugang:** | **75**<br>(55-101) | - | - | **0,25**<br>(0,07- 1,15) |
| **Ruhe:** | **72**<br>(55-102) | **0,031**<br>(0,020-0,086) | **0,208**<br>(0,131-0,258) | **0,65**<br>(0,22- 1,72) |
| **Vor Transport:** | **76**<br>(61-104) | **0,030**<br>(0,014-0,073) | **0,211**<br>(0,130-0,263) | **0,58**<br>(0,16- 2,50) |
| **Gastroskopie:** | **88**<br>(67-115) | **0,091**<br>(0,011-0,132) | **0,347**<br>(0,175-0,607) | **0,86**<br>(0,22-13,29) |
| **Ende:** | **84**<br>(67-111) | **0,037**<br>(0,009-0,065) | **0,283**<br>(0,201-0,431) | **0,38**<br>(0,09- 2,07) |
| **Ruhe:** | **70**<br>(58-100) | **0,029**<br>(0,009-0,055) | **0,212**<br>(0,121-0,304) | **0,41**<br>(0,06- 2,44) |

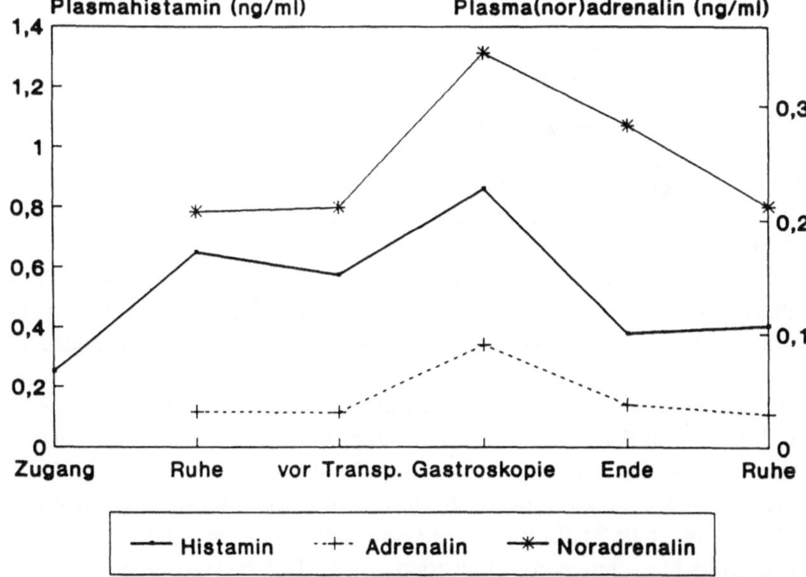


**Abb. 1.** Verlauf der Medianwerte für Plasmaadrenalin, Noradrenalin (*rechte Skala*) und Plasmahistamin (*linke Skala*) vor, während und nach Endoskopie, n = 12 Patienten. Auf die Plasmakatecholaminwerte unmittelbar nach Anlage des peripheren Zuganges wurde aus methodischen Gründen verzichtet

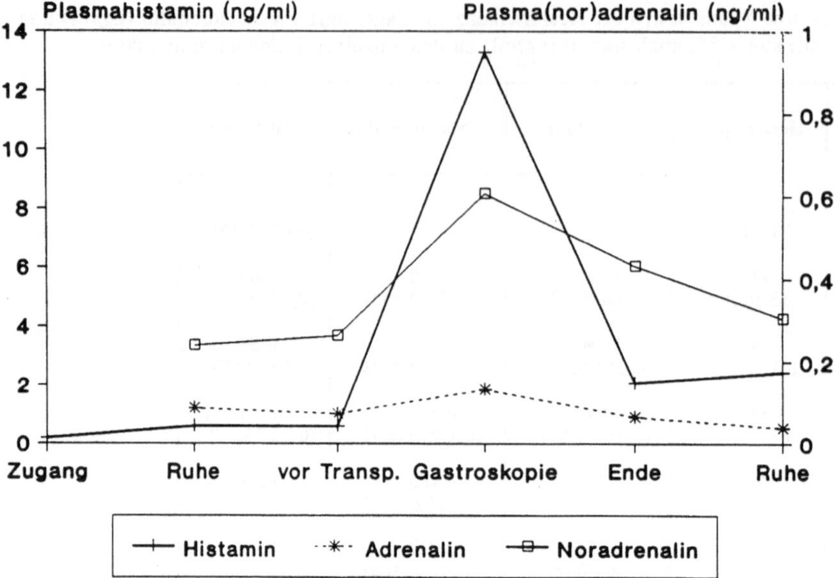


**Abb. 2.** Plasmaadrenalin und Noradrenalin (*rechte Skala*) sowie Plasmahistamin (*linke Skala*) bei Patient Nr. 4 vor, während und nach Endoskopie: Deutliche Katecholamin-Streßreaktion vergesellschaftet mit einer extremen Plasmahistaminfreisetzung bis in einen Bereich, der sonst nur bei anaphylaktischen Reaktionen erreicht wird

## Diskussion

Die in dieser Studie erhobenen Befunde und die erstaunliche Parallelität zwischen meßbarer Angst, Herzfrequenzanstieg, Plasmakatecholaminanstieg und der gemessenen Freisetzung von Plasmahistamin begründen den Schluß, daß für Histaminfreisetzung neben den beiden bereits beschriebenen Freisetzungswegen ein weiterer generell wirksamer Mechanismus besteht.

Dies ist von erheblicher Bedeutung für die Bewertung pathophysiologischer Untersuchungsergebnisse, z.B. von Magensekretions- und Ösophagusfunktionsprüfungen mit Endoskopie. Darüber hinaus beeinflußt dies die Bewertung und Zuordnung der peri- und intraoperativ gefundenen Plasmahistaminspiegel-Erhöhungen. Diese werden in Zukunft den Faktor Streß hinsichtlich der genauen Entnahmeumstände für den Patienten bzw. intraoperativ hinsichtlich der Narkosetiefe und -kontinuität berücksichtigen müssen.

Über den reinen Modellcharakter der Endoskopie hinaus ist hier bei solch extremen Werten wie 13 mg/ml Plasmahistamin, deren Schädigungspotenz für den Patienten unbestritten ist [4], eine kritische Überprüfung angezeigt, ob eine Prämedikation mit $H_1/H_2$-Receptorblockern durchgeführt werden sollte. Der Nutzen einer solchen Prämedikation, insbesondere für Risikogruppen, wie Patienten mit coronarer Insuffizienz oder erniedrigter kardialer Arrhythmieschwelle, bei denen weitaus niedrigere Plasmahistaminspiegel schon deutlich negative Effekte zeigen können, muß aber in einer kontrollierten randomisierten Studie überprüft werden.

## Zusammenfassung

Nachdem die direkte Histaminfreisetzung auf spezifische Medikamente und Gewebstraumata peri- und intraoperativ als gesichert gelten kann, wurde in einer prospektiven Beobachtungsstudie an 12 Patienten mit der Gastroskopie als Streßmodell nachgewiesen, daß ein dritter Freisetzungsweg für dieses Hormon besteht, die direkte Freisetzung durch "Streß". Dies ist von erheblicher Bedeutung für die Bewertung von perioperativen Histaminfreisetzungsreaktionen und legt die prospektive Überprüfung einer $H_1/H_2$-Receptorblocker Prämedikation schon für die Endoskopie nahe.

## Summary

After two different histamine release pathways – release directly triggered by certain drugs or by intraoperative measures – had been already confirmed earlier, a third pathway could now de demonstrated using upper GI endoscopy as a model for a stressing situation: the direct hormone response to stress. This is of considerable importance for evaluating peri- and intraoperative histamine release reactions and suggests further investigation in the field of $H_1/H_2$-receptor blockade prophylaxis.

## Literatur

1. Duda D, Lorenz W, Menke H, Rugeles S, Stinner B, Weber D, Kapp B, Junginger Th, Dick W (1992) Histamine release during induction of anaesthesia and preparation for operation in patients undergoing general surgery: Incidence and clinical severe cases. Agents Actions (in press)
2. Kagedal B, Goldstein DS (1988) Catecholamins and their metabolits. J Chromatography 429:177–233
3. Lanius M, Zimmermann B, Hegewald H, Hohn M, Fischer M, Rohde H (1990) Reduziert ein Informationsheft über die Magen- bzw. Dickdarmspiegelung die Angst vor diesen Untersuchungen? Ergebnisse einer randomisierten Studie mit 379 Patienten. Z Gastroenterol 28:651–655
4. Lorenz W, Dietz W, Ennis M, Stinner B, Doenicke A (1991) Histamine in anaesthesia and surgery: Causality analysis. In: Uvnäs B (ed) Handbook of experimental pharmacology, vol. 97. Springer, Berlin Heidelberg New York Tokyo, pp 385–439
5. Sattler J, Lorenz W, Schröder D, Klingler A, Klag J, Glaser K, Dennhardt R (1992) Histamine release in the course of elective conventional cholecystectomy in aged patients: problems in defining release in relation to specific intraoperative events. Agents Actions (in press)

Unterstützt durch die Deutsche Forschungsgemeinschaft Lo 199/16-2.
Frau Ute Beck (Physiologische Chemie) und Frau Bruni Kapp (Theoretische Chirurgie) danken wir für die technische Unterstützung bei der Bestimmung der biogenen Amine.

Dr. B. Stinner, Klinik für Allgemeinchirurgie, Philipps-Universität, Baldingerstraße, W-3550 Marburg/Lahn, Bundesrepublik Deutschland

# Einfluß von Cytokinen auf die hypoxisch induzierte Erythropoietinbildung in vitro

## Effects of Cytokines on Hypoxia Induced Erythropoietin Production In Vitro


M. Wolff[1], J. Fandrey[2], Th. Riemenschneider[1] und W. Jelkmann[2]

[1] Chirurgische Klinik der Rheinischen Friedrich-Wilhelms-Universität Bonn
(Direktor: Prof. Dr. A. Hirner)
[2] Physiologisches Institut 1 der Rheinischen Friedrich-Wilhelms-Universität Bonn
(Direktor: Prof. Dr.Dr. J. Grote)


Das Glykoprotein Erythropoietin (EPO) stimuliert spezifisch die Proliferation und Reifung erythrocytärer Vorläuferzellen im Knochenmark und ist essentiell für die Erhaltung einer normalen Erythrocytenzahl. Hypoxische und hypobare Hypoxie oder Anämie können in den Nieren die Bildung des Hormones steigern. Nach akutem Blutverlust steigt innerhalb weniger Stunden der EPO Serumspiegel an. Bei chronischer nicht renaler Anämie besteht eine inverse Beziehung zwischen Hämoglobinkonzentration und EPO Spiegel im Blut [1]. Nach schwerem operativen oder akzidentiellen Trauma, bei Verbrennungen und Sepsis kann es jedoch zu einer inadäquaten Neubildungsrate roter Blutzellen kommen. Ähnliche hyporegenerative Anämien werden auch bei akuter und chronischer Niereninsuffizienz, bei entzündlichen und malignen Erkrankungen oder bei Transplantatabstoßungen beobachtet. Bei solchen Anämieformen wurden relativ für den Grad der Anämie zu niedrige EPO Konzentrationen im Serum gemessen [2]. Andererseits haben diese Erkrankungen mit Trauma, Verbrennung und Sepsis gemeinsam die Aktivierung von Makrophagen und T-Zellen mit einer gesteigerten Produktion von Cytokinen [3]. Tatsächlich konnte für Tumor Necrosis Factor $\alpha$ und Interleukin 1 ein antiproliferativer Effekt auf erythrocytäre Vorstufen gezeigt werden. Dies erklärt jedoch nicht die inadäquat niedrigen EPO Spiegel. In dieser Studie wurde untersucht, welchen Einfluß inflammatorische Cytokine in vitro auf die hypoxisch induzierte EPO Bildung haben. Die Untersuchungen wurden an menschlichen Hepatom-Zellkulturen durchgeführt, für die eine Abhängigkeit der EPO Produktion vom perizellulären $pO_2$ nachgewiesen wurde.

## Methoden

### Zellkulturen

Die Versuche zur $O_2$-Abhängigkeit der EPO Bildung wurden mit den menschlichen Hepatomzellinien HepG2 und Hep3B (ATCC No. HB 8065 und HB 8064) durchgeführt. Die Zellen wurden in RPMI 1640 (Flow. Lab., Meckenheim, BRD) mit 10% fetalem Kälberserum (Gibco, Eggenstein, BRD) bei 37°C und wasserdampfgesättigter Raumluft mit 5% $CO_2$ zu konfluenten Monolayern $(0,5 \times 10^6$ Zellen/cm$^2)$ kultiviert. 24 h vor Beginn der Versu-


Chirurgisches Forum 1992
f. experim. u. klinische Forschung
Gall/Beger/Ungeheuer (Hrsg.)
© Springer-Verlag Berlin Heidelberg 1992

che wurde das Medium erneuert. Die Experimente wurden mit der Zugabe von frischem Medium (Überstandshöhe 0,53 cm) gestartet. Nach Beendigung der Inkubation wurden die Kulturüberstände bei $-20°C$ eingefroren. Das celluläre Protein wurde nach Waschen und Lyse der Zellen mit SDS-NaOH (5 g/l Natrium Dodecyl Sulfat in 0,1 N NaOH) nach der Micro-Lowry-Methode (Sigma, Taufkirchen, BRD) bestimmt. Eine Zellschädigung durch die verwendeten Cytokine wurde mit der Tetrazoliumsalz Farbstoffmethode und durch Bestimmung der Lactatdehydrogenaseaktivität (LDH) in den Überständen geprüft (Sigma).

## Sauerstoffabhängigkeit der EPO Bildung

Konfluente Kulturen in Schalen mit gasdurchlässigem FEP-Teflonboden (Petriperm; Bachofer, Reutlingen, BRD) wurden Sauerstoffgehalten zwischen 0 und 21% ausgesetzt. Hierfür wurden je vier Schalen in einer Kammer bei 37°C und Wasserdampfsättigung inkubiert, die für 24 h mit dem entsprechenden $O_2/N_2$ Gemisch und 5% $CO_2$ durchströmt wurde. Die Gaspartialdrucke wurden am Ein- und Ausgang der Kammer bestimmt (Radiometer ABL 3; Kopenhagen, Dänemark). Für die kontinuierliche Messung des pericellulären $pO_2$ wurden polarographische Solid State Sonden (Neocath; Biomedical Sensors, High Wycombe Bucks, England) verwendet, deren Spitze über Bohrlöcher in den Schalendeckeln auf Zellebene positioniert wurde. Die Kalibration, Messung und Darstellung der Daten erfolgte mit einem Mikrocomputer (LICOX $pO_2$; GMS, Kiel-Mielkendorf, BRD). In gleicher Weise wurde der $pO_2$ auf Zellebene in 24-well Polystyrenschalen (Falcon; Becton Dickinson, Heidelberg, BRD) gemessen, die normaler Brutschrankatmosphäre ausgesetzt wurden. Die EPO Konzentrationen in den Überständen wurden mit einem empfindlichen ELISA (Medac; Hamburg, BRD) bestimmt.

## Cytokine

Folgende menschliche rekombinante Cytokine wurden dem Medium zugesetzt: Interleukin 1 (Il-1)$\alpha$, Il-1$\beta$, Il-6, Tumor Necrosis Factor $\alpha$ (TNF-$\alpha$), Interferon $\gamma$ (IFN-$\gamma$) von Boehringer, Mannheim, BRD, sowie Transforming Growth Factor $\beta2$ (TGF-$\beta2$) von Ciba-Geigy, Basel, Schweiz. Die Versuche erfolgten an konfluenten HepG2 Zellen in 24-well Polystyrenschalen unter Hypoxie aufgrund diffusionslimitierter $O_2$-Zufuhr. Der EPO Gehalt in den Kulturüberständen wurde in einem Radioimmunoassay bestimmt wie in [2] beschrieben. Zusätzlich wurde die Produktion von $\alpha$-Fetoprotein ($\alpha$-FP) bestimmt (Pharmacia, Uppsala, Schweden). Alle Experimente erfolgten in mindestens vier parallelen Kulturen. Die Ergebnisse sind als Mittelwert $\pm$ Standardabweichung angegeben. Unterschiede zwischen den Mittelwerten der behandelten und der Kontrollkulturen wurden im Dunnett Test bestimmt. Bei $p < 0,05$ wurde Signifikanz angenommen.

## Ergebnisse

### Sauerstoffabhängigkeit der EPO Bildung

Abbildung 1 zeigt, daß die EPO Produktion der HepG2 und Hep3B Zellen mit sinkendem $pO_2$ im Inkubationsgas zunahm. Die Steigerung der EPO Bildung durch Hypoxie war

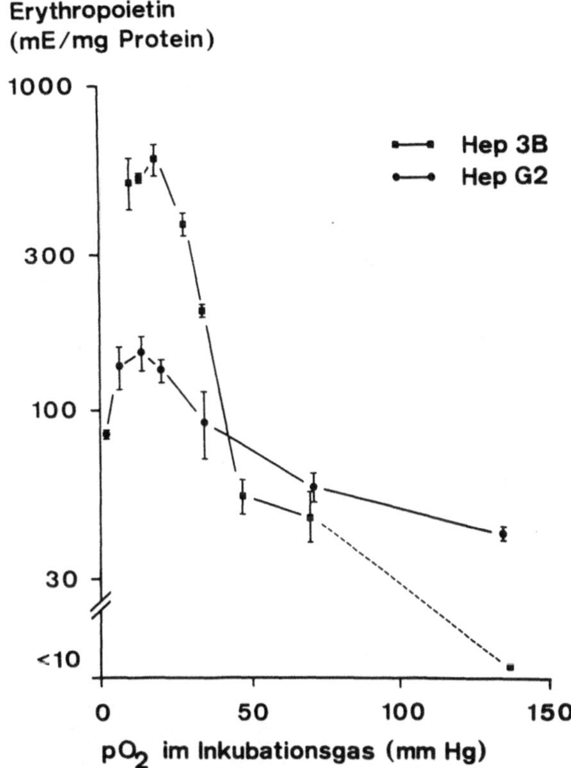



**Abb. 1.** $PO_2$-Abhängigkeit der Bildung von immunreaktivem Erythropoietin über 24 h in konfluenten Kulturen von HepG2 und Hep3B Zellen. Die Zellen wuchsen in Schalen mit gasdurchlässigem FEP-Teflonboden und wurden kontinuierlich mit dem entsprechenden $O_2/N_2$ Gemisch und 5% $CO_2$ begast. Mittelwerte ± SD (4–6 parallele Subkulturen)

bei Hep3B Zellen ausgeprägter als bei HepG2 Zellen. Das Maximum lag bei einem $pO_2$ zwischen 10 und 20 mm Hg im Inkubationsgas. Dies entsprach einem gemessenen pericellulären $pO_2$ von 2 bis 12 mm Hg. Für die Schalen mit gasdurchlässigem Boden bestand eine gute Korrelation zwischen dem eingestellten $pO_2$ in der Gasphase und dem gemessenen $pO_2$ auf Zellebene. In den relativ gasundurchlässigen Polystyrenschalen hingegen fiel unter Begasung mit Raumluft und 5% $CO_2$ der pericelluläre $pO_2$ in konfluenten HepG2 und Hep3B Kulturen etwa 1 h nach Zugabe frischen Mediums auf Werte < 10 mm Hg ab. Unter dieser Hypoxie aufgrund diffusionslimitierter $O_2$-Zufuhr wurden von konfluenten HepG2 Kulturen kontinuierlich 10–20 E immunreaktives EPO pro g Zellprotein und h gebildet, so daß im Mittel die EPO Bildungsrate über 24 h etwa 300 E/g Zellprotein betrug.

## Cytokine

Die durch Hypoxie induzierte EPO Bildung konnte durch Zugabe von Il-1 dosisabhängig signifikant gehemmt werden (Abb. 2). Il-2$\beta$ war diesbezüglich wirksamer als Il-1$\alpha$ (halbmaximale Hemmung bei 2 bzw. 5 E/ml). Ein ähnlicher Effekt ließ sich durch TNF-$\alpha$

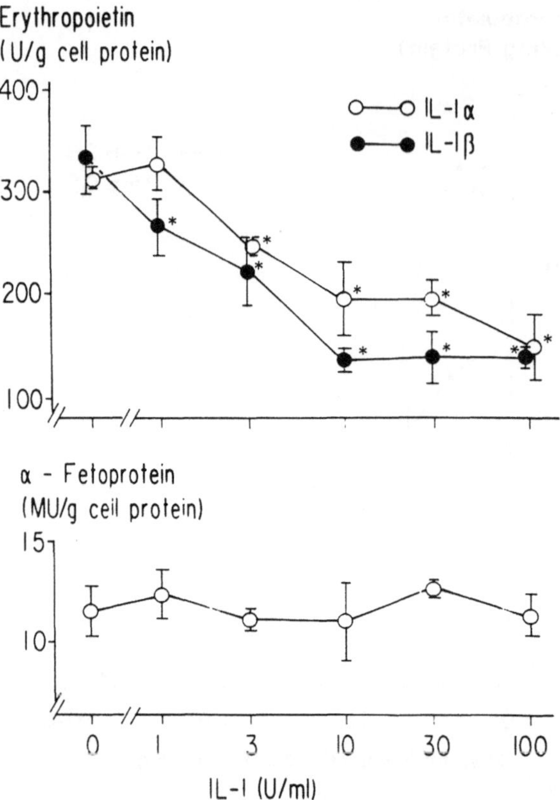



**Abb. 2.** Einfluß von Il-1α und Il-1β auf die Bildung von Erythropoietin und α-Fetoprotein über 24 h in konfluenten HepG2 Kulturen. Pericelluläre Hypoxie durch limitierte Diffusion in Polystyrol-schalen. Mittelwerte ± SD (4 parallele Subkulturen). * Signifikanter Unterschied zu unbehandelten Kontrollen. Aus [2]

erzielen (Abb. 3). Die Produktion von α-FP blieb durch diese Cytokine unbeeinflußt, so daß die Ergebnisse nicht auf eine allgemeine Hemmung der Proteinsynthese zurückzuführen sind. In parallelen Kulturen ließ sich kein cytotoxischer Effekt durch Zugabe von 1000 E/ml Il-1β oder TNF-α nachweisen. Die LDH Aktivität im Kulturüberstand betrug 68 ± 17 IE/ml bei Il-1β, 96 ± 21 IE/ml bei TNF-α, 79 ± 12 IE/ml in unbehandelten Kontrollen und 1942 ± 278 IE/ml in sonifizierten Kulturen (n = 5). Durch Il-6, IFN-γ und TGF-β2 wurde die EPO Produktion nicht beeinflußt.

## Diskussion

Die Ergebnisse zeigen, daß die menschlichen Hepatomzellinien HepG2 und Hep3B ein brauchbares in vitro Modell für die $O_2$-abhängige EPO Bildung sind. Die EPO Produktion unter konventionellen Kulturbedingungen, d.h. in Polystyrolschalen unter Luft mit 5% $CO_2$, ist nicht konstitutionell, sondern, wie die $pO_2$-Messungen auf Zellebene zeigen, durch ausgeprägte Hypoxie induziert. Dies läßt sich erklären durch ein Mißverhältnis

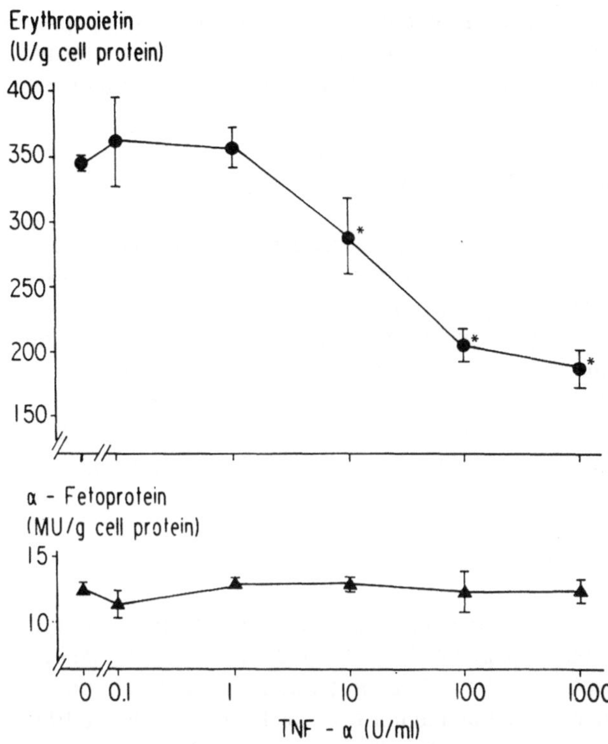



**Abb. 3.** Einfluß von TNF-$\alpha$ auf die Bildung von Erythropoietin und $\alpha$-Fetoprotein über 24 h in konfluenten HepG2 Kulturen. Pericelluläre Hypoxie durch limitierte Diffusion in Polystyrolschalen. Mittelwerte ± SD (4 parallele Subkulturen). * Signifikanter Unterschied zu unbehandelten Kontrollen. Aus [2]

zwischen $O_2$-Verbrauch der Zellen (für HepG2 $1{,}7 \times 10^{-4}$ ml $O_2$/min $\times$ mg Protein, eigene Messung) und eingeschränktem $O_2$-Angebot aufgrund der Diffusionseigenschaften des Kultursystems [4]. Dieses Phänomen muß bei allen Untersuchungen $O_2$-abhängiger Vorgänge in Zellkulturen mit hohem $O_2$-Verbrauch berücksichtigt werden. Ein definierter $pO_2$ auf Zellebene kann unter Verwendung von Schalen mit gasdurchlässigem Boden eingestellt werden. Die hypoxisch induzierte EPO Bildung ließ sich in vitro durch TNF-$\alpha$ und Il-1 spezifisch hemmen. Erhöhte Serumspiegel dieser Monokine, die zu den wichtigsten Mediatoren der Akut-Phase-Reaktion gehören, wurden nach schwerem Trauma, bei Verbrennungen und Sepsis gemessen [3]. Die vorliegenden Befunde deuten auf einen pathogenetischen Zusammenhang zwischen erhöhten TNF-$\alpha$ und Il-1 Konzentrationen und einem relativen EPO Mangel im Serum Schwerkranker mit Anämie. Gleichzeitig bieten sie ein Modell zur Erklärung der unzureichenden Erythropoese bei entzündlichen und malignen Erkrankungen, bei Niereninsuffizienz und Transplantatabstoßung. Von klinischer Bedeutung ist, daß ein relativer oder absoluter EPO Mangel die Voraussetzung für eine erfolgreiche und ökonomisch vertretbare Therapie mit rekombinantem humanen (rHu) EPO ist. rHuEPO zur Steigerung der Erythropoese und Vermeidung von Risiken durch homologe Transfusionen ist bisher v.a. bei chronischer Niereninsuffizienz, aber auch bei rheumatoider Arthritis, Tumoranämie und nach Chemotherapie erfolgreich eingesetzt worden. Der Stellenwert einer perioperativen Therapie mit rHuEPO [5] oder zur Beschleunigung der präoperativen autologen Blutspende bedarf weiterer Klärung.

## Zusammenfassung

Es wurde der Einfluß menschlicher rekombinanter Cytokine auf die Bildung von Erythropoietin (EPO) in einer menschlichen Hepatom-Zellkultur (HepG2) untersucht. Zunächst wurde gezeigt, daß die Produktion von immunreaktivem EPO in HepG2 und Hep3B Kulturen $O_2$-abhängig ist. Durch Zugabe von Interleukin 1 und Tumor Necrosis Factor $\alpha$ konnte die hypoxisch induzierte EPO Bildung dosisabhängig gehemmt werden. Diese in vitro Befunde deuten auf eine kausale Verknüpfung zwischen erhöhten Serumspiegeln dieser Monokine und dem relativen EPO Mangel bei der Anämie Schwerkranker mit Trauma und Sepsis oder bei Tumoren und Entzündungen.

## Summary

The effects of human recombinant cytokines on erythropoietin (EPO) formation by the human hepatom cell line HepG2 were studied. The production of immunoreactive EPO by HepG2 and Hep3B cultures was shown to be controlled by the pericellular oxygen tension. Interleukin-1 and tumor necrosis factor $\alpha$ inhibited EPO formation induced by hypoxia in a dose-dependent way. These in vitro findings suggest a causal link between monokines and EPO deficiency leading to anemia in severely ill patients with trauma, sepsis, malignancy, and inflammatory disease.

## Literatur

1. Jelkmann W (1986) Renal erythropoietin: properties and production. Rev Physiol Pharmacol 104:139–215
2. Jelkmann W, Wolff M, Fandrey J (1990) Modulation of the production of erythropoietin by cytokines: in vitro studies and their clinical implications. Contr Nephrol 87:68–77
3. Faist E, Ninnemann J, Green D (eds) (1989) Immune consequences of trauma, shock, and sepsis. Mechanisms and therapeutical approaches. Springer, Berlin Heidelberg New York Tokyo
4. McLimans WF, Blumenson LE, Tunnah KV (1968) Kinetics of gas diffusion in mammalian cell culture systems. II. Theory. Biotech Bioeng 10:741–763
5. Levine EA, Gould SA, Rosen AL et al. (1989) Perioperative recombinant human erythropoietin. Surgery 106:432–43

Dr. M. Wolff, Chirurgische Klinik der Universität Bonn, Sigmund-Freud-Straße 25, W-5300 Bonn 1, Bundesrepublik Deutschland

# Leberfunktionsdiagnostik bei polytraumatisierten Patienten mittels MEGX-Test

## Assessment of Liver Function in Multiple-Trauma Patients Using the MEGX Test


U. Lehmann[1], M. Oellerich[2], D. Pape[1], J.A. Sturm[1] und G. Regel[1]

[1]Unfallchirurgische Abteilung der Medizinischen Hochschule Hannover
[2]Abteilung Klinische Chemie der Georg August Universität Göttingen


## Zielsetzung

Die Haupttodesursache nach einem multiplen Trauma stellt das Multiorganversagen (MOV) dar. Um dieses Krankheitsbild quantifizieren zu können, wurden zahlreiche Bewertungssysteme der Organschädigung entwickelt. Vor allem die Beschreibung des Leberversagens bereitet Schwierigkeiten. Zur Definition werden eine Reihe unterschiedlicher klinisch-chemischer Parameter aufgeführt, von denen meist das Bilirubin im Serum als der empfindlichste Indikator für eine Verlaufsbeobachtung der Leberfunktion genannt wird. Andere biochemische Meßgrößen sind eher kritisch zu bewerten. So wird z.B. die von Goris [1] angeführte Aspartat-aminotransferase (AST) durch den traumatischen Muskelschaden beeinflußt.

Der MEGX-Test [2, 3], der bereits in der Transplantationschirurgie als Leberfunktionstest angewendet wird, soll daher auf seinen prognostischen und diagnostischen Wert hin untersucht werden.

## Methodik

Die Verletzungsschwere polytraumatisierter Patienten wurde durch den Hannoverschen Poly Trauma Score (PTS) und den Injury Severity Score (ISS) bestimmt.

Die Einteilung der Patienten in eine Gruppe mit bzw. ohne MOV erfolgte anhand des Multiple Organ Failure Scores von Goris [1], der entsprechend modifiziert wurde [5].

Es wurden folgende Parameter bestimmt: das Bilirubin im Serum, die AST, die Alanin-aminotransferase (ALT), die Glutamat-dehydrogenase (GLDH), die Cholinesterase (CHE), die $\gamma$-Glutamyl-transferase ($\gamma$-GT), die Alkalische Phosphatase (AP) und der Gerinnungsfaktor V (FV).

Der MEGX-Test erfolgt, indem Lidocain in einer Dosierung von 1 mg/kg Körpergewicht i.v. appliziert wird. In der Leber wird über eine Cytochrom-P-450-vermittelte Reaktion Monoethylglycinxylidid (MEGX) gebildet. Der Metabolit wird mittels Fluorescenz-Polarisations-Immunoassay im Serum 15 min nach Verabreichung der Lidocain Testdosis bestimmt. Der Medianwert beträgt bei Gesunden 72 $\mu$g/l. Der Metabolit wurde am 1. Tag


Chirurgisches Forum 1992
f. experim. u. klinische Forschung
Gall/Beger/Ungeheuer (Hrsg.)
© Springer-Verlag Berlin Heidelberg 1992

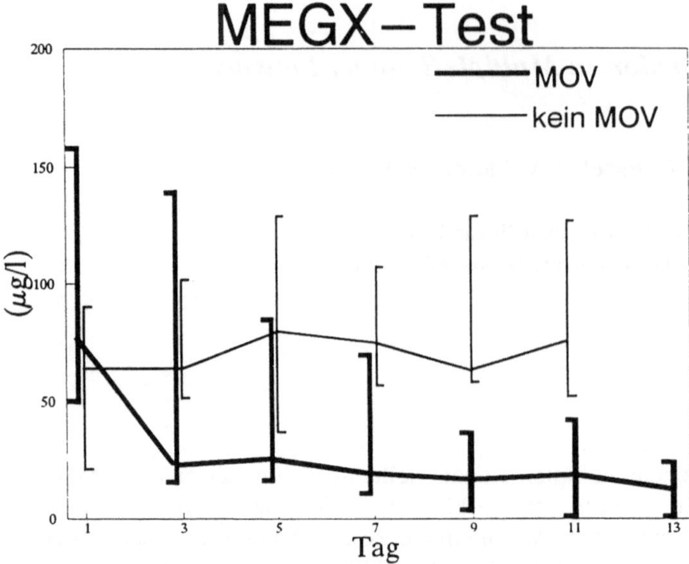



**Abb. 1.** Monoethylglycinxylidid Konzentration im Serum von 1.–13. Tag nach Trauma in den Gruppen mit und ohne MOV (Medianwert mit Spannweite)

nach der Aufnahme des Patienten sowie jeden weiteren 2. Tag danach bis zur Beendigung der intensivmedizinischen Behandlung gemessen.

Für die statistische Auswertung wurde der U-Test von Mann-Whitney angewendet, als signifikant wurde ein $p < 0,05$ angenommen.

## Ergebnisse

Von 15 Patienten entwickelten 7 Patienten ein MOV, 8 Patienten kein MOV. Die Verletzungsschwere war in beiden Gruppen gleich (PTS: $48 \pm 13$ bzw. $45 \pm 7$ Punkte; ISS: $32 \pm 9$ bzw. $28 \pm 6$ Punkte). Es waren jedoch nur in der Gruppe mit MOV 4 Patienten intraabdominell durch Leber- und/oder Milzruptur verletzt.

Die MEGX-Testergebnisse liegen bei beiden Gruppen am ersten Tag in einem Bereich von gesunden Probanden [4], vom dritten Tag an jedoch (Abb. 1) ist die MEGX-Bildung nur in der MOV-Gruppe signifikant eingeschränkt.

In der Gruppe mit MOV verstarben 5 von 7 Patienten zwischen dem 12. und dem 35. Tag an den Folgen des Multiorganversagens, in der Gruppe ohne MOV überlebten alle Patienten. Die MEGX-Testwerte der beiden überlebenden Patienten mit MOV normalisierten sich noch während der intensivmedizinischen Behandlung (28. und 39. Tag). Die Patienten ohne Multiorganversagen hatten zu jedem Meßzeitpunkt normale MEGX-Testwerte mit Ausnahme von 2 Einzelmeßwerten, die niedriger ausfielen.

Die Medianwerte der einzelnen Meßgrößen sind in Tabelle 1 aufgeführt.

**Tabelle 1.** Vergleich der Medianwerte der einzelnen klinisch-chemischen Meßgrößen zwischen den Gruppen mit (+) und ohne MOV (−) an den Tagen 1, 3, 5, 7, 9 und 11

|  | Tag 1 | | Tag 3 | | Tag 5 | | Tag 7 | | Tag 9 | | Tag 11 | |
|---|---|---|---|---|---|---|---|---|---|---|---|---|
| MOV / kein MOV | + | − | + | − | + | − | + | − | + | − | + | − |
| Bilirubin (μmol/l) | 14 | 22 | 27 | 13 | 32 | 15 | 48 | 14 | 91 | 34 | 165 | 28 |
| γ−GT (U/l) | 22 | 9 | 17 | 14 | 20 | 23 | 22 | 37 | 38 | 24 | 21 | 17 |
| AP (U/l) | 30 | 55 | 77 | 86 | 112 | 104 | 110 | 177 | 149 | 196 | 183 | 199 |
| GLDH (U/l) | 10 | 20 | 15 | 3 | 12 | 3 | 6 | 3 | 7 | 4 | 7 | 3 |
| AST (U/l) | 87 | 58 | 50 | 44 | 20 | 31 | 23 | 19 | 24 | 31 | 24 | 29 |
| ALT (U/l) | 115 | 31 | 53 | 21 | 25 | 19 | 19 | 14 | 25 | 25 | 28 | 33 |
| CHE (U/l) | 3050 | 2980 | 2330 | 2160 | 2240 | 2010 | 1750 | 1610 | 1580 | 1660 | 1440 | 1620 |
| Faktor V (%) | 64 | 66 | 93 | 100 | 75 | 100 | 59 | 100 | 90 | 100 | 84 | 100 |

## Diskussion

Das Bilirubin weist in der Gruppe mit MOV vom 3. Tag an signifikant erhöhte Werte als Zeichen einer eingeschränkten exkretorischen Funktion auf. Eine denkbare Beeinflussung dieses Wertes durch Hämolyse oder Hämatomresorption könnte durch getrennte Messung von konjugiertem und unkonjugiertem Bilirubin erfaßt werden. Eine Cholestase scheidet aus, da ein Anstieg der γ-GT ausbleibt. Die Erhöhung der AP kann in dieser Hinsicht ebenfalls nicht diskutiert werden, sondern ist auf Knochenreparationsvorgänge zurückzuführen. Als Ausdruck einer direkten Leberzellschädigung unterscheidet sich nur die GLDH am 4. und 5. Tag signifikant voneinander. Die CHE zeigt in beiden Gruppen einen deutlichen Abfall, der jedoch nicht signifikant verschieden ausfällt. Die Höhe des FV weist am 5., 7. und 10. Tag signifikante Unterschiede auf. Diese Meßgröße eignet sich prinzipiell wegen einer kurzen Halbwertszeit von 5–6 h gut, wurde aber in unserer Studie durch Substitution (in der MOV-Gruppe durchschnittlich höher gelegen) beeinflußt.

## Schlußfolgerung

Der MEGX-Test scheint als Meßgröße einer eingeschränkten metabolischen Leberfunktion zur Beurteilung einer Leberschädigung nach Polytrauma im Rahmen eines Multiorganversagens gut geeignet zu sein. Zusätzlich eignen sich als biochemische Parameter das Bilirubin und die GLDH.

## Zusammenfassung

Polytraumatisierte Patienten wurden mit Hilfe des modifizierten Multiple Organ Failure Scores von Goris in eine Gruppe mit (Multiorganversagen) MOV (n = 7) und ohne MOV (n = 8) unterteilt.

Der MEGX-Test, der die metabolische Funktion der Leber nach Verabreichung einer Lidocain-Testdosis durch Monoethylglycinxylidid-Bildung im Serum überprüft, wurde seriell von 1.−13. Tag nach Trauma gemessen und mit anderen klinisch-chemischen Meßgrößen verglichen.

Der MEGX-Test zeigte bereits ab dem 3. Tag signifikante Unterschiede zwischen den beiden Gruppen. In der Gruppe mit MOV verstarben 5 Patienten. In der Gruppe ohne MOV überlebten alle Patienten. Diese hatten normale MEGX-Testwerte mit Ausnahme von 2 Einzelmeßwerten.

Der MEGX-Test kann bei schwerverletzten, durch ein Multiorganversagen gefährdeten Patienten, frühzeitig auf eine eingeschränkte Funktion der Leber hinweisen.

## Summary

Multiply traumatized patients were defined as one group with multiple organ failure (MOF) and one group without MOF by using Goris's multiple organ failure score.

The MEGX test is useful for the assessment of liver function. This test is based on the formation of the lidocaine metabolite monoethylglycinexylidide (MEGX). Serial determinations of the MEGX test were performed between the first and the 13th day after trauma and were compared with other liver function tests.

The MEGX test already showed significant differences between the two groups on the third day. In the group with MOF, 5 patients died. In the group without MOF, all patients survived; in these patients the MEGX test results were in the range of normal subjects except for two single results.

The MEGX test appears to be useful in assessing early liver dysfunction in severely injured patients who are at risk to develop MOF.

## Literatur

1. Goris RJA, Boekhorst TPA, Nuytinck JKS, Gimbrere JSF (1985) Multiple organ failure: generalized autodestructive inflammation? Arch Surg 120:1109–1115
2. Oellerich M, Raude E, Burdelski M, Schulz M, Schmidt FW, Ringe B, Lamesch P, Pichlmayr R, Raith H, Scheruhn M, Wrenger M, Wittekind C (1987) Monoethylglycinexylidide formation kinetics: a novel approach to assessment of liver function. J Clin Chem Clin Biochem 25:845–853
3. Oellerich M, Burdelski M, Ringe B, Lamesch R, Gubernatis G, Bunzendahl H, Pichlmayr R, Herrmann H (1989) Lidocaine metabolite formation as a measure of pre-transplant liver function. Lancet 1:640–642
4. Oellerich M, Burdelski M, Lautz HU, Schulz M, Schmidt FW, Herrmann H (1990) Lidocaine metabolite formation as a measure of liver function in patients with cirrhosis. Therapeutic Drug Monitoring 12:219–226
5. Regel G, Sturm JA, Pape HC, Gratz KF, Tscherne H (1991) Das Multiorganversagen (MOV). Ausdruck eines generalisierten Zellschadens aller Organe. Unfallchirurg 94:487–497

Dr. U. Lehmann, Unfallchirurgische Klinik, Medizinische Hochschule Hannover, Konstanty Gutschow-Straße 8, W-3000 Hannover 61, Bundesrepublik Deutschland

# Stellenwert der Serum-Phospholipase A2 bei chirurgischen Intensivpatienten. Eine prospektive multizentrische Studie

## Role of Serum Phospholipase A2 in Surgical Intensive Care Patients: A Prospective Multicenter Study


W. Uhl[1], M. Büchler[1], G. Hoffmann[2], M. Vogeser[1], H.G. Beger[1]
und die PLA2-Multizenterstudiengruppe

[1]Abteilung für Allgemeine Chirurgie, Universität Ulm
[2]Institut für Klinische Chemie, Krankenhaus München-Bogenhausen


Die Letalität von chirurgischen Intensivpatienten wird heute im wesentlichen bestimmt durch das Auftreten des sogenannten MOF-Syndromes und dessen Schweregrades, welches als ein generalisierter autoaggressiver Entzündungsprozeß charakterisiert werden kann [1]. Eine möglichst frühzeitige und korrekte Vorhersage des Schweregrades dieses MOF-Syndromes kann nicht nur die Letalität senken, sondern auch Therapiekosten einsparen helfen.

Mit der Entwicklung von sensitiven Meßmethoden für die Serum-Phospholipase A2-Aktivität und dem Nachweis erhöhter Aktivitäten bei verschiedensten nicht-pankreatischen lebensbedrohlichen Erkrankungen, wie dem septischen Schock [2], ARDS [2], Polytrauma [3] und diffuser Peritonitis [4] hat eine neue, interessante Ära für die Phospholipase A2 (PLA2) begonnen.

Ziel der vorliegenden multizentrischen Studie war die prospektive Evaluierung des Stellenwertes der Serum-PLA2-Aktivität im Vergleich zu den beiden bekannten Entzündungsparametern, C-reaktives Protein und PMN-Elastase. Daneben sollte untersucht werden, ob mit diesen einzelnen Entzündungsparametern in der operativen Intensivmedizin bereits in einer frühen Behandlungsphase das Patientenrisiko für das Auftreten eines letalen MOF-Syndroms eingeschätzt werden kann.

## Patienten

Zwischen 9/89 und 1/91 wurde eine Gesamtzahl von 233 Patienten von 7 chirurgischen und anästhesiologischen Universitätskliniken im süddeutschen Raum rekrutiert (neben der Universitätsklinik Ulm waren folgende 6 Zentren beteiligt: M. Hanisch – Abteilung für Allgemeine Chirurgie, Universität Frankfurt; Schild – Abteilung für Anästhesie, Universität Erlangen; Ch. Waydhas – Chirurgische Klinik München Innenstadt; E. Entholzner – Institut für Anästhesiologie, Technische Universität München; K. Müller – Chirurgische Universitätsklinik Tübingen und W. Kellermann – Abteilung für Anästhesie, Klinikum Großhadern München).

Analysiert wurden 4 verschiedene chirurgische Intensivpatientengruppen:


Chirurgisches Forum 1992
f. experim. u. klinische Forschung
Gall/Beger/Ungeheuer (Hrsg.)
© Springer-Verlag Berlin Heidelberg 1992

442

*Gruppe I: Polytrauma* (n = 73); 57 männl., 16 weibl., medianes Alter 33 Jahre, Range 18–88 Jahre). Der mediane Injury Severity Score betrug 34 Punkte (Range 18–75). Als Einschlußkriterien galten relevante Verletzungen von mindestens einer Körperhöhle mit zusätzlicher Extremitätenfraktur bzw. von einer Körperhöhle plus Schädel-Hirn-Trauma bzw. von mindestens drei Extremitätenfrakturen alleine.

*Gruppe II: Peritonitis* (n = 46; 27 männl., 19 weibl., medianes Alter 66 Jahre, Range 18–96 Jahre). Der Mannheim-Peritonitis-Index lag im Median bei 21 Punkten (Range 10–39). Eingeschlossen wurden Patienten nach intraoperativer Sicherung einer diffusen Peritonitis. Ausgeschlossen wurde eine lokale Peritonitis bei perforierter Appendizitis.

*Gruppe III: Sepsis* (n = 52; 32 männl., 20 weibl., medianes Alter 56 Jahre, Range 22–83 Jahre). Der nach Grundmann modifizierte Sepsis Severity Score wurde im Median mit 17 Punkten berechnet (Range 9–28). Eingeschlossen wurden Patienten bei Erfüllung von 4 der folgenden 5 Kriterien: 1. Leukocytose $\geq$ 12 G/l oder Leukopenie $\leq$ 4 G/l; 2. Thrombocyten $\leq$ 100 G/l oder Thrombocytenabfall um 30% innerhalb 24 h; 3. rectale Temperatur $\geq$ 38,5°C; 4. positive Blutkultur oder bekannter Sepsisherd und 5. metabolische Acidose (BE $\geq$ −4 mmol/l).

*Gruppe IV: Hochrisiko* (n = 52; 41 männl., 11 weibl., medianes Alter 60 Jahre, Range 28–79 Jahre). In diese Gruppe wurden Patienten mit deutlich erhöhtem Risiko einer postoperativen Sepsis nach chirurgischen Eingriffen, wie Ösophagusrcscktion (n = 14), totale Gastrektomie (n = 21) und tiefe anteriore Rectumresektion (n = 27), eingeschlossen.

Nach Aufnahme in die Studie wurde bei allen Patienten ein tägliches Monitoring während der ersten 7 Tage der intensivmedizinischen Behandlung durchgeführt. Die letzte Blutabnahme erfolgte am Entlassungstag aus der stationären Behandlung.


## Methoden

Das C-reaktive Protein (CRP) wurde lasernephelometrisch (Behringwerke Marburg) und die PMN-Elastase (PMN) mit einer sogenannten IMAC-Methodologie (E. Merck Darmstadt) auf Multianalyser-Geräten bestimmt. Die Messung der Serum-PLA2-Aktivität erfolgte über ein automatengängiges photometrisches Testverfahren [5] für freigesetzte freie Fettsäuren aus einer Standard-Phospholipidsubstratemulsion (Boehringer Mannheim).


## Statistik

Berechnet wurden Mediane und Quartilen. Zur Charakterisierung eines diagnostischen Tests wurden Sensitivität, Spezifität, Effizienz, positiver (PPV) und negativer (NPV) Vorhersagewert eines Testergebnisses bei optimalen Trenngrößen (cut offs) ermittelt.

## Ergebnisse

Die Abb. 1–3 zeigen die Kurvenverläufe für C-reaktives Protein, PMN-Elastase und Phospholipase A2 in den 4 analysierten Patientenkollektiven, Polytrauma (PT), Peritonitis (P), Sepsis (S) und Hochrisiko (HR). Beim C-reaktiven Protein (Abb. 1) wurden im Median bei allen 4 untersuchten Patientengruppen von Tag 0 an bis zum letzten Abnahmetag über den Normalbereich erhöhte Serumspiegel gemessen. Die initialen CRP-Werte bei den Patienten mit P und S lagen schon zu Beginn am höchsten, die Maximalwerte bei den Patienten nach einem PT oder nach einem HR-Eingriff folgten am Tag 2 bzw. 3. Der schnellste Spiegelabfall war im Kollektiv der HR-Patienten zu sehen, bei den anderen Gruppen war die Abnahme der Serum-CRP-Spiegel verzögert. Auch bei der PMN-Elastase (Abb. 2) lagen alle medianen Verlaufswerte innerhalb der ersten Woche oberhalb des Normbereiches, die höchsten Werte wurden initial im Kollektiv der Patienten nach einem PT gefunden. Im Verlauf lagen die PMN-Elastase-Werte in den Kollektiven PT und S am höchsten, bei der letzten Blutabnahme lagen aber alle im Normbereich. Abb. 3 zeigt die medianen Verläufe der Phospholipase A2-Aktivität; diese lagen in den Kollektiven PT und HR im gesamten Beobachtungszeitraum im Bereich der Norm. Die höchsten Spiegel wurden bei Studienaufnahme in den Gruppen S und P gemessen, die dann ebenfalls in der ersten Woche zum Normalbereich zurückkehrten.

Die Ergebnisse für die korrekte Vorhersage eines letalen MOF-Syndromes (lMOF) in den beiden Kollektiven Polytrauma und diffuse Peritonitis zeigt Tabelle 1. Bei Zugrundelegen der optimalen Trenngröße von 205 $\mu$g/l für die PMN-Elastase lag die Effizienz für lMOF

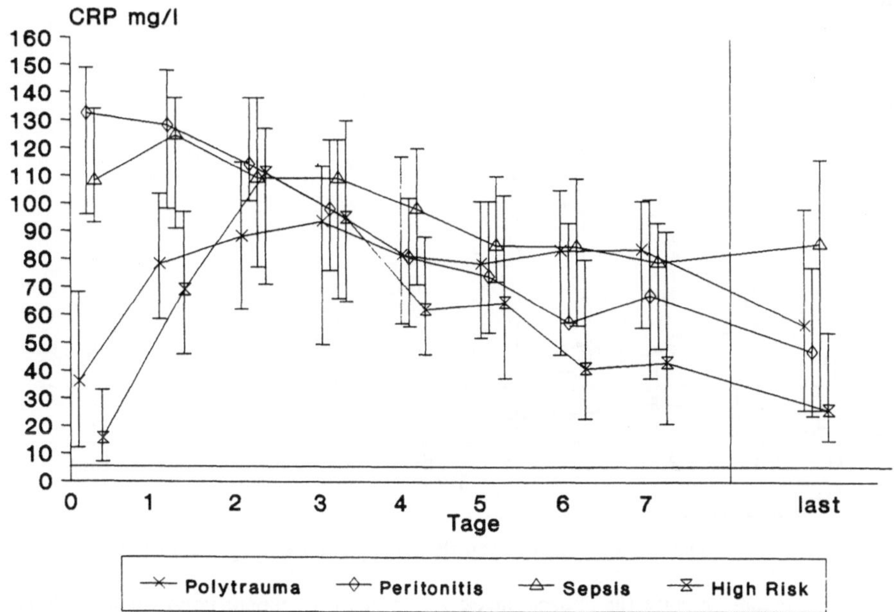


**Abb. 1.** Median-Verläufe für C-reaktives Protein in den 4 Gruppen: Polytrauma, Peritonitis, Sepsis und Hochrisiko. Dargestellt sind Mediane, obere und untere Quartilen. Oberer Normbereich: 6 mg/l

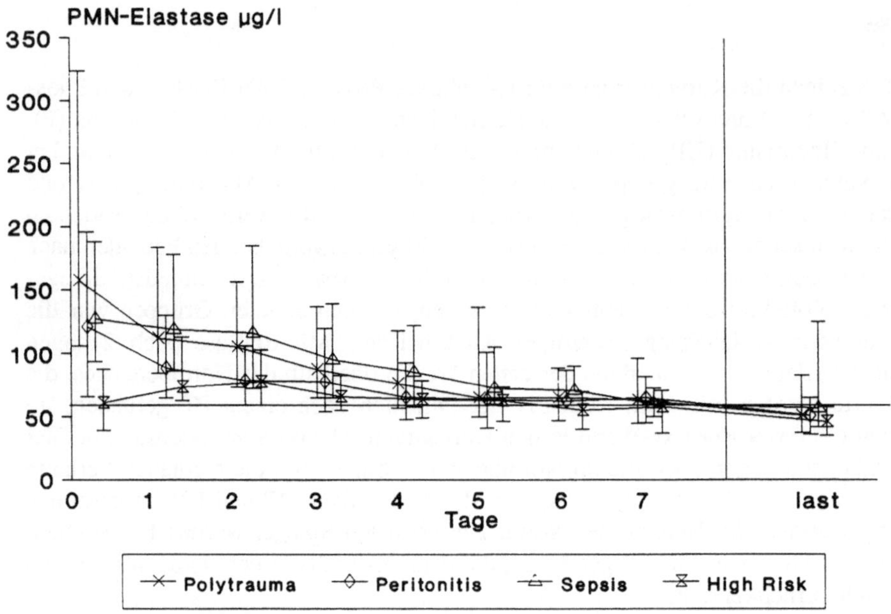


**Abb. 2.** Median-Verläufe für PMN-Elastase in den 4 Gruppen: Polytrauma, Peritonitis, Sepsis und Hochrisiko. Dargestellt sind Mediane, obere und untere Quartilen. Oberer Normbereich: 56 $\mu g/l$

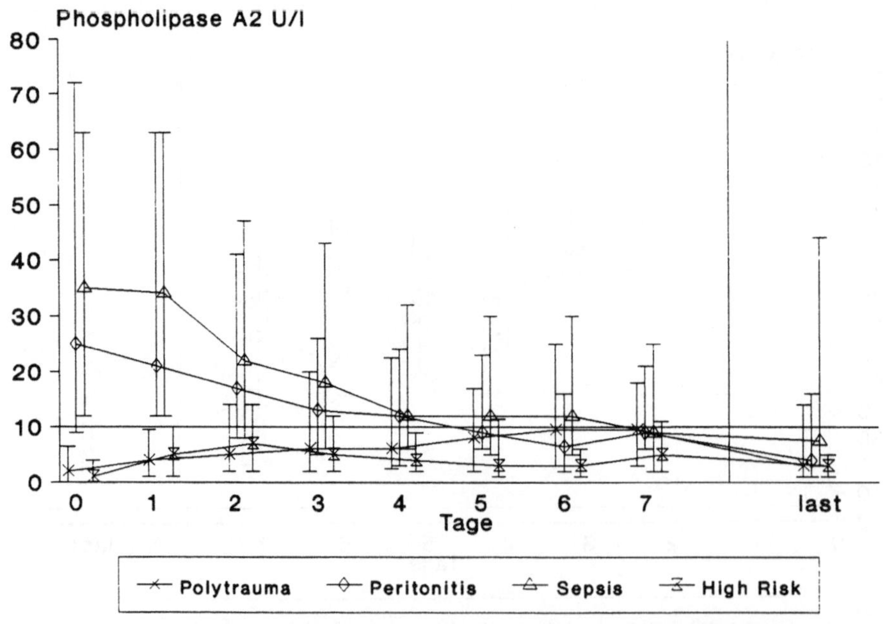


**Abb. 3.** Median-Verläufe für Phospholipase A2 in den 4 Gruppen: Polytrauma, Peritonitis, Sepsis und Hochrisiko. Dargestellt sind Mediane, obere und untere Quartilen. Oberer Normbereich: 10 U/l

dieses Markers in der PT-Gruppe am Tag 1 bei 84% und war damit dem multifaktoriellen MOF-Scoresystem mit 69% deutlich überlegen. Die Phospholipase A2 erreichte dagegen erst ab Tag 4 nach Studieneinschluß der Patienten bei einem cut off von 10 U/l eine Effizienz von 75%. In der P-Gruppe berechnete sich die Effizienz für ein lMOF am Tag 0 bei einem cut off von 80 U/l PLA2-Serumaktivität auf 85% und lag damit in gleicher Höhe wie der MOF-Score (85% vs 88%).

**Tabelle 1.** Vorhersage eines letalen MOF-Syndromes in den Gruppen: Polytrauma und Peritonitis

| | Polytrauma n = 73 | | | Peritonitis n = 46 | |
| --- | --- | --- | --- | --- | --- |
| | PMN<br>Tag 1 | MOF-Score<br>Tag 1 | PLA2<br>Tag 4 | PLA2<br>Tag 0 | MOF-Score<br>Tag 0 |
| cut off | 205 $\mu$g/l | 5 Punkte | 10 U/l | 80 U/l | 4 Punkte |
| Sensitivität | 67% | 67% | 80% | 71% | 88% |
| Spezifität | 88% | 69% | 75% | 88% | 88% |
| Effizienz | 84% | 69% | 75% | 65% | 88% |
| PPV | 53% | 31% | 38% | 63% | 64% |
| NPV | 93% | 91% | 95% | 92% | 97% |

## Diskussion

Die Analyse der drei Entzündungsparameter, CRP, PMN-Elastase und Phospholipase A2 zeigten in den vier untersuchten chirurgischen Intensivpatienten-Kollektiven eine ganz unterschiedliche Kinetik. Bei dem als Hochrisikopatienten definierten Kollektiv wurden nach der Operation am 2. und 3. Tag die höchsten CRP-Werte gemessen, die Spiegel lagen auch noch Ende der ersten Woche im Median über dem Referenzbereich. In dieser Gruppe stieg die PMN-Elastase nur mäßig an, während die Phospholipase A2 dagegen vollständig im Referenzbereich lag, so daß anzunehmen ist, daß diese Parameter nicht in dem Maße wie das CRP vom Postaggressionsstoffwechsel beeinflußt werden. Beim septischen Patienten waren extrem hohe Spiegel aller 3 biochemischen Marker zu sehen.

Bei polytraumatisierten Patienten besitzt die PMN-Elastase schon zu einer sehr frühen Behandlungsphase, die Phospholipase A2 zu einem späteren Zeitpunkt (ab Tag 4), eine hohe prognostische Wertigkeit von 75–84% Effizienz für die korrekte Vorhersage eines letalen MOF-Syndromes. Das gleiche gilt für die Patientengruppe diffuse Peritonitis, wobei hier mit der Phospholipase A2-Aktivitätsmessung bereits am Tag der Laparotomie eine noch verläßlichere Prognoseeinschätzung (Effizienz 85%) möglich war. Dies ist von besonderer klinischer Relevanz, da die Patienten in diesen Gruppen im Median 7 (PT) bzw. 10 (P) Tage vor dem Eintritt des lMOF intensivmedizinisch betreut wurden. Die einzelne Bestimmung dieser Entzündungsmediatoren kann somit einen wesentlichen Beitrag zur Einschätzung des individuellen Risikos für das Auftreten eines letalen MOF-Syndromes leisten. Damit verlieren multifaktorielle Score-Systeme an Bedeutung.

Die Assoziation hoher PMN-Elastasespiegel bei Polytraumapatienten mit besonders schweren Behandlungsverläufen spricht für eine bedeutende pathophysiologische Rolle der Granulocyten und die extrem hohen PLA2-Serumaktivitäten bei den Peritonitisfällen für eine wesentliche pathophysiologische Bedeutung der Phospholipase A2 für das MOF-Syndrom bei diesen Krankheitsbildern, und dies bereits in der frühen Krankheitsphase. Die Quelle der Phospholipase A2 ist bislang noch unbekannt.

## Zusammenfassung

Um den klinischen Stellenwert der Serum-Phospholipase A2-Aktivität zu evaluieren, wurden vier chirurgische Intensivpatienten-Kollektive, Polytrauma (PT), diffuse Peritonitis (P), Sepsis (S) und eine als sogenannte Hochrisiko (HR) definierte Patientengruppe in einer prospektiven multizentrischen Studie analysiert. Zwischen 9/89 und 1/91 wurden 223 Patienten (PT: n = 73; P: n = 46; S: n = 52; HR: n = 52) von den 7 beteiligten Zentren rekrutiert. Vergleichend gemessen wurden die beiden bekannten Entzündungsparameter, C-reaktives Protein und PMN-Elastase. Mit der PMN-Elastase kann bei PT und mit der Phospholipase A2 bei P zum Zeitpunkt des stattgehabten Polytraumas bzw. der Laparotomie die Prognose bzw. das Ereignis eines letalen MOF-Syndromes mit über 84% korrekt vorhergesagt werden. Das vom Postaggressionsstoffwechsel stark beeinflußte CRP vermag in dieser Hinsicht nichts zu leisten.

## Summary

In order to evaluate the clinical role of serum-phospholipasc A2 activity, the following four surgical, intensive-care patient groups: multiple injury (PT), diffuse peritonitis (P), sepsis(S) and a so-called high-risk patient group (HR) were analyzed in a prospective multicenter study. Between September 1989 and January 1991, 223 patients (PT: $n = 72$; P: $n = 46$; S: $n = 52$; HR: $n = 52$) from seven participating hospitals were recruited. In. comparison the two known inflammatory parameters, C-reactive protein (CRP) and PMN elastase, were determined. With the aid of PMN elastase in the group of PT and phospholipase A2 activity in P, the correct prognosis or assessment of a lethal multiple organ failure syndrome of about 84% could be given at the time of multiple injury or at laparotomy. CRP is intensively influenced by the postaggressive metabolism and therefore did not contribute anything in this respect.

## Literatur

1. Goris RJA, Boekhorst TPA, Nuytinck JKS, Gimbrere SF (1985) Multiple-organ failure. Arch Surg 120:1109–1115
2. Vadas P (1984) Elevated plasma phospholipase A2 levels: Correlation with the hemodynamic and pulmonary changes in gram-negative septic shock. J Lab Clin Med 104:873–881
3. Uhl W, Büchler M, Nevalainen TJ, Deller A, Beger HG (1990) Serum phospholipase A2 in patients with multiple injuries. J Trauma 30:1285–1290
4. Büchler M, Deller A, Malfertheiner P, Kleine HO, Wiedeck H, Uhl W, Samtner M, Fries H, Nevalainen T, Beger HG (1989) Serum phospholipase A2 in intensive care patients with peritonitis, multiple injury, and necrotizing pancreatitis. Klin Wochenschr 67:217–221

5. Hoffmann GE, Schmidt D, Bastian B, Guder WG (1986) Photometric determination of phospholipase A. J Clin Chem Clin Biochem 24:871–875

Dr. W. Uhl, Abteilung für Allgemeine Chirurgie, Universitätsklinik Ulm, Steinhövelstraße 9, W-7900 Ulm, Bundesrepublik Deutschland

# Die Hemmung der lysosomalen Spaltung von Antigen stellt einen zentralen Mechanismus für die gehemmte Antigenpräsentation nach hämorrhagischem Schock dar

## Inhibition of Antigen Degradation in Lysosomes Represents a Pivotal Mechanism in Defective Antigen Presentation Process Following Hemorrhagic Shock


W. Ertel[1], U.H. Chaudry[2] und F.W. Schildberg[1]

[1]Chirurgische Klinik und Poliklinik, Klinikum Großhadern, Ludwig Maximilians-Universität München
[2]Department of Surgery, Shock and Trauma Research Center, Michigan State University, Michigan, USA


## Zielsetzung

Makrophagen spielen über die Erkennung und Präsentation von Antigenen eine zentrale Rolle bei der Induktion einer cellulären humoralen Immunantwort. Frühere Studien zeigten, daß der hämorrhagische Schock zu einer signifikanten Suppresssion der Antigen Präsentation führt [1]. Es gibt bisher keine Informationen, welche Phasen der Antigen Präsentation (Antigen-Aufnahme, intracellulärer Transport, lysosomale Spaltung oder Präsentation von Antigenpeptiden) nach hämorrhagischem Schock gehemmt sind. Es war das Ziel dieser Studie, an einem murinen Schockmodell ohne zusätzliches Gewebetrauma die einzelnen Phasen der Antigenpräsentation zu untersuchen.

## Methodik

*Versuchstiere.* Es wurden männliche C3H/HeN-Mäuse mit einem durchschnittlichen Gewicht von 20–25 g (6 bis 8 Wochen alt) verwendet.

*Hämorrhagisches Schockmodell* [1]. Die Versuchstiere wurden mit Methoxyfluran narkotisiert und beide Femoralarterien unter aseptischen Bedingungen kanüliert. Über den einen arteriellen Katheter erfolgte die kontinuierliche Blutdruckmessung, während über den zweiten arteriellen Katheter die Mäuse bis auf einen arteriellen Mitteldruck von 35 mm Hg entblutet wurden. Nach 60 min wurde den Tieren das entzogene Blut retransfundiert und zusätzlich Ringer-Lactat-Lösung (2× das entzogene Blutvolumen) infundiert. Die Tiere reagierten auf die Volumentherapie mit einem sofortigen Anstieg des arteriellen Mitteldruckes auf Werte, die den Ausgangswerten ähnlich waren. Für Kontrollversuche wurden C3H/HeN Mäuse narkotisiert und beide Femoralarterien ligiert. Der hämorrhagische Schock wurde bei diesen Tieren nicht induziert.


Chirurgisches Forum 1992
f. experim. u. klinische Forschung
Gall/Beger/Ungeheuer (Hrsg.)

*Makrophagenpräparationen* [2]. Die Versuchstiere wurden 2 bzw. 24 h nach Ende des Schockzustandes eingeschläfert. Die Peritonealmakrophagen wurden durch Lavage mit 10 ml eiskalter Clicks Lösung gewonnen. Nach Laparotomie wurde die Milz entfernt, mit sterilen Objektträgern zerrieben, die Erythrocyten lysiert und nach zweimaliger Zentrifugation resuspendiert. Die Zellsuspensionen ($1 \times 10^6$ Makrophagen/ml Clicks Medium) wurden in Kulturplatten bei 37°C in einer 5% $CO_2$ Atmosphäre über einen Zeitraum von 2 h inkubiert. Durch mehrmaliges Waschen mit Medium wurden die toten und nicht-adhärenten Zellen entfernt. Dieses Verfahren erbrachte einen Reinheitsgrad der Peritoneal- bzw. Milzmakrophagenkulturen von > 95% Makrophagen (unspezifische Esterasefärbung, FACS-Analyse mit dem mAb F4-80) mit einer Vitalität von > 95% (Tryphanblau-Färbung). Es fanden sich hinsichtlich der Zellreinheit und -Vitalität zwischen der Kontroll- und der Schockgruppe keine signifikanten Unterschiede.

*Antigen-Präsentation*. Als komplettes Antigen wurde Hühneralbumin verwendet. Für einige Experimente wurde das Hühneralbumin chemisch in Antigenpeptide gespalten. Hierzu wurde Hühneralbumin in einer Konzentration von 20 mg/ml in 70% Ameisensäure gelöst und mit 0,15 mol/l CNBr für 20 h inkubiert. Die Antigenpeptide wurden lyophilisiert, in $H_2O$ mit 2 N NaOH gelöst und gegen PBS dreimal dialysiert. Der Proteingehalt wurde ermittelt und die Antigenpeptide bis zur weiteren Verwendung bei $-70^{\circ}C$ eingefroren.

*Antigenpräsentations-Assay*. Für die Bestimmung der Kapazität von Peritoneal- (pMo) bzw. Milzmakrophagen (sMo), das komplette Antigen zu präsentieren, wurden $5 \times 10^3$, $2,5 \times 10^3$, $1,25 \times 10^3$ und $0,6 \times 10^3$ pMo bzw. sMo mit $2 \times 10^4$ D10.G4.1 Zellen in der Anwesenheit von Hühneralbumin (300 $\mu$g/ml) inkubiert [2]. Um die lysosomale Spaltung von Antigen in Makrophagen zu umgehen, wurden in einem parallelen Versuchsansatz pMo und sMo mit Antigenpeptiden von Hühneralbumin inkubiert. Die Proliferation des T-Helfer-Zellklons D10.G4.1 ist direkt proportional zur Menge an präsentiertem Hühneralbumin bzw. seiner Peptide [3]. Um die Fähigkeit von Makrophagen zu überprüfen, Antigenpeptide nach der lysosomalen Spaltung auf ihrer Zelloberfläche zu präsentieren, wurden pMo und sMo mit 1% Paraformaldehyd entsprechend der Methode von Streck et al. [4] fixiert. Nach Inkubation mit Antigenpeptiden von Hühneralbumin wurde die Fähigkeit der Makrophagen, diese Peptide auf ihrer Oberfläche zu präsentieren, mit dem D10.G4.1 Assay gemessen.

Alle Kulturansätze wurden als Dreifachbestimmungen durchgeführt.

*Statistische Auswertung*. Die Daten sind als Mittelwerte $\pm$ S.E.M. dargestellt. Die statistische Analyse erfolgte mit dem Student t-Test in Kombination mit der Bonferronikorrektur.

## Ergebnisse

*Antigen Präsentation von Peritonealmakrophagen*. Die Kapazität von pMo, das komplette Antigen Hühneralbumin zu präsentieren, war bei Tieren mit hämorrhagischem Schock nach 2 ($p < 0,01$) und 24 h ($p < 0,05$) im Vergleich mit Kontrolltieren gehemmt (Tabelle 1). Im Gegensatz hierzu war die Kapazität von pMo, Antigenpeptide durch Umgehung der lysosomalen Spaltung zu präsentieren, in der Schockgruppe im Vergleich mit der Kontrollgruppe nur geringfügig erniedrigt (Tabelle 1).

**Tabelle 1.** Kapazität von *unfixierten* Peritoneal- und Milzmakrophagen, das komplette Antigen (CA) oder Antigenpeptide (deCA) 2 bzw. 24 h nach hämorrhagischem Schock im Vergleich zu Kontrolltieren zu präsentieren

| | Peritonealmakrophagen | | Milzmakrophagen | |
| --- | --- | --- | --- | --- |
| | Kontrolle | Schock | Kontrolle | Schock |
| 2 h CA | 56692 ± 8692 | 29364 ± 3603[a] | 33382 ± 2251 | 15141 ± 2824[a] |
| 24 h CA | 67014 ± 11009 | 28643 ± 10550[b] | 35559 ± 2809 | 23013 ± 4275[b] |
| 2 h deCA | 102992 ± 20789 | 80939 ± 16015 | 63032 ± 4852 | 51045 ± 5374 |
| 24 h deCA | 8147 ± 10619 | 57187 ± 8345 | 46981 ± 6238 | 36990 ± 6713 |

Die Daten repräsentieren 7 Experimente pro Versuchsgruppe. Die Antigenpräsentation wurde mit Hilfe der Proliferation der D10.G4.1-Zellinie [counts per minute] gemessen. Die Daten sind als Mittelwert ± S.E.M. dargestellt. [a] p < 0,01 / [b] p < 0,05 Kontrolle versus Schock (Student t-Test mit Bonferroni-Korrektur)

*Antigen Präsentation von Milzmakrophagen.* Die Kapazität von Milzmakrophagen, das komplette Antigen zu präsentieren, war um 55% (p < 0,01) 2 h nach hämorrhagischem Schock bzw. um 35% (p < 0,05) nach 24 h erniedrigt (Tabelle 1). Die Kapazität der Milzmakrophagen, Antigenpeptide zu präsentieren, war in der Schockgruppe im Vergleich mit der Kontrollgruppe nur geringfügig erniedrigt (Tabelle 1).

*Präsentation von Antigenpeptiden durch fixierte Makrophagen.* Um die Effektivität der Fixierung mit Paraformaldehyd zu überprüfen, wurden fixierte Makrophagen mit dem kompletten Antigen Hühneralbumim inkubiert. Es fand keine Präsentation von Antigen statt (Tabelle 2).

Die Kapazität von fixierten Peritoneal- und Milzmakrophagen, Antigenpeptide zu präsentieren, zeigte in beiden Gruppen ähnliche Werte (Tabelle 2).

**Tabelle 2.** Kapazität von *fixierten* Peritoneal- und Milzmakrophagen, das komplette Antigen (CA) oder Antigenpeptide (deCA) auf ihrer Zelloberfläche zu präsentieren

| | Peritonealmakrophagen | | Milzmakrophagen | |
| --- | --- | --- | --- | --- |
| | Kontrolle | Schock | Kontrolle | Schock |
| 2 h CA | 2620 ± 502 | 3215 ± 904 | 291 ± 162 | 209 ± 132 |
| 24 h CA | 2721 ± 855 | 2425 ± 691 | 274 ± 246 | 116 ± 64 |
| 2 h deCA | 47000 ± 4667 | 47654 ± 4877 | 7992 ± 1500 | 11306 ± 2268 |
| 24 h deCA | 48813 ± 9621 | 40568 ± 5246 | 8930 ± 1118 | 6240 ± 993 |

Die Daten repräsentieren 6 Versuche pro Versuchsgruppe. Die Antigenpräsentation wurde mit Hilfe der D10.G4.1-Zellinie [counts per minute] gemessen. Die Daten sind als Mittelwert ± S.E.M. dargestellt

## Diskussion

Der hämorrhagische Schock führt zu einer signifikanten Suppression der Antigenpräsentation von Peritoneal- und Milzmakrophagen. Da die Fähigkeit von fixierten Makrophagen, denaturiert Antigenfragmente zu präsentieren, in der Schockgruppe nicht reduziert war, läßt sich daraus folgern, daß der Antigenpräsentationsprozeß zu einem früheren Zeitpunkt negativ beeinflußt sein muß. Die Umgehung der lysosomalen Denaturierung von Antigenen durch die Verwendung von Antigenpeptiden bei unfixierten Makrophagen verhinderte die durch den hämorrhagischen Schock verursachte Suppression der Antigenpräsentation. Dies läßt weiterhin den Schluß zu, daß die posthämorrhagische Suppression der Antigenpräsentation auf einer Hemmung der intracellulären Antigenspaltung in den Lysosomen beruht.

## Zusammenfassung

Der hämorrhagische Schock führt zu einer signifikanten Reduktion der Antigenpräsentationskapazität von Makrophagen. Die Umgehung der lysosomalen Aktivität durch die Verwendung von chemisch gespaltenen Antigenfragmenten verhinderte die durch den hämorrhagischen Schock verursachte Suppression der Antigenpräsentation. Die Fähigkeit von fixierten Makrophagen, Antigenfragmente zu präsentieren, war in der Schockgruppe nicht erniedrigt. Die posthämorrhagische Suppression der Antigenpräsentation beruht somit auf einer Hemmung der lysosomalen Antigenspaltung und nicht auf der verminderten Fähigkeit von Makrophagen, Antigenfragmente auf ihrer Zelloberfläche zu präsentieren.

## Summary

Hemorrhagic shock results in a significant suppression of macrophage capacity to present antigen. However, bypassing of lysosomal activity with degraded native antigen prevented hemorrhage induced suppression of antigen presentation capacity. In addition, the ability of fixed macrophages to present antigen fragments was similar in the hemorrhage group compared to controls. These results suggest that hemorrhage-induced suppression of antigen presentation process is not caused by a reduced capacity to present antigenic peptides but by decreased antigen catabolism by macrophages.

## Literatur

1. Ertel W, Meldrum DR, Morrison MH, Ayala A, Chaudry IH (1990) Immunoprotective effect of a calcium channel blocker on macrophage antigen presentation function, MHC class II antigen expression, and interleukin-1 synthesis after hemorrhage. Surgery 108:154–160
2. Ertel W, Morrison MH, Ayala A, Dean RE, Chaudry IH (im Druck) Interferon-gamma attenuates hemorrhage-induced suppression of macrophage and splenocyte functions and decreases susceptibility to sepsis. Surgery
3. Kaye J, Procelli S, Tite J, Jones B, Janeway CA (1983) Both monoclonal antibody and antisera specific for determinants unique to individual cloned helper T-cell lines can substitute for antigen in the activation of T cells. J Exp Med 158:836–856

4. Streck H, Guenther C, Beuscher HU, Röllinghoff M (1988) Studies on the release of cell-associated interleukin-1 by paraformaldehyd-treated murine macrophages. Eur J Immunol 18: 1609–1613



Dr. W. Ertel, Chirurgische Klinik und Poliklinik, Klinikum Großhadern,
Ludwig Maximilians-Universität, Marchioninistraße 15, W-8000 München 70,
Bundesrepublik Deutschland

# Hemmung der mitochondrialen Atmung normaler Hepatocyten durch Tumor Nekrose Faktor alpha (TNF$\alpha$)*

## Tumor Necrosis Factor Alpha Inhibits Mitochondrial Respiration of Normal Hepatocytes


J. Stadler[1], B.G. Benz[2], T.R. Billiar[2] und R.L. Simmons[2]

[1]Chirurgische Klinik und Poliklinik, TU München (Dir.: Prof. Dr. J.R. Siewert)
[2]Department of Surgery, University of Pittsburgh, USA (Dir.: Prof. Dr. R.L. Simmons)


## Zielsetzung

TNF$\alpha$ ist ein zentraler Mediator des Immunsystems, der primär unter dem Aspekt seiner Toxizität für maligne entartete Zellen untersucht wurde [1]. Inzwischen hat sich aber gezeigt, daß TNF$\alpha$ auch in der Pathophysiologie von Trauma und Sepsis eine wesentliche Rolle spielt. Dies gilt insbesondere für die Entwicklung der katabolen Stoffwechsellage sowie der Mikrozirkulationsstörungen bei der Sepsis [2]. In diesem Zusammenhang ist jedoch noch unklar, ob TNF$\alpha$ auch an der Entstehung der hepatocelluläeren Insuffizienz im Rahmen des Multiorganversagens beteiligt ist. Unsere Experimente sollten deshalb klären, ob TNF$\alpha$ auch als direkt hepatotoxische Substanz zu bewerten ist.

Obwohl eine ganze Reihe von Reaktionen auf subcellulärer Ebene auf die Wirkung von TNF$\alpha$ zurückgeführt werden konnte, sind die eigentlichen cytotoxischen Effekte noch weitgehend unbekannt. Darüber hinaus wurde die Wirkung von TNF$\alpha$ überwiegend an Tumorzellinien erforscht, so daß wir wenig über die Empfindlichkeit normaler Parenchymzellen wissen. Da Störungen des Energiestoffwechsels von Hepatocyten in der Sepsis beschrieben werden [3], haben wir die Wirkung von TNF$\alpha$ auf die mitochondriale Funktion normaler Hepatocyten untersucht.

## Methodik

*Isolation und Inkubation der Hepatocyten.* Hepatocyten wurden von Sprague-Dawley Ratten durch Hepatektomie unter Barbituratnarkose mit Hilfe einer *ex situ* Kollagenase Perfusionstechnik gewonnen. Die Parenchymzellen wurden gegenüber den nicht parenchymatösen Zellen durch mehrfache Zentrifugation bei 50 g auf 98% angereichert. Die Zellen wurden dann in Williams Medium E unter Zugabe von 2 mM L-Glutamin, $10^{-6}$ M Insulin, $10^5$ U/l Penicillin, 100 mg/L Streptomycin. $10^8$ M Dexamethason und 10% Kälberserum sowie den in Tabelle 1 aufgeführten Zusätzen inkubiert. Dazu wurden 12 ml Hepatocytensuspension bei einer Konzentration von $1 \times 10^6$ Zellen/ml in 75 cm$^2$ Zellkulturflaschen gegeben. Nach

---


* Mit Unterstützung der Deutschen Forschungsgemeinschaft (Sta 311/1-1).



Chirurgisches Forum 1992
f. experim. u. klinische Forschung
Gall/Beger/Ungeheuer (Hrsg.)
© Springer-Verlag Berlin Heidelberg 1992

18 h Inkubationszeit wurden die Kulturüberstände zur Bestimmung der Enzymfreisetzung abgehoben, während die Zellen selbst mit EDTA-Trypsin wieder abgelöst wurden.

*Messung des mitochondrialen Sauerstoffverbrauchs.* Zur Bestimmung der Aktivität der mitochondrialen Atmungskette wurden die Hepatocyten in einem Respirationsmedium durch Zugabe von 0,007% Digitonin für die spezifischen Substrate der Enzymkomplexe der Atmungskette permeabel gemacht. Nach 3maligem Waschen der Zellen wurde der maximale Sauerstoffverbrauch unter Zugabe der Substrate und aller erforderlichen Kofaktoren mit einer Sauerstoffelektrode nach Clark gemessen. Die Aktivität von Komplex I der mitochondrialen Atmungskette wurde mit 5 mM Malat/Glutamat als Substratmischung ermittelt und in den Ergebnissen als prozentuale Aktivität unbehandelter Zellen angegeben.

*Messung der Enzymfreisetzung.* Der Gehalt an Glutamat-Oxalat-Transaminase (GOT) wurde in den Kulturüberständen mit einem automatischen Analysegerät der klinischen Chemie bestimmt und in Prozent der Menge an Enzym ausgedrückt, die nach vollständiger Lyse der Hepatocyten freigesetzt wird.

## Ergebnisse und Diskussion

Um die Wirkung von TNF$\alpha$ auf die mitochondriale Atmung von Hepatocyten zu untersuchen, wurden diese mit verschiedenen Konzentrationen von TNF$\alpha$ über 18 h inkubiert. Im Vergleich zu unbehandelten Zellen wurde bei den mit TNF$\alpha$ inkubierten Hepatocyten der über Komplex I vermittelte Sauerstoffverbrauch konzentrationsabhängig supprimiert (Tabelle 1). Bei Inkubation mit anderen Mediatoren, insbesondere mit Lipopolysaccharid (LPS) konnte kein derartiger Effekt festgestellt werden. Diese Ergebnisse lassen vermuten, daß die bei Endotoxinämie beschriebene Inhibition der mitochondrialen Atmung [3] auf die Freisetzung von TNF$\alpha$ und nicht auf eine direkte Wirkung von LPS oder anderen Cytokinen zurückzuführen ist. Obwohl bei 2000 U/ml TNF$\alpha$ eine Reduktion der mitochondrialen Atmung um 33% festgestellt wurde, stieg die Freisetzung intracellulärer Enzyme in das Kulturmedium nur um 2% an, so daß ein Absterben der Zellen nur unwesentlich zu diesem Ergebnis beitragen dürfte.

Durch Zugabe der Sauerstoffradikalfänger Ascorbat und Mannitol ließ sich die supprimierende Wirkung von TNF$\alpha$ auf den mitochondrialen Energiestoffwechsel weitgehend verhindern. Diese Beobachtung entspricht früheren Mitteilungen, wonach die Cytotoxicität von TNF$\alpha$ durch die Gabe von Sauerstoffradikalfängern signifikant herabgesetzt werden kann [4]. Im Gegensatz dazu wurde eine drastische Verstärkung der Wirkung von TNF$\alpha$ durch Inhibition der Proteinsynthese mit Cycloheximid erreicht. Die Inkubation mit Cycloheximid alleine hatte dabei keinen signifikanten Einfluß auf die mitochondriale Funktion. Auch in der Kombination von TNF$\alpha$ mit Cycloheximid entsprach die Enzymfreisetzung bei weitem nicht der Einschränkung des mitochondrialen Sauerstoffverbrauchs.

Die potenzierende Wirkung von Cycloheximid beruht möglicherweise auf der Hemmung der Produktion von Proteinen der sog. "Akut Phase Reaktion", unter denen sich auch endogene Sauerstoffradikalfänger befinden. Da viele dieser Proteine nach Stimulation mit TNF$\alpha$ synthetisiert werden [5], könnten sie einen Schutzmechanismus der Hepatocyten gegen die Wirkung von TNF$\alpha$ auf den Energiemetabolismus darstellen, der durch die Kombination mit Cycloheximid aufgehoben wird. Bei der überwiegend aeroben Stoffwechsellage der Hepatocyten dürfte die Suppression der mitochondrialen Atmung durch TNF$\alpha$, insbesondere bei Störungen der Proteinsynthese, wesentlich zur Entwicklung der hepatocellulären Insuffizienz beitragen.

**Tabelle 1.** Suppression der mitochondrialen Atmung von Hepatocyten (HZ) durch TNF$\alpha$. Sauerstoffradikalfänger verhindern die Hemmung der mitochondrialen Atmung durch TNF$\alpha$. während die Inhibition der Proteinsynthese diese Wirkung von TNF$\alpha$ verstärkt

| Zellkulturbedingungen | | Sauerstoffverbrauch | Enzymfreisetzung |
|---|---|---|---|
| TNF$\alpha$ U/ml | andere Zusätze | (Komplex I) % unbehandelter HZ | (GOT) % lysierter HZ |
| – | – | – | 6,3 ± 0,4 |
| 500 | – | 77,9 ± 4,4[a] | 8,5 ± 1,1[a] |
| 2000 | – | 67,0 ± 3,5[a] | 8,2 ± 0,7[a] |
| 2000 | Ascorbat (1 mM) | 91,3 ± 4,8 | 6,5 ± 0,6 |
| 2000 | Mannitol (10 mM) | 89,3 ± 5,3 | 8,1 ± 1,3 |
| – | Cycloheximid (10 $\mu$g/ml) | 94,7 ± 5,4 | 7,4 ± 1,1 |
| 2000 | Cycloheximid (10 $\mu$g/ml) | 6,9 ± 1,6[b] | 12,7 ± 1,8[b] |

[a] $p < 0,02$ gegenüber unbehandelten HZ; [b] $p < 0,001$ gegenüber unbehandelten HZ

## Zusammenfassung

Die Inkubation von Hepatocyten mit TNF$\alpha$ führt zur konzentrationsabhängigen Suppression der mitochondrialen Atmung. Dieser Effekt von TNF$\alpha$ kann durch Zugabe von Sauerstoffradikalfängern nahezu neutralisiert werden, während eine Inhibition der Proteinsynthese mit Cycloheximid die Wirkung von TNF$\alpha$ potenziert.

## Summary

Exposure of hepatocytes to TNF$\alpha$ leads to a concentration-dependent suppression of mitochondrial respiration. This effect of TNF$\alpha$ is almost completely reversed by the addition of oxygen radical scavengers. In contrast, inhibition of protein synthesis by the use of cycloheximide drastically enhanced TNF$\alpha$-mediated inhibition of hepatocyte energy metabolism.

## Literatur

1. Carswell EA, Old LJ, Casse RL, Green S, Fiore N, Williamson B (1975) An endotoxin-induced serum factor that causes necrosis of tumors. Proc Natl Acad Sci [USA] 72:3666–3670
2. Beutler B (1989) Orchestration of septic shock by cytokines: the role of cachectin (tumor necrosis factor). In: Roth BL, Nielsen TB, McKee AE (eds) Molecular and cellular mechanisms of septic shock. Alan R Liss, pp 219–235

3. Mela L, Bacalzo LV Jr, Miller LD (1971) Defective oxidative metabolism of rat liver mitochondria in hemorrhagic and endotoxin shock. Am J Physiol 220:571–577
4. Matthews N, Neale ML, Jackson SK, Stark JM (1987) Tumour cell killing by tumour necrosis factor: inhibition by anaerobic conditions, free-radical scavengers and inhibitors of arachidonate metabolism. Immunology 62:153–155
5. Larrick JW, Wright SC (1990) Cytotoxic mechanisms of tumor necrosis factor-$\alpha$. FASEB J 4:3215–3223

Dr. J. Stadler, Chirurgische Klinik und Poliklinik, Klinikum rechts der Isar, Technische Universität München, Ismaninger Straße 22, W-8000 München 80, Bundesrepublik Deutschland

# Wirkungsprofile von Antibiotica
# an pharmakologischen Receptorsystemen –
# ein neuer Aspekt zur Therapie von chirurgischen Intensivpatienten

## *Functional Profile of Antibiotics on Pharmacological Systems: A New Therapeutical Aspect in Critically Ill Surgical Patients*


M. Künneke[1], I. Celik[1], D. Künkel[1], M. Schnabel[2] und W. Lorenz[1]

[1]Institut für Theoretische Chirurgie, Philipps-Universität Marburg
[2]Klinik für Unfallchirurgie, Zentrum für Operative Medizin I, Philipps-Universität Marburg


## Einleitung

Antibiotica werden in großem Ausmaß und über längere Zeit bei schwerkranken Patienten auf der chirurgischen Intensivstation verabreicht. Zusätzlich kommt es bei ihnen im Zusammenhang mit einer Nieren- oder Leberinsuffizienz zu erheblich verlängerten Halbwertszeiten und erhöhten Plasmakonzentrationen dieser Medikamente [1]. Die Wirkung der Antibiotica unter diesen speziellen Bedingungen wurde bisher nur ungenügend präklinisch untersucht, unter anderem weil keine Tiermodelle hierfür etabliert sind [2]. In klinischen Studien schließlich wurden Nebenwirkungen von Antibiotica bei schwerkranken Patienten aus methodischen Gründen nicht zum Ziel spezieller Untersuchungen gemacht.

In vitro sind wenige Wechselwirkungen von Antibiotica mit Zellmolekülen der Signalübertragung beobachtet worden [3]. Die Bedeutung dieser unter hoch artifiziellen Bedingungen gemachten Beobachtungen für die Praxis ist aber unklar. In dieser Studie wurden deshalb direkt die Effekte gemessen, die gebräuchliche Antibiotica auf die Mediator-induzierte Kontraktion oder Relaxation von isolierten Organen haben.

## Methode

In einem ausgedehnten Screeningprogramm wurden die Versuche an isolierten Organen durchgeführt, die in Organbädern bei 37°C in Krebs-Henseleit Puffer suspendiert waren [4]. Die Kontraktionskraft wurde isometrisch mit Grass FT-03 Transducern gemessen und über Hottinger-Baldwin Meßverstärker mit Rikadenki Recordern aufgezeichnet. Jedes Organ fungierte als seine eigene Kontrolle ("bracket design" [4]: Kontrolle – Test – Kontrolle). Die Antibiotica wurden in einer Konzentration von 10 $\mu$M (diese Konzentration wird in Blut und Gewebe erreicht) dem Organbad 20 min vor Beginn des Tests mit den jeweiligen Mediatoren zugefügt. Bis auf zwei Ausnahmen ($LTD_4$ und PAF) wurden immer vollständige Konzentrations-Wirkungskurven (KWK) durchgeführt [4].

Folgende Organe wurden untersucht: Streifen von Meerschweinchentrachea, -ileum und -lungenparenchym, sowie Aorta und V. jugularis von Kaninchen. Die Kontraktion wurde


Chirurgisches Forum 1992
f. experim. u. klinische Forschung
Gall/Beger/Ungeheuer (Hrsg.)
© Springer-Verlag Berlin Heidelberg 1992

bei folgenden Agonisten gemessen: Phenylephrin, Carbachol, Leukotriene $D_4$ ($LTD_4$), Substance P (alle von Sigma), Histamin, Serotonin, Prostaglandin $E_2$ ($PGE_2$), Platelet Activating Factor (PAF), Bradykinin (alle von Fluka), U46619 (Praesel & Lohrei). Die Relaxation wurde nach submaximaler Kontraktion mit Phenylephrine (Aorta), bzw. Carbachol (Trachea) bei Zugabe von Adenosin (Fluka) oder Isoproterenol (Sigma) gemessen.

Folgende Antibiotica wurden (als Reinsubstanz vorliegend) untersucht: Benzyl-Penicillin, Ampicillin, Piperacillin, Cefuroxim, Cefotaxim, Gentamycin, Doxycyclin, Metronidazol.

Die Auswertung zur Erstellung der KWK erfolgte mit den Programmen Sigma-Scan und SAS. Das Versuchsergebnis wurde nur dann gewertet, wenn die Kontroll-KWK vor und nach Zugabe des Antibioticums gut übereinstimmten. Beurteilt wurden die maximale Kontraktion und Verschiebungen der zur halben Kontraktion nötigen Mediatorkonzentration (EC50).

## Ergebnisse

Insgesamt wurden 145 Tests mit je 3 KWK durchgeführt (Tabelle 1). Dabei wurde in 6 Tests eine Hemmung der Mediatorwirkung am isolierten Organ gesehen, d.h. eine Unterdrückung der maximalen Kontraktion oder eine Verschiebung der Konzentrations-Wirkungskurve nach rechts. Benzyl-Penicillin reduzierte z.B. die von Substance P induzierte Kontraktion um 30% des Maximums. Häufiger, nämlich 11mal, wurde eine Potenzierung der durch die Mediatoren induzierten Effekte durch Antibiotica beobachtet, d.h. eine Steigerung des maximalen Effektes oder eine Verschiebung der Konzentrations-Wirkungskurve nach links. Beispiel hierfür ist die Steigerung des maximalen Effekts mit gleichzeitiger Linksverschiebung des EC50 durch Ampicillin bei der Kontraktion der Kaninchenaorta durch Serotonin. Jedes der untersuchten Antibiotica zeigte wenigstens eine Wechselwirkung mit receptorvermittelten Effekten an isolierten Organen.

## Diskussion

Die Versuche wurden unter einer funktionellen Fragestellung durchgeführt, deshalb kann über den Angriffspunkt der Antibiotica an den Signalweg Median – Receptor – Kontraktion nur spekuliert werden [4]. Die Studie zeigt, daß jedes Antibioticum einen modulierenden Effekt auf die Signalübertragung der glatten Muskulatur hat. Damit sind auch Wechselwirkungen mit anderen Zellen, wie z.B. denen des Immunsystems, möglich., Solche modulierenden Eigenschaften sind ebenfalls bei vasoconstrictorisch wirkenden Medikamenten in sehr kleinen Konzentrationen bekannt [5]. Gerade bei schwerkranken Patienten der chirurgischen Intensivstation ist von der gleichzeitigen Aktivierung mehrerer Mediatorsysteme auszugehen (Unfall, Anaesthesie, Infektion). Da über das Zusammenspiel dieser Mediatorsysteme und ihre gegenseitige Beeinflussung zur Zeit sehr wenig bekannt ist, kann letztlich nicht mit Sicherheit vorhergesagt werden, welche Mediatorenwirkungen auf den Krankheitsverlauf des Patienten einen günstigen Einfluß nehmen. Die unterschiedlichen Nebenwirkungsprofile von Antibiotica sollten beim Einsatz einzelner Präparate neben der antimikrobiologischen Wirksamkeit mit bedacht werden.

**Tabelle 1.** Wirkungsprofil der Antibiotica auf die receptorvermittelten Effekte an den isolierten Organen (n = 2–8)

| Receptor | Organ | Benzyl-Penicillin | Ampicillin | Piperacillin | Cefuroxim | Cefotaxim | Ceftazidin | Gentamycin | Doxycyclin | Metronidazol |
|---|---|---|---|---|---|---|---|---|---|---|
| Alpha1 Adrenoceptor | K-Aorta | O | O | O | O | O | O | O | O | O |
| Beta2 Adrenoceptor | M-Trachea | O | O | O | O | O | O | P | O | O |
| Histamin H 1 | M-Ileum K-Aorta | O | O | O | O | O | O | O | O | O |
| Serotonin 5 -HT2 | K-Aorta | P | P | O | O | O | O | O | O | O |
| Muscarin M2,3 | M-Trachea | O | O | O | O | O | O | O | O | O |
| Prostaglandin E2 | K-Aorta | O | O | O | O | P | O | O | O | O |
| Thromboxan TXA2 | K-Aorta M-Trachea | O | O | O | O | O | O | O | P | O |
| Leukotriene D4 | M-Trachea | O | O | O | O | O | O | H | O | P |
| Platelet Activating Factor | M-Lunge | H | n.b. | O | O | O | O | P | O | P |
| Substance P | M-Trachea M-Lunge | P | H | O | H | O | H | O | O | O |
| Bradykinin BK1,2 | K-Aorta V.jugularis | O | P | P | O | O | O | O | O | O |
| Adenosin A2 | K-Aorta | O | O | O | O | O | H | O | O | O |

*H*: Hemmung; *P*: Potenzierung der Wirkung; *n.b.*: nicht bestimmt; *M*: Meerschweinchen, *K*: Kaninchen

## Zusammenfassung

Es wurden die Wirkungen von neun gebräuchlichen Antibiotica auf Mediator-induzierte Kontraktionen und Relaxationen an isolierten Organen überprüft. Dabei sind insgesamt 12 verschiedene Agonisten verwendet worden. Jedes Antibioticum zeigte wenigstens eine Wechselwirkung mit einem receptorvermittelten Effekt am isolierten Organ.

## Summary

The effects of nine clinically used antibiotics were tested on isolated organs which were contracted (or relaxed) by different mediators. In 145 dose-response experiments, 12 different agonists were used. Each antibiotic drug showed at least one effect and modulated the mediator-induced biological action on the isolated organ.

## Literatur

1. Mann HJ, Fuhs DW, Cerra FB (1987) Pharmacokinetics and pharmacodynamics in critically ill patients. World J Surg 11:210–217
2. Zak O, O'Reilly T (1990) Animal models as predictors of the safety and efficacy of antibiotics. Eur J Clin Microbiol Infect Dis 9:472–478
3. Herrmann E, Gierschik P, Jakobs KH (1989) Neomycin induces high-affinity agonist binding of G-protein-couples receptors. Eur J Biochem 185:677–683
4. Kenakin TP (1984) The classification of drugs and drug receptors in isolated tissues. Pharmacol Rev 36:165–213
5. Molderings GJ, Schümann HJ (1989) Amplifying effects of several vasoconstrictor agents of alpha 1-adrenoceptor-mediated contraction of isolated thoracic aortae of the guinea pig. Pharmacology 39:373–382

Dr. M. Künneke, Institut für Theoretische Chirurgie, Zentrum für operative Medizin I, Philipps-Universität Marburg, Baldingerstraße, W-3550 Marburg, Bundesrepublik Deutschland

# Selektive Endotoxin-Elimination im septischen Schock beim Schwein durch Adsorption an Polymyxin B im extracorporalen Kreislauf

## Selective Endotoxin Elimination in Septic Shock by Adsorption Through Polymyxin B in Extracorporal Circulation in Pigs


K. Massarrat[1], W. Schneider[1], B. Strittmatter[2], A. Eckhard[1] und B.U. v. Specht[1]

[1]Chirurgische Forschung, Universitätsklinik Freiburg im Breisgau
[2]Abteilung Allgemeine Chirurgie mit Poliklinik, Universitätsklinik Freiburg im Breisgau


## Einleitung

Endotoxin, ein Bestandteil der Membran gramnegativer Keime, gilt als einer der wesentlichen pathogenen Faktoren in der Induktion des septischen Schocks. Polymyxin B, ein Peptid-Antibioticum, hat die Eigenschaft, Endotoxin über seinen Lipid A-Anteil zu binden und damit seine pathogene Wirkung zu vermindern [1]. Der systemischen Anwendung des Polymyxin B stehen seine Nebenwirkungen im neurologischen und nephrologischen Bereich entgegen. Durch Kopplung von Polymyxin B an eine feste Phase und Integration in einem extracorporalen Kreislauf sollte es möglich sein, Endotoxin aus dem Plasma zu entfernen, ohne mit den Nebenwirkungen des Polymyxin B rechnen zu müssen [2]. Im Tierversuch am septischen Schwein [3] sollte die Wirksamkeit der extracorporalen Endotoxin-Elimination hinsichtlich klinischer Parameter und der Endotoxinspiegel genauer überprüft werden.

## Methodik

Die Schweine (eine Kreuzung aus Pietran und deutscher Landrasse) wurden mit Atropin (0,5 mg) und Azaperon (120 mg) i.m. prämediziert und anschließend über einen Katheter mit Ketaminhydrochlorid (300 mg/h), Flunitrazepan (0,6 mg/h) und Pancuroniumbromid (12 mg/h) analgesiert, narkotisiert und relaxiert. Intubation nach Tracheotomie und Beatmung mit Luft. Für das invasive Monitoring, den Anschluß des extracorporalen Kreislaufes, Volumensubstitution und Heparinisierung wurden Jugularvenen und Femoralarterien katheterisiert. Blut aus der Femoralarterie floß über eine Rollerpumpe (7,5 ml/min/kg) zu einem Capillar-Plasma-Filter, separiertes Plasma wurde von dort zur Adsorption des Endotoxins über eine mit Polymyxin B-beschickte Agarose-Säule geleitet (1 ml/min/kg). Von dort gelangte das Plasma durch Resuspendierung in das Blut über die Jugularvene wieder in den Kreislauf zurück. Ausgehend von einer Anfangsdosis von 20 $\mu$g/kg/h wurde alle 15 min die Endotoxin-Dosis (Salmonella abortus equii-Endotoxin) bis zum Beginn des septischen Schocks um 20 $\mu$g/kg/h erhöht. Dabei wurde der Anstieg des systolischen pulmonalen Druckes auf das Dreifache des Ausgangswertes als Beginn des septischen Schocks defi-


Chirurgisches Forum 1992
f. experim. u. klinische Forschung
Gall/Beger/Ungeheuer (Hrsg.)
© Springer-Verlag Berlin Heidelberg 1992

niert. Nach Erreichen des Schocks wurde die Endotoxin-Infusion über 1 h aufrechterhalten. Die 20 Versuchstiere wurden in 4 Gruppen zu je 5 Tieren eingeteilt. 10 von ihnen erhielten Endotoxin, die 10 anderen Kochsalz-Lösung. Jeweils 5 von ihnen wurden dem therapeutischen Ansatz unterzogen (Agarose-Polymyxin B), die anderen nur inerter Agarose. Der Beobachtungszeitraum lag bei 7 h.

Erfaßt wurden der systemische und der pulmonale Druck, Herz-Zeit-Volumen, Herzfrequenz, Leukocyten, Thrombocyten, Erythrocyten, Antithrombin III, Fibrinogen, Thromboplastinzeit und die Plasma-Endotoxinspiegel.

## Ergebnisse

Von den 10 Tieren, die Endotoxin erhielten, verstarben 4 Tiere. Davon gehörten drei zur Polymyxin B-Gruppe (3 h, 5 h, 6 h), eines zur Agarose-Gruppe (4 h). Alle Kontrolltiere überlebten. In den Endotoxingruppen zeigte sich eine initiale Erhöhung des systolischen pulmonalarteriellen Druckes von 25 mm Hg auf 75 mm Hg. Nach folgendem steilen Abfall auf den Ausgangswert erhöhte er sich während der weiteren Beobachtungszeit wieder um durchschnittlich 25 mm Hg. Das Herz-Zeit-Volumen sank binnen einer Stunde von 115 ml/min/kg auf 80 ml/min/kg bei leichtem Anstieg der Herzfrequenz von 110/min auf 130/min. Der systolische systemische Druck fiel von 130 mm Hg auf 80 mm Hg ab. Die Leukocyten sanken binnen einer Stunde von 12 000/$\mu$l auf 1500/$\mu$l, die Thrombocyten von 300 000/$\mu$l auf 140 000/$\mu$l, während die Erythrocyten ihren Wert von $4,5 \times 10^6$/$\mu$l über den gesamten Zeitraum hielten.

Der Antithrombin III-Spiegel sank von 6,7 IU/ml auf 5,1 IU/ml, Fibrinogen von 108 mg% auf 81 mg%. Die Thromboplastinzeit zeigte in der Polymyxin B-Gruppe signifikant niedrigere Werte als in der Agarose-Gruppe (67% gegenüber 43%), während sich bei allen anderen erfaßten Werten keine Unterschiede zwischen therapeutischem Ansatz mit Polymyxin B und Agarose erfassen ließen (p $\leq$ 0,05). Die Kontrollgruppen ohne Endotoxinschock zeigten bei allen erfaßten Parametern keine wesentlichen Veränderungen gegenüber den Ausgangswerten. Der Endotoxinbedarf lag bei 60 $\mu$g/kg Körpergewicht. Der Endotoxinspiegel in der Polymyxin B-Gruppe lag während der gesamten Beobachtungsphase signifikant niedriger (p $\leq$ 0,01) als in der Agarose-Gruppe (Abb. 1). Die Endotoxinspiegel erreichten in der Agarose-Gruppe Werte von über 65 000 EU/ml, während sie sich in der Polymyxin B-Gruppe um 20 000 EU/ml bewegten. In den Kontrollgruppen waren keine nennenswerten Endotoxinspiegel nachweisbar (bis zu 0,08 EU/ml). Eine theoretische Berechnung unter Zugrundelegung der verabreichten Endotoxinmengen, der Filtrierrate und der Endotoxinspiegel ergab eine Plasma-Clearance von 0,36 ng/ml/min (ca. 12 EU).

## Diskussion

Endotoxine gelten als maßgebliche pathogene Faktoren in der Induktion des septischen Schocks. Ihre Wirkung entfalten sie teilweise direkt auf cellulärer Ebene, teilweise über Mediatoren. Vom Polymyxin B, einem Peptid-Antibioticum, ist bekannt, daß es Endotoxine an ihrer Lipid A-Fraktion bindet und ihre pathogene Wirkung vermindert [1]. Da Polymyxin B, systemisch gegeben, zu schweren Nebenwirkungen führt, koppelten wir es an Agarose

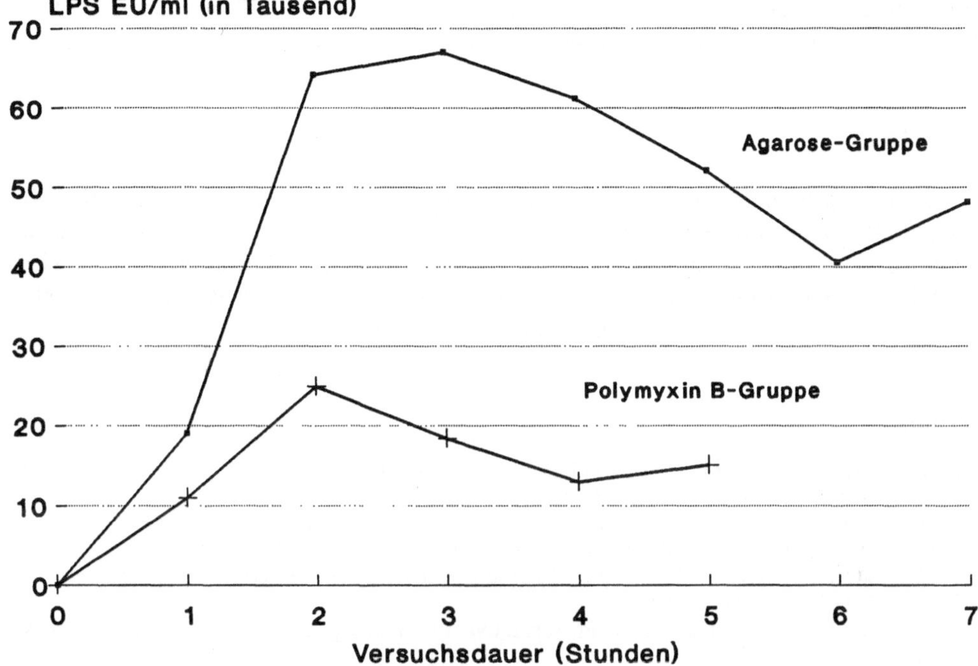



**Abb. 1.** Zeitlicher Verlauf der Endotoxinplasmaspiegel in der Polymyxin B-Gruppe (n = 5) im Vergleich zur Agarose-Gruppe (n = 5)

und versuchten, im tierexperimentellen Sepsis-Modell des Schweines, Endotoxin durch einen extracorporalen Kreislauf aus dem Plasma zu eliminieren [2, 3]. Trotz einer Reduktion der Endotoxinspiegel um ca. 70% bei einer Plasma-Clearance von 0,36 ng/ml/min (ca. 12 EU/ml) konnten wir keine wesentliche Verbesserung klinischer Parameter feststellen. Eine Ursache für diese Beobachtung könnte sein, daß die von uns verwendeten Endotoxin-Dosen zu hoch waren, um eine klinisch wirksame Endotoxin-Elimination zu erreichen. Unsere gemessenen Endotoxinspiegel bewegten sich um den Faktor 1000 über denen der im Patienten pathophysiologisch vorhandenen Endotoxinspiegel [4]. Andere Überlegungen sprechen dafür, daß Endotoxine den septischen Schock nur initiieren und der weitere Verlauf relativ endotoxinunabhängig ist, oder daß neben dem Endotoxin weitere Faktoren den Schock induzieren [5]. Es ist zu prüfen, ob in einem Sepsis-Modell mit pathophysiologisch relevanten Endotoxinspiegeln eine selektive Endotoxin-Elimination nicht doch zur Verbesserung klinischer Parameter führen kann.

## Zusammenfassung

Im Sepsis-Modell des Schweines wurde versucht, durch selektive Endotoxin-Elimination mittels Adsorption an Polymyxin B im extracorporalen Kreislauf, Endotoxin aus dem Blutkreislauf zu eliminieren. Trotz einer Endotoxin-Clearance von 0,36 ng/ml/min konnte keine Verbesserung klinischer Parameter erreicht werden. Die in unserem Versuch gemessenen

Endotoxinspiegel lagen weit über denen im pathophysiologisch üblichen Bereich; dies könnte als Ursache des Therapieversagens angesehen werden.

## Summary

In a porcine sepsis model, we tried to eliminate endotoxin from blood by adsorption to polymyxin B in an extracorporal circulation. Although we obtained an endotoxin clearance of 0,36 ng/ml per min, we could not observe an improvement of clinical parameters. The endotoxin levels measured in our model were much higher than those found in septic patients: this could explain the lack of therapeutic improvement.

## Literatur

1. Morrison DC, Jacobs DM (1976) Binding of polymyxin B to the lipid A portion of bacterial lipopolysaccharides. Immunochem 13:813
2. Cohen J, Aslam M, Pusey CD, Ryan CJ (1987) Protection from endotoxemia: A rat model of plasmapheresis and specific adsorption with polymyxin B. J Inf Dis 155:690
3. Andersen OK, Lundgren TI, Revhaug A, Osterud B, Giercksky JE (1984) Controled endotoxemia in pigs. Acta Chir Scand 150:599
4. Grundmann R, Ingenhoff E (1986) Postoperative Bestimmung des Endotoxinverlaufs. DMW 111:457
5. Danner RL, Elin R, Hosscini JM, Wesley RA, Reilly JM, Parillo JE (1991) Endotoxemia in human septic shock. Chest 99:169

K. Massarrat, Chirurgische Forschung, Abteilung Allgemeine Chirurgie mit Poliklinik, Universitätsklinikum Freiburg, Hugstetterstraße 55, W-7800 Freiburg im Breisgau, Bundesrepublik Deutschland

# Bakterielle Peritonitis: Erregerspektrum und Endotoxinfreisetzung
## *Bacterial Peritonitis: Gram-Negative Bacteria and Endotoxin*

H.-O. Kleine, H. Meyer und H.G. Beger

Abteilung für Allgemeine Chirurgie, Universität Ulm (Ärztlicher Direktor: Prof. Dr. H.G. Beger)

In der chirurgischen Praxis stützt sich die Diagnose "bakterielle Peritonitis" ganz wesentlich auf den Nachweis der Erreger. Dabei werden gramnegative Stäbchenbakterien am häufigsten gefunden [5]. Deren Produkt "Endotoxin" ist inzwischen als primärer ätiopathogenetischer Faktor bei der abdominellen Sepsis anerkannt [4]. In diesem Zusammenhang haben wir in vitro und in vivo geprüft, welche gramnegativen Stäbchenbakterien wieviel Endotoxin bilden.

## Patientengut und Methode

In vitro wurden in RCM-Bouillon steigende Konzentrationen gramnegativer Stäbchenbakterien gezüchtet, gezählt und Endotoxin im Medium bestimmt. In vivo wurden bei 49 Patienten mit einer Perforationsperitonitis (21 Magen-Duodenum, 5 Gallenblase, 10 Dünn- und 13 Dickdarm) das peritoneale Exsudat hinsichtlich Erreger-Art und -Zahl sowie Endotoxin untersucht. Die Erreger wurden typisiert (RCM-Bouillon, Blutagar, aerob und anaerob, bakterientypische Makromorphologie, biochemische und gaschromatographische Eigenschaften) und in CFU/ml ausgezählt. Endotoxin wurde im chromogen modifizierten LAL-Test mit einer methodischen Fehlerbreite von 7,5% bestimmt [2]. Als Kontrollgruppe dienten 14 Patienten mit einer elektiven Laparotomie. Statistisch wurden der Median (min und max)-Wert sowie der Korrelationskoeffizient (r) berechnet.

## Ergebnisse

Die in vitro Ergebnisse sind in Tabelle 1 dargestellt. Gemessen an den gramnegativen Stäbchenbakterien E. coli, Pseudomonas und Proteus nimmt Endotoxin im Nährmedium stetig zu, die Korrelationskoeffizienten (r) betragen 0,96 bzw. 0,99 bzw. 0,98. Bei 49 Patienten mit einer Perforationsperitonitis war das peritoneale Exsudat zu 96% (47/49 P) Endotoxin-positiv und zu 90% (44/49 P) Erreger-positiv. 73% (32/44 P) der Substrate enthielten Stäbchenbakterien, davon 64% (28/44 P) gramnegative und 9 (4/44 P) grampositive. Kokken wurden in 55% (24/44 P) und Hefen in 34% (15/44 P) der Erreger-positiven Proben gefunden. In vivo nahm mit steigender Anzahl der gramnegativen Stäbchenbakterien (CFU/ml) die Endotoxinkonzentration (EU/ml) im peritonealen Exsudat zu (Tabelle 2), der Korrelationskoeffizient (r) beträgt 0,98.

Chirurgisches Forum 1992
f. experim. u. klinische Forschung
Gall/Beger/Ungeheuer (Hrsg.)
© Springer-Verlag Berlin Heidelberg 1992

**Tabelle 1.** Bakterienzahl (CFU/ml) und Endotoxinnachweis (BU/ml) in RCM-Bouillon

| Bakterienzahl in CFU/ml | | | |
|---|---|---|---|
| $10^1$ | $10^2$ | $10^3$ | $10^4$ |

| Endotoxin in EU/ml | | | |
|---|---|---|---|
| E. coli | $1,4 \times 10^1$ | $5,2 \times 10^1$ | $2,9 \times 10^2$ | $6,8 \times 10^2$ |
| Pseudomonas | $3,1 \times 10^1$ | $3,8 \times 10^1$ | $4,0 \times 10^1$ | $4,1 \times 10^2$ |
| Proteus | $0,7 \times 10^1$ | $1,3 \times 10^1$ | $6,5 \times 10^1$ | $4,6 \times 10^2$ |

| Bakterienzahl in CFU/ml | | | |
|---|---|---|---|
| $10^5$ | $10^6$ | $10^7$ | $10^8$ |

| Endotoxin in EU/ml | | | |
|---|---|---|---|
| E. coli | $5,9 \times 10^3$ | $7,1 \times 10^3$ | $3,0 \times 10^5$ | $7,6 \times 10^5$ |
| Pseudomonas | $3,8 \times 10^3$ | $4,1 \times 10^3$ | $3,7 \times 10^5$ | $5,7 \times 10^6$ |
| Proteus | $4,0 \times 10^3$ | $2,5 \times 10^4$ | $6,2 \times 10^4$ | $2,6 \times 10^5$ |

Bei 14 Patienten mit einer elektiven Laparotomie enthielt das peritoneale Sekret weder Bakterien noch Endotoxin.


## Diskussion

Bei der bakteriellen Peritonitis im chirurgischen Krankengut werden regelmäßig gramnegative Stäbchenbakterien nachgewiesen. Deren Kenntnis ist für die Wirksamkeit der Antibiotica nach wie vor unabdingbar [5]. Die eigentliche pathogene Noxe stellt aber nicht das gramnegative Stäbchenbacterium als Ganzes, sondern vielmehr dessen Produkt, das "Endotoxin", dar. Dieser Wirkstoff kann im peritonealen Exsudat von Patienten mit einer Perforation des Magen-Darm-Kanals regelmäßig und zum Teil in exzessiven Mengen nachgewiesen werden [1, 3]. Erstmals wird in den nun vorgelegten Untersuchungen die lineare Beziehung in vitro zwischen E. coli, Pseudomonas und Proteus und in vivo zwischen der Gesamtheit der gramnegativen Stäbchenbakterien im peritonealen Exsudat einerseits und Endotoxin im gleichen Medium andererseits aufgezeigt. Das bedeutet, daß Endotoxin-Bestimmungen im peritonealen Exsudat geeignet sind, bei Patienten mit einer Perforationsperitonitis die bakterielle Komponente der Toxizität einer Peritonitis mit gramnegativen Stäbchenbakterien einzuschätzen. Derartige Untersuchungen bieten sich somit zur Kontrolle der chirurgischen Dekontamination durch Herdsanierung und durch Peritoneallavage an.


## Zusammenfassung

In vitro und in vivo wird eine lineare Beziehung zwischen gramnegativen Stäbchenbakterien und deren Endotoxinfreisetzung nachgewiesen. Endotoxinbestimmungen im peritonealen Sekret erlauben somit eine Kontrolle der chirurgischen Maßnahmen bei bakterieller Peritonitis.

**Tabelle 2.** Gramnegative Stäbchenbakterien (CFU/ml) und Endotoxin (EU/ml) im peritonealen Exsudat zum Zeitpunkt der Operation bei Perforationsperitonitis, n = 28 Patienten

| CFU/ml | EU/ml | Statistik | | |
|---|---|---|---|---|
| $1,0 \times 10^1$ | 248 | med | $1,0 \times 10^1$ | 248 |
| | | min | | |
| | | max | | |
| $1,0 \times 10^2$ | 189 | med | $1,0 \times 10^2$ | 396 |
| $1,0\times$ | 365 | min | $1,0\times$ | 189 |
| $1,0\times$ | 427 | max | $4,0\times$ | 6440 |
| $4,0\times$ | 6440 | | | |
| $1,0 \times 10^3$ | 25 | med | $1,5 \times 10^3$ | 783 |
| $2,0\times$ | 1540 | min | $1,0\times$ | 25 |
| | | max | $2,0\times$ | 1540 |
| $1,0 \times 10^4$ | 944 | med | $2,2 \times 10^4$ | 1336 |
| $3,4\times$ | 1327 | min | $1,0\times$ | 944 |
| $5,0\times$ | 1345 | max | $5,0\times$ | 20250 |
| $1,0\times$ | 20250 | | | |
| $2,0 \times 10^5$ | 492 | med | $2,5 \times 10^5$ | 1917 |
| $4,0\times$ | 994 | min | $1,0\times$ | 492 |
| $1,3\times$ | 1000 | max | $6,0\times$ | 14359 |
| $6,0\times$ | 1286 | | | |
| $4,0\times$ | 2548 | | | |
| $3,0\times$ | 3120 | | | |
| $1,1\times$ | 4217 | | | |
| $1,0\times$ | 14359 | | | |
| $2,1 \times 10^6$ | 950 | med | $2,1 \times 10^6$ | 1968 |
| $2,0\times$ | 2985 | min | $2,0\times$ | 950 |
| | | max | $2,1\times$ | 2985 |
| $2,0 \times 10^7$ | 51 | med | $2,5 \times 10^7$ | 10953 |
| $5,0\times$ | 2595 | min | $2,0\times$ | 51 |
| $1,5\times$ | 19310 | max | $5,0\times$ | 29004 |
| $3,0\times$ | 29004 | | | |
| $1,0 \times 10^8$ | 825 | med | $1,0 \times 10^8$ | 25591 |
| $1,1\times$ | 25591 | min | $1,0\times$ | 825 |
| $1,0\times$ | 45509 | max | $1,1\times$ | 45509 |

## Summary

There is a linear correlation in vitro and in vivo between gram negative bacteria and their endotoxin production. In bacterial peritonitis endotoxin measurements in the peritoneal fluid can help to evaluate the efficacy of surgical procedures.

## Literatur


1. Beger HG, Gögler H, Kraas E, Bittner R (1981) Endotoxin bei bakterieller Peritonitis. Chirurg 52:81–88
2. Berger D, Marzinzig E, Marzinzig M, Beger HG (1988) Quantitative endotoxin determination in blood – chromogenic modification of the limulus amebocyte lysate test. Europ Surg Res 20:128–136
3. Kleine H-O, Beger HG (1988) Endotoxin im peritonealen Exsudat bei Perforationsperitonitiden. Langenbecks Arch Chir [Suppl] Chir Forum. Springer, Berlin Heidelberg New York Tokyo, S 301–304
4. Messmer K, Kreimeier K, Hammersen F (1989) Veränderungen im Bereich der Mikrozirkulation bei Sepsis und septischem Schock. In: Reinhart K, Eyrich K (eds) Sepsis. Springer, Berlin Heidelberg New York Tokyo, S 162–175
5. Wittmann DH, Teichmann W (1985) Die Bedeutung der Infektionserreger für die Therapie der eitrigen Peritonitis. Chirurg 56:363–370



Dr. H.-O. Kleine, Abteilung für Allgemeine Chirurgie, Universität Ulm,
Steinhövelstraße 9, W-7900 Ulm, Bundesrepublik Deutschland

# Gen-Regulation hepatischer Akut-Phasen-Proteine während gram-negativer Sepsis: Rolle cellulären Calciums und toxischer Sauerstoffradikale

## Gene Regulation of Hepatic Acute-Phase Proteins During Gram-Negative Sepsis: Role of Cellular Calcium and Oxygen Free Radicals


S. Rose

Abteilung für Unfallchirurgie, Chirurgische Universitätsklinik Homburg/Saar


## Einleitung

In der hepatischen Akut-Phasen-Reaktion nach gram-negativer Sepsis konnte eine hepatocelluläre $Ca^{2+}$-Überladung als Folge eines Hormon-sensitiven $Ca^{2+}$-Einstromes oder eines Hormon-unabhängigen membranären $Ca^{2+}$-Leaks nachgewiesen werden. Behandlung der septischen Ratten mit dem $Ca^{2+}$-Antagonisten Diltiazem oder dem Superoxidradikal-Scavenger PEG-Superoxid Dismutase wirkte gegen diese Störung der cellulären $Ca^{2+}$-Regulation protektiv [1]. Ziel der vorliegenden Studie war es zu untersuchen, inwieweit die Modulation der cellulären $Ca^{2+}$-Regulation durch $Ca^{2+}$-Blocker oder Antioxidans die hepatische Synthese von Akut-Phasen-Proteinen (APP) während gram-negativer Sepsis beeinflußt.

## Methoden

Gram-negative Sepsis wurde in männlichen Sprague-Dawley-Ratten (250 g) durch die intraperitoneale Implantation eines mit E. coli (100 CFU) und B. fragilis ($10^4$ CFU) infizierten Rattenkotballens (1 $cm^3$) induziert. In Kontrolltieren erfolgte nur Laparotomie oder Implantation eines sterilen Pellets. 8 h nach Implantation wurde steril- und septisch implantierten Ratten entweder Diltiazem (DZ) (1,2 mg/kg i.p.) oder PEG-Superoxid Dismutase (PEG-SOD) (5000 U/kg i.v.) oder ihre Carrier Phosphatpuffer oder PEG (Methoxypolyethylen-Glykol, MG 5 000) appliziert. 24 h nach Experimentbeginn erfolgte Entnahme von Leberproben und venösem Plasma.

Der direkte Effekt von Diltiazem, Verapamil und PEG-SOD auf die APP-Synthese wurde in selektierten Hepatom-Zellkulturen (Ratten H-35 (clone T-7-18) und humane HepG2-Zellen) getestet [2]. Monolayer dieser Zellen wurden 24 h mit den leberaktiven Hormonen IL-1$\beta$ (10 U/ml), IL-6 (100 U/ml) und Dexamethason (1 $\mu$M) zur maximalen Akut-Phasen-Protein-Synthese behandelt. Nach 8 h wurden die cellulären $Ca^{2+}$-Spiegel durch die $Ca^{2+}$-Blocker Verapamil oder Diltiazem (3–250 $\mu$M), die $Ca^{2+}$-Ionophoren A23187


Chirurgisches Forum 1992
f. experim. u. klinische Forschung
Gall/Beger/Ungeheuer (Hrsg.)
© Springer-Verlag Berlin Heidelberg 1992

oder Ionomycin (0,25–2 $\mu$M) und EGTA (1–3 mM) verändert. H-35-Zellen wurden mit PEG-SOD behandelt.

Die Plasma-Konzentrationen von $\alpha_1$-Acid Glykoprotein (AGP), Thiostatin, Complement C3, Transferrin und Albumin wurden mit Rocket-Immunelektrophorese bestimmt [2]. Die Gesamt-RNA der Leber oder Zellkulturen wurde durch Guanidin-Isocyanat-Extraktion und Ethanol-Präzipitierung isoliert und nach Trennung in Formaldehyd-Gelen mit $^{32}$P-gelabelten cDNA-Sonden für $\alpha_1$-Acid Glykoprotein, Hemopexin oder Albumin hybridisiert [3].

## Ergebnisse

Gram-negative Sepsis zeigte erhöhte Körper-Temperaturen ($39,8 \pm 0,2$ vs. $37,3 \pm 0,2°$C), Plasma-Lactat-Spiegel ($4,9 \pm 0,7$ vs. $1,1 \pm 0,1$ mM) und eine Mortalität von 49% (24 h). Behandlung septischer Ratten mit DZ oder PEG-SOD reduzierte sowohl die Fieberreaktion ($38,6 \pm 0,2°$C) und Plasma-Lactat ($2,4 \pm 0,2$ mM) wie auch die Mortalität (17%). Im Plasma (Tabelle 1) zeigte sich ein bis zu 11facher Anstieg der positiven Akut-Phasen-Proteine Thiostatin und AGP. Plasma-Albumin sank um bis zu 40% in septischen, unbehandelten Ratten. Während DZ oder PEG-SOD keinen Einfluß auf die Plasma-Proteine nicht-septischer Gruppen zeigten, hemmten beide Substanzen deutlich den Sepsis-bedingten Anstieg positiver Akut-Phasen-Proteine (AGP). Während unter DZ-Behandlung septischer Ratten ein weiterer Abfall der Albumin-mRNA beobachtet wurde, zeigten sich normale Plasma-Albumin-Spiegel und eine deutliche Zunahme der Albumin-mRNA in PEG-SOD behandelten septischen Tieren. Transferrin oder C3 zeigten keine Veränderungen.

**Tabelle 1.** Effekt von $Ca^{2+}$-Blocker und PEG-Superoxid Dismutase auf die hepatische Akut-Phasen-Protein-Synthese während gram-negativer Sepsis

| | AGP | | Albumin | |
|---|---|---|---|---|
| | Plasma | mRNA | Plasma | mRNA |
| Kontrolle | 1,0 | 1,0 | 1,0 | 1,0 |
| Sterile | 6,2 $\pm$ 0,9[a] | 16,3 | 0,8 $\pm$ 0,4 | 0,84 |
| Sepsis | 11,2 $\pm$ 0,9 | 49,2 | 0,6 $\pm$ 0,1 | 0,42 |
| Sepsis DZ | 5,1 $\pm$ 0,3 | 19,7 | 0,8 $\pm$ 0,0 | 0,29 |
| Sepsis SOD | 4,2 $\pm$ 0,3 | 22,4 | 1,0 $\pm$ 0,0 | 0,82 |

[a] Mittelwert (SEM), x-fache Veränderung im Vergleich zu Kontrollen, $n \geq 5$

Diltiazem und Verapamil inhibierten sowohl in Hormon-stimulierten als auch nicht-stimulierten H-35 und HepG2 Zellen dosisabhängig die Akut-Phasen-Proteinsynthese mit maximaler Inhibierung bei Konzentrationen $\geq 25$ $\mu$M. Allerdings schien dieser Effekt in Cytokin-stimulierten Zellen stärker ausgeprägt. Zur Beantwortung der Frage, ob die Modulation der Proteinsynthese durch den $Ca^{2+}$-Blocker vor oder nach der Protein-Translation zu finden ist, wurde in H-35 Zellen Hemopexin-mRNA quantifiziert, da dieses Protein auch unter nicht-stimulierten Bedingungen Basalexpression in H-35 Zellen zeigt. Die signifikante Inhibition der Hemopexin-mRNA-Expression mit und ohne Cytokin-Stimulierung zeigte einen prätranslatorischen Effekt der $Ca^{2+}$-Blocker.

Anstieg der cellulären $Ca^{2+}$-Konzentration mit $Ca^{2+}$-Ionophoren oder $Ca^{2+}$-Depletion mit EGTA führten zu keiner signifikanten Beeinflussung der Proteinsynthese. PEG-SOD hatte keinen Effekt auf die Proteinsynthese in vitro.

## Diskussion

Die Studie zeigte eine Hemmung der Sepsis-bedingten Synthese positiver Akut-Phasen-Proteine durch $Ca^{2+}$-Antagonist und Superoxidradikal-Fänger. Die Effekte beider Substanzen können über drei Mechanismen erklärt werden: 1) Die Suppression leberregulierender Cytokine (z.B. $TNF\alpha$, IL-1, IL-6, etc.) in extrahepatischen Geweben, 2) eine veränderte Ausschüttung $Ca^{2+}$-mobilisierender Hormone (Epinephrin, Vasopressin), die die hepatische $Ca^{2+}$-Homöostase und dadurch u.U. die Akut-Phasen-Genregulation beeinflussen, und 3) die direkte Wirkung auf die Hepatocyten. Die in vivo Reduktion der hepatischen AGP- und Albumin-mRNA wie auch die in vitro Hemmung der Akut-Phasen-Protein-Expression durch den $Ca^{2+}$-Blocker zeigt eine direkte, generelle Hemmung der APP-Expression durch $Ca^{2+}$-Blocker. Weitere Untersuchungen müssen zeigen, ob dies auf eine Beeinflussung der Gentranskription oder mRNA-Stabilität zurückzuführen ist. Da eine artifizielle celluläre $Ca^{2+}$-Überladung durch $Ca^{2+}$-Ionophoren und die $Ca^{2+}$-Depletion mit dem $Ca^{2+}$-Chelator EGTA die Effekte der $Ca^{2+}$-Antagonisten nicht reproduzieren konnten, ist die Wirkung des $Ca^{2+}$-Antagonisten nicht ausschließlich auf eine Inhibition des $Ca^{2+}$-Einstromes zurückzuführen. Der protektive Effekt von $Ca^{2+}$-Blockern gegen Lipidperoxidation während Sepsis [1], gegen erhöhte Gefäßpermeabilität während Ischämie/Reperfusion, wie auch die zentrale Rolle cellulären $Ca^{2+}$ in der Aktivierung von Lymphocyten und phagocytierenden Leukocyten, läßt für den $Ca^{2+}$-Blocker extrahepatische Angriffspunkte nicht ausschließen. Eine attraktive Erklärung der PEG-SOD Wirkung ist eine Reduzierung des Radikal-induzierten Gewebeschadens durch aktivierte Leukocyten und Makrophagen mit nachfolgend verminderter Freisetzung inflammatorischer leberaktiver Cytokine [4].

Im septischen Schock, nach Trauma oder Transplantation wurde eine Korrelation von hohen IL-6-Spiegeln mit lethalem Ausgang oder Transplantatabstoßung gezeigt. Persistierend hohe IL-6-Spiegel stimulieren die hepatische Proteinsynthese so lange, als der Entzündungsfocus besteht, und ausreichend Substrat für die Denovo-Proteinsynthese zur Verfügung steht. Derzeitige Konzepte propagieren einen proteolytischen Muskelabbau zur Deckung des erhöhten Leber-Aminosäurebedarfes während Sepsis [5]. Es liegt nahe anzunehmen, daß die Inhibition der Akut-Phasen-Proteinsynthese durch den $Ca^{2+}$-Blocker oder PEG-SOD die hepatische Proteinsynthese und damit einen den Gesamtorganismus belastenden Muskelkatabolismus abschwächt. Als ein Ausdruck der protektiven Wirkung beider Substanzen sind die niedrigeren Lactatspiegel, Körpertemperaturen wie auch die deutlich gesenkte Mortalität zu betrachten.

Insgesamt zeigt die vorliegende Studie, daß eine veränderte hepatische $Ca^{2+}$-Regulation und die Akut-Phasen-Proteinsynthese während Sepsis miteinander korrelieren, aber nicht streng kausal miteinander verknüpft sind. Es bleibt offen, ob die exzessive Proteinsynthese während Sepsis einen negativen pathogenetischen Faktor darstellt. Allerdings wird aber deutlich, daß eine Beschränkung der hepatischen Proteinsynthese während Sepsis mit einer klinischen Verbesserung des Sepsis-Syndromes korrelieren kann. Die Quantifizierung der systemischen Akut-Phasen-Protein-Synthese stellt somit einen sensitiven Indikator der Entzündungsreaktion in Trauma und Sepsis dar und kann als ein aussagekräftiger Maßstab für die Effektivität therapeutischer Maßnahmen herangezogen werden.

## Zusammenfassung

$Ca^{2+}$-Blocker oder PEG-Superoxid Dismutase (PEG-SOD) hemmten die Synthese positiver Akut-Phasen-Proteine (APP) während abdomineller gram-negativer Sepsis. Im Gegensatz zum $Ca^{2+}$-Blocker, der in vivo und in vitro vermutlich direkt die Expression hepatischer APP hemmte, wirkte PEG-SOD vorwiegend peripher entzündungshemmend mit deutlicher Protektion gegen Sepsis-bedingten Albumin-Verlust. Beide Substanzen wirkten signifikant antiphlogistisch und senkten die Mortalität. Die Expression hepatischer Akut-Phasen-Proteine ist ein aussagekräftiger Indikator zur Überprüfung therapeutischer Eingriffe in Trauma und Sepsis.

## Summary

$Ca^{2+}$ channel blocker and PEG superoxide dismutase inhibited sepsis-mediated increase in positive acute-phase proteins during gram-negative sepsis. Whereas the channel blocker in vivo and in vitro directly inhibited expression of hepatic acute-phase proteins, PEG-SOD exerted its beneficial effects presumably by anti-inflammatory action against superoxide radical-mediated tissue injury. The expression of acute-phase proteins seems to be a useful indicator for therapeutic interventions in trauma and sepsis.

## Literatur

1. Rose S, Thompson K, Sayeed MM (1992) $Ca^{2+}$-related hepatic alterations during gram-negative sepsis. Am J Physiol (im Druck)
2. Baumann H, Prowse KR, Marinkovic S, Won K-A, Jahreis GP (1989) Stimulation of hepatic acute phase response by cytokines and glucocorticoids. Ann NY Acad Sci 557:280–295
3. Baumann H (1989) Hepatic acute phase reaction in vivo and in vitro. In Vitro Cell Dev Biol 25:115–126
4. Ward PA, Warren JS, Johnson KJ (1988) Oxygen radicals, inflammation, and tossie injury. Free Rad Biol Med 5:403–408
5. Bhattacharaya J, Thompson K, Sayeed MM (1991) Calcium-dependent and calcium-independent protease activities in skeletal muscle during sepsis. Circ Shock 35:117–122

Dr. S. Rose, Abteilung für Unfallchirurgie, Chirurgische Universitätsklinik, W-6650 Homburg/Saar, Bundesrepublik Deutschland

# Die Wirkung von Ascorbinsäure auf Neutrophilen-Funktionen und auf Sauerstoffradikale aus der Xanthinoxidase-Reaktion – ein Therapieprinzip?

## The Effect of Ascorbic Acid on Neutrophil Functions and on Reactive Oxygen Metabolites Generated by Xanthine Oxidase: A Therapeutic Principle?


A. Dwenger[1], J.A. Sturm[2], H.C. Pape[2], U. Lehmann[2], G. Schweitzer[1] und B. Lueken[1]

[1]Abteilung für Klinische Biochemie, Medizinische Hochschule Hannover
[2]Unfallchirurgische Klinik, Medizinische Hochschule Hannover


## Zielsetzung

Neutrophilen-Dysfunktionen (Freisetzung lysosomaler Enzyme, Bildung von Sauerstoffradikalen, Chemotaxis, Adhärenz) sowie die vermehrte Sauerstoffradikal-Bildung durch das (Hypo)Xanthin/Xanthinoxidase-System gelten als Auslöser für Mono- und Multiples Organversagen [1, 2]. Ziel dieser Untersuchung war es, die Wirksamkeit des extrem gut wasserlöslichen Antioxidans Ascorbinsäure auf diese Pathomechanismen, insbesondere sein Neutralisationsvermögen für reaktive Sauerstoff-Metabolite, zu untersuchen. Hiermit im Zusammenhang steht die Frage, ob die Zufuhr hoher Ascorbinsäure-Konzentrationen bei oxidativem Streß (Trauma, Schock, Sepsis) den im Verlauf der Evolution aufgetretenen Gendefekt der L-Gulonolactonoxidase ausgleichen und somit für eine frühe Therapie derartiger Zustände empfohlen werden kann.

## Methodik

An isolierten Neutrophilen (Percoll-Gradienten-Zentrifugation) und an Citratblut wurden die durch f-Methionyl-Leucyl-Phenylalanin, Latex, Endotoxin, Zymosan und Phorbolmyristatacetat induzierte Sauerstoffradikal-Bildung (Chemiluminescenz, CL) und Enzymfreisetzung (Elastase, Ela; $\beta$-N-Acetylglucosaminidase, NAG), die Adhärenz (Zellzählung) und simultane Sauerstoffradikal-Bildung (CL) von Neutrophilen an Nylinfiber, die Chemotaxis von Neutrophilen (Subagarose-Methode) und die Sauerstoffradikal-Bildung (CL) aus der Hypoxanthin/Xanthinoxidase-Reaktion in Abhängigkeit von der Ascorbinsäure-Konzentration (0–6 mmol/l) untersucht [3, 5].

## Ergebnisse

An isolierten Neutrophilen/Citratblut wird die Sauerstoffradikal-Bildung dosisabhängig bei allen untersuchten Stimuli um maximal 99%/48% von Ascorbinsäure reduziert (Abb. 1


Chirurgisches Forum 1992
f. experim. u. klinische Forschung
Gall/Beger/Ungeheuer (Hrsg.)

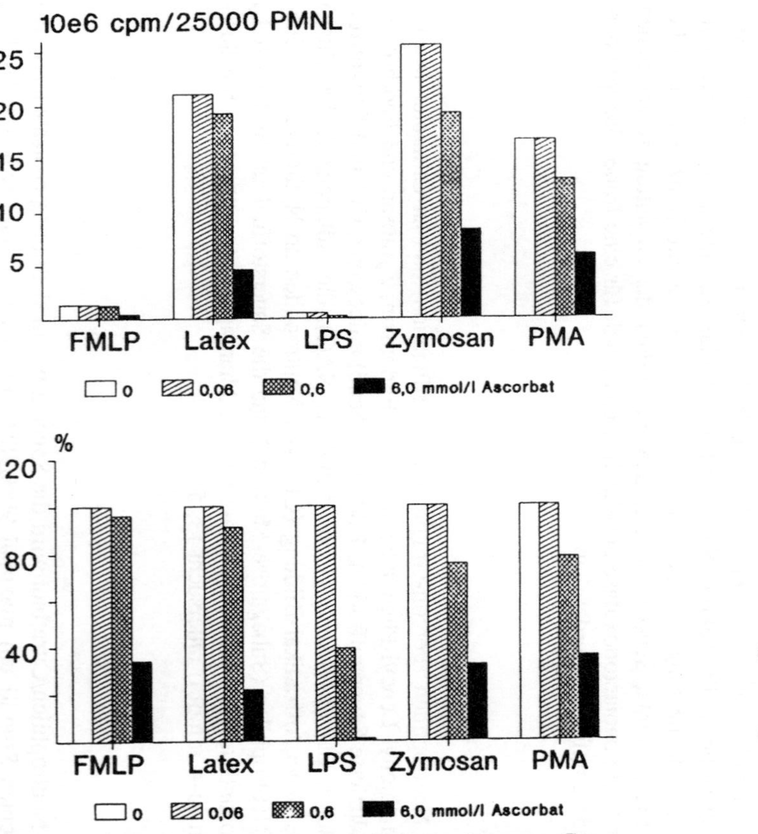



**Abb. 1.** Chemilumineszenz-Antwort isolierter humaner Granulocyten ($\bar{x}$; n = 3) nach Stimulation mit F-Methionyl-Leucyl-Phenylalanin (FMLP), Latex, Endotoxin von E. coli (LPS), Zymosan und 4$\beta$-Phorbol-12$\beta$-myristat-13a-acetat (PMA) in Abwesenheit und Anwesenheit von Ascorbinsäure. *Obere Abbildung:* Daten berechnet als $10^6$ cpm/25 000 PMNL; *untere Abbildung:* Daten auf 0 mmol/l als 100% bezogen

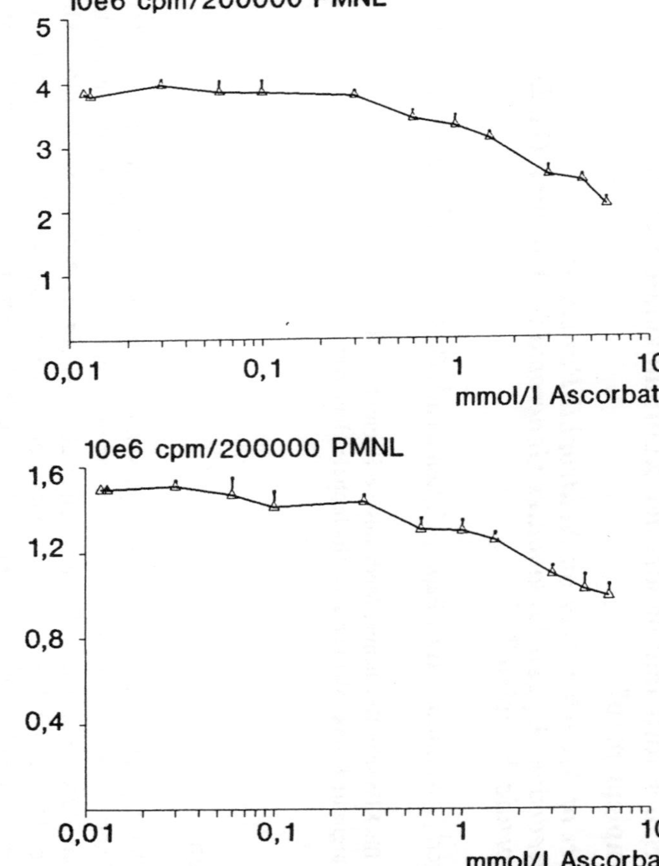



**Abb. 2.** Chemilumineszenz-Antwort in Citratblut nach Stimulation mit Zymosan ($\bar{x} \pm$ SEM; n = 6; *obere Abbildung*) und PMA ($\bar{x} \pm$ SEM; n = 5; *untere Abbildung*) in Abhängigkeit von der Ascorbinsäure-Konzentration

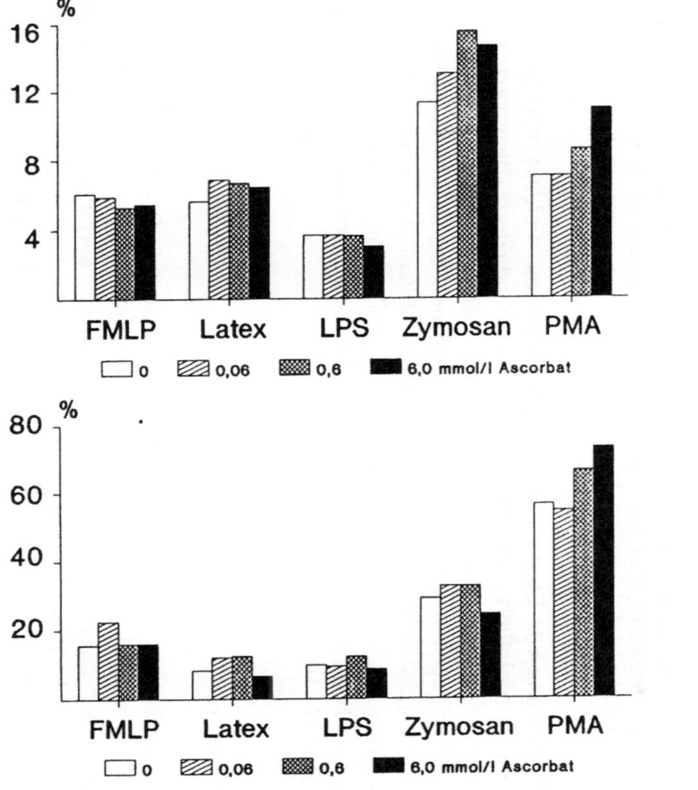



**Abb. 3.** $\beta$-N-Acetylglucosaminidase- (it obere Abbildung) und Elastase- (*untere Abbildung*) Freisetzung (%) aus isolierten und stimulierten (Stimuli siehe Abb. 1) Granulocyten ($\bar{x}$; n = 3) in Abwesenheit und Anwesenheit von Ascorbinsäure

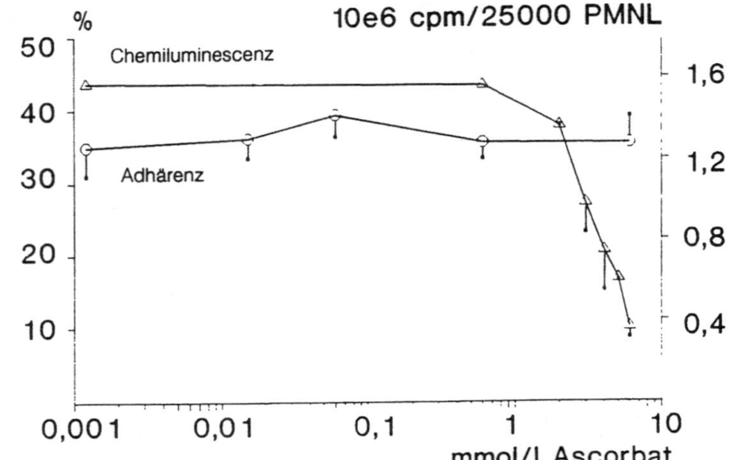



**Abb. 4.** Adhärenz (%) und Chemiluminescenz-Antwort ($10^6$ cpm/25000 PMNL) bei der Wechselwirkung von Granulocyten in Citratblut mit Nylonfiber ($\bar{x} \pm$ SEM; n = 4) in Abhängigkeit von der Ascorbinsäure-Konzentration

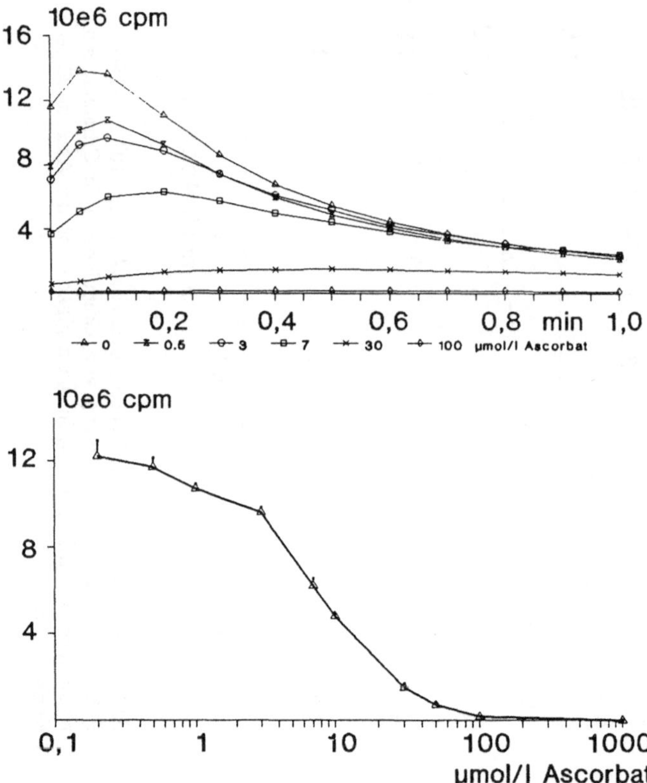



**Abb. 5.** Photonenemissions-Verläufe der Hypoxanthin/Xanthinoxidase-Reaktion in Anwesenheit und Abwesenheit von Ascorbinsäure (*obere Abbildung*) und Chemilumineszenz-Antwort dieser Reaktion ($\bar{x} \pm$ SEM; n = 3) in Abhängigkeit von der Ascorbinsäure-Konzentration (*untere Abbildung*)

und 2). Die Freisetzung von Elastase und $\beta$-N-Acetylglucosaminidase wird bis 6 mmol/l Ascorbinsäure nicht beeinflußt (Abb. 3). Auch die FMLP-induzierte Chemotaxis von Neutrophilen bleibt bis 6 mmol/l unbeeinflußt. Die durch Adhärenz von Neutrophilen an Nylonfiber gebildeten Sauerstoffradikale werden dosisabhängig bis zu 77% bei 6 mmol/l Ascorbinsäure abgefangen, wobei die Adhärenz selbst nicht verändert wird (Abb. 4). Die in der zellfreien Hypoxanthin/Xanthinoxidase-Reaktion gebildeten Sauerstoffradikale werden dosisabhängig bereits bei geringen Ascorbinsäure-Konzentrationen vollständig neutralisiert (99% Scavenging bei 100 $\mu$mol/l) (Abb. 5).

## Zusammenfassung

Der protektive Effekt von Antioxidantien bei Mono-/Multiplem Organversagen und Ischämie/Reperfusionsschäden ist bekannt. Aus den vorgelegten Ergebnissen geht hervor, daß Ascorbinsäure in der Lage ist, extracellulär freigesetzte Sauerstoffradikale bei solchen Konzentrationen, die komplikationslos unter therapeutischen Bedingungen erreicht werden können, vollständig zu neutralisieren. Eine weitere Reduktion der intracellulären

Sauerstoffradikal-Bildung ist durch Erhöhung der intraneutrophilen Ascorbinsäure-Konzentration vorstellbar (Aktivierung des Glucose/Ascorbat/Dehydroascorbat-Transportsystems, z.B. durch Insulin).

Die exzellenten antioxidativen Eigenschaften ($E_o' = +0,166$ V) und die hohe Wasserlöslichkeit (330 g/l) prädestinieren Ascorbinsäure zur tierexperimentellen und zur klinischen Prüfung als Therapeutikum zur Behandlung und Vorbeugung von oxidativen Streßzuständen wie Trauma, Schock und Sepsis, sowie zur Vermeidung von Reperfusionsschäden bei Organtransplantationen.

## Summary

In mono/multiple organ failure and in ischemia/reperfusion injuries antioxidants exert protective effects. The results of the current investigation demonstrated that extracellularly produced reactive oxygen metabolites could be scavanged by ascorbic acid in a concentration range which can be reached without complications for therapeutic purposes. A further reduction of intracellularly produced reactive oxygen metabolites is imaginable by increasing the intraneutrophilic concentration of ascorbic acid, e.g., by activation of the glucose/ascorbic acid/dehydroascorbic acid transporter system by effectors such as insulin.

The excellent antioxidative properties ($E_o' = +0,166$ V) and the extremely high water solubility (330 g/l) predestine ascorbic acid to animal and clinical trials both for the treatment and prophylaxis of oxidative stress states such as trauma, shock, and sepsis and for the protection against reperfusion injuries in organ transplantation.

## Literatur

1. Brigham KL (1990) Oxidant stress and adult respiratory distress syndrome. Eur Respir J 3 [suppl 1]:482–484
2. Sussman MS, Bulkley GB (1990) Oxygen-derived free radicals in reperfusion injury. Methods Enzymol 186:711–723
3. Swenger A, Schweitzer G, Regel G (1986) Bronchoalveolar lavage fluid and plasma proteins, chemiluminescence response and protein contents of polymorphonuclear leukocytes from blood and lavage fluid in traumatized patients. J Clin Chem Clin Biochem 24:73–88
4. Dwenger A, Schweitzer G, Röllig G, Nerlich ML (1990) Dose-dependent inhibition by prostaglandin E1 of oxygen radical production, adherence and enzyme release of stimulated polymorphonuclear leukocytes. Fresenius J Anal Chem 337:88–89
5. Dwenger A, Regel G, Schweitzer G, Röllig G, Lindena J (1991) Nonspecific immune system, plasma proteins and characteristics of the erythrocyte insulin receptor. In: Sturm JA (ed) Adult respiratory distress syndrome – an aspect of multiple organ failure. Springer, Berlin Heidelberg New York Tokyo, pp 91–127

Dr. rer.nat. A. Dwenger, Abteilung für Klinische Biochemie, Medizinische Hochschule Hannover, Konstanty-Gutschow-Straße 8, W-3000 Hannover 61, Bundesrepublik Deutschland

# Ist der Einsatz von Steroiden bei Sepsis sinnvoll?
# Ergebnisse einer Metaanalyse
## *Are Steroids Useful in Patients with Sepsis?*
## *Results of a Meta-Analysis*

R. Lefering[1], E. Neugebauer[1] und S. Saad[2]

[1]Biochemische und Experimentelle Abteilung, Universität zu Köln
[2]Chirurgische Klinik, II. Chirurgischer Lehrstuhl der Universität zu Köln

## Einleitung

Die Sepsis und insbesondere der septische Schock gehören nach wie vor zu den gefürchtetsten Komplikationen auf einer Intensivstation mit Mortalitätsraten von 20–80%. Seit den 50er Jahren werden Steroide als Therapeuticum – anfangs nur in physiologischen Dosen – bei schweren Infektionen und Sepsis angewendet. Tierexperimentelle Untersuchungen haben einen eindeutigen Vorteil für Steroide bei der Verwendung von gram-negativen Erregern (z.B. E. coli) oder deren toxischer Zellwandkomponente, dem Endotoxin, zeigen können. Um einen objektiven Beitrag zur immer noch kontrovers geführten Diskussion um den Einsatz von Steroiden bei Sepsis zu leisten, und um den Nutzen spezifischer Subgruppen von Patienten (gram negative Infektionen) zu prüfen, haben wir eine Meta-Analyse durchgeführt.

## Methodik

Eine Meta-Analyse ist eine systematische Analyse aller verfügbaren Informationen zu einem vorab definierten Problemfeld mit anschließender qualitativer Selektion und Gewichtung sowie der numerischen Kombination der als vergleichbar erachteten Studienergebnisse [11]. Eine primäre Literaturdatenbank zum Thema "Klinische Untersuchung, Studie – Infektionen, Sepsis – Steroide" wurde erstellt durch eine computerunterstützte Literaturrecherche (MEDLINE), der Überprüfung einer eigenen Datenbank mit über 7000 Einträgen, der Sichtung aller Referenzen – auch von Übersichtsartikeln –, sowie einer Befragung von Fachleuten. Dann wurde eine qualitative Selektion nach folgenden Kriterien vorgenommen: 1. Geplante Untersuchung zum Vergleich von Medikamenten; 2. Randomisierte Kontrollgruppe; 3. Datenerhebung prospektiv; 4. Patienten mit Sepsis, septischem Schock oder schweren Infektionen; 5. Zielgröße Mortalität in absoluten Zahlen dokumentiert; 6. Medikament und Dosierungsschema genannt.

Der Behandlungseffekt jeder Studie wurde als prozentuale Differenz der Mortalität von Behandlungs- und Kontrollgruppe bestimmt. Null bedeutet dabei keinen Unterschied, negative Werte favorisierten Steroide, während positive für die Kontrollgruppe sprechen. Die

Chirurgisches Forum 1992
f. experim. u. klinische Forschung
Gall/Beger/Ungeheuer (Hrsg.)
© Springer-Verlag Berlin Heidelberg 1992

482

Kombination der Behandlungseffekte mehrerer Studien erfolgte unter Berücksichtigung der Varianz der Einzelergebnisse. Zu allen Werten wurden 95%-Konfidenzintervalle (KI) berechnet.

Für die folgenden Subgruppen von Patienten wurde eine separate Analyse durchgeführt: niedrige/hohe Dosis; verwendetes Steroid; gram-negative/-positive Infektion; frühe/späte Gabe des Steroids.

## Ergebnisse

Die primäre Literaturrecherche erbrachte 49 Veröffentlichungen aus dem Zeitraum 1951 bis 1990. Nach der qualitativen Selektion blieben hiervon nur 10 Studien übrig [1]–[10], nur eine davon mit signifikant positivem Ergebnis [4]. Häufigster Ausschlußgrund war eine nicht prospektive Datenerhebung und Untersuchungen, die nicht primär das Ziel hatten, Steroide zu prüfen. Unter den 10 Artikeln waren zwei Abstracts [2], [5], die wir in die Analyse einschlossen, um den Publikations-Bias zu minimieren (Nichtveröffentlichung von Resultaten). Das Patientengut der 10 Studien ist erwartungsgemäß nicht völlig homogen. Die Mortalitätsraten in den Kontrollgruppen variieren von 7,1% [2] bis 78,1% [5]. Trotzdem zeigen die Differenzen der Mortalitätsraten nicht so große Schwankungen. Bis auf eine Ausnahme $(-27,9\%)$ [4] liegen die Werte im Bereich von $-1,1\%$ bis 13,4%. Die Kombination aller Ergebnisse zeigt mit $-0,2\%$ (KI $[-9,2\%, 8,8\%]$) keinen erkennbaren Unterschied.

Es wurden 4 verschiedene Glucocorticoide eingesetzt. Unterschiede im Gesamteffekt für die einzelnen Medikamente zeigen sich jedoch nicht. Bis auf eine Studie [1] haben alle Studien die Medikation mit Steroiden nur über einen Zeitraum von 1–2 Tagen eingesetzt. Teilt man die Studien nach der Höhe der Dosis am 1. Tag in zwei Gruppen auf, so läßt sich ebenfalls kein deutlicher Unterschied erkennen (geringere Dosis $-1,9\%$, höhere Dosis 3,6%).

Die getrennte Evaluierung von Patienten mit gram-negativen bzw. positiven Infektionen war nicht bei allen Studien möglich. Nur vier Studien [1], [4], [8], [9] geben Mortalitätsraten getrennt nach diesem Kriterium an. Eine weitere Studie [7] berichtet nur, daß kein signifikanter Unterschied beobachtet wurde. Die Kombination der genannten Ergebnisse (Abb. 1) zeigt einen deutlichen Vorteil für die Gruppe der Patienten mit gram-negativen Infektionen $(-5,7\%$, KI $[-21,4\%, 10,1\%]$) gegenüber denen mit gram-positiven Infektionen (1,8%, KI $[-15,1\%, 18,6\%]$).

Die Frage nach dem günstigsten Zeitpunkt der Steroidgabe läßt sich wegen unzureichender Informationen in den Publikationen nicht beantworten. Bei den in mehreren Studien genannten Nebenwirkungen wie gastro-intestinalen Blutungen, Infektionen oder Hyperglykämien zeigten sich keine Unterschiede zwischen Steroid- und Kontrollgruppen.

## Diskussion

Die bis heute publizierten Studien zum Einsatz von Steroiden bei Sepsis und Schock zeigen bis auf eine auffällige Ausnahme [4] keine signifikanten Differenzen zwischen den Behandlungsgruppen. Sowohl die Qualität der Dokumentation einer Studie, als auch die

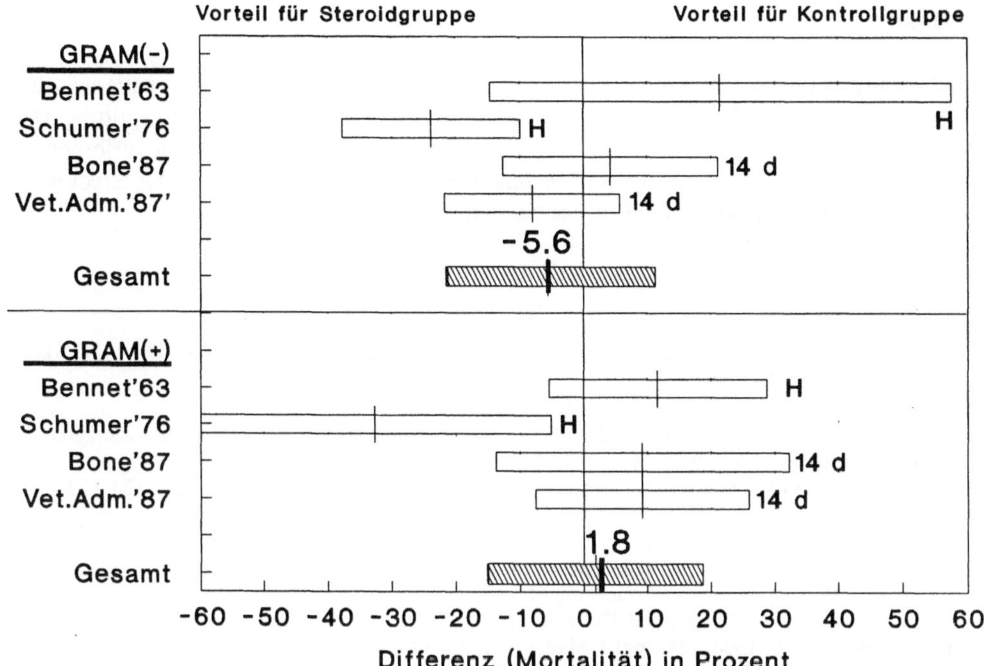



**Abb. 1.** Prozentuale Differenz der Mortalitätsraten in Behandlungs- und Kontrollgruppen, nach Art der Infektion getrennt; mit 95%-Konfidenzintervallen. *H* = Krankenhaus-, *14 d* = 14-Tages-Mortalität

Beschreibung des Patientenguts hat sich in den 80er Jahren spürbar verbessert, ohne damit aber zu einem klareren Ergebnis zu führen. Die experimentell eindeutig belegte positive Wirkung einer frühen Steroidgabe bei gram-negativer Infektion spiegelt sich in den klinischen Untersuchungen teilweise wider. Patienten mit gram-negativen Infektionen haben in mehreren Studien Vorteile von der Steroidbehandlung gegenüber Patienten mit gram-positiven Infektionen. Problematisch und nicht überprüfbar bleibt die wichtige Frage des günstigsten Zeitpunktes der Medikation. Ein globaler Nutzen oder Nachteil von Glucocorticoiden bei Sepsis und Schock ist nicht erkennbar, jedoch scheinen Subgruppen von einer frühzeitigen Steroidgabe zu profitieren. Dies erfordert weitere klinische Untersuchungen.

## Zusammenfassung

In einer Metaanalyse wurden 10 randomisierte kontrollierte klinische Studien zum Einsatz von Steroiden bei Sepsis ausgewertet. Global läßt sich kein Vorteil für Steroide nachweisen. Eine Differenzierung nach verwendetem Medikament sowie Höhe der Dosierung läßt ebenfalls keine Unterschiede erkennen. In der Untergruppe der Patienten mit gram-negativen Infektionen zeigen sich Vorteile der Steroidmedikation. Dies bestätigt frühere experimentelle Ergebnisse.

484

## Summary

A meta-analysis of ten randomized controlled trials on the use of steroids in patients with sepsis was conducted. Overall, no beneficial effect was observed. Neither splitting the studies according to the type of drug or according to dosage showed remarkable differences. Only the subgroup of patients with gram-negative infections showed a beneficial effect with steroid treatment, as demonstrated in various experimental studies.

## Literatur

1. Bennett IL et al. (1963) The effectiveness of hydrocortisone in the management of severe infections. JAMA 183:462–465
2. Rogers J (1970) Large doses of steroids in septicaemic shock. Br J Urol 42:742
3. Klastersky J, Cappel R, Debusscher L (1971) Effectiveness of beta-methasone in the management of severe infections. N Engl J Med 284:1248-1250
4. Schummer W (1976) Steroids in the treatment of clinical septic shock. Ann Surg 184:333–339
5. Thompson WL, Gurley HT, Lutz BA et al. (1976) Inefficacy of glucocorticoids in shock (double blind study). Clin Res 24:258A
6. Lucas CE, Legerwood AM (1984) The cardiopulmonary response to massive doses of steroids in patients with septic shock. Arch Surg 11:537–541
7. Sprung CL, Caralis PV, Marcial EH et al. (1984) The effects of high-dose corticosteroids in patients with septic shock. N Engl J Med 311:1137–1143
8. Bone RC, Fisher CJ, Clemmer TP et al. (1987) A controlled clinical trial of high-dose methylprednisolone in the treatment of severe sepsis and septic shock. N Engl J Med 317:653–658
9. The Veterans Administration Systemic Sepsis Study Group (1987) Effect of high-dose glucocorticoid therapy on mortality in patients with clinical signs of systemic sepsis. N Engl J Med 317:659–665
10. Luce JM, Montgomery AB, Marks JD et al. (1988) Ineffectiveness of high-dose methylprednisolone in preventing parenchymal lung injury and improving mortality in patients with septic shock. Am Rev Respir Dis 138:62–68
11. Neugebauer E (1990) Systemically reviewing previous work. In: Troidl H, McPeek B, Wood-Dauphinee S, et al. (eds) Principles and practice of surgical research, 2. Aufl. Springer, Berlin Heidelberg New York Tokyo

Dr. R. Lefering, Biochemische und Experimentelle Abteilung, II. Chirurgischer Lehrstuhl, Universität zu Köln, Ostmerheimerstraße 200, W-5000 Köln 91, Bundesrepublik Deutschland

# Chirurgisches Forum 1993
München, 110. Kongreß, 13.–17. April 1993

### Vortragsanmeldungen

Die Sitzungen des FORUM für experimentelle und klinische Forschung sind ein fester Bestandteil im Gesamtkongreßprogramm. Sie bestehen aus 6-Minuten-Vorträgen mit ausreichender Diskussionszeit über Ergebnisse aus der experimentellen und klinischen Forschung. Zur Beteiligung sind bevorzugt der chirurgische Nachwuchs, aber auch junge Forscher aus anderen medizinischen Fachgebieten zur Pflege interdisziplinärer Kontakte aufgefordert. Verhandlungssprachen sind Deutsch und Englisch.

Als Leitthemen der einzelnen Sitzungen sind vorgesehen: Trauma; Schock; Herz, Lunge und Gefäßsysteme; Transplantation; Onkologie; Magen-Darm, endokrine Chirurgie, Leber-Galle-Pankras, perioperative Pathophysiologie-Intensivmedizin; Organersatz-Biomechanische Unterstützung.

Die Auswahl der Sitzungstitel für das endgültige Programm richtet sich nach dem zahlenmäßigen Überwiegen der eingereichten Beiträge zu den verschiedenen Themenkreisen auf der Basis der Qualitätsbewertung (siehe 9).

### Bedingungen für die Anmeldung

1. Für die Anmeldung ist eine Kurzfassung in sechsfacher Ausfertigung bis spätestens **30. September** des Vorjahres vor dem Kongreßjahr an den FORUM-Ausschuß der Deutschen Gesellschaft für Chirurgie einzusenden:
   Sekretariat „Chirurgisches FORUM"
   Chirurgische Universitätsklinik
   Steinhövelstraße 9, D-7900 Ulm/Donau

   Bereits veröffentlichte Arbeiten dürfen nicht eingesandt werden!

2. Der Erstautor bestätigt durch seine Unterschrift, daß die gesetzlichen Bestimmungen des Tierschutzes bei tierexperimentellen Untersuchungen eingehalten worden sind.

3. Grundsätzlich ist die Anmeldung mehrerer verschiedener Beiträge möglich. Die Auswahl durch den wissenschaftlichen Beirat orientiert sich dahingehend, daß der Erstautor im endgültigen Programm nur einmal genannt werden kann.

4. Die Anmeldung eines Beitrags zum FORUM schließt die Anmeldung eines Vortrages mit dem gleichen Grundthema für eine andere Kongreßsitzung aus.

### Kurzfassung

5. Die Kurzfassung soll in klarer Gliederung ausschließlich objektive Fakten über die Zahl der Untersuchungen oder Experimente, die angewandten Methoden und endgültigen Ergebnisse enthalten. Ausführliche Einleitungen, historische Daten und Literaturübersichten sind zu vermeiden. Nur Mitteilungen von wesentlichem Informationswert ermöglichen eine sachliche Beurteilung durch die Mitglieder des wissenschaftlichen Beirats.

6. Auf dem Formblatt (Beilage in den MITTEILUNGEN, ansonsten über Deutsche Gesellschaft für Chirurgie oder Sekretariat „Chirurgisches FORUM") sind die Namen der Autoren, beginnend mit dem Vortragenden, mit akademischem Grad sowie Anschrift von Klinik oder Institut und der Arbeitstitel einzutragen.

7. Da sich die Deutsche Gesellschaft für Chirurgie einer „Empfehlung über die Begrenzung der Autorenzahl" angeschlossen hat (siehe MITTEILUNGEN Heft 4/1975, Seite 140), können einschließlich des Vortragenden nur 4 Autoren genannt werden. Lediglich bei interdisziplinären Arbeiten sind insgesamt 6 Autorennamen möglich.

8. Dem Text der Kurzfassung wird nur der Arbeitstitel ohne Autorennamen vorangestellt, damit eine anonyme Weiterbearbeitung gesichert ist (siehe 9). Der Umfang darf das angegebene Feld nicht überschreiten. Die Einsendung hat per Einschreiben zu erfolgen. Die eigene Klinik (Institut) darf im Text nicht erwähnt oder zitiert werden.

9. Jeder Beitrag soll von dem Autor durch einen Vermerk für eines der oben angegebenen Leitthemen vorgeschlagen werden.

**Anonyme Bearbeitung**

10. Vor der Sitzung des FORUM-Ausschusses werden die Beiträge anonym (ohne Nennung der Autoren und der Herkunft) zur Beurteilung an die Mitglieder des wissenschaftlichen Beirats versandt. (Bestimmungen für den FORUM-Ausschuß siehe MITTEILUNGEN Heft 5/1990 Seite 24).

11. Die Autoren der angenommenen Beiträge werden bis Mitte November des Vorjahres vor dem Kongreß verständigt.

**Manuskript**

12. Das Manuskript ist in **doppelter Ausfertigung mit folgender Gliederung** (deutscher u. englischer Titel, beteiligte Institutionen, Zielsetzung, Methodik, Ergebnisse, Zusammenfassung auf Deutsch u. Englisch, Literaturangaben, vollständige Korrespondenzadresse des Erstautors) einzureichen.

Wenn **keine Bilder oder Tabellen** eingereicht werden, darf das gesamte Manuskript **maximal 5 Schreibmaschinenseiten** (bei 4 cm Rand allseitig, max. 35 Zeilen pro Seite bei 1 ½ zeiligem Abstand) umfassen.

Jede Schwarzweiß-Abbildung (schematische Strichabbildungen) oder Tabelle verkürzt den zulässigen Schreibmaschinentext mindestens um ½ Textseite. Es werden Positivabzüge (tiefschwarz) in Endgröße erbeten. Für jede Abbildung oder Tabelle ist eine prägnante Legende auf besonderem Blatt erforderlich.

Halbtonbilder und Röntgenbilder werden nicht angenommen.
Strichabbildungen, die mit einem PC erstellt werden, müssen über Laserdrucker ausgegeben werden (kein Nadeldrucker).
Die Literaturangaben dürfen 5 Zitate nicht überschreiten.

13. Die redaktionellen Vorschriften sind sorgfältig zu beachten. Gelegentlich trotzdem erforderlich werdende redaktionelle Änderungen im Rahmen der gegebenen Vorschriften behält sich die Schriftleitung vor.

14. Das Manuskript wird in einem zitierfähigen FORUM-Band als Supplement von Langenbecks Archiv vor dem nächsten Kongreß gedruckt vorliegen.

**Einsendeschluß**

15. Manuskripte, die bis zum **31.12.1992** nicht eingegangen sind, können im FORUM-Band nicht berücksichtigt werden und **schließen eine Aufnahme in das endgültige Kongreßprogramm aus.**

16. Lieferung von Sonderdrucken nur bei sofortiger Bestellung nach Aufforderung durch den Verlag und gegen Berechnung.

Wissenschaftlicher Beirat im FORUM-Ausschuß der Deutschen Gesellschaft für Chirurgie

H. G. Beger, Ulm  
Vorsitzender des Beirats

M. Büchler, Ulm  
Für das FORUM-Sekretariat